国家卫生健康委员会住院医师规范化培训规划教材

神经病学
Neurology

第 2 版

主　审　贾建平　陈生弟

主　编　谢　鹏　周　东

副主编　袁　云　罗本燕　楚　兰
　　　　许予明　李国忠

人民卫生出版社
·北　京·

图书在版编目（CIP）数据

神经病学 / 谢鹏，周东主编 . —2 版 . —北京：
人民卫生出版社，2021.9
国家卫生健康委员会住院医师规范化培训规划教材
ISBN 978-7-117-31057-4

Ⅰ.①神… Ⅱ.①谢…②周… Ⅲ.①神经病学 — 职
业培训 — 教材　Ⅳ.①R741

中国版本图书馆 CIP 数据核字（2021）第 003886 号

人卫智网	www.ipmph.com	医学教育、学术、考试、健康，购书智慧智能综合服务平台
人卫官网	www.pmph.com	人卫官方资讯发布平台

神 经 病 学
Shenjingbingxue
第 2 版

主　　编：谢 鹏 周 东
出版发行：人民卫生出版社（中继线 010-59780011）
地　　址：北京市朝阳区潘家园南里 19 号
邮　　编：100021
E - mail：pmph @ pmph.com
购书热线：010-59787592　010-59787584　010-65264830
印　　刷：三河市潮河印业有限公司
经　　销：新华书店
开　　本：850×1168　1/16　　印张：28
字　　数：948 千字
版　　次：2016 年 4 月第 1 版　　2021 年 9 月第 2 版
印　　次：2021 年 9 月第 1 次印刷
标准书号：ISBN 978-7-117-31057-4
定　　价：92.00 元

打击盗版举报电话：010-59787491　E-mail：WQ @ pmph.com
质量问题联系电话：010-59787234　E-mail：zhiliang @ pmph.com

编者名单

编　委（按姓氏笔画排序）

王丽娟	广东省人民医院	周　东	四川大学华西医院
王佳伟	首都医科大学附属北京同仁医院	袁　云	北京大学第一医院
卢祖能	武汉大学人民医院	唐北沙	中南大学湘雅医院
朱国行	复旦大学附属华山医院	焉传祝	山东大学齐鲁医院
许予明	郑州大学第一附属医院	宿英英	首都医科大学宣武医院
杜怡峰	山东省立医院	曾进胜	中山大学附属第一医院
李国忠	哈尔滨医科大学附属第一医院	谢　鹏	重庆医科大学附属第一医院
汪　凯	安徽医科大学第一附属医院	楚　兰	贵州医科大学附属医院
罗本燕	浙江大学医学院附属第一医院	潘永惠	哈尔滨医科大学附属第一医院

编写秘书　王　维　重庆医科大学附属第一医院

数字编委（按姓氏笔画排序）

王丽娟	广东省人民医院	张　勤	四川大学华西医院
王佳伟	首都医科大学附属北京同仁医院	张玉虎	广东省人民医院
朱国行	复旦大学附属华山医院	周　东	四川大学华西医院
江汉秋	首都医科大学附属北京同仁医院	楚　兰	贵州医科大学附属医院

出 版 说 明

为配合 2013 年 12 月 31 日国家卫生计生委等 7 部门颁布的《关于建立住院医师规范化培训制度的指导意见》，人民卫生出版社推出了住院医师规范化培训规划教材第 1 版，在建立院校教育、毕业后教育、继续教育三阶段有机衔接的具有中国特色的标准化、规范化临床医学人才培养体系中起到了重要作用。在全国各住院医师规范化培训基地四年多的使用期间，人民卫生出版社对教材使用情况开展了深入调研，全面征求基地带教老师和学员的意见与建议，有针对性地进行了研究与论证，并在此基础上全面启动第二轮修订。

第二轮教材依然秉承以下编写原则。①坚持"三个对接"：与 5 年制的院校教育对接，与执业医师考试和住培考核对接，与专科医师培养与准入对接；②强调"三个转化"：在院校教育强调"三基"的基础上，本阶段强调把基本理论转化为临床实践、基本知识转化为临床思维、基本技能转化为临床能力；③培养"三种素质"：职业素质、人文素质、综合素质；④实现"三医目标"：即医病、医身、医心；不仅要诊治单个疾病，而且要关注患者整体，更要关爱患者心理。最终全面提升我国住院医师"六大核心能力"，即职业素养、知识技能、患者照护、沟通合作、教学科研和终身学习的能力。

本轮教材的修订和编写特点如下：

1. 本轮教材共 46 种，包含临床学科的 26 个专业，并且经评审委员会审核，新增公共课程、交叉学科以及紧缺专业教材 6 种：模拟医学、老年医学、临床思维、睡眠医学、叙事医学及智能医学。各专业教材围绕国家卫生健康委员会颁布的《住院医师规范化培训内容与标准(试行)》及住院医师规范化培训结业考核大纲，充分考虑各学科内亚专科的培训特点，能够符合不同地区、不同层次的培训需求。

2. 强调"规范化"和"普适性"，实现培训过程与内容的统一标准和规范化。其中临床流程、思维与诊治均按照各学科临床诊疗指南、临床路径、专家共识及编写专家组一致认可的诊疗规范进行编写。在编写过程中反复征集带教老师和学员意见并不断完善，实现"从临床中来，到临床中去"。

3. 本轮教材不同于本科院校教材的传统模式，注重体现基于问题的学习(PBL)和基于案例的学习(CBL)的教学方法，符合毕业后教育特点，并为下一阶段专科医师培养打下坚实的基础。

4. 充分发挥富媒体的优势，配以数字内容，包括手术操作视频、住培实践考核模拟、病例拓展、习题等。通过随文或章节二维码形式与纸质内容紧密结合，打造优质适用的融合教材。

本轮教材是在全面实施以"5+3"为主体的临床医学人才培养体系，深化医学教育改革，培养和建设一支适应人民群众健康保障需要的临床医师队伍的背景下组织编写的，希望全国各住院医师规范化培训基地和广大师生在使用过程中提供宝贵意见。

融合教材使用说明

本套教材以融合教材形式出版，即融合纸书内容与数字服务的教材，读者阅读纸书的同时可以通过扫描书中二维码阅读线上数字内容。

如何获取本书配套数字服务？

第一步：安装 APP 并登录	第二步：扫描封底二维码	第三步：输入激活码，获取服务

扫描下方二维码，下载安装"人卫图书增值"APP，注册或使用已有人卫账号登录

使用 APP 中"扫码"功能，扫描教材封底圆标二维码

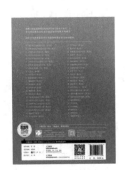

刮开书后圆标二维码下方灰色涂层，获得激活码，输入即可获取服务

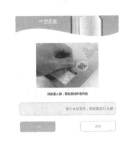

配套资源

➤ **配套精选习题集**:《神经内科分册》　主编：王玉平
➤ **电子书**:《神经病学》　下载"人卫电子书"APP 获取
➤ **住院医师规范化培训题库**　中国医学教育题库——住院医师规范化培训题库以本套教材为蓝本，以住院医师规范化培训结业理论考核大纲为依据，知识点覆盖全面、试题优质。平台功能强大、使用便捷，服务于住培教学及测评，可有效提高基地考核管理效率。题库网址：tk.ipmph.com。

主编简介

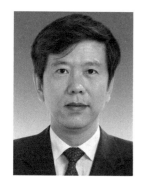

谢 鹏

教授,归国学者。现任中国医师协会常务理事、中国医师协会神经内科医师分会会长、中国医师协会毕业后医学教育专家委员会委员、国务院学位委员会第六届及第七届学科评议组成员、国家"973"项目首席科学家、教育部第二届全国专业学位教育指导委员会委员、国家卫生健康委突出贡献专家。

先后主持了国家"973"项目、"863"项目、国家重点研发计划各1项,国家自然科学基金8项。发表SCI论文243篇,总影响因子950分,单篇最高影响因子44分,他引总次数4 800次,被F-1000收录3篇,反映社会影响力的Altmetric评分单篇最高1 547分。主编学术专著10余部。已申请发明专利10项,授权6项,首个科研成果临床转化1 000万元。获国家科学技术进步奖二等奖1项、四川省科学技术进步奖一等奖1项、重庆市科学技术进步奖二等奖2项、全国第五届吴阶平医学奖1项,被评为第二届国家名医(2018年度)和"科学中国人(2018)年度人物"。

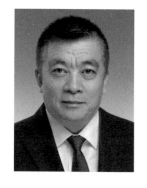

周 东

教授,博士生导师。现任四川大学华西医院神经内科主任,国际抗癫痫联盟执行委员及内科治疗委员会联合主席、中华医学会神经病学分会委员及脑电图与癫痫学组组长、中国医师协会神经内科医师分会副会长、中国抗癫痫协会副会长,担任国际抗癫痫联盟官方杂志 *Epilepsy Open* 联合主编、*Epilepsy Research* 和 *Seizure* 编委,中国抗癫痫协会官方杂志《癫痫杂志》和首本癫痫英文杂志 *Acta Epileptologica* 主编等。

承担国家自然科学基金重点国际合作研究项目、面上项目,原卫生部临床重点项目等多项研究,累计经费1 000余万。发表论文200余篇,其中SCI论文100余篇。主编国家级神经病学教材及专著4部。带领团队获得教育部自然科学奖一等奖2项,国家科学技术进步奖一等奖1项,中华医学科技奖1项,四川省科学技术进步奖一等奖、三等奖各1项,国家发明专利授权2项等。个人曾获第七届国家卫生计生突出贡献中青年专家、四川省学术和科技带头人、第十一批四川省有突出贡献的优秀专家等荣誉称号。

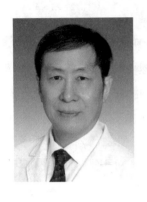

袁 云

主任医师、教授、博士生导师。现任北京大学第一医院神经内科研究室主任兼罕见病中心主任、北京大学医学部神经内科教学组长、亚洲大洋洲肌肉病中心理事、中华医学会神经病学分会神经病理学组副组长和肌肉病学组副组长、北京医学会罕见病分会副主任委员、北京医学会神经病学分会常委、北京神经科学学会理事、《中华神经科杂志》等国内多种核心期刊的编委。发表论文340余篇，主编或参编18部神经内科专著。多次获得国家自然科学基金、科技部国际重大合作课题、国家"十二五""十三五"课题的资助，获北京市科学技术进步奖和中华医学科技奖。

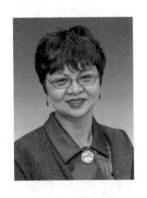

罗本燕

主任医师、教授。现任浙江大学医学院附属第一医院神经内科主任、浙江大学"求是医师"、中华医学会神经病学分会委员、中华医学会神经病学分会神经心理与行为神经病学学组副组长、中国医师协会神经内科医师分会常委、中国卒中学会常务理事、中国卒中学会血管性认知障碍分会副主任委员等。任 *Neuroscience Bulletin*、*CNS Neuroscience Therapeutics*、《中华医学杂志》(英文版)及《中华神经科杂志》等多家国际国内杂志编委。承担多项国家自然科学基金、浙江省重大科技专项重点社会发展项目及浙江省自然科学基金。发表学术论文60余篇，主编专著1部，副主编或参编国家级神经病学教材8部。作为第一完成人获中华医学科技奖三等奖、浙江省科学技术进步奖二等奖。

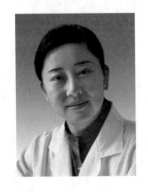

楚 兰

主任医师、教授、博士生导师。现任贵州医科大学附属医院副院长、国家卫生健康突出贡献中青年专家、国务院/贵州省政府特殊津贴专家、中华医学会神经病学分会委员、中国医师协会神经内科医师分会常委、贵州省卒中学会会长、贵州省医学会神经病学分会主任委员、贵州省神经内科质控中心主任。副主编或参编国家级神经病学教材5部，任《中华神经科杂志》《中国神经精神病学杂志》等学术期刊编委。发表SCI论文及中文期刊论文百余篇。获贵州省科学技术进步奖二等奖。

副主编简介

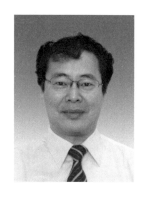

许予明

主任医师、教授、博士生导师，国家二级教授，中原名医。现任郑州大学第一附属医院脑血管病医院院长、中国卒中学会脑血管病高危人群管理分会主委、中国卒中学会常务理事、中华预防医学会卒中预防与控制专业委员会常委、中国医师协会神经内科医师分会常委、河南省卒中学会会长、河南省医学会脑卒中分会主委等。承担国家自然科学基金重点项目、重大研究计划培育项目、面上项目及国家重点研发计划课题各1项；在 *Lancet Neurology* 等国内外杂志发表文章百余篇；主持或参与制定国家级行业指南30余个、国家级中英文神经病学教材6部。

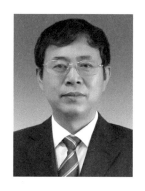

李国忠

主任医师、教授。现任哈尔滨医科大学附属第一医院神经内科主任及神经病学教研室主任、中华医学会神经病学分会委员、中国医师协会神经内科医师分会委员、黑龙江省医学会神经病学分会主任委员、中国卒中学会第一届委员会理事、东北地区神经病学学术交流会议副主任委员。主持国家自然科学基金4项，发表SCI论文及中文核心期刊论文百余篇。参编国家级教材3部。获全国住院医师规范化培训"住院医师心目中好导师"称号。

前　言

为进一步落实 2017 年 7 月 11 日国务院办公厅印发的《关于深化医教协同进一步推进医学教育改革与发展的意见》及"全国医学教育改革发展工作会议"的精神,及时总结第 1 版住院医师规范化培训规划教材使用意见和建议,人民卫生出版社启动了第二轮教材修订工作。根据教材修订原则及要求,吸收第 1 版编写经验和教材使用反馈意见,我们也相应开展了《神经病学》的修订工作。

本教材严格按照《住院医师规范化培训内容与标准(试行)》中的相关病种和技能的要求进行内容设计,根据住培阶段读者的自身知识结构和面临的主要问题,进行了有针对性的编写,合理、科学地设置教材内容的广度、深度及内容模块。本次修订依然延续了上一版以案例为引导的编写方式,按照临床诊疗流程,依照诊疗思维,将相关知识点贯穿、融合与提高,并增加了数字融合内容。

本教材共 23 章。首先介绍神经系统解剖、神经系统疾病的常见症状、神经系统的临床检查、神经系统的辅助检查、神经心理检查和神经系统疾病的诊断原则;再分别叙述各类临床疾病,包括头面部痛、脑血管病、神经系统变性疾病、中枢神经系统感染性疾病、中枢神经系统炎性脱髓鞘疾病、运动障碍性疾病、癫痫、脊髓疾病、周围神经疾病、神经肌肉接头及肌肉疾病、神经系统遗传性疾病、认知障碍性疾病、神经系统疾病伴发的精神障碍、神经疾病急危重症、内科疾病的神经系统表现以及与神经系统相关的其他系统疾病。随着神经系统疾病患者增多,由其伴发的精神障碍的发病率也显著增高,因而本次修订新增"神经系统疾病伴发的精神障碍"内容。同时,为了与神经内科住院医师规范化培训专业理论考核大纲同步,增加了"内科疾病的神经系统表现""与神经系统相关的其他系统疾病"。本教材内容与临床实践交融,希望能成为神经内科住院医师的好助手。

本教材的编写得到两位主审的大力支持,各兄弟院校提供了热情的帮助,在此表示诚挚的感谢。在稿件编写及审定过程中,各位主编、副主编和编委付出了辛勤劳动,全国各大医院神经内科多位医师认真参与,他们抱着高度负责的态度,为本书的出版贡献了力量,在此一并致谢。

由于时间仓促,本教材难免有不妥和错误之处,殷切希望使用本教材的教师和住院医师们提出宝贵的意见和建议,以便再版时修正。

谢　鹏

2021 年 6 月

目　　录

第一章 绪 论

神经病学是临床医学的一个重要学科,与内科、外科、妇产科和儿科等一样,既是临床二级学科,也是临床医学中的一个平行独立专业。随着脑科学的发展,神经病学成为医学学科中发展最快的热点学科之一。

在我国,由于人口老龄化和疾病谱的演变,神经内科疾病如脑血管病、癫痫、帕金森病和阿尔茨海默病等都是严重危害人类健康的重大疾病。我国每年近110万人死于脑血管病,占每年总死亡病因的一半。大脑的结构和功能极其复杂,神经疾病急危重症表现复杂多变,往往给临床诊治带来极大的困难。因此,神经病学专业性极强,医学生必须在完成学历教育后再进行完善的毕业后系统培训,才能成为一名神经内科医师。在欧美国家,神经内科医师必须经过5~8年的培训并通过专科医师考试方可从事神经内科相关工作。在借鉴国外培训模式的基础上,我国依据相关政策也逐步建立了较完善的住培制度和模式。

为了更好地配合国家医疗改革、落实分级诊疗制度、完善住培制度、实现与国际住培模式接轨,应提倡严格按照《住院医师规范化培训内容与标准(试行)》开展神经内科医师培训,按照神经内科住院医师规范化培训专业理论考核大纲进行神经内科全专业范围内培训,并将神经病学作为一门独立的专业进行全国同质化教育。神经内科住培工作的目标是对神经内科住院医师进行专业性培养,培养后的医师应具有神经内科的概念,完成培训后即成为一名合格的神经内科医师。

住院医师规范化培训是培养一名合格神经内科医师的必经之路。医学生们在学校的理论学习只是奠定了初步的病因、发病机制、定位定性诊断原则及治疗等理论基础。而在临床上,如何把学校所学的理论变为临床能力,需要系统的、较长时间的实践和学习。在实践中,面对比教材中疾病更为复杂的患者,年轻医师,尤其是刚走上临床岗位的医师,如何通过询问和提炼病史、体格检查和判读辅助检查结果进行疾病的初步诊断和治疗方案的制订,是一个需要时间和专业训练才能解决的问题。在对疾病,尤其是疑难病,作出诊断时,非常考验医师的综合水平,需要把以往的临床经验和理论知识充分结合,才能作出正确的分析。本教材作为毕业后医学教育用书,特点如下:

一、神经内科住院医师规范化培训教材的定位

本教材针对的读者是参加规范化培训的住院医师,严格按照《住院医师规范化培训内容与标准(试行)》中的相关病种和技能的要求,进行内容设计与安排。每个教学阶段都有其要求与阶段性需求,根据住院医师规范化培训阶段读者的自身知识结构和面临的主要问题,本教材进行了有针对性的编写,合理、科学地设置教材内容的广度、深度及内容模块。

二、神经内科住院医师规范化培训教材的内容

本教材充分考虑到住培的实际要求及住院医师的实际需要,在编写时进行了创新,避免成为医学院校本科教材模式的重复。编写过程中,充分考虑了以下几点:①经典教材体系注重知识的系统传授,作为院校教育是适合的,但在住院医师规范化培训阶段,这样的体系可能不符合教学与临床实践需求;②住院医师在住培前的知识储备状态是已经学过相关临床课程,掌握了相关的临床基础知识,而在住培期间面临的主要任务是通过培训提高实践能力,将相关的知识运用到临床,即转化为"胜任力";③住院医师在住培期间的实际需求是临床实践能力的掌握与提高,即面对患者时该做什么、该怎么做,以及适当和必要的为什么;④住院医师缺乏的是如何将已经学到的基础知识运用到临床实践中,即根据诊治流程与实际工作中的需要,将相关知识点提取、串联并活学活用(横向与纵向结合);⑤如何进一步扩展住院医师的知识点;⑥应以诊疗流程为线,以诊疗思维为轴,将相关的知识点逐一串起,并做适当的结合。本教材强调按照正确的临床思维方式,把掌握

的基本理论、基本知识和基本技能向临床能力转化。因此本教材既不是本科教材的简单扩增,也不是专业参考书的简单缩编,而是真正满足医学生向临床医生过渡与转化所需求的、符合实际需要的工具书,是住院医师在工作中真正的指导老师和良师益友。

三、神经内科住院医师规范化培训教材的目标与任务

本教材旨在完善医学教育改革及人才培养模式的改革,在我国现阶段全面推进与实施毕业后各级医学人才培养的工作中,使本教材成为毕业后医学教育的范本教材,成为神经内科住院医师欢迎的教材。

通过3年的规范化培训,使住院医师打下扎实的神经内科临床工作基础,并且能够掌握正确的临床工作方法,如准确采集病史、规范体格检查、正确书写病历,了解各轮转科室诊疗常规(包括诊疗技术)和临床路径,基本掌握神经内科门、急诊常见疾病的诊断和处理,正确诊治神经内科常见病和急症。培训结束时,住院医师能够具有良好的职业道德和人际沟通能力,具有独立从事神经内科临床工作的能力。

本教材的目标是培养住院医师解决问题的能力。医学不仅仅是一门理论科学,更是一门实践科学。医学理论不仅源于实践,还要到实践中去进行检验和发展。医学生在学校学到的理论,是抽象的、没有转化为自己技能的理论知识,必须通过训练方法加以解决。本教材的任务可以概括为:将医学生的基础理论通过住院医师的实践转化为解决临床问题的初步技能。住院医师一旦具备了这种技能,将为专科医师的培养奠定基础,为成为一名优秀的神经内科医师迈出重要的第一步。

(谢　鹏)

第二章 神经系统解剖

学习要求

1. 掌握神经系统的区分及基本构成。

2. 掌握皮质、白质、神经核、神经节、纤维束、神经、网状结构和传导通路的概念。

3. 掌握大脑半球的分叶和主要沟回；大脑皮质躯体运动区、躯体感觉区、语言中枢、视觉区、听觉区的位置及功能定位；皮层下重要核团的结构和功能；脑干的分部和各部的主要结构及相连的脑神经根；小脑核团及三对小脑脚的组成；小脑的纤维联系和功能及损伤后表现。

4. 掌握脊髓灰质的主要核团及功能；脊髓主要上、下行纤维束的位置、功能及损伤后的表现。

5. 掌握锥体系的概念、组成及传导通路；各感觉传导束的组成、通路及功能。

6. 掌握脑血管组成及其主要分支的支配情况；大脑动脉环的组成、位置及功能；脑静脉系统主要属支的收集、回流概况；脊髓的血液供应来源；脑脊液循环径路。

7. 掌握 12 对脑神经、31 对脊神经的组成、功能和走行；常见的周围神经损伤的临床表现；肌肉、神经肌肉接头的解剖，以及各部分损伤后的表现。

神经系统（nervous system）由中枢神经系统和周围神经系统两部分组成。中枢神经系统（central nervous system）包括脑和脊髓，周围神经系统（peripheral nervous system，PNS）包括脑神经、脊神经和内脏神经。

神经系统在人体生命活动中起着主导的调节作用，体内各器官、系统的功能和各种生理过程都是在神经系统的直接或间接调节控制下，互相联系、相互影响、相互配合，使人体成为一个有机的整体，实现和维持正常的生命活动。

第一节 中枢神经系统

一、脊髓

（一）脊髓的形态结构

1. 脊髓的外部结构 脊髓（spinal cord）与 31 对脊神经相连，如果人为地将脊神经前、后根在脊髓表面的附着范围划分成一个阶段，脊髓自上而下被分为 31 个节段，即颈髓节段 8 个（C_1~C_8），胸髓节段 12 个（T_1~T_{12}），腰髓节段 5 个（L_1~L_5），骶髓节段 5 个（S_1~S_5）和尾髓节段 1 个（Co）。成人脊髓较椎管短，其下端的脊髓圆锥仅平第一腰椎体下缘，故脊髓节段位置高于相对应的椎骨序数（表 2-1）。

表 2-1 脊髓节段与椎骨的对应关系表

脊髓节	相对椎骨
上颈髓 C_1~C_4	与相应椎骨同高
下颈髓 C_5~C_8	较相应椎骨高 1 个椎骨
上胸髓 T_1~T_4	较相应椎骨高 1 个椎骨
中胸髓 T_5~T_8	较相应椎骨高 2 个椎骨

续表

脊髓节	相对椎骨
下胸髓 $T_9 \sim T_{12}$	较相应椎骨高 3 个椎骨
腰髓 $L_1 \sim L_5$	平对 $T_{10 \sim 12}$ 胸椎
骶、尾髓 $S_1 \sim S_5$、Co	平对 T_{12} 和 L_1 椎骨

2. 脊髓的内部结构　脊髓由白质和灰质组成,灰质主要由神经细胞核团和部分胶质细胞组成,白质主要由上下行传导束及大量的胶质细胞组成,包绕在灰质的外周。

脊髓的灰质在横切面上居于脊髓中央,呈"H"形,其中心有中央管。灰质可分为前角、后角及中央管前后的中央灰质,在 $C_8 \sim L_3$ 和 $S_2 \sim S_4$ 还有侧角。前角主要参与躯干和四肢的骨骼肌运动;后角管理感觉信息的中转; $C_8 \sim L_3$ 的侧角是交感神经低级中枢, $S_2 \sim S_4$ 侧角为脊髓副交感神经低级中枢的一部分。

脊髓的白质分为前索、后索和外侧索(图 2-1)。上行纤维束主要有薄束和楔束、脊髓小脑束、脊髓丘脑束。下行纤维束主要有皮质脊髓束、红核脊髓束、前庭脊髓束、网状脊髓束、顶盖脊髓束以及内侧纵束。

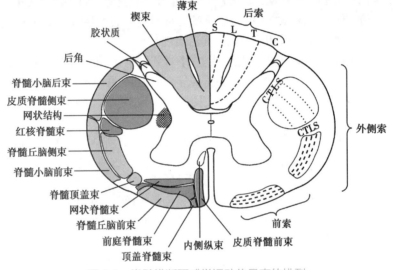

图 2-1　脊髓横断面感觉运动传导束的排列

(二) 脊髓的功能

1. 传导功能　脊髓中大量的神经细胞是各种感觉及运动的中转站,上、下行传导束在感觉和运动冲动的传导中起重要作用。

2. 反射功能　脊髓反射分为躯体反射和内脏反射。前者指骨骼肌的反射活动,如牵张反射、浅反射和病理反射等;后者指一些躯体的内脏反射、内脏的内脏反射和躯体反射,如立毛反射、膀胱排尿反射和直肠排便反射等。

(三) 常见的脊髓损害表现

1. 脊髓横断性损伤　脊髓横断性损伤多见于急性脊髓炎及脊髓压迫症。急性期通常出现脊髓休克,即横断面以下周围性瘫痪,尿、便潴留。一般 2~4 周后,逐渐转化为中枢性瘫痪。

2. 脊髓半横断性损伤　主要表现为病变节段以下同侧上运动神经元性瘫痪、深感觉障碍、精细触觉障碍及血管舒缩功能障碍,对侧痛、温觉障碍。

3. 脊髓前角损伤　呈节段性下运动神经元性瘫痪,表现为病变前角支配的肌萎缩,腱反射消失,无感觉障碍和病理反射,常伴有肌束震颤。常见于进行性脊髓性肌萎缩、脊髓前角灰质炎等。

4. 脊髓中央部损伤　表现为双侧对称的分离性感觉障碍,痛、温觉减弱或消失,触觉保留,常见于脊髓空洞症、脊髓中央管积水或出血等。

二、脑干

(一) 脑干的形态结构

脑干(brain stem)自上而下由中脑、脑桥和延髓三部分组成。中脑向上与间脑相连,延髓向下续与脊髓。

脑干内部结构主要有神经核、上、下行传导束和网状结构。脑桥和延髓的背面为第四脑室底,称为菱形窝。

1. **脑干的神经核** 脑干的神经核是脑干的灰质核团,共 10 对(图 2-2)。中脑有第Ⅲ、Ⅳ对脑神经的核团;脑桥有第 V、Ⅵ、Ⅶ、Ⅷ对脑神经的核团;延髓有第Ⅸ、Ⅹ、Ⅺ、Ⅻ对脑神经的核团。除上述脑神经核以外还有传导深感觉的薄束核、楔束核及与锥体外系有关的红核和黑质等。

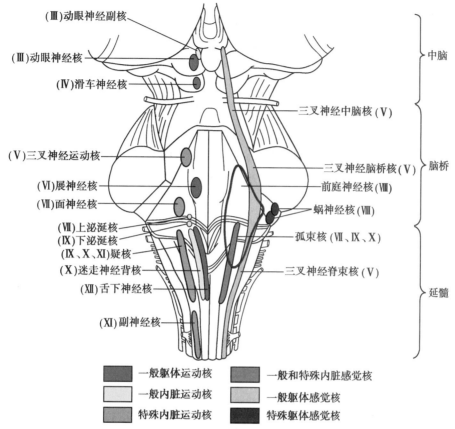

图 2-2 脑干内脑神经核团(背面)

2. **脑干的传导束** 在脑干白质中有传导束通过,包括深、浅感觉传导束,锥体束,锥体外传导束及内侧纵束等,还有一些内部联络纤维。

3. **脑干的网状结构** 脑干中轴内呈弥散分布的胞体和纤维交错排列的"网状"区域,称网状结构(reticular formation)。网状结构中细胞集中的地方称为网状核。脑干的网状结构与大脑皮质、间脑、脑干、小脑、边缘系统及脊髓均有密切而广泛的联系,参与很多重要的反射活动,如心血管活动、血压、呼吸运动的自动调节,吞咽、呕吐及角膜反射等。在延髓网状结构中有生命中枢,如心血管运动中枢、血压反射中枢、呼吸中枢、咳嗽中枢及呕吐中枢等。这些调节和反射对维持机体正常的呼吸、循环功能,控制感觉、运动功能,调节睡眠,调节内脏活动等起着重要的作用。网状结构的一些核团接受各种信息,又传至丘脑,再经丘脑非特异性核团中继后传至大脑皮层的广泛区域,以维持人的意识清醒,因而被称为上行网状激活系统。如网状结构受损,可出现意识障碍。

(二)脑干的功能

脑干是中枢神经系统最重要的生理功能区域之一。嗅觉和视觉以外的各种感觉信息均经脑干而传至中枢,脑的运动指令也均通过脑干而传至各相应的区域。延髓接受味觉和各种内脏感觉的传入,参与调节内脏运动与唾液腺的分泌,支配咽、喉、舌肌的运动,并对维持机体正常呼吸、血压、心率等基本生命活动起着极其重要的作用,因此被称为"生命中枢"。脑桥接受头、面部感觉、听觉和平衡觉的传入,支配口、面部肌肉和眼外直肌的运动。中脑支配眼球的运动,参与瞳孔反射和锥体外系运动的控制。

(三)常见的脑干损害表现

1. **延髓(medulla oblongata)**

(1)瓦伦贝格(Wallenberg)综合征:又称"延髓背外侧综合征",病变部位主要位于延髓上段的背外侧区。

主要的临床表现：①眩晕、恶心、呕吐及眼震（前庭神经核受损）；②病灶侧软腭、咽喉肌瘫痪，表现为吞咽困难、构音障碍、同侧软腭低垂及咽反射消失（疑核及舌咽、迷走神经受损）；③病灶侧共济失调（小脑下脚受损）；④ Horner 综合征（交感神经下行纤维受损）；⑤交叉性感觉障碍，即同侧面部痛、温觉消失（三叉神经脊束核受损），对侧偏身痛、温觉减退或消失（脊髓丘脑侧束受损）。该病灶常见的原因为小脑后下动脉、椎基底动脉血栓形成（图 2-3）。

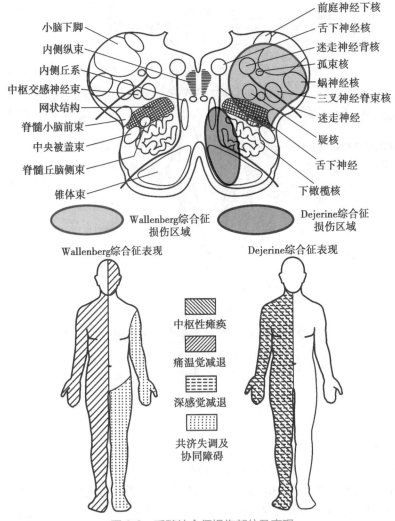

图 2-3　延髓综合征损伤部位及表现

（2）德热里纳（Dejerine）综合征：又称"延髓内侧综合征"，病变部位主要位于延髓中腹侧，出现舌下神经交叉瘫。主要的临床表现：①病灶侧舌肌瘫痪、萎缩（舌下神经受损）；②对侧上、下肢中枢性瘫痪（锥体束受损）；③对侧上、下肢深感觉障碍（内侧丘系受损）。常见于椎动脉及其分支或基底动脉后部血管阻塞。

2. 脑桥（pons）

（1）脑桥腹外侧部综合征：又称"米亚尔 - 居布勒（Millard-Gubler）综合征"，病变部位为脑桥腹外侧部，累及展神经、面神经、锥体束、脊髓丘脑束和内侧丘系。主要的临床表现：①病灶侧眼球不能外展（展神经受损），周围性面瘫（面神经核受损）；②对侧上、下肢中枢性瘫痪（锥体束受损）；③对侧偏身感觉障碍（内侧丘系和脊髓丘脑束受损）。多见于小脑下前动脉阻塞（图 2-4）。

（2）脑桥旁正中综合征：又称"福维尔（Foville）综合征"，病变部位为脑桥腹内侧部，累及展神经、面神经、脑桥侧视中枢、内侧纵束、锥体束。主要的临床表现：①病灶侧眼球不能外展（展神经受损），周围性面瘫（面神经核受损）；②两眼向病灶对侧凝视（脑桥侧视中枢及内侧纵束受损）；③对侧上、下肢中枢性瘫痪（锥体束受损）。多见于脑桥旁正中动脉阻塞。

(3)脑桥被盖部综合征:又称"雷蒙 - 塞斯唐（Raymond-Cestan）综合征",病变部位为脑桥背外侧部,累及前庭神经核、展神经、面神经核、内侧纵束、小脑中、下脚、脊髓丘脑侧束和内侧丘系。主要的临床表现:①眩晕、恶心、呕吐及眼震(前庭神经核受损);②病灶侧眼球不能外展(展神经核受损);③周围性面瘫(面神经核受损);④两眼向病灶对侧凝视(脑桥侧视中枢及内侧纵束受损);⑤交叉性感觉障碍,即同侧面部痛温觉消失(三叉神经脊束核受损),对侧偏身痛、温觉减退或消失(脊髓丘脑侧束受损);⑥对侧上、下肢深感觉障碍(内侧丘系受损);⑦患侧 Horner 综合征(交感神经下行纤维受损);⑧患侧偏身共济失调(小脑中脚、小脑下脚和脊髓小脑前束受损)。多见于小脑上动脉阻塞。

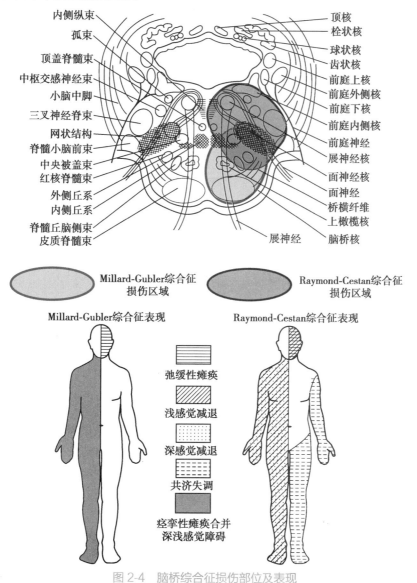

图 2-4　脑桥综合征损伤部位及表现

(4)闭锁综合征(locked-in syndrome):病变部位主要位于双侧脑桥基底部。患者大脑半球和脑干被盖部网状激活系统无损害,意识清醒,语言理解无障碍,出现双侧中枢性瘫痪(双侧皮质脊髓束和支配三叉神经以下的皮质核束受损);只能以眼球上、下运动示意(动眼神经和滑车神经功能保留),眼球水平运动障碍,不能讲话,双侧面瘫,构音及吞咽障碍,常被认为昏迷。脑电图正常或有轻度慢波有助于和真性意识障碍鉴别。多见于基底动脉脑桥分支双侧闭塞。

3. 中脑(midbrain)

(1)大脑脚综合征:又称"韦伯(Weber)综合征""动眼神经交叉瘫",病变部位为动眼神经和锥体束。主要的临床表现:①患侧除外直肌和上斜肌外的所有眼肌麻痹,瞳孔散大(动眼神经麻痹);②对侧中枢性面舌瘫和上、下肢瘫痪(锥体束受损)(图 2-5)。

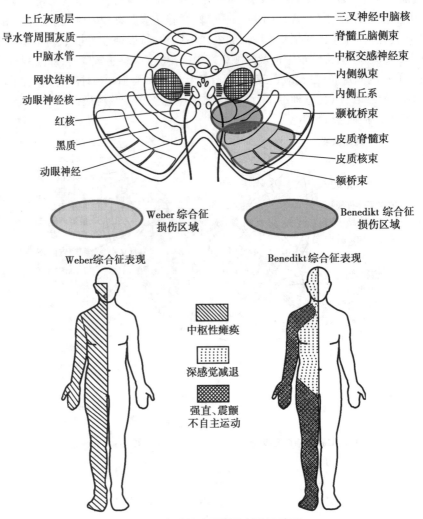

图 2-5　中脑综合征损伤部位及表现

(2)贝内迪克特(Benedikt)综合征:又称"红核综合征",病变部位为动眼神经、红核、黑质和内侧丘系。主要的临床表现:①患侧除外直肌和上斜肌外的所有眼肌麻痹,瞳孔散大(动眼神经麻痹);②对侧肢体震颤、强直(黑质受损);③对侧肢体舞蹈、手足徐动及共济失调(红核受损);④对侧肢体深感觉和精细触觉障碍(内侧丘系受损)。

三、小脑

(一)小脑的形态结构

1. 小脑的结构　小脑(cerebellum)位于颅后窝,小脑幕下方,脑桥及延髓的背侧。借助小脑下脚、中脚、上脚分别与延髓、脑桥及中脑相连。小脑中央为小脑蚓部,两侧为小脑半球。根据小脑表面的沟和裂,将小脑分为三个叶,即绒球小结叶、前叶和后叶(图 2-6)。小脑包括表面的小脑皮质、皮质下的小脑髓质和小脑核。

2. 小脑的纤维及联系

(1)小脑的传入纤维:来自大脑皮质、脑干(前庭神经核、网状结构及下橄榄核等)和脊髓,主要组成了脊髓小脑束、前庭小脑束、脑桥小脑束、橄榄小脑束、顶盖小脑束等。所有传入小脑的冲动均通过小脑的 3 个脚(以下脚和中脚为多)进入小脑,终止于小脑皮质和深部核团。

(2)小脑的传出纤维:发自小脑深部核团(主要是齿状核、顶核),经过小脑上脚离开小脑,再经过中间神经元(前庭外侧核、红核、脑干的网状核和丘脑核团)而到达脑干的脑神经核及脊髓前角细胞。主要组成有齿状核红核脊髓束、齿状核红核丘脑束和顶核脊髓束等。

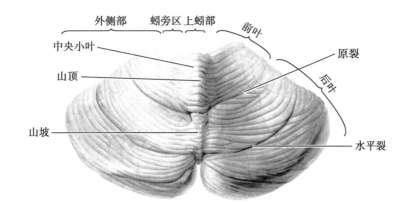

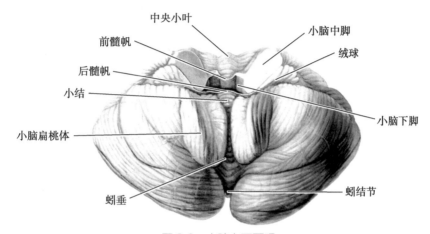

图 2-6 小脑上下面观

(二) 小脑的功能

小脑是锥体外系统的重要运动调节中枢,主要起到维持躯体平衡,控制姿势和步态,调节肌张力和协调随意运动准确性的作用。小脑的传出纤维在传导过程中有两次交叉,对躯体活动发挥同侧协调作用,并有躯体各部位的代表区,如小脑半球为四肢的代表区,其上部分代表上肢,下部分代表下肢,蚓部代表躯干。

(三) 常见的小脑损害表现

1. 小脑蚓部损害 小脑蚓部与脊髓和前庭神经核有密切联系,管理躯干平衡功能。小脑蚓部损害时,出现躯干共济失调,即平衡障碍。表现为站立不稳,行走时步幅加宽、左右摇摆、步态蹒跚,呈醉酒步态,闭目难立征阳性,但肢体共济失调及眼震很轻或不明显,言语障碍常不明显。多见于小脑蚓部肿瘤等。

2. 小脑半球损害 一侧小脑半球病变时出现同侧肢体共济失调,指鼻试验、跟膝胫试验欠稳准,轮替动作差,常出现水平或旋转性眼球震颤、小脑性语言(构音不清或爆发性语言等)。多见于小脑肿瘤、脑血管病、遗传变性病等。

四、间脑

(一) 间脑的形态结构

间脑(diencephalon)连接中脑和端脑,分为丘脑、下丘脑、上丘脑、底丘脑和后丘脑 5 部分,是中枢神经的较高级中枢(图 2-7)。

1. 丘脑(thalamus) 被内髓板大致分隔为前核群、内侧核群和外侧核群(图 2-8)。外侧核群分为背、腹两层,背层核群分为背外侧核、后外侧核和丘脑枕,腹层核群分为腹前核、腹外侧核和腹后核,腹后核又分为腹后外侧核和腹后内侧核。此外,丘脑核群还包括板内核、正中核和网状核等。

2. 下丘脑(hypothalamus) 核团分为 4 个区:视前区,含视前核;视上区,含视上核和室旁核;结节区,含腹内侧核、背内侧核和漏斗核;乳头体区,含下丘脑后核和乳头体核。

3. 上丘脑(epithalamus) 包括松果体、缰三角、缰连合、丘脑髓纹和后连合。

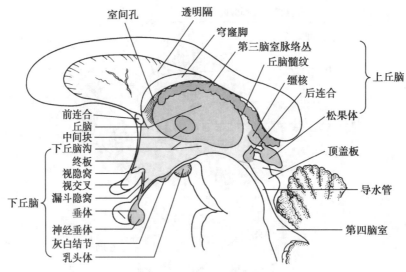

图 2-7　间脑的正中矢状面

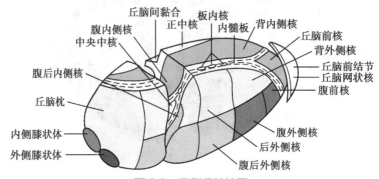

图 2-8　背侧丘脑核团

4. 底丘脑(subthalamus)　内含丘脑底核、黑质、红核的顶端,是锥体外系的重要结构。

5. 后丘脑(metathalamus)　为内侧膝状体与外侧膝状体。前者借下丘臂连与下丘,是听觉通路的中继核;后者借上丘臂连接上丘,是视觉传导通路的第三级神经元胞体所在处。

(二)间脑的功能

1. 丘脑　各个核团接受来自脑干、脊髓等的纤维,中继后再发出纤维将相应信息传导至大脑特定区域。

(1)非特异性投射核团(古丘脑):包括板内核、正中核和网状核。与机体觉醒状态的维持有关。

(2)特异性中继核团(旧丘脑):包括腹前核、腹外侧核、腹后内侧核和腹后外侧核,分别中继躯体运动调节信息、锥体外系运动协调信息、头面部感觉及味觉信息、躯干和四肢感觉信息。

(3)联络性核团(新丘脑):包括前核群、内侧核群、外侧核群背层。与脑的高级神经活动如情感调节、记忆,内脏活动,躯体和内脏感觉的整合有关。

2. 下丘脑　是皮质下神经内分泌和自主神经系统的整合中枢,对摄食、体温、水盐平衡、脂肪代谢、垂体功能、内脏活动、生殖、昼夜节律和情绪等进行广泛的调节。

3. 上丘脑　松果体产生的褪黑素可以抑制性腺、调节生物钟,松果体钙化后可作为影像学颅内定位的标志。缰三角内的缰核是边缘系统和中脑间的中继核。

4. 底丘脑　与纹状体、黑质、红核有密切的纤维联系,参与锥体外系的功能。

5. 后丘脑　内侧膝状体和外侧膝状体也属于间脑特异性感觉中继核团,分别是听觉和视觉通路在丘脑的中继站。

(三)常见的间脑损害表现

1. 丘脑　丘脑病变可产生丘脑综合征,可有以下表现:

(1)丘脑外侧核群特别是腹后核受损:产生对侧偏身感觉障碍。

特点为:①各种感觉均有障碍;②深感觉、精细触觉障碍重于浅感觉;③躯干肢体的感觉障碍重于面部;

④可有感觉性共济失调;⑤可有感觉异常。

(2)板内核、正中核受损:产生丘脑痛,表现为对侧偏身自发性疼痛,部位弥散、不固定,性质不定,疼痛可因情绪激动而加重,常伴自主神经功能障碍,镇痛药无效,抗癫痫药有一定疗效。

(3)丘脑至皮质下诸神经核的纤维联系受损:产生面部分离性运动障碍。当患者大哭大笑时,病灶对侧面部表情丧失;患者做随意动作时,面肌无瘫痪。

(4)丘脑外侧核群与苍白球、红核、小脑的纤维联系受损:产生对侧偏身不自主运动,可产生舞蹈样或手足徐动样动作,出现丘脑手等。

(5)丘脑内侧核群与边缘系统的联系受损:产生情感和记忆障碍,如情绪不稳、强哭强笑、睡眠障碍等。

2. 下丘脑

(1)视上核、室旁核、视上垂体束、室旁垂体束受损:产生中枢性尿崩症,由于抗利尿激素分泌不足导致烦渴多饮、多尿、尿相对密度(尿比重)减低、尿渗透压低于 290mol/L、禁水 - 加压素试验阳性。

(2)下丘脑散热、产热中枢受损:散热中枢(位于前内侧区尤其是视前区)受损表现为中枢性高热及不能忍受温暖环境。产热中枢(位于后外侧区)受损表现为体温过低。

(3)下丘脑饱食、摄食中枢受损:饱食中枢(下丘脑腹内侧核)受损表现为食欲亢进、食量增大,导致下丘脑性肥胖。摄食中枢(灰结节外侧区)受损表现为厌食,导致消瘦甚至恶病质。

(4)下丘脑视前区、后区受损:视前区受损可致失眠。下丘脑后区受损可出现睡眠过度、嗜睡、发作性睡病。

(5)下丘脑腹内侧核、结节区受损:腹内侧核受损可出现性早熟、智力低下、行为异常。结节区受损可出现性功能障碍、肥胖症,导致肥胖性生殖无能综合征。

(6)下丘脑后区、前区受损:可出现血压不稳、心率改变、多汗、腺体分泌障碍、胃肠功能失调等自主神经功能障碍,甚至出现上消化道溃疡出血。

3. 上丘脑 松果体肿瘤是常见的上丘脑病变,压迫四叠体和中脑水管可导致帕里诺综合征(Parinaud syndrome),表现为瞳孔对光反射消失,眼球垂直运动障碍特别是向上凝视麻痹、神经性耳聋、小脑性共济失调。症状多为双侧,可伴颅内压增高症状。

4. 底丘脑 丘脑底核受损可出现偏身投掷运动,表现为对侧肢体尤其是上肢为主、连续、不能控制的投掷运动,清醒时出现,入睡后消失。

五、端脑

(一)端脑的形态结构

1. 大脑皮质 覆盖左、右两侧大脑半球。每侧借中央沟、大脑外侧沟、顶枕沟、枕前切迹分为额叶、顶叶、枕叶、颞叶和岛叶(图 2-9)。

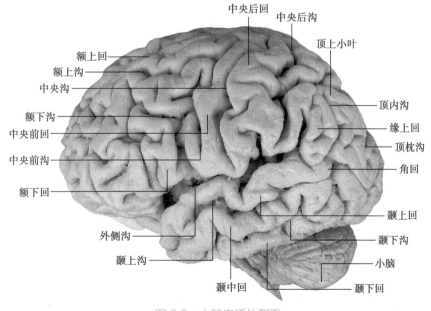

图 2-9 大脑皮质外侧面

(1)额叶(frontal lobe):位于外侧沟上方和中央沟前方。前端为额极,外侧面以中央沟与顶叶分界,底面以外侧沟与颞叶分界,内侧面以扣带沟与扣带回分界。中央沟与中央前沟之间为中央前回,中央前回向下有额上沟及额下沟,将额叶外侧面分为额上回、额中回及额下回。

(2)顶叶(parietal lobe):位于中央沟后、顶枕沟前和外侧沟延长线的上方。前面以中央沟与额叶分界,后以顶枕沟和枕前切迹的连线与枕叶分界,下面以外侧沟和颞叶分界。中央沟与中央后沟之间为中央后回,中央后回后方的顶内沟将顶叶分为顶上小叶和顶下小叶。顶下小叶包括围绕外侧沟末端的缘上回和围绕颞上沟末端的角回。

(3)颞叶(temporal lobe):位于外侧沟下方,枕叶前方。前面以外侧沟为界与额叶、顶叶分界,后面与枕叶相邻。前端为颞极,外侧面有颞上沟与颞下沟,颞上沟以上为颞上回,两沟之间为颞中回,颞下沟以下为颞下回。颞上回的一部分掩入外侧沟中,为颞横回。

(4)枕叶(occipital lobe):位于顶枕沟和枕前切迹连线的后方。后端为枕极,内侧面以距状裂为界分为楔回和舌回。视中枢为围绕距状裂的皮质。

(5)岛叶(insular lobe):呈三角形岛状,位于外侧沟深部,被额叶、顶叶和颞叶所覆盖。

2. 基底核 位于大脑白质深部,由豆状核、尾状核和屏状核组成。豆状核分为苍白球和壳核两部分,尾状核和豆状核统称为纹状体。其中尾状核和壳核称为新纹状体,苍白球称为旧纹状体,杏仁体隶属于边缘系统(图2-10)。

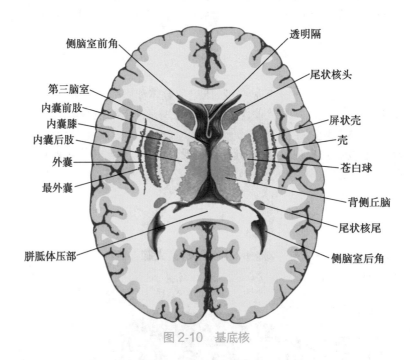

图2-10 基底核

3. 大脑髓质

(1)联络纤维:联系同侧半球内各部分皮质的纤维,其中短纤维(弓状纤维)联系相邻脑回,长纤维联系本侧半球各叶。主要包括:①钩束,呈钩状绕过外侧沟,连接额、颞两叶的前部;②上纵束,在豆状核与岛叶的上方,连接额、顶、枕和颞四个叶;③下纵束,沿侧脑室下角和后角的外侧壁走行,连接枕叶和颞叶;④扣带,位于扣带回和海马旁回的深部,连接边缘叶的各部。

(2)连合纤维:连接左、右半球皮质。主要包括:①胼胝体,位于大脑纵裂底,由连合左、右半球新皮质的纤维构成。胼胝体前端呈钩形的纤维板,由前向后可分为嘴、膝、干和压部四部分。在经胼胝体所作的水平切面上,可见其纤维向两半球内部前后、左、右辐射,广泛联系额、顶、枕、颞叶。胼胝体的下面构成侧脑室顶。②前连合,是在终板上方横过中线的一束纤维,主要连接两侧颞叶,有小部分联系两侧嗅球。③穹窿和穹窿连合,穹窿是由海马至下丘脑乳头体的弓形纤维束,两侧穹窿经胼胝体压部的下方前行并互相靠近,其中一部分纤维越至对边,连接对侧的海马,称穹窿连合。

(3)投射纤维:连接大脑皮质深部核团与脑干、小脑和脊髓,包括传入和传出纤维。典型代表有皮质脊髓束、皮质脑桥束、皮质核束、丘脑辐射和视辐射等。

4. 边缘系统　由边缘叶及与其密切相联系的皮质下结构,如杏仁核、伏隔核、下丘脑、背侧丘脑的前核和中脑被盖共同组成。边缘叶位于大脑半球内侧面,呈"C"字形包绕脑干与间脑头端周围的狭长带状皮质组织。

5. 侧脑室　侧脑室由额角、体部、颞角、枕角组成,额角和体部的内侧壁为透明隔。胼胝体的下方和膝部形成了脑侧室前角的顶部和侧壁,室间孔为前角的后界。尾状核头的中间区构成了侧壁。

（二）端脑的功能

1. 大脑皮质

（1）额叶

1）皮质运动区:位于中央前回,支配对侧半身的随意运动。身体各部位在此呈现"倒立人形"排列,即下肢及足部在顶端,头部在下。

2）运动前区:位于皮质运动区前方。此处发出的纤维至丘脑、基底核、红核,与身体联合运动及姿势调节有关;发出至小脑的额桥小脑束与共济运动有关;此外,还与自主神经调节及肌张力的抑制相关。

3）皮质侧视中枢:位于额中回后部,与双眼同向侧视运动相关。

4）书写中枢:位于优势半球额中回后部,与手部运动相关。

5）运动性语言中枢（Broca区）:位于优势半球外侧沟上方和额下回后部交接的三角区,与语言运动相关。

6）额叶前部:与记忆、判断、抽象思维、情感及冲动行为相关。

（2）顶叶

1）皮质感觉区:位于中央后回,接受对侧肢体的深浅感觉信息。身体各部位在此呈现"倒立人形"排列。顶上小叶为触觉及实体觉的皮质中枢。

2）听觉性语言中枢:位于优势半球缘上回,与复杂动作相关。

3）阅读中枢:位于角回,与文字理解相关。

（3）颞叶

1）感觉性语言中枢（Wernicke区）:位于优势半球颞上回后部,与听觉理解相关。

2）听觉中枢:位于颞上回中部及颞横回,与听力相关。

3）嗅觉中枢:位于钩回及海马旁回前部,接收双侧嗅觉纤维传入。

4）颞叶前部:与记忆、联想相关。

5）颞叶内侧:与记忆、精神、行为及内脏功能相关。

（4）枕叶:枕叶与视觉相关。距状裂上方的视皮质接受上部视网膜传来的冲动,下方的视皮质接受上部视网膜传来的冲动。

（5）岛叶:与内脏感觉及运动相关。

（6）边缘叶:边缘叶与杏仁体、丘脑前核、下丘脑、中脑被盖、岛叶前部、额叶眶面等结构共同组成边缘系统。边缘系统参与高级神经、精神和内脏的活动。

2. 基底核　基底核是锥体外系统的中继站,向上经丘脑与大脑皮质联络,向下通过红核、黑质、网状结构等影响下运动神经元。基底核与大脑皮质及小脑协同调节随意运动、肌张力、姿势反射及复杂行为。

（三）常见端脑损害表现

大脑半球各个脑叶有相对独立的功能,不同部位的损害会产生不同的临床症状,可根据不同症状进行定位诊断。

1. 额叶病变时,主要引起以下症状和表现:

（1）外侧面

1）额极病变:主要为精神症状,表现为注意力和记忆力减退,思维和综合能力下降,同时还表现出表情淡漠、反应迟钝、易怒、欣快等人格改变。

2）中央前回病变:根据损害部位及程度,可出现单瘫,中枢性面、舌瘫,严重而广泛的损害可出现对侧偏瘫。刺激性病变可出现部分性或全面性癫痫发作。

3）额上回后部病变:可产生对侧上肢强握和摸索反射。强握反射（grasp reflex）是指物体触及患者病变对侧手掌时,引起手指和手掌屈曲反应,出现紧握该物不放的现象;摸索反射（groping reflex）是指当病变对侧手掌触碰到物体时,该肢体向各方向摸索,直至抓住该物握紧不放的现象。

4)额中回后部病变:刺激病变引起双眼向病变对侧凝视,破坏性病变双眼向病灶侧凝视,优势半球更后部位损害会引起书写不能。

5)优势半球额下回后部病变:病变时引起运动性失语。

(2)内侧面:中央旁小叶病变影响双侧下肢运动区和排尿、排便中枢,可出现膝以下瘫痪及尿失禁。

(3)底面:额叶底面肿瘤压迫可导致福 - 肯综合征(Foster-Kennedy syndrome),表现为视神经萎缩,对侧视神经乳头水肿。

2. 顶叶病变时,主要产生皮质感觉障碍、失用和失认症等。

(1)中央后回和顶上小叶病变:破坏性病变主要表现为病灶对侧肢体复合性感觉障碍,如实体觉、位置觉等的减退和丧失,而一般感觉正常;刺激性病变可出现病灶对侧肢体的部分性感觉性癫痫,可表现为发作性蚁走感、麻木感等异常感觉。

(2)顶下小叶(缘上回和角回)病变

1)体象障碍:对身体各部位的存在、空间位置及相互关系的认识发生障碍,包括自体认识不能和病觉缺失。

2)格斯特曼综合征(Gerstmann syndrome):优势侧角回损害所致。临床表现为失算症、手指失认、左右失认症、失写症。

3)失用症:优势侧缘上回病变所致。失用症包括结构性失用、运动性失用及观念运动性失用。

3. 颞叶病变时,主要引起听觉、语言、记忆及精神活动障碍。

(1)优势半球颞上回后部病变,出现感觉性失语(Wernicke aphasia),患者能听见说话的声音,但不能理解其含义。

(2)优势半球颞中回后部病变,出现命名性失语(anomic aphasia),丧失对物体命名的能力,能说出它的用途,但说不出名称。

(3)颞叶钩回病变,可出现幻嗅和幻味,做舔舌、咀嚼动作,称为钩回发作。

(4)海马病变,可发生癫痫,出现错觉、幻觉、精神异常和情感异常等,还可导致严重的近记忆障碍。

(5)优势侧颞叶广泛病变或双侧颞叶病变,可出现精神症状,多为人格改变、情绪异常等。

(6)颞叶深部视辐射纤维和视束受损,可出现视野改变,表现为两眼对侧视野的同向性上象限偏盲。

4. 枕叶病变主要引起视觉障碍。

(1)视觉中枢病变,刺激性病变可出现幻视、闪光、暗影等;破坏性病变可引起视野缺损:①双侧病变导致皮质盲,表现为全盲,视物不见但对光反射存在;②一侧病变可产生偏盲;③距状裂以下舌回病变可产生对侧同向性上象限偏盲,距状裂以上楔回可产生对侧同向性下象限偏盲。

(2)优势侧纹状区周围病变,可导致视觉失认:患者并非失明,但不认识看见的物体、图形或颜色。

(3)顶枕颞交界区病变:出现视物变形。

5. 岛叶损害多引起内脏运动和感觉的障碍。

6. 基底核的病变主要产生运动异常(动作增多或减少)和肌张力改变。

(1)新纹状体改变:表现为肌张力减低,运动过多。其中壳核病变可出现舞蹈样动作,尾状核病变可出现手足徐动症,丘脑底核病变可出现偏侧投掷运动。常见于小舞蹈症、亨廷顿病、肝豆状核变性等。

(2)旧纹状体及黑质病变:表现为肌张力增高,运动减少及静止性震颤。常见于帕金森病和帕金森综合征。

7. 内囊聚集了大量的上、下行传导束,不同部位损伤表现不同。

(1)完全性内囊损害:病灶对侧可出现偏瘫、偏身感觉障碍及偏盲。

(2)部分性内囊损害:由于前肢、后肢和膝部的传导束不同,可出现偏瘫,偏身感觉障碍,偏盲,偏身共济失调,一侧中枢性面、舌瘫或运动性失语中的 1~2 个或更多症状。

8. 边缘系统损害时,可出现情绪及记忆障碍、行为异常、幻觉、反应迟钝等精神障碍及内脏活动障碍。

六、脑膜、脑与脊髓血管

(一)脑膜
脑的表面有三层被膜,由外向内依次为硬脑膜、蛛网膜、软脑膜(图 2-11)。

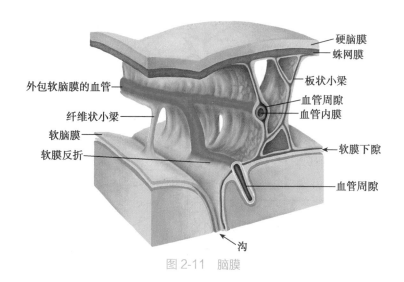

图 2-11 脑膜

1. **硬脑膜** 由骨膜层和脑膜层组成,有丰富的神经血管。外层骨膜与颅盖骨连接疏松,当硬脑膜血管受损时,可形成硬膜外血肿。颅底处的硬脑膜与颅骨结合紧密,颅底骨折时,可造成脑脊液外漏。硬脑膜内层向内折叠形成四个隔,分别为大脑镰、小脑幕、小脑镰和鞍膈。硬脑膜在某些部位两层分开构成硬脑膜窦,窦壁无平滑肌,不能收缩,损伤出血时难以止血,易形成颅内血肿。主要的硬脑膜窦有上矢状窦、下矢状窦、直窦、窦汇、横窦、乙状窦和海绵窦等(图 2-12)。

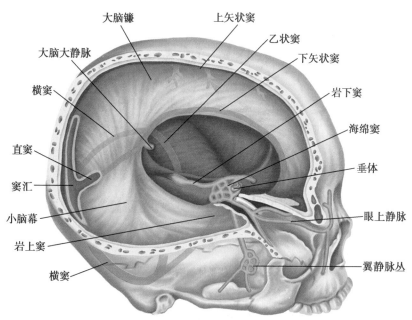

图 2-12 硬脑膜与硬脑膜窦

2. **蛛网膜** 由纤维结缔组织和少量弹力纤维构成,与硬脑膜之间的间隙称为硬脑膜下隙,与软脑膜之间有内含脑脊液的蛛网膜下隙。在脑底部或较大的沟、裂附近,有比较宽阔的蛛网膜下隙,称为脑池。重要的脑池有小脑延髓池(可在此穿刺抽取脑脊液)、延池、桥池、脑桥小脑三角池、脚间池和环池等。

3. **软脑膜** 为富有神经、血管的薄膜,紧贴脑表面。软脑膜及其血管突入四个脑室内,与室管膜上皮相贴形成脉络组织,脉络组织中的血管反复分支形成脉络丛,产生脑脊液。

（二）脑的血管

1. **脑的动脉** 脑的动脉来源于颈内动脉和椎动脉,并在脑底部吻合成 Willis 环。以顶枕沟为界,大脑半球前 2/3 和部分间脑由颈内动脉分支供血,大脑半球后 1/3 及部分间脑、脑干和小脑由椎基底动脉供血。两大动脉系统又分为皮质支和中央支,两者均自成体系(图 2-13)。

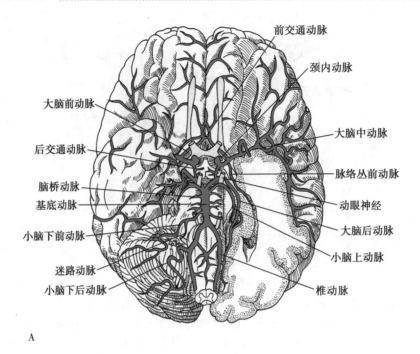

前交通动脉

颈内动脉

大脑前动脉

大脑中动脉

后交通动脉

脉络丛前动脉

脑桥动脉

动眼神经

基底动脉

大脑后动脉

小脑下前动脉

小脑上动脉

迷路动脉

椎动脉

小脑下后动脉

A

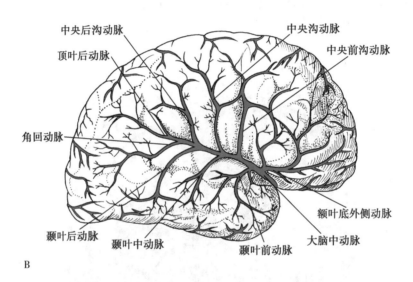

中央后沟动脉

中央沟动脉

顶叶后动脉

中央前沟动脉

角回动脉

颞叶后动脉

额叶底外侧动脉

颞叶中动脉

大脑中动脉

颞叶前动脉

B

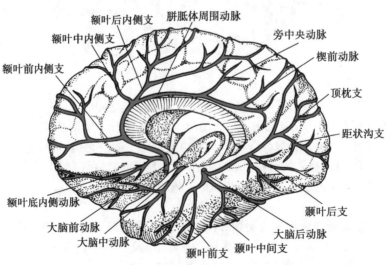

额叶后内侧支

胼胝体周围动脉

额叶中内侧支

旁中央动脉

额叶前内侧支

楔前动脉

顶枕支

距状沟支

额叶底内侧动脉

颞叶后支

大脑前动脉

大脑后动脉

大脑中动脉

颞叶前支

颞叶中间支

C

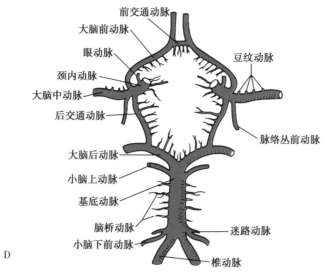

图 2-13　脑的动脉
A. 脑底的动脉(底面观);B. 大脑动脉外侧面(外侧面观);
C. 大脑动脉内侧面(内侧面观);D. Wills 环的组成和分支。

（1）颈内动脉:在颈部平甲状软骨上缘,发自同侧颈总动脉,经颈动脉管进入颅腔。颈内动脉按其行程可分为颈段与颅内段;后者又分为岩骨段、海绵窦段、前膝段、床突上段和终段,后三者合称虹吸部,常弯曲成"U"形或"V"形,是动脉粥样硬化的好发部位。颈内动脉主干受累可出现患侧单眼一过性黑矇,患侧 Horner 征,对侧偏瘫、偏身感觉障碍和偏盲。颈内动脉的主要分支有:

1）大脑前动脉

发出皮质支:胼胝体缘动脉、胼胝体周动脉、中央旁动脉和楔前动脉等,至额叶底部,顶枕沟之前的大脑半球内侧面。

中央支:内侧豆纹动脉(包括返支和基底支),至内囊前部。

大脑前动脉主干受累可出现病灶对侧中枢性面、舌瘫及偏瘫,以面舌瘫及下肢瘫为重,可伴轻度感觉障碍。

2）大脑中动脉

发皮质支:额底外侧动脉、中央前沟动脉、中央沟动脉、中央后沟动脉、顶后动脉和角回动脉等,至大脑半球外侧面。

中央支:由数条外侧豆纹动脉组成,该组动脉行程呈"S"形弯曲,在高血压动脉粥样硬化时最容易破裂出血,导致脑出血。

大脑中动脉主干受累可出现"三偏征":病灶对侧中枢性面、舌瘫及偏瘫,偏身感觉障碍,偏盲或象限盲。

3）后交通动脉:是颈内动脉系和椎基底动脉系的吻合支。当此处发生后交通动脉瘤时,会压迫动眼神经,引起眼球运动障碍和瞳孔开大。

4）脉络丛前动脉:在视束下由颈内动脉分出,供应外侧膝状体、内囊后肢的后下部、大脑脚底的中 1/3 及苍白球等结构,此动脉细小且行程较长,易被血栓阻塞。

（2）椎动脉:起自锁骨下动脉,两侧椎动脉经枕骨大孔入颅后合成基底动脉,供应大脑半球后 1/3 及部分间脑、脑干和小脑。

主要分支有:

1）椎动脉分支:脊髓前、后动脉和小脑下后动脉。后者为椎动脉的最大分支,行程弯曲易发生血栓,临床上称为延髓背外侧综合征(Wallenberg 综合征),表现为交叉性感觉障碍和小脑性共济失调。

2）基底动脉分支:小脑下前动脉、迷路动脉、脑桥动脉、小脑上动脉和大脑后动脉。小脑下前动脉与迷路动脉之间夹有展神经,两动脉的位移可压迫展神经,致展神经麻痹。大脑后动脉起始部与小脑上动脉之间夹有动眼神经,当颅内压增高时,大脑后动脉向下移位,压迫并牵拉动眼神经,亦可致动眼神经麻痹。

（3）大脑 Willis 环:由两侧大脑前动脉起始段(A₁ 段)、两侧颈内动脉末端(C₁ 段)、两侧大脑后动脉(P₁ 段)借前、后交通动脉连通形成。后交通动脉与颈内动脉交界处、前交通动脉和大脑前动脉连接处均是脑动脉瘤的好发部位。

2. 脑的静脉

(1)大脑浅静脉：由大脑上浅静脉、大脑中浅静脉、大脑下浅静脉组成，收集大脑半球外侧面、内侧面及岛叶的血液，汇入各附近的脑膜静脉窦，并与大脑内静脉相吻合。

(2)大脑深静脉：包括大脑内静脉、大脑大静脉（又称"Galen 静脉"）和基底静脉（又称"Rosenthal 静脉"），引流来自半球深部髓质、基底核、间脑和脉络丛等处的静脉血，汇入直窦（图 2-14）。

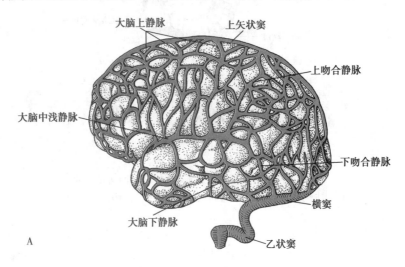

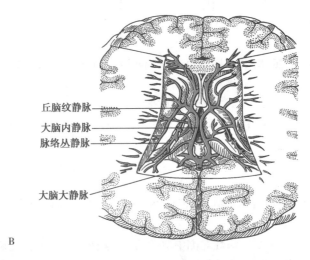

图 2-14　脑的静脉
A.外侧面观；B.底面观。

(三) 脊髓的血管

1. 脊髓的动脉　脊髓的动脉有两个来源，即椎动脉和根动脉，前者发出脊髓前动脉和脊髓后动脉。脊髓的血液主要来源于脊髓前动脉和成对的脊髓后动脉。椎动脉在其下行过程中，不断得到根动脉的补充，以保障充足的血液供应脊髓（图 2-15）。

(1)脊髓前动脉：起源于两侧椎动脉的颅内部分，在延髓的锥体交叉处合成一条，沿脊髓前正中裂下行，每 1cm 左右即分出 3~4 支沟连合动脉，左右交替地深入脊髓，供应脊髓横断面前 2/3 区域，包括脊髓前角、侧角、灰质连合、后角基部、前索和侧索前部。沟动脉为终末支，特别是 T_4 和 L_1 节段为相邻两条根动脉的交界区，易发生缺血性改变，出现脊髓前动脉综合征。

(2)脊髓后动脉：起源于同侧椎动脉颅内部分，左右各一根，沿脊髓后外侧沟下行，分支主要供应脊髓横断面后 1/3 区域，包括脊髓后角的其余部分、后索和侧索后部。脊髓后动脉并未形成一条完整连续的纵行血管，略呈网状，分支间吻合较好，故较少发生供血障碍。

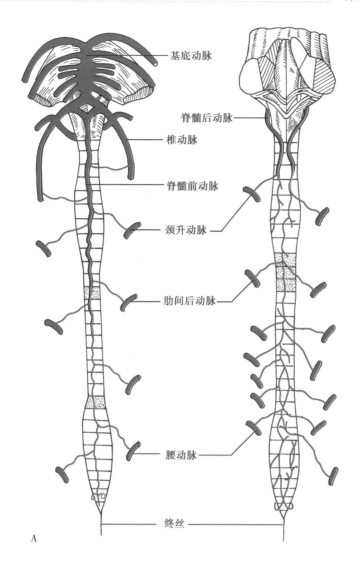

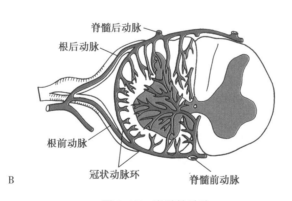

图 2-15 脊髓的动脉
A.纵向观;B.轴位。

（3）根动脉:起源于主动脉,是脊髓前动脉和脊髓后动脉的主要吻合血管。其在颈段主要发自椎动脉及颈升动脉,胸段发自肋间后动脉,腰段发自腰动脉,骶段发自骶动脉。上述动脉的脊髓支沿着脊神经根进入椎管,故统称为根动脉。根动脉进入椎间孔后分为前、后两支,即根前动脉、根后动脉,分别与脊髓前动脉与脊髓后动脉吻合,构成围绕脊髓的冠状动脉环。冠状动脉环分出小分支供应脊髓表面结构,并发出小穿通支进入脊髓,为脊髓实质外周部分供血。大多数根动脉较细小,但 C_6、T_9、L_2 三处的根动脉较粗大。这些重要的根动脉的血流受损,会导致中央动脉综合征。

2. 脊髓的静脉　脊髓的静脉较动脉多而粗,其在脊髓表面形成静脉丛及6条主要回流通路,分别位于前正中裂、后正中沟和前、后外侧沟的相应部位。这6条静脉组成前、后脊髓外静脉,其血液通过前、后根静脉引流至硬膜外隙的椎静脉丛。椎静脉丛向上与延髓静脉相交通,在胸段与胸内奇静脉及上腔静脉相交通,在腹部与下腔静脉、门静脉及盆腔静脉多处相交通。椎静脉丛内压力很低,没有静脉瓣,血流方向常随胸、腹腔压力变化(如举重、咳嗽、排便等)而改变,是感染、恶性肿瘤侵及脊髓和颅脑的通路。

七、神经系统传导通路

(一) 感觉(上行)传导通路

1. 躯干、四肢的本体感觉传导通路　本体感觉是指肌、腱、关节等在不同状态(运动或静止)时产生的感觉,又称"深感觉",包括位置觉、运动觉和振动觉。本体感觉有两条传导通路:①传至大脑皮质的意识性感觉;②传至小脑的非意识性感觉。

(1)躯干和四肢意识性本体感觉和精细触觉传导通路:该传导通路由三级神经元组成,第1级为脊神经节内假单极神经元,其周围突分布于本体感觉和皮肤的精细触觉感受器,中枢突形成薄束和楔束;第2级神经元的胞体在薄、楔束核内,发出的纤维交叉至对侧上升而成内侧丘系。第3级神经元的胞体在丘脑的腹后外侧核,发出纤维称丘脑中央辐射,主要投射至中央后回的中、上部和中央旁小叶后部,部分投射至中央前回(图2-16)。

(2)躯干和四肢非意识性本体感觉传导通路:非意识性本体感觉传导通路实为反射通路的上行部分,为传入至小脑的本体感觉,由两极神经元组成。第1级为脊神经节内假单极神经元。第2级为胸核和腰骶膨大段第Ⅴ~Ⅶ层外侧发出的神经纤维组成脊髓小脑前后束,传导躯干(颈部除外)和下肢的本体感觉。

2. 痛温觉、粗触觉和压觉传导通路

(1)躯干、四肢痛温觉、粗触觉和压觉传导通路:第1级神经元为脊神经节内假单极神经元,其周围突分布于躯干和四肢皮肤内的感受器,中枢突经后根进入脊髓。其中,传导痛温觉的纤维(细纤维)、粗触觉和压觉的纤维(粗纤维)分别经后根的外侧部和内侧部终止于第2极神经元(脊髓灰质第Ⅰ、Ⅳ到Ⅶ层),发出纤维组成脊髓丘脑侧束(传导痛温觉)和前束(传导粗触觉和压觉)。第3级神经元的胞体在背侧丘脑的腹后外侧核,发出纤维称丘脑中央辐射,投射到中央后回中、上部和中央旁小叶后部(图2-17)。

(2)头面部痛温觉、粗触觉和压觉传导通路:第1级神经元为三叉神经节(除外耳道和耳甲的皮肤感觉传导外)内假单极神经元,其周围突分布于头面部皮肤及口、鼻黏膜的相应感受器,中枢突经三叉神经根入脑桥。其中传导痛温觉和触压觉的纤维分别止于三叉神经脊束核和脑桥核。第2级神经元的胞体在三叉神经脊束核和脑桥核内,发出

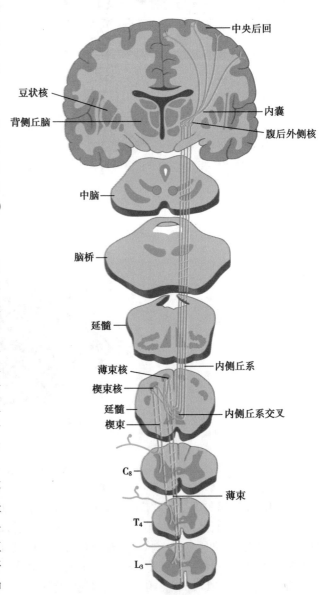

图2-16　躯干和四肢意识性本体感觉和精细触觉传导通路

纤维交叉到对侧,组成三叉丘系,止于背侧丘脑的腹后内侧核。第3级神经元的胞体在腹后内侧核,发出纤维经内囊后肢,投射到中央后回下部。

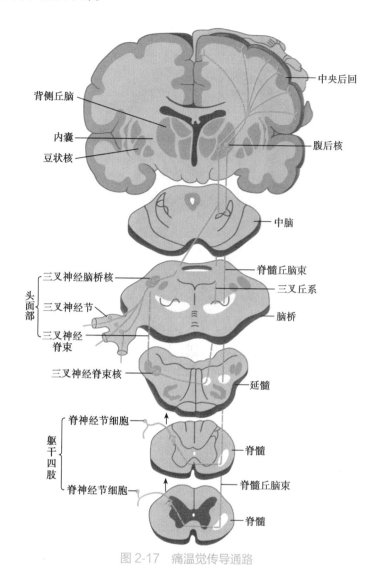

图2-17 痛温觉传导通路

3. 视觉传导通路和瞳孔对光反射通路

(1)视觉传导通路:由三级神经元组成。光刺激→视锥细胞和视杆细胞→双极细胞→节细胞→视神经→视交叉→视束→外侧膝状体→视辐射→内囊后肢→视区皮质(图2-18)。

(2)视野:是指眼球固定向前平视时所能看到的空间范围。根据黄斑所能感觉的空间范围,分为中心视野和周边视野。

(3)瞳孔对光反射通路:光照一侧瞳孔,引起双眼瞳孔缩小的反应称为瞳孔对光反射。分直接对光反射和间接对光反射。

4. 听觉传导通路 由四级神经元构成。第1级神经元:蜗神经节内双极神经细胞,其周围突分布于内耳的螺旋器;中枢突组成蜗神经,止于蜗腹侧核和蜗背侧核。第2级神经元:蜗腹侧核和蜗背侧核→斜方体→对侧→上橄榄核外侧→外侧丘系→下丘核。第3级神经元:下丘核→下丘臂→内侧膝状体。第4级神经元:内侧膝状体→听辐射→内囊后肢→大脑皮质颞横回的听觉区(图2-19)。

5. 平衡觉传导通路 由两级神经元构成。第1级神经元是前庭神经节内的双极神经元,其周围突分布于内耳半规管的壶腹嵴及前庭内的球囊斑和椭圆斑;中枢突组成前庭神经,止于前庭神经核群。第2级神经元为前庭神经核群,发出纤维:①组成前庭脊髓束至脊髓;②加入两侧内侧纵束至脊髓;③形成前庭小脑束至小脑,完成平衡觉反射(图2-20)。

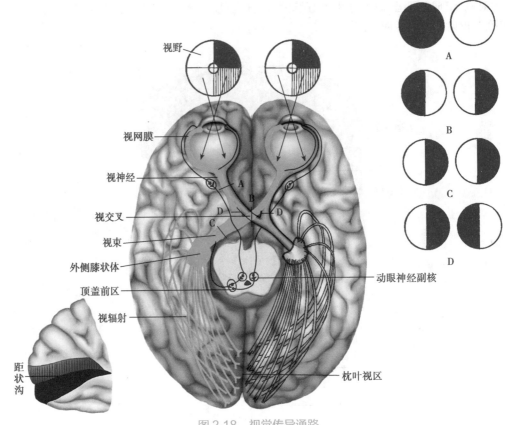

视野

视网膜

视神经

视交叉

视束

外侧膝状体

顶盖前区

视辐射

距状沟

动眼神经副核

枕叶视区

图 2-18　视觉传导通路

6. 内脏感觉传导通路

（1）一般内脏感觉传导通路：指嗅觉和味觉以外的心血管、腺体和内脏的感觉，一般内脏感觉传导通路传入路径复杂，至今尚不完全清楚。

（2）特殊内脏感觉传导通路：指传导嗅觉和味觉的通路。①嗅觉传导通路：嗅细胞→嗅球换元→经嗅束、嗅三角，外侧嗅纹→梨状前区、杏仁周区、杏仁体皮质内侧核，内侧嗅纹→隔区；②味觉传导通路：面神经膝节、舌咽和迷走神经下神经节→孤束核上部→背侧丘脑腹后内侧核→额叶岛盖、岛叶。

（二）运动（下行）传导通路

运动传导通路是中枢神经对躯体（骨骼肌）运动进行调控的传导路径，包括锥体系统及锥体外系统。

1. 锥体系统（上运动神经元） 锥体系统是皮质运动区（及运动前区）与效应器相联系的神经通路，传导各种随意运动，以完成各种精细而复杂的运动，包括额叶中央前回运动区的贝兹细胞（Betz 细胞）及其轴突组成的皮质脊髓束和皮质核束（图 2-21）。

皮质脊髓束和皮质核束经放射冠分别通过内囊后肢和膝部下行。皮质脊髓束经中脑大脑脚中 3/5、脑桥基底部下行，大部分纤维在延髓锥体交叉处交叉至对侧，形成皮质脊髓侧束下行，终止于脊髓前角；小部分纤维不交叉形成皮质脊髓前束，在下行过程中陆续交叉，止于对侧前角；仅有少数纤维始终不交叉，而止于同侧前角。皮质核束在各脑神经核的平面上分支终止于双侧各脑神经运动核，但面神经核下半和舌下神经核接受对侧的皮质核束的支配。

2. 下运动神经元 下运动神经元包括脊髓前角细胞、脑神经运动核及其发出的纤维，是接受锥体系统及锥体外系统各方面冲动的最后通路。由脑神经运动核发出的轴突组成的脑神经直接到达它们所支配的肌肉；由脊髓前角运动神经元发出的轴突经前根、神经丛、周围神经到达所支配的肌肉。

3. 锥体外系统 广义的锥体外系统是指锥体系统以外的所有躯体运动系统。狭义的锥体外系统主要指纹状体系统，包括纹状体、红核、黑质、丘脑底核及小脑等。大脑皮质（主要是额叶）发出的纤维，经新纹状体，至旧纹状体，再发出纤维分别止于红核、黑质、丘脑底核和网状结构等处。由红核与网状结构发出的纤维分别组成红核脊髓束和网状脊髓束，均止于脊髓前角运动细胞，调节骨骼肌的随意运动。

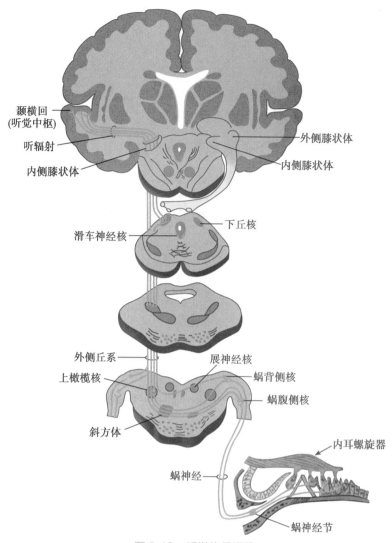

颞横回
(听觉中枢)

听辐射

内侧膝状体

外侧膝状体

内侧膝状体

下丘核

滑车神经核

外侧丘系

上橄榄核

展神经核

蜗背侧核

蜗腹侧核

斜方体

内耳螺旋器

蜗神经

蜗神经节

图 2-19 听觉传导通路

（三）神经传导通路的相关递质

1. **胆碱能通路** 以乙酰胆碱为神经递质。主要有：①运动传导通路的下运动神经元；②脑干网状结构非特异性上行激动系统；③脊髓后角→背侧丘脑→大脑皮质的特异性感觉投射；④交感神经节前神经元，副交感神经节前和节后神经元。

2. **胺能通路** 含有胺类神经递质。主要有：①去甲肾上腺素能通路；②肾上腺能通路；③多巴胺能通路；④ 5- 羟色胺能通路。

3. **氨基酸能通路** 参与神经传导的氨基酸分为兴奋性和抑制性两类，前者包括天冬氨酸、谷氨酸；后者包括 γ- 氨基丁酸（GABA）、甘氨酸和牛磺酸。其中，以 GABA 能通路分布最广。

4. **肽能通路** 多种肽类物质广泛存于中枢和周围神经系统内，它们具有神经递质或调质的功能。以 P 物质能通路、生长抑素能通路、后叶加压素和催产素能通路等研究居多。

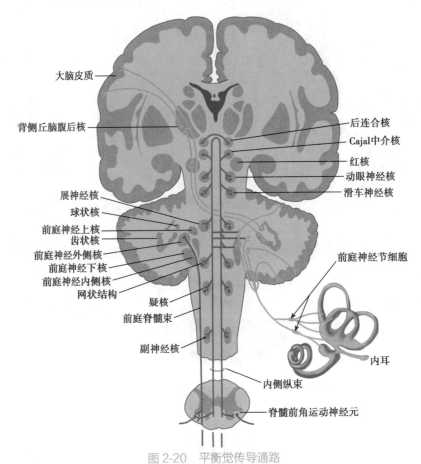

图 2-20 平衡觉传导通路

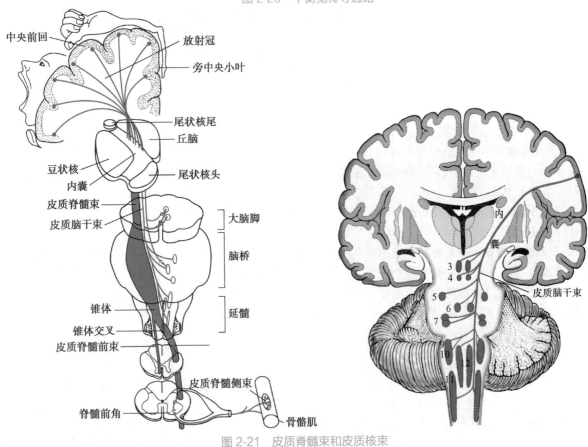

图 2-21 皮质脊髓束和皮质核束

A. 皮质脊髓束；B. 皮质核束。3. 动眼神经核；4. 滑车神经核；5. 三叉神经运动核；6. 展神经核；7. 面神经核；
9. 下泌涎核；10. 疑核；11. 副神经核；12. 舌下神经核。

第二节　周 围 神 经

周围神经（peripheral nerve）是指中枢神经以外的脑神经（cranial nerves）、脊神经（spinal nerves）及自主神经（autonomic nerve）。脑神经共 12 对，与端脑、间脑、脑干相连；脊神经 31 对，与脊髓相连。

周围神经可根据分布的器官不同分为内脏神经（visceral nerves）和躯体神经（somatic nerves）。内脏神经分布于体腔脏器、心血管和腺体组织；躯体神经分布于身体的皮肤和骨骼肌。

从功能上周围神经可分为感觉神经和运动神经两部分。感觉神经由周围向中枢传递神经冲动，又称"传入神经"；运动神经由中枢向周围传递神经冲动，又称"传出神经"。脑神经、脊神经和内脏神经都含有感觉神经和运动神经。内脏神经可再分为内脏感觉神经和内脏运动神经。内脏运动神经又称"自主神经""植物神经"，根据功能和药理特点又分为交感神经（sympathetic nerve）和副交感神经（parasympathetic nerve）。

一、脑神经

脑神经共 12 对（图 2-22）。按照它们与脑相连部位的先后顺序，分别为：Ⅰ嗅神经、Ⅱ视神经、Ⅲ动眼神经、Ⅳ滑车神经、Ⅴ三叉神经、Ⅵ展神经、Ⅶ面神经、Ⅷ前庭蜗神经、Ⅸ舌咽神经、Ⅹ迷走神经、Ⅺ副神经、Ⅻ舌下神经。其中第Ⅰ对脑神经连于大脑，第Ⅱ对脑神经连于间脑，第Ⅲ、Ⅳ对脑神经与中脑相连，第Ⅴ~Ⅷ对脑神经与脑桥相连，第Ⅸ~Ⅻ对脑神经与延髓相连。

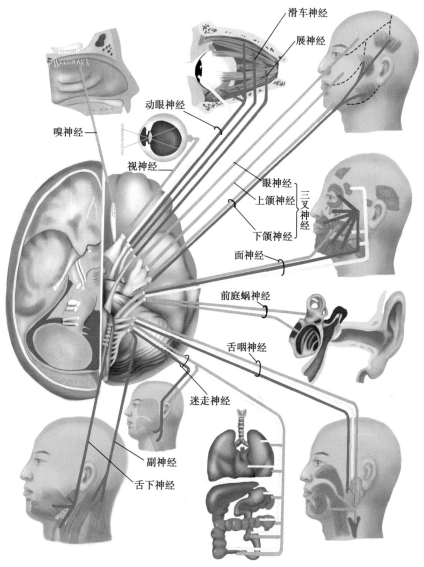

图 2-22　脑神经示意图

在脑神经中,第Ⅰ、Ⅱ、Ⅷ对脑神经是单纯感觉神经;第Ⅲ、Ⅳ、Ⅵ、Ⅺ、Ⅻ对脑神经是单纯运动神经;第Ⅴ、Ⅶ、Ⅸ、Ⅹ对脑神经是混合神经。

(一)嗅神经(Ⅰ)

嗅神经(olfactory nerve)由特殊内脏感觉纤维构成,传导嗅觉。嗅神经由上鼻甲和鼻中隔上部鼻黏膜内的嗅细胞中枢突聚集形成,穿筛孔入颅,把嗅觉冲动传至嗅球,再经嗅束、嗅三角、前穿质传至嗅觉中枢。嗅神经在前穿质附近分为内侧嗅纹和外侧嗅纹。内侧嗅纹进入额叶内侧面的隔区,外侧嗅纹进入颞叶和钩回,并与杏仁核、海马、灰结节、乳头体、缰核、丘脑前核、扣带回和脑干网状结构等发生广泛联系;两侧嗅脑也通过前连合互相连接(图2-23)。

嗅觉传导通路受损可导致嗅觉障碍,如嗅觉减退、嗅觉丧失、嗅觉过敏、嗅觉倒错和幻嗅。

(二)视神经(Ⅱ)

视神经(optic nerve)由特殊躯体感觉纤维构成,传导视觉冲动。视网膜节细胞轴突在视网膜后部先汇集成视神经乳头,然后穿过巩膜筛板构成视神经。视神经离开眼球向后内,穿视神经管入颅中窝,在蝶鞍上方形成视交叉(optic chiasma),再经视束连于间脑,传导视觉冲动。

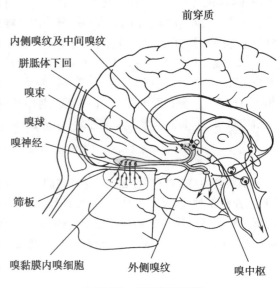

图2-23 嗅觉传导通路

视觉传导通路由3级神经元组成(图2-24)。第1级神经元为视网膜的双极细胞,其周围支与形成视觉感受器的视锥细胞和视杆细胞形成突触,中枢支与节细胞形成突触。第2级神经元是节细胞,其轴突在视神经乳头处集合,向后穿巩膜形成视神经。视神经向后经视神经管入颅腔,形成视交叉后,延为视束。在视交叉中,即来自两眼视网膜鼻侧半的纤维交叉,

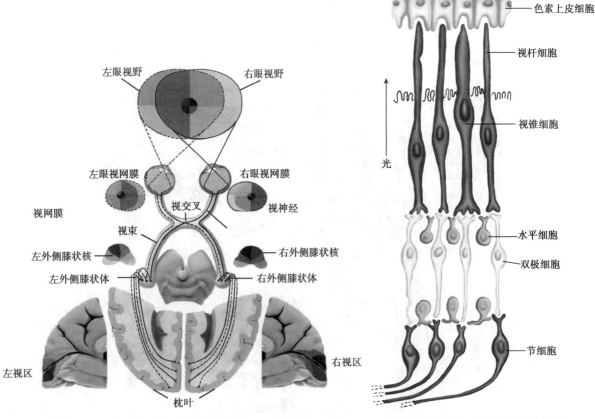

图2-24A 视觉传导通路

图2-24B 视网膜神经细胞结构

进入对侧视束;颞侧半的不交叉,走在同侧视束中。视束行向后外,绕大脑脚,多数纤维止于外侧膝状体。第3级神经元的胞体在外侧膝状体内,它们发出的轴突组成视辐射,经内囊后肢,终止于大脑距状沟周围的枕叶皮质(视区)。还有少数纤维经上丘臂终止于上丘和顶盖前区,顶盖前区与瞳孔对光反射通路有关(图2-18)。

视觉传导通路的不同部位损害可产生不同类型的视野缺损(图2-25)。一侧视神经损害产生同侧视力下降或全盲;视交叉外侧部病变引起同侧眼鼻侧视野缺损,视交叉正中部病变可出现双眼颞侧偏盲,整个视交叉损害,可引起全盲;一侧视束损害出现双眼对侧视野同向性偏盲,偏盲侧瞳孔直接对光反射消失;一侧视辐射全部受损出现两眼对侧视野的同向偏盲,部分视辐射受损现象限盲;一侧枕叶视皮质中枢完全损害,可引起对侧偏盲,但偏盲侧对光反射存在,有黄斑回避(macular sparing)现象。

(三)动眼神经(Ⅲ)、滑车神经(Ⅳ)、展神经(Ⅵ)

动眼神经、滑车神经、展神经共同支配眼外肌,管理眼球运动(图2-26),其中动眼神经还支配瞳孔括约肌和睫状肌。

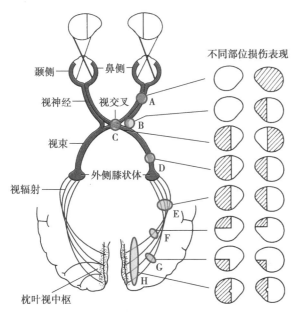

A. 视神经损害;B. 视交叉外侧部损害;C. 视交叉正中部损害;D. 视束损害;E. 视辐射全部损害;F. 视辐射下部损害;G. 视辐射上部损害;H. 视中枢损害。

图2-25 视觉传导通路各部位损伤表现

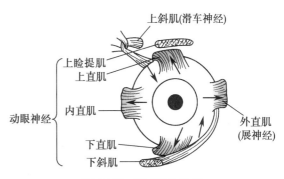

图2-26 眼球运动神经

1. **动眼神经** 动眼神经(oculomotor nerve)为运动性脑神经,含有一般躯体运动和一般内脏运动两种纤维。一般躯体运动纤维起自中脑动眼神经核,一般内脏运动纤维起自动眼神经副核(Edinger-Westphal核)。动眼神经自中脑腹侧脚间窝出脑,紧贴小脑幕切迹缘和后床突侧方前行,穿过海绵窦外侧壁上部,经眶上裂入眶,分上、下两支。上支支配上睑提肌和上直肌,下支支配内直肌、下直肌和下斜肌;并分出睫状神经节的短根,睫状神经节的节后纤维支配瞳孔括约肌和睫状肌,参与调节反射和瞳孔对光反射(图2-27)。

2. **滑车神经** 滑车神经(trochlear nerve)为运动性脑神经,起于滑车神经核,由中脑背侧、下丘下方出脑后,绕大脑脚外侧前行,穿海绵窦的外侧壁向前,经眶上裂入眶,越过上直肌和上睑提肌向前内侧行,支配上斜肌(图2-27)。

3. **展神经** 展神经(abducent nerve)属运动性脑神经,由一般躯体运纤维组成,起于脑桥中部被盖中线两侧的展神经核,其纤维自延髓脑桥沟出脑,向前经海绵窦,在窦内沿颈内动脉外下方前行,经眶上裂入眶,支配外直肌(图2-27)。

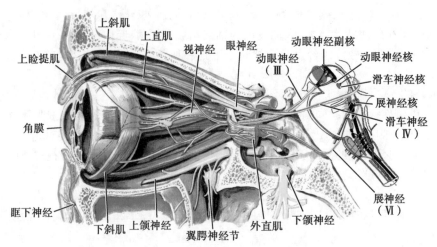

图 2-27　动眼、滑车、展神经走行及分布

动眼神经损害表现为上睑下垂,眼球外斜,向上外、上内、下内、同侧方向运动障碍,瞳孔散大,对光反射及调节反射消失;滑车神经损害表现为眼球不能向下外方向运动,伴有复视,下楼时复视明显;展神经麻痹表现为眼内斜视,不能外展,并有复视。

(四) 三叉神经(Ⅴ)

三叉神经(trigeminal nerve)为混合性脑神经,含一般躯体感觉和特殊内脏运动两种纤维。特殊内脏运动纤维起自三叉神经运动核,自脑桥基底部与小脑中脚交界处出脑,与下颌神经一起经卵圆孔出颅,分布于咀嚼肌等。运动根内尚含有来自三叉神经中脑核的纤维,主要传导咀嚼肌和眼外肌的本体感觉(图 2-28)。

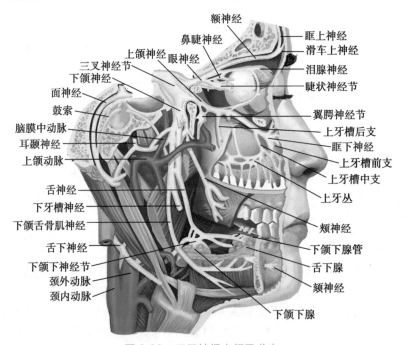

图 2-28　三叉神经走行及分布

三叉神经感觉纤维有三条,即眼神经、上颌神经和下颌神经,三者在颞骨岩部前面连于三叉神经节,该节位于颅中窝颞骨岩部尖端前面的三叉神经压迹,是三叉神经躯体感觉纤维的胞体所在处,其中枢突集中成粗大的三叉神经感觉根。三叉神经感觉根经脑桥臂入脑,深感觉纤维终止于三叉神经中脑核,触觉纤维终止于三叉神经感觉主核,痛温觉纤维沿三叉神经脊束下降,终止于三叉神经脊束核。三叉神经感觉纤维的三条分支分布于面部的皮肤、眼、口腔、鼻腔、鼻旁窦、牙齿和脑膜等,传导痛温觉和触觉等。

三叉神经损害可表现为咀嚼肌瘫痪,受累的肌肉可萎缩,患者常述咬食无力,咀嚼困难,张口时下颌向患侧偏斜,有时伴有三叉神经分布区的感觉障碍及同侧角膜反射的减弱与消失。

（五）面神经（Ⅶ）

面神经（facial nerve）为混合神经，含有特殊内脏运动纤维、一般内脏运动纤维、特殊内脏感觉纤维和一般躯体感觉纤维。面神经主要成分是运动纤维，发自位于脑桥下部被盖腹外侧的面神经核；其纤维行于背内侧，绕过展神经核再向前下行，于脑桥下缘邻近前庭蜗神经处出脑，穿过内耳道进入与鼓室相邻的面神经管，先水平走行，再垂直下行由茎乳孔出颅；司面部表情运动（图2-29）。

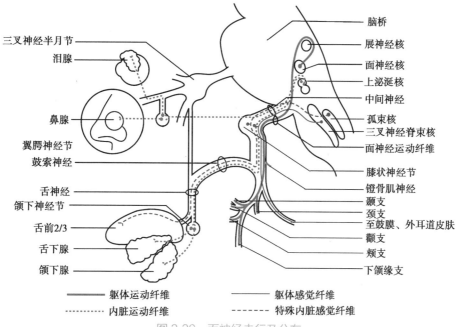

图2-29　面神经走行及分布

味觉纤维是面神经最主要的感觉纤维，司舌前2/3味觉。起自舌前2/3的味蕾，经舌神经（来自三叉神经）进入鼓索，再经面神经干至膝神经节，其中枢突形成面神经的中间神经，在运动支的外侧进入脑桥，终止于孤束核。从孤束核发出纤维交叉至对侧，位于内侧丘系之内侧上行，终止于丘脑外侧核，再发出纤维终止于中央后回下部。膝状神经节内有少量感觉神经元，接受来自鼓膜、内耳、外耳及外耳道皮肤的感觉冲动。

副交感神经纤维主要司泪腺、舌下腺及颌下腺的分泌。面神经的副交感神经纤维发自脑桥的上泌涎核，经中间神经、鼓索、舌神经，至下颌下神经节，其节后纤维支配舌下腺及颌下腺的分泌。

根据面神经不同损害部位分中枢性及周围性面瘫，各有其特点（图2-30）。

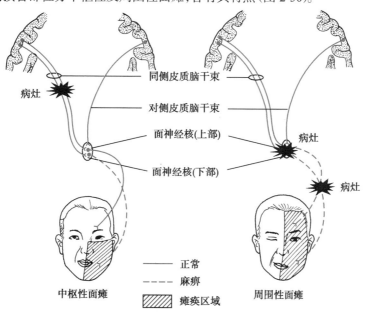

图2-30　中枢性和周围性面瘫

1. **上运动神经元损伤所致的中枢性面瘫**　面神经损伤病变在一侧中央前回下部或皮质核束。临床仅表现为病灶对侧面下部表情肌瘫痪,即鼻唇沟变浅、口角轻度下垂而上部面肌(额肌和眼轮匝肌)不受累,皱眉、皱额和闭眼动作均无障碍。常见于脑血管病等。

2. **下运动神经元损伤所致的周围性面瘫**　病变在面神经核或核以下神经。临床表现为同侧面肌瘫痪,即患侧额纹变浅或消失,不能皱眉,眼裂变大,眼睑闭合无力。当用力闭眼时眼球向上外方转动,显露白色巩膜称为贝尔征(Bell 征),患侧鼻唇沟变浅,口角下垂并歪向健侧,鼓腮漏气,不能吹口哨。可根据伴发的症状和体征确定病变的具体部位。

(六) 前庭蜗神经(Ⅷ)

前庭蜗神经(vestibulocochlear nerve)是特殊躯体感觉神经,由前庭神经和蜗神经组成。

前庭神经(vestibular nerve)起自内耳前庭神经节的双极细胞,其周围突分布于三个半规管的椭圆囊、球囊和壶腹嵴,感受身体和头部的空间移动。中枢突和蜗神经一起经内耳门入颅腔,终止于脑桥和延髓的前庭神经核群(图 2-31)。前庭神经的功能为反射性调节机体的平衡,调节机体对各种加速度的反应。

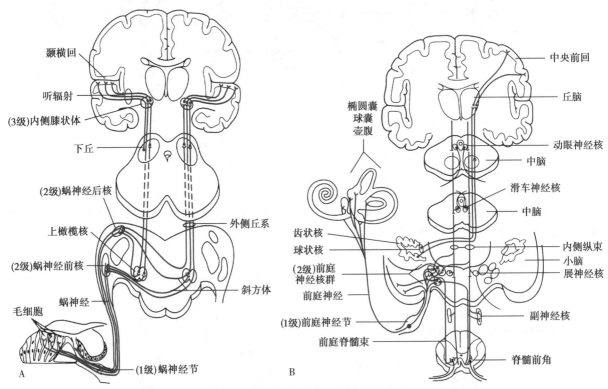

图 2-31　蜗神经和前庭神经走行及分布
A. 蜗神经走行及分布;B. 前庭神经走行及分布。

蜗神经(cochlear nerve)起自内耳螺旋神经节的双极神经元,其周围突感受内耳螺旋器(Corti 器)毛细胞的冲动,中枢突进入内耳道组成蜗神经,终止于脑桥尾端的蜗神经前、后核。蜗神经主要传导听觉。

前庭神经损害时可表现为眩晕、眼球震颤及平衡障碍;蜗神经损害时主要表现为听力障碍和耳鸣。

(七) 舌咽神经(Ⅸ)、迷走神经(Ⅹ)

舌咽神经(glossopharyngeal nerve)和迷走神经(vagus nerve)均为混合神经,都包括特殊内脏运动、一般内脏运动、一般内脏感觉和一般躯体感觉成分。另外,舌咽神经还包含特殊内脏感觉纤维。两者有共同的神经核(疑核和孤束核)、走行和分布特点。疑核发出的纤维随舌咽神经和迷走神经支配软腭、咽、喉和食管上部的横纹肌,舌咽神经和迷走神经的一般内脏感觉纤维的中枢突终止于孤束核。

舌咽神经的根丝,自橄榄后沟上部连于延髓,与迷走神经和副神经同穿颈静脉孔出颅。在孔内神经干上有膨大的上神经节,出孔时又形成一稍大的下神经节。舌咽神经出颅后先在颈内动、静脉间下降,然后呈弓形向前,经舌骨舌肌内侧达舌根,分为舌支、咽支、鼓室神经、颈动脉窦支、扁桃体支、茎突咽肌支(图 2-32)。

舌咽神经的功能是支配茎突咽肌和部分咽部肌肉,控制腮腺和部分黏液腺分泌,传导舌后 1/3 和部分软腭的味觉以及舌后 1/3、咽、咽峡、扁桃体、鼓室、咽鼓管和乳突小房、耳后小部分区域的一般感觉及参与呼吸、血压和脉搏的调节等。

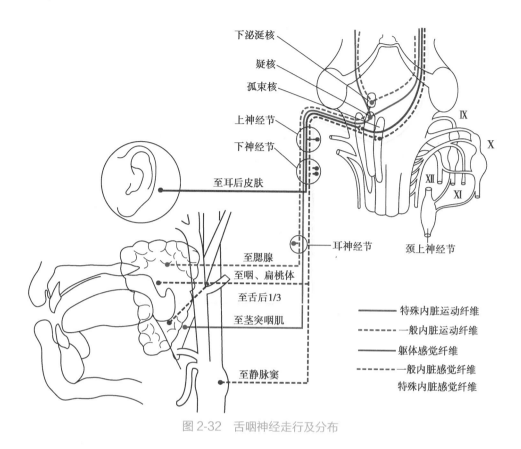

图 2-32　舌咽神经走行及分布

迷走神经是行程最长、分布范围最广的脑神经,于舌咽神经根丝的下方自橄榄后沟中部入脑,经颈静脉孔出颅。之后下行于颈内、颈总动脉与颈内静脉的后方,经胸廓上口入胸腔。在胸部,左、右迷走神经的走行和位置略有不同。左迷走神经在左颈总动脉与左锁骨下动脉之间下行至主动脉弓的前面,经左肺根的后方,分出数小支分别加入左肺丛,然后在食管前面分散成若干细支参与构成食管前丛,并向下延续成迷走神经前干。右迷走神经经右锁骨下动脉的前面,沿气管右侧下降,继在右肺根后方分出数支,参加右肺丛,然后分出分支在食管后面构成食管后丛,在食管下端合成迷走神经后干。迷走神经前、后干向下与食管一起穿膈的食管裂孔进入腹腔,至贲门附近,前、后干分为终支(图 2-33)。迷走神经可支配控制说话和吞咽的软腭部肌肉和咽喉肌,传导外耳道、耳郭凹面的一部分皮肤(耳支)的一般感觉,咽后壁(主要见于儿童)的味觉及控制平滑肌、心肌和腺体的活动。

舌咽神经损害(麻痹)主要表现为咽部感觉减退或丧失、咽反射消失、舌后 1/3 味觉丧失和咽肌轻度瘫痪。迷走神经损害(麻痹)时出现声音嘶哑、构音障碍、软腭不能提升、吞咽困难、咳嗽无力和心动过速等。舌咽、迷走神经彼此邻近,有共同的起始核,常同时受损,称延髓麻痹(bulbar paralysis)(真性延髓麻痹),临床上也习惯称为球麻痹。由于舌咽、迷走神经的运动核受双侧皮质核束支配,双侧皮质核束受损时称假性延髓麻痹。真性延髓麻痹和假性延髓麻痹的鉴别见表 2-2。

表 2-2　真性延髓麻痹与假性延髓麻痹的鉴别

特征	真性延髓麻痹	假性延髓麻痹
病变部位	舌咽、迷走神经(一侧或两侧)	双侧皮质核束
下颌反射	消失	亢进
咽反射	消失	存在

续表

特征	真性延髓麻痹	假性延髓麻痹
强哭强笑	无	有
舌肌萎缩	可有	无
双锥体束征	无	常有

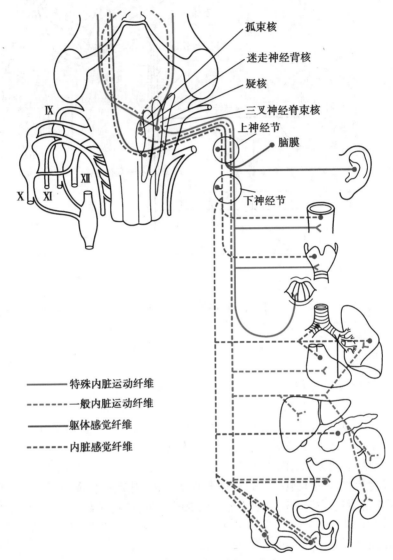

图 2-33 迷走神经走行及分布

（八）副神经（XI）

副神经（accessory nerve）为运动性脑神经，由延髓根和脊髓两部分组成，分别包括特殊内脏运动纤维和躯体运动纤维。延髓根起自延髓疑核，颅内部分在颈静脉孔处与脊髓部分相分离，加入迷走神经，构成喉返神经（recurrent laryngeal nerve），支配声带运动；脊髓根起自副神经核、颈髓第 1~5 节段前角腹外侧细胞柱，其纤维经枕骨大孔入颅，与延髓根汇合，再经颈静脉孔出颅，支配胸锁乳突肌和斜方肌（图 2-34）。

一侧副神经核或其神经损害表现为同侧胸锁乳突肌和斜方肌萎缩，患者向病变对侧转颈不能，患侧肩下垂并耸肩无力。双侧副神经核或其神经损害时，双侧胸锁乳突肌均力弱，患者头前屈无力，直立困难，多呈后仰位，仰卧位时不能抬头。

（九）舌下神经（XII）

舌下神经（hypoglossal nerve）为躯体运动神经，支配舌肌运动。舌下神经由位于延髓第四脑室底舌下神经三角深处的舌下神经核发出轴突在橄榄与锥体之间出脑,经舌下神经管出颅,分布于同侧舌肌(图 2-35)。

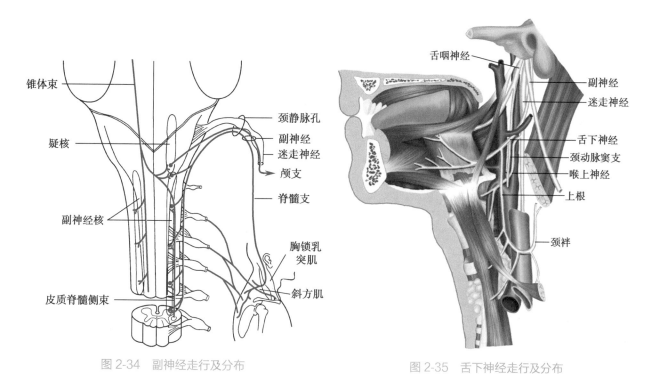

图 2-34　副神经走行及分布　　　　　　　图 2-35　舌下神经走行及分布

舌下神经及核性病变表现为一侧病变时,患侧舌肌瘫痪,伸舌偏向患侧;两侧病变则伸舌受限或不能,同时伴有舌肌萎缩,可伴有肌束震颤。

二、脊神经

与脊髓相连的周围神经即脊神经,每对脊神经借前根和后根连于一个脊髓节段。前根为由脊髓出来的传出性纤维,又称"运动纤维",后根为进入脊髓的传入性纤维,又称"感觉纤维",因此脊神经为混合性,一般有躯体感觉纤维、躯体运动纤维、内脏感觉纤维和内脏运动纤维 4 种成分。脊髓自上而下共发出 31 对脊神经分布到四肢和躯干,包括颈神经 8 对、胸神经 12 对、腰神经 5 对、骶神经 5 对、尾神经 1 对(图 2-36)。

C_1 脊神经在寰椎和枕骨之间从椎管穿出,其余的颈神经在同名椎体的上方穿出。在其他的脊髓节段,脊髓节段及脊神经的数目与椎体完全一致,其所属的脊神经在同名椎体的下方椎管中走行。每条脊神经干在出椎间孔后立即分为前支、后支、脊膜支和交通支(图 2-37)。前支(胸部除外)分别交织成丛,即颈丛、臂丛、腰丛和骶丛,由各丛再发出分支分布于躯干前外侧和四肢的肌肉和皮肤,司肌肉运动和皮肤感觉;后支分成肌支和皮支,肌支分布于项、背和腰骶部深层肌,司肌肉运动,皮支分布于枕、项、背、腰、骶及臀部皮肤,司皮肤感觉;脊膜支分布于脊髓被膜、血管壁、骨膜、韧带和椎间盘等处,司一般感觉和内脏运动;交通支为连于脊神经与交感干之间的细支。

后根在邻近与前根的汇合处有一个膨大,称为脊神经节,其内有感觉神经元的胞体,这些神经元为假单极脊神经节细胞。脊髓前角细胞所发出的轴突属于下运动神经元。下运动神经元是接受来自锥体系统、锥体外系统和小脑系统各方面冲动的最后通路,其功能是将这些冲动组合起来,通过前根、颈丛、臂丛、腰丛、骶丛和周围神经传递至运动终板,引起肌肉的收缩。每一个前角细胞支配 50~200 根肌纤维,每个运动神经元及其所支配的一组肌纤维称一个运动单位,它是执行运动功能的基本单元。

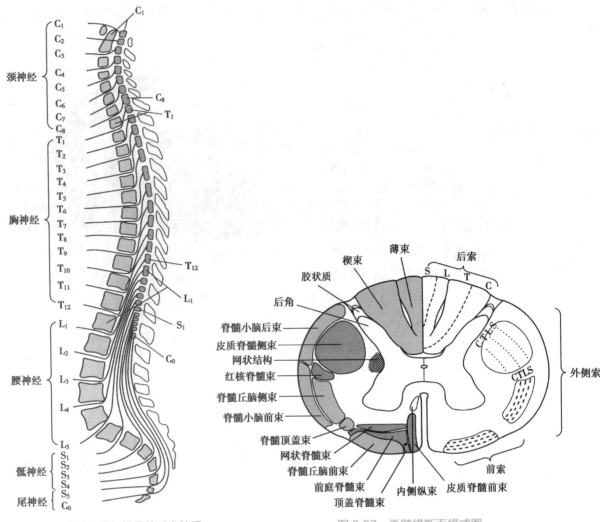

图 2-36 脊髓节段与椎骨的对应关系   图 2-37 脊髓横断面模式图

每个脊神经后根支配一定的皮肤区域,该区域称之为皮节(图 2-38)。绝大多数的皮节是由 2~3 个神经后根重叠支配,因此单一神经后根损伤时感觉障碍并不明显,只有多个相邻神经根损伤时才出现具有节段性特征的感觉障碍。因而脊髓损伤的上界应比体格检查的感觉障碍平面高出 1~2 个节段。节段性感觉分布在颈段和胸段更为显著,如 T_2 分布于胸骨角水平,T_4 分布于乳头平面,T_6 分布于剑突水平,T_8 分布于肋弓下缘,T_{10} 分布于脐水平,T_{12} 和 L_1 分布于腹股沟水平。四肢的节段性感觉分布比较复杂,但仍遵循节段性支配的规律,如上肢的桡侧为 C_5~C_7、前臂及手的尺侧为 C_8 及 T_1、上臂内侧为 T_2、股前为 L_1~L_3、小腿前面为 L_4~L_5、小腿后面及股后为 S_1~S_2、肛周为 S_3~S_5 支配。这种分布规律对临床上判断损伤的节段定位具有重要的应用价值。

脊神经支配感觉、运动、反射和自主神经功能,脊神经损伤将导致受损的周围神经支配范围内功能的异常。

(一) 脊神经病变导致的运动障碍

运动障碍的分类根据病变的性质,可分刺激性和麻痹性两类症状。

1. 刺激性症状　可表现为肌束震颤、肌痉挛和肌肉痛性痉挛等。

(1)肌束震颤:肌肉静息时观察到的肌肉颤动,可见于正常人,伴有肌萎缩时为异常。在各种运动神经元损伤性疾病中均可见,尤其是运动神经元病。

(2)肌痉挛:为一个或多个运动单位短暂的自发性痉挛性收缩,较肌束震颤缓慢,持续时间长,邻近的运动单位常呈交替性、间断性收缩,如面神经损伤引起的偏侧面肌痉挛。

(3)肌肉痛性痉挛:为一块肌肉或一个肌群短暂的伴有疼痛的收缩,是一种生理现象,病理状态下出现频率增加,常见于活动较多的肌肉如腓肠肌,肌肉用力收缩时可诱发,按摩可减轻。

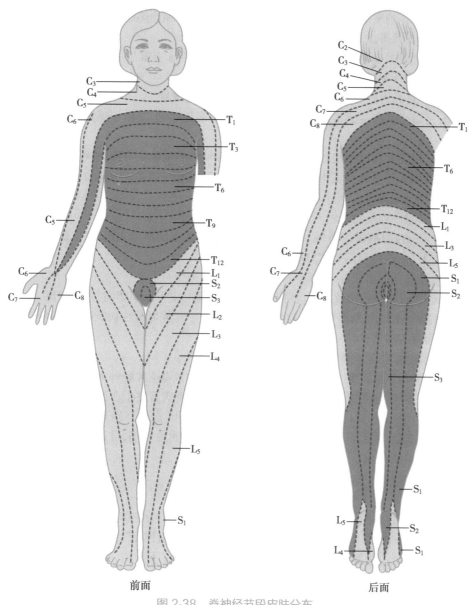

前面　　　　　　　　　　　　　　后面

图 2-38　脊神经节段皮肤分布

2. 麻痹性症状　为下运动神经元性瘫痪,可出现肌力减弱或丧失、肌萎缩、肌张力低。

(1)下运动神经元性瘫痪:亦称弛缓性瘫痪或周围性瘫痪。其特点为肌张力降低,腱反射减弱或消失,肌萎缩,无病理反射。

(2)肌萎缩:肌萎缩是指横纹肌体积较正常缩小,肌纤维变细甚至消失。常见于下运动神经元病变和肌肉病变。下运动神经元损害时可表现明显而严重的肌萎缩,当脊髓前角慢性进行性病变时,除有肌萎缩外还可伴有肌震颤,如运动神经元病和脊髓空洞症等。上运动神经元损害时,由于患肢长期不运动可发生程度相对较轻的失用性肌萎缩。

(二)脊神经病变导致的感觉障碍

感觉障碍的分类根据病变的性质,可分为刺激性症状和抑制性症状两大类。

1. 刺激性症状　是指由于感觉径路受到刺激或兴奋性增高而出现的感觉过敏、感觉倒错、感觉过度、感觉异常和各种疼痛等。

(1)感觉过敏:指给予轻微刺激则产生强烈疼痛的感觉过度、感觉异常和各种疼痛等。

(2)感觉倒错:指对某种刺激的感觉错误,如冷的刺激产生热的感觉,轻划皮肤产生疼痛的感觉等。

(3)感觉过度:在感觉障碍的基础上,对外部刺激阈值增高且反应时间延长,因此对轻微刺激的辨别能力减弱,当受到强刺激后,需经过一段潜伏期后,出现一种定位不明确的疼痛或不适感。

(4)感觉异常:无外界刺激而发生异常感觉,如麻木感、蚁走感和灼热感等。感觉异常往往为主观的感觉症状,而客观检查无感觉障碍。

(5)疼痛:是感觉纤维受刺激的表现,是躯体的防御信号。临床上常见的疼痛有局部疼痛、放射性疼痛、扩散性疼痛、牵涉痛和灼性神经痛。

2. 抑制性症状 是指由于感觉径路破坏而出现的感觉减退或缺失。

(1)感觉减退:是指患者在清醒状态下,对强的刺激产生弱的感觉,是由于感觉神经纤维遭受不完全损害所致。

(2)感觉缺失:是指患者在清醒状态下对刺激无任何感觉。感觉缺失有痛觉缺失、温度觉缺失、触觉缺失和深感觉缺失。在同一部位各种感觉均缺失,称为完全性感觉缺失;而在同一部位仅有某种感觉缺失而其他感觉保存,称为分离性感觉障碍。

(三)脊神经病变导致的反射变化

可出现浅反射及深反射减弱或消失。腱反射消失为神经病变的早期表现,尤以踝反射丧失最常见。在主要损伤小纤维的神经病变可至后期才出现腱反射消失。

(四)脊神经病变导致的自主神经障碍

可出现多汗或无汗、黏膜苍白或发绀、皮温降低、皮肤水肿、皮下组织萎缩、角化过度、色素沉着、皮肤溃疡、毛发脱落、指甲光泽消失、甲质变脆、突起增厚及关节肿大。其他可有性功能障碍、膀胱直肠功能障碍、直立性低血压及泪腺分泌减少等。

(五)脊神经病变导致的其他症状

其他症状包括:①动作性震颤,可见于某些多发性神经病;②周围神经肿大,见于麻风神经纤维瘤、施万细胞瘤、遗传性及慢性脱髓鞘性神经病;③畸形,慢性周围性神经病若发生在生长发育停止前可致手足和脊柱畸形,出现马蹄足、爪形手和脊柱侧弯等;④营养障碍,由于失用、血供障碍和感觉丧失,皮肤、指／趾甲、皮下组织可发生营养性改变,以远端为著,加之肢体远端痛觉丧失而易灼伤,可造成手指或足趾无痛性缺失或溃疡,常见于遗传性感觉神经病。

三、自主神经

自主神经支配内脏器官(消化道、心血管、呼吸道及膀胱等)及内分泌腺、汗腺的活动和分泌,并参与调节葡萄糖、脂肪、水和电解质代谢,以及体温、睡眠和血压等,又称"植物神经"。根据形态、功能和药理学的特点分为交感神经和副交感神经两部分,两者在大脑皮质的调节下通过下丘脑、脑干及脊髓各节段,既拮抗又协调地共同调节器官的生理活动,所有调节活动均在无意志控制下进行。自主神经可分为中枢部分和周围部分(图 2-39)。

(一)中枢自主神经

中枢自主神经包括大脑皮质、下丘脑、脑干的副交感神经核团及脊髓各节段侧角区。大脑皮质各区均有自主神经的代表区,如中央旁小叶与膀胱、肛门括约肌调节有关;岛叶、边缘叶与内脏活动有关。下丘脑是自主神经的皮质下中枢,前区是副交感神经代表区,后区是交感神经代表区,共同调节机体的糖、盐、水、脂肪代谢,以及睡眠、呼吸、体温、血压和内分泌的功能。

(二)周围自主神经

1. 交感神经系统 节前纤维起始于 C_8~L_2 脊髓侧角神经元,经脊神经前根和白交通支到脊柱两侧的交感干(椎旁)神经节和腹腔神经节并换元。节后纤维主要有 3 种去向:①发自交感干神经节的节后纤维经灰交通支返回脊神经,随脊神经分布至头颈部、躯干和四肢的血管、汗腺和竖毛肌等。②攀附动脉走行,在动脉外膜形成相应的神经丛(如颈内、外动脉丛,腹腔丛,肠系膜上丛等),并随动脉分布到所支配的器官。③由交感神经节直接分布到所支配的脏器。交感神经兴奋时,引起机体消耗增加、器官功能活动增强。

2. 副交感神经系统 节前纤维起自脑干和 S_2~S_4 脊髓侧角核团,发出纤维在其支配的脏器附近或在脏器内神经节换元。节后纤维支配睫状肌、瞳孔括约肌、舌下腺、颌下腺、泪腺、腮腺、鼻腔黏膜、气管、支气管、肝、胰、脾、肾、心脏及胃肠等。副交感神经与交感神经作用相互拮抗,兴奋时可抑制机体耗损,增加储能。

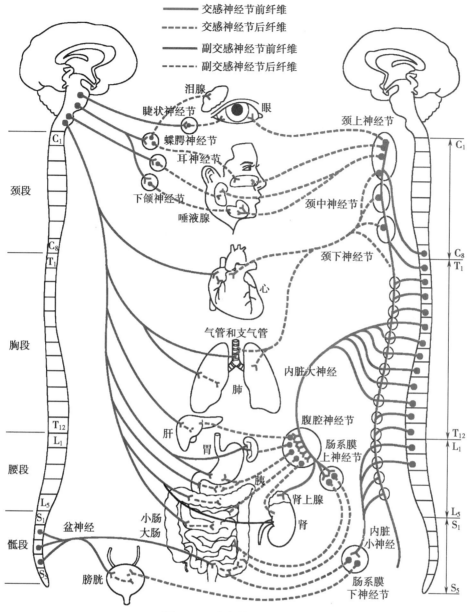

图 2-39 自主神经系统组成

自主神经系统（automatic nervous system）的功能是通过神经末梢释放的神经递质来完成的，可分为两类：胆碱能神经及肾上腺素能神经。前者包括交感神经及副交感神经节前纤维、副交感神经节后纤维，以及支配血管扩张、汗腺和子宫的交感神经节后纤维；后者包括支配心脏、肠道、血管收缩的交感神经节后纤维。内脏器官均受交感及副交感神经双重支配，两者既相互拮抗又相互协调，维持机体功能的完整性、平衡性，使机体适应内外环境的变化，任一系统功能亢进或不足都可导致机体的功能失调。

（三）自主神经病损

自主神经功能障碍（autonomic dysfunction）又称"植物神经功能紊乱"，交感神经系统病损可表现为副交感神经功能亢进的症状，而副交感神经病损可表现为交感神经功能亢进的症状。

1. **交感神经病损**　表现为副交感神经功能亢进的症状，表现为瞳孔缩小、唾液分泌增加、心率减慢、血压降低、血管扩张、胃肠蠕动和消化腺分泌增加、肝糖原储存增加、膀胱及直肠收缩促进废物排出。可见于任何可导致交感神经功能受损或副交感神经功能亢进的疾病。

2. **副交感神经病损**　表现为交感神经功能亢进的症状，表现为瞳孔散大、眼球突出、眼裂增宽、内脏和皮肤血管收缩、血压升高、心率及呼吸加快、支气管扩张、胃肠蠕动及分泌功能受抑制、血糖升高及周围血容量增加。可见于任何导致副交感神经功能受损或交感神经功能亢进的疾病。

四、肌肉及神经肌肉接头

(一) 肌肉

人体的肌肉根据组织结构和收缩特性的不同,可分为骨骼肌、心肌和平滑肌。骨骼肌是运动系统的动力部分,多附着于骨骼,主要存在于躯干和四肢,受躯体运动神经的支配和控制,可直接接受人的意识的管理,又称"随意肌"。心肌为构成心壁的主要成分,平滑肌主要分布于内脏的中空器官及血管壁,两者受自主神经的支配,不受人的意识控制,属于不随意肌。本节主要叙述骨骼肌。

骨骼肌结构的基本单位为肌纤维。肌纤维,即肌细胞,由肌膜、肌核、肌原纤维和肌浆组成。数根至数千根并行排列的肌纤维外包裹肌内膜形成肌束,数个至数百个并行排列的肌束外包裹肌外膜最终形成骨骼肌(图 2-40)。

(二) 神经肌肉接头

骨骼肌是执行运动功能的效应单位,受运动神经支配。运动神经元通过与肌纤维内运动终板的连接而实现对肌肉运动的支配。一个运动神经元发出一根轴突,在到达肌纤维之前分成许多神经末梢,每根末梢到达一根肌纤维形成神经肌肉接头(突触)。一个运动神经元和它所支配的全部肌纤维,称为运动单位。

骨骼肌神经肌肉接头是运动神经末梢与其所支配的骨骼肌细胞之间的特化结构,由接头前膜、接头后膜和接头间隙构成(图 2-41)。接头前膜是运动神经轴突末梢膜的一部分。接头后膜是与接头前膜相对的骨骼肌细胞膜,呈向内凹陷的浅槽,形成许多皱褶以增大其表面积。接头间隙是接头前膜与后膜之间的间隔,间隙内充满细胞外液。接头前膜内侧的浆轴中含有大量突触囊泡,每个囊泡内含大量乙酰胆碱分子,乙酰胆碱是重要的神经递质,介导着神经肌肉接头兴奋传递的过程。神经肌肉接头的兴奋传递具有电 - 化学 - 电传递的特点:即由运动神经纤维传到末梢的动作电位(电信号)触发接头前膜释放乙酰胆碱至突触间隙(化学信号),乙酰胆碱与接头后膜受体结合后产生终板电位变化(电信号)。

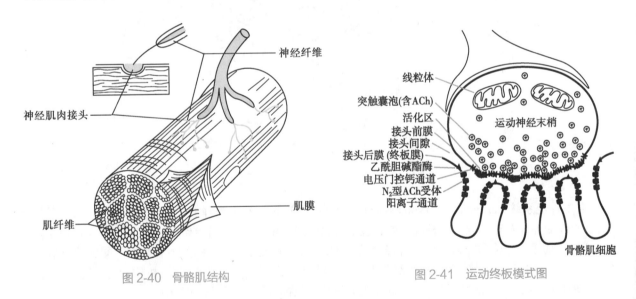

图 2-40　骨骼肌结构　　　　　　图 2-41　运动终板模式图

(三) 病损表现及定位诊断

来自运动神经的电冲动通过神经肌肉接头的电 - 化学 - 电传递引起骨骼肌的收缩,进而完成各种自主运动。因此,运动神经、神经肌肉接头及肌肉本身的病变都可引起骨骼肌运动的异常。

1. 神经肌肉接头损伤　神经肌肉接头损伤表现为以病态性疲劳、晨轻暮重、单双侧均可累及为特点的运动障碍。常见于重症肌无力、癌性类肌无力综合征、高镁血症、肉毒毒素及有机磷中毒等。

2. 肌肉损伤　肌肉损伤表现为进行性发展对称性肌萎缩和无力。常见于肌营养不良、肌炎、强直性肌病、多发性皮肌炎。

(杜怡峰　李振平)

【推荐阅读文献】

［1］贝尔 . Duus 神经系统疾病定位诊断学：解剖、生理、临床 . 8 版 . 刘宗惠，徐霓霓，译 . 青岛：海洋出版社，2006.
［2］柏树令，应大君 . 系统解剖学 . 北京：人民卫生出版社，2013.
［3］丁文龙，刘学政 . 系统解剖学 . 9 版 . 北京：人民卫生出版社，2018.
［4］贾建平，陈生弟 . 神经病学 . 8 版 . 北京：人民卫生出版社，2018.
［5］贾建平，陈生弟 . 神经病学 . 北京：人民卫生出版社，2016.
［6］芮德源，陈立杰 . 临床神经解剖学 . 北京：人民卫生出版社，2007.
［7］王维治 . 神经病学 . 2 版 . 北京：人民卫生出版社，2013.
［8］吴江，贾建平 . 神经病学 . 3 版 . 北京：人民卫生出版社，2015.

第三章 神经系统疾病的常见症状

学习要求

1. 掌握常见症状的分类及表现。
2. 掌握常见症状的鉴别。
3. 熟悉常见症状的病因。

第一节 概　　述

神经系统疾病以病灶所处的不同部位表现出差异化症状,临床上分为四类,即缺损症状、刺激症状、释放症状和断联休克症状。

1. **缺损症状**　指神经结构受损时正常功能的减弱或消失,如面神经炎时引起面肌瘫痪。

2. **刺激症状**　指神经结构受激惹后引起的过度兴奋表现,如大脑皮质受肿瘤或瘢痕等刺激后引起的癫痫。

3. **释放症状**　指高级中枢受损后,原来受其抑制的低级中枢因抑制解除而出现功能亢进。如上运动神经元损害而出现的锥体束征,表现为肌张力增高、腱反射亢进和病理征阳性。

4. **断联休克症状**　指中枢神经系统局部发生急性严重损害时,引起在功能上与受损部位有密切联系的远隔部位出现短暂的神经功能缺失。如急性脊髓横贯性损伤时,损伤平面以下表现弛缓性瘫痪,即脊髓休克。断联休克期过去后,受损结构的功能缺损症状和释放症状会逐渐出现。

本章主要从神经内科常见症状入手,沿着从症状到疾病这一分析思路叙述,培养临床思维,提高临床医生对神经系统疾病的诊断和鉴别诊断能力。

第二节 意 识 障 碍

意识(consciousness)指机体对客观环境和自身的认识能力,包括觉醒状态和意识内容两个方面。觉醒状态是指与睡眠呈周期性交替的清醒状态,由脑干上行网状激活系统(ascending reticular activating system)接受各种感觉信息的侧支传入,发放神经冲动经脑干向上传至丘脑非特异性核团中继,再由此弥散投射至大脑皮质,使大脑皮质保持兴奋,维持觉醒状态。意识内容是指知觉、思维、记忆、情感和意志等心理过程,是机体对自身和周围环境做出理性判断并产生的复杂反应,属大脑皮质的功能。

意识障碍(disorders of consciousness)是指机体对自身和环境的感知发生障碍,是多种原因引起的严重的脑功能紊乱。意识障碍可分为觉醒状态改变和意识内容改变两方面,其病理学基础是大脑皮层、丘脑和脑干网状系统的功能异常。

一、以觉醒状态改变为主的意识障碍

(一)嗜睡(somnolence)

嗜睡是意识障碍的早期表现。患者表现为睡眠时间过度延长,但能被叫醒,醒后可勉强配合检查及回答简单问题,停止刺激后患者又继续入睡。

(二)昏睡(sopor)

昏睡是一种较嗜睡更严重的意识障碍。患者处于沉睡状态,正常的外界刺激不能使其觉醒,须经高声呼

唤或其他较强烈刺激方可唤醒,对言语的反应能力尚未完全丧失,可作含糊、简单而不完全的答话,停止刺激后又很快入睡。

(三)昏迷(coma)

昏迷是最严重的意识障碍。昏迷的实质是觉醒程度降低直至丧失,无有目的的自主活动,不能自发睁眼,缺乏觉醒-睡眠周期,任何感觉刺激均不能唤醒的状态。

1. 昏迷程度的评估 目前临床上按严重程度将昏迷分为三级,即浅昏迷、中度昏迷和深昏迷(表3-1)。

表3-1 昏迷程度的鉴别

昏迷程度	无目的自发动作	对疼痛刺激反应	脑干反射[①]	腱反射	生命体征[②]
浅昏迷	可有	有回避动作和痛苦表情	存在	存在	尚平稳
中度昏迷	很少	强刺激有防御反射活动	减弱或消失	减弱或消失	轻度紊乱
深昏迷	无	无	消失	消失	明显紊乱

注:①脑干反射包括瞳孔对光反射、角膜反射、咳嗽反射和吞咽反射等。
②生命体征包括体温、脉搏、呼吸及血压。

2. 昏迷的病因诊断 Plum 和 Posner 将昏迷的病因分为三类(表3-2)。

表3-2 Plum 和 Posner 昏迷常见病因分类

病变部位	常见病因	
颅内幕上病变	1. 脑内血肿	6. 垂体卒中
	2. 硬膜下血肿	7. 脑脓肿
	3. 硬膜外血肿	8. 脑寄生虫病
	4. 脑梗死	9. 闭合性脑损伤
	5. 脑肿瘤	
颅内幕下病变	1. 脑干梗死	6. 小脑脓肿
	2. 脑干出血	7. 脑干肿瘤
	3. 脑干变性	8. 小脑肿瘤
	4. 小脑梗死	9. 后颅窝硬膜下出血
	5. 小脑出血	10. 基底型偏头痛
代谢性和其他弥漫性脑病	1. 中枢神经系统感染(脑炎、脑膜炎)	8. 肺性脑病
	2. 蛛网膜下腔出血	9. 内分泌疾病(包括糖尿病)
	3. 高血压脑病	10. 电解质紊乱
	4. 癫痫	11. 体温调节障碍性疾病
	5. 缺氧性脑病	12. 外源性毒物
	6. 肝性脑病	13. 精神性疾病
	7. 肾性脑病	

在临床上,遇到昏迷患者时,必须迅速而正确地做出诊断,抓住主要矛盾,进行分秒必争的抢救和处理。

二、以意识内容改变为主的意识障碍

(一)意识模糊(confusion)

意识模糊表现为注意力减退、情感反应淡漠、定向力障碍、活动减少、语言缺乏连贯性、对外界刺激可有反应,但低于正常水平。

（二）谵妄（delirium）

谵妄是一种急性的脑高级功能障碍，患者对周围环境的认识及反应能力均有下降，表现为定向不能、注意力下降、不能仔细思考问题等，常伴有言语增多、错觉、幻觉及觉醒-睡眠周期紊乱，精神紧张、恐惧或兴奋不安，甚至出现冲动或攻击行为。症状常突然出现，病情呈波动性，可持续数小时、数天甚至更长。

1. 谵妄的常见病因　任何病情严重的患者或服用影响脑功能药物的患者均可出现谵妄状态，常见导致谵妄的原因如下（表3-3）：

表3-3　谵妄的常见病因

分类	常见病因
内、外科疾病（无局限性或单侧神经体征，脑脊液通常清澈）	1. 肺炎 2. 毒血症或菌血症 3. 手术后或脑震荡后状态 4. 肝性脑病、甲状腺功能减退、甲状腺功能亢进等代谢性脑病 5. 其他感染性发热
引起局灶性和单侧神经体征或脑脊液变化的神经系统疾病	1. 血管病、肿瘤或其他疾病，特别是累及颞叶或脑干上部的疾病 2. 脑震荡或挫伤 3. 急性化脓性、真菌性、结核性和肿瘤性脑膜炎 4. 病毒感染引起的脑炎（如单纯疱疹病毒、传染性单核细胞增多症） 5. 蛛网膜下腔出血
戒断状态、外源性中毒和惊厥后状态（其他内、外科和神经内科疾病缺乏或共存）	1. 发生于慢性酒精中毒后的戒断、巴比妥或非巴比妥类镇静催眠药物及海洛因类药物突然停药 2. 药物中毒，如东莨菪碱、阿托品等 3. 惊厥后谵妄

2. 谵妄的鉴别诊断　由于谵妄可能由任何严重疾病所引起，故应尽可能地寻找病因，一旦明确病因后应立即针对病因治疗，常常可以逆转谵妄。但首先应区分谵妄和其他以意识紊乱为主要表现的疾病，尤其是老年患者，应根据意识紊乱起病速度、病程长短和认知功能障碍的特点来区分谵妄和痴呆。

（1）谵妄与精神疾病（表3-4）

表3-4　谵妄与精神疾病的鉴别

常见体征	谵妄	精神疾病
病因	有与之相关的躯体疾病或药物滥用史、急性中毒史、惊厥发作史	精神疾病史
起病形式	急性起病	慢性、隐匿
病程	数小时、数天	漫长
对时间、地点或人物的识别	困难	正常
注意力及精神集中	难于集中且通常不协调	保持较好，通常连续、稳定且协调
近记忆力	混杂、紊乱	保留
逻辑思维能力	丧失	保留
计算力	丧失	保留
幻觉	可为视幻觉或触幻觉	大部分为听幻觉
发热或其他体征	可有	无

（2）谵妄与痴呆（表3-5）

表3-5　谵妄与痴呆的鉴别

特征	谵妄	痴呆
起病	突然	缓慢
持续时间	数小时、数天至数周	数月至数年
夜间变化	几乎总在夜间恶化	无昼夜规律
注意力	严重受损	疾病晚期可严重受损
意识水平	在清醒与昏睡间波动	早期正常,疾病晚期可有改变
语言	通常不连贯、不恰当	有时很难找到正确的词汇
记忆力	混杂、紊乱	丧失,尤其近记忆力
病因	通常急性疾病,多有服药史	阿尔茨海默病、血管性痴呆等
合并其他疾病	几乎合并存在	多不合并存在
治疗	应予急诊治疗	无须急诊治疗

三、特殊类型的意识障碍

（一）去皮质综合征（decorticate syndrome）

去皮质综合征多见于因双侧大脑皮质广泛损害而导致的皮质功能减退或丧失的状态,皮质下功能仍保存。

（二）无动性缄默（akinetic mutism）

无动性缄默又称"睁眼昏迷（coma vigil）",由脑干上部和丘脑的网状激活系统受损引起,此时大脑半球及其传出通路无病变。患者能注视周围环境及人物,貌似清醒,但不能活动或言语,尿便失禁,肌张力减低,无锥体束征。强烈刺激不能改变其意识状态,存在觉醒 - 睡眠周期。本症常见于脑干梗死。

由于以上两种特殊类型的意识障碍都存在着无目的睁眼或眼球运动,貌似清醒,故临床上常称为醒状昏迷（coma vigil）或睁眼昏迷。因此,这两种类型的意识障碍需与由于脑桥基底部病变导致的闭锁综合征（locked-in syndrome）鉴别（表3-6）。

表3-6　去皮质综合征、无动性缄默和闭锁综合征的临床特征比较

临床特征	去皮质综合征	无动性缄默	闭锁综合征
意识障碍	有	有	无
眼球运动	无目的运动	无目的运动	可有眼球有目的运动
与外界联系	缺乏联系	缺乏联系	睁闭眼和眼球上下运动示意
四肢	去皮质姿势	肌肉松弛,不能运动,可出现不典型去大脑强直姿势	四肢瘫
病理反射	阳性	阴性	阳性
受损部位	广泛大脑皮质	脑干上部或丘脑的网状激活系统	脑桥基底部
病因	缺氧性脑病、脑血管病、脑外伤、脑炎等	脑血管病、脑炎、大脑半球深部及中线部位肿瘤、脑外伤、肝性脑病和催眠药中毒等	基底动脉脑桥支双侧闭塞
脑电图	弥漫性中、高幅慢波	广泛性δ波或θ波,而脑干损害所特有的低电压快波出现不明显	正常或轻度慢波

第三节 语言障碍

一、失语

失语（aphasia）是指在意识清楚、发音和构音没有障碍的情况下，大脑皮质语言功能区病变导致的言语交流能力障碍，表现为自发谈话、听理解、复述、命名、阅读和书写六个基本能力残缺或丧失。不同的大脑语言功能区受损可有不同的临床表现。下面简要介绍主要的失语类型。

（一）外侧裂周围失语综合征

包括布罗卡失语（Broca 失语）、韦尼克失语（Wernicke 失语）和传导性失语，病灶位于外侧裂周围，共同特点是均有复述障碍。

1. **Broca 失语** 又称"表达性失语"或"运动性失语"，由优势侧额下回后部（Broca 区）病变引起。临床表现以口语表达障碍最突出，谈话为非流利型、电报式语言，讲话费力，找词困难，只能讲一两个简单的词，且用词不当，或仅能发出个别的语音。口语理解相对保留，对单词和简单陈述句的理解正常，句式结构复杂时则出现困难。复述、命名、阅读和书写均有不同程度的损害。常见于脑梗死、脑出血等可引起 Broca 区损害的神经系统疾病。

2. **Wernicke 失语** 又称"听觉性失语"或"感觉性失语"，由优势侧颞上回后部（Wernicke 区）病变引起。临床特点为严重听理解障碍，患者表现为听觉正常，但不能听懂别人和自己的讲话。口语表达为流利型，语量增多，发音和语调正常，但言语混乱而割裂，缺乏有意义的词句，难以理解，答非所问。复述障碍与听理解障碍一致，存在不同程度的命名、阅读和书写障碍。常见于脑梗死、脑出血等可引起 Wernicke 区损害的神经系统疾病。

3. **传导性失语（conduction aphasia）** 多数传导性失语患者病变累及优势侧缘上回、Wernicke 区等部位，一般认为本症是由于外侧裂周围弓状束损害导致 Wernicke 区和 Broca 区之间的联系中断所致。临床表现为流利性口语，患者语言中有大量错词，但自身可以感知到错误，欲纠正而显得口吃，听起来似非流利性失语，但表达短语或句子完整。听理解障碍较轻，在执行复杂指令时明显。复述障碍较自发谈话和听理解障碍重，二者损害不成比例，是本症的最大特点。命名、阅读和书写也有不同程度的损害。

（二）经皮质性失语综合征

又称"分水岭区失语综合征"，病灶位于分水岭区，共同特点是复述相对保留。

1. **经皮质运动性失语（transcortical motor aphasia）** 病变多位于优势侧 Broca 区附近，但 Broca 区可不受累，也可位于优势侧额叶侧面，主要由于语言运动区之间的纤维联系受损，导致语言障碍。表现为患者能理解他人的言语，但自己只能讲一两个简单的词或短语，呈非流利性失语，类似于 Broca 失语，但程度较 Broca 失语轻，患者复述功能完整保留。本症多见于优势侧额叶分水岭区的脑梗死。

2. **经皮质感觉性失语（transcortical sensory aphasia）** 病变位于优势侧 Wernicke 区附近，表现为听觉理解障碍，对简单词汇和复杂语句的理解均有明显障碍，讲话流利，语言空洞、混乱而割裂，经常是答非所问，类似于 Wernicke 失语，但障碍程度较 Wernicke 失语轻。复述功能相对完整，但常不能理解复述的含义。有时可将检查者故意说错的话完整复述，这与经皮质运动性失语患者复述时可纠正检查者故意说错的话明显不同，命名、阅读和书写均有明显障碍。本症多见于优势侧颞、顶叶分水岭区的脑梗死。

3. **经皮质混合性失语（mixed transcortical aphasia）** 又称"语言区孤立"，为经皮质运动性失语和经皮质感觉性失语并存，突出特点是复述相对好，其他语言功能均严重障碍或完全丧失。本症多见于优势侧大脑半球分水岭区的大片病灶，累及额、顶和颞叶。

（三）完全性失语（global aphasia）

又称"混合性失语"，是最严重的一种失语类型。临床上以所有语言功能均严重障碍或几乎完全丧失为特点。患者限于刻板言语，听理解严重缺陷，命名、复述、阅读和书写均不能。

（四）命名性失语（anomic aphasia）

由优势侧颞中回后部或颞枕结合区病变引起。主要特点为命名不能，表现为患者把词"忘记"，多数是物体的名称，尤其是那些极少使用的东西的名称。如令患者说出指定物体的名称时，仅能叙述该物体的性质和用途。别人告知该物体的名称时,患者能辨别对方讲得对或不对。自发谈话为流利型,缺乏实质词,赘话和空话多。听理解、复述、阅读和书写障碍轻。命名性失语在临床中非常常见,是各型言语障碍的早期阶段的共同表现,例如阿尔茨海默病轻微痴呆阶段、脑血管病引起的轻度言语障碍均可表现为命名障碍,随着疾病的进展命名障碍加重并出现其他言语障碍特点。

（五）皮质下失语

皮质下失语是指丘脑、基底核、内囊、皮层下深部白质等部位病损所致的失语。本症常由脑血管病、脑炎引起。

1. 丘脑性失语　由丘脑及其联系通路受损所致。表现为急性期有不同程度的缄默和不语,以后出现语言交流、阅读理解障碍、言语流利性受损和音量减小,可同时伴有重复语言、模仿语言、错语和命名不能等。复述功能可保留。

2. 内囊、基底核损害所致的失语　内囊、壳核受损时,表现为语言流利性降低,语速慢,理解基本无障碍、常常用词不当。能看懂书面文字,但不能读出或读错,复述也轻度受损,类似于 Broca 失语。壳核后部病变时,表现为听觉理解障碍,讲话流利,但语言空洞、混乱而割裂,找词困难,类似于 Wernicke 失语。

二、构音障碍

构音障碍（dysarthria）是和发音相关的中枢神经、周围神经或肌肉疾病导致的一类言语障碍的总称。患者具有语言交流所必备的语言形成及接受能力,仅表现为口语的声音形成困难,主要为发音困难、发音不清,或者发声、音调及语速的异常,严重者完全不能发音。不同病变部位可产生不同特点的构音障碍,具体如下:

（一）上运动神经元损害

单侧皮质脊髓束病变时,造成对侧中枢性面瘫和舌瘫,主要表现为唇和舌承担的辅音部分不清晰,发音和语音共鸣正常。最常见于累及单侧皮质脊髓束的脑出血和脑梗死。双侧皮质延髓束损害导致咽喉部肌肉和声带的麻痹（假性延髓麻痹）,表现说话带鼻音、声音嘶哑和言语缓慢。由于唇、舌、齿功能受到影响,以及发音时鼻腔漏气,致使辅音发音明显不清晰,常伴有吞咽困难、饮水呛咳、咽反射亢进和强哭强笑等。主要见于双侧多发脑梗死、皮质下血管性痴呆、肌萎缩侧索硬化、多发性硬化和进行性核上性麻痹等。

（二）基底节病变

此种构音障碍是由于唇、舌等构音器官肌张力高、震颤及声带不能张开所引起,导致说话缓慢而含糊、声调低沉、发音单调、音节颤抖样融合、言语断节及口吃样重复等。常见于帕金森病、肝豆状核变性等。

（三）小脑病变

小脑蚓部或脑干内与小脑联系的神经通路病变,导致发音和构音器官肌肉运动不协调,又称"共济失调性构音障碍"。表现为构音含糊、音节缓慢拖长、声音强弱不等,甚至呈暴发样、言语不连贯,呈吟诗样或分节样。主要见于小脑蚓部的梗死或出血、小脑变性疾病和多发性硬化等。

（四）下运动神经元损害

支配发音和构音器官的脑神经核和 / 或脑神经、司呼吸肌的脊神经病变,导致受累肌张力过低或消失而出现弛缓性构音障碍,共同特点是发音费力和声音强弱不等。面神经病变影响唇音和唇齿音发音,在双侧病变时更为明显;舌下神经病变使舌肌运动障碍,表现为舌音不清、言语含糊,伴有舌肌萎缩和舌肌震颤;迷走神经喉返支单侧损害时表现声音嘶哑和复音现象,双侧病变时无明显发音障碍,但可影响气道通畅而造成吸气性哮鸣;迷走神经咽支和舌咽神经损害时可引起软腭麻痹,说话带鼻音并影响声音共鸣;膈神经损害时造成膈肌麻痹,使声音强度减弱,发音费力,语句变短。该类型构音障碍主要见于进行性延髓麻痹、急性脊髓炎、吉兰 - 巴雷综合征、脑干肿瘤、延髓空洞、副肿瘤综合征及各种原因导致的颅底损害等。

（五）肌肉病变

发音和构音相关的肌肉病变时出现此类型构音障碍,表现类似下运动神经元损害,但多同时伴有其他肌肉病变,如重症肌无力、进行性肌营养不良和强直性肌病等。

第四节　认知障碍

认知是指人脑接受外界信息,经过加工处理,转换成内在的心理活动,从而获取知识或应用知识的过程。

它包括记忆、语言、视空间、执行、理解判断等方面。认知障碍是指上述几项认知功能中的一项或多项受损,当上述认知域有 2 项或 2 项以上受累,并影响个体的日常或社会能力时,可考虑为痴呆。

一、记忆障碍

记忆是信息在脑内储存和提取的过程,一般分为瞬时记忆、短时记忆和长时记忆三类。瞬时记忆为大脑对事物的瞬时映象,有效作用时间不超过 2 秒,所记的信息内容并不构成真正的记忆。瞬时记忆的信息大部分迅速消退,只有得到注意和复习的小部分信息才转入短时记忆中,短时记忆时间也很短,不超过 1 分钟,如记电话号码。短时记忆中的信息经过反复的学习、系统化,在脑内储存,进入长时记忆,可持续数分钟、数天,甚至终身。临床上记忆障碍的类型多是根据长时记忆分类的,包括遗忘、记忆减退、记忆错误和记忆增强等不同表现。

(一) 遗忘(amnesia)

遗忘是对识记过的材料不能再认与回忆,或者表现为错误的再认或回忆。根据遗忘的具体表现可分为顺行性遗忘、逆行性遗忘、进行性遗忘、系统成分性遗忘、选择性遗忘和暂时性遗忘等多种类型。

1. 顺行性遗忘　指回忆不起在疾病发生以后一段时间内所经历的事件,近期事件记忆差,不能保留新近获得的信息,而远期记忆尚保存。常见于阿尔茨海默病早期、癫痫、双侧海马梗死、间脑综合征、严重的颅脑外伤等。

2. 逆行性遗忘　指回忆不起疾病发生之前某一阶段的事件,过去的信息与时间梯度相关的丢失。常见于脑震荡后遗症、缺氧、中毒、阿尔茨海默病中晚期、癫痫发作后等。

(二) 记忆减退

指识记、保持、再认和回忆普遍减退。早期往往是回忆减弱,特别是对日期、年代、专有名词、术语概念等的回忆发生困难,以后表现为近期和远期记忆均减退。临床上常见于阿尔茨海默病、血管性痴呆和代谢性脑病等。

(三) 记忆错误

1. 记忆恍惚　包括似曾相识、旧事如新和重演性记忆错误等,与记忆减退过程有关。常见于颞叶癫痫、中毒、神经症和精神分裂症等。

2. 错构　指患者记忆有时间顺序上的错误,如患者将过去生活中所经历的事件归之于另一无关时期,而患者并不自觉,并且坚信自己所说的完全正确。常见于更年期综合征、精神发育迟滞和乙醇中毒性精神病等。

3. 虚构　指患者将过去事实上从未发生的事或体验回忆为确有其事,患者不能自己纠正错误。常见于科萨科夫综合征(Korsakoff syndrome),可以由脑外伤、乙醇中毒和感染性脑病等引起。

(四) 记忆增强

指对远事记忆的异常性增加。患者表现出对很久以前所发生的、似乎已经遗忘的时间和体验,此时又能重新回忆起来,甚至一些琐碎的、毫无意义的事情或细微情节都能详细回忆。多见于躁狂症、妄想或服用兴奋剂过量。

二、轻度认知功能障碍

轻度认知功能障碍(mild cognitive impairment,MCI)是介于正常衰老和痴呆之间的一种中间过渡状态,是一类认知功能轻度下降,且达不到痴呆水平的临床综合征。与年龄和教育程度匹配的正常老人相比,客观的神经心理检查证实患者存在轻度认知功能减退,或认知能力较以往减退,但日常生活能力没有受到明显影响,达不到痴呆的标准。

(一) MCI 的诊断

MCI 的核心症状是认知功能的减退,根据病因或大脑损害部位的不同,可以累及记忆、执行功能、语言、视空间技能和运用等中的一项或一项以上,其对应的临床症状,必须满足以下两点:

1. 认知功能下降　符合以下任一条:①主诉或者知情者报告的认知损害,客观检查有认知损害的证据;②客观检查证实认知功能较以往减退。

**2. 日常生活能力基本正常,复杂的工具性日常能力可以有轻微损害。

（二）MCI 的分类

1. 遗忘型 MCI 患者表现有记忆力损害。根据受累的认知域数量，又可分为单纯记忆损害型（只累及记忆力）和多认知域损害型（除累及记忆力，还存在其他一项或多项认知域损害）。前者常为阿尔茨海默病的早期导致，后者可由阿尔茨海默病、脑血管病或其他疾病（如抑郁）等引起。

2. 非遗忘型 MCI 患者表现为记忆功能以外的认知域损害，记忆功能保留。也可以进一步分为非记忆单一认知域损害型和非记忆多认知域损害型，常由额颞叶变性、路易体痴呆等的早期病变导致。

三、痴呆

痴呆（dementia）是各种原因导致的持续性、获得性智能损害综合征，患者在无意识障碍的情况下，出现两种或以上的高级皮质功能损害，包括记忆、时间和空间定向力、语言、学习和理解判断，可以伴有精神行为或人格的变化，其智能损害的程度足以影响患者的社会或职业功能。

（一）临床分类

根据引起痴呆病因的不同，痴呆通常分为变性病性和非变性病性两大类（表 3-7）。前者主要包括阿尔茨海默病、路易体痴呆、额颞变性疾病等，后者主要包括血管性痴呆、感染性、代谢性或中毒性脑病造成的痴呆等。

表 3-7 痴呆的分类

分类	疾病
变性病性痴呆 （degenerative dementing disorders）	阿尔茨海默病（Alzheimer's disease） 额颞变性疾病（frontotemporal degeneration disease） 路易体病（Lewy body disease） 　弥漫性路易体病（diffuse Lewy dementia） 　路易体痴呆（dementia with Lewy body） 帕金森病合并痴呆（Parkinson disease with dementia） 　关岛型帕金森病 - 肌萎缩侧索硬化痴呆症 皮层基底节变性（corticobasal degeneration） 苍白球黑质红核色素变性（Hallervorden-Spatz disease） 亨廷顿病（Huntington disease） 肝豆状核变性（Wilson disease） 进行性核上性麻痹（progressive supranuclear palsy）
非变性病性痴呆 （non degenerative dementing disorders）	血管性痴呆（vascular dementia） 　脑缺血性痴呆 　脑出血性痴呆 　皮质下动脉硬化性脑病（Binswanger 病） 　伴皮质下梗死和白质脑病的常染色体显性遗传性脑动脉病（CADASIL） 　淀粉样血管病 　炎性动脉病（如结节性多动脉炎、红斑狼疮等） 正常颅内压脑积水 抑郁和其他精神疾病所致的痴呆综合征 感染性疾病所致痴呆 　神经梅毒、神经钩端螺旋体病、莱姆病等 　艾滋病痴呆综合征 　病毒性脑炎 　朊病毒病（prion disease） 　真菌和细菌性脑膜炎 / 脑炎后 　进行性多灶性白质脑病

分类	疾病
非变性病性痴呆 （non degenerative dementing disorders）	脑肿瘤或占位病变所致痴呆 　脑内原发或转移脑瘤 　慢性硬膜下血肿 代谢性或中毒性脑病 　类脂质沉积病 　心肺衰竭 　慢性肝性脑病 　慢性肾性脑病 　贫血 　慢性电解质紊乱 　维生素 B_{12} 缺乏、叶酸缺乏 　药物、酒精或毒品中毒 　一氧化碳中毒 　重金属中毒 脑外伤性痴呆

（二）诊断思路

在临床实际中，详细了解病史、体格检查，结合神经心理学检查结果是诊断痴呆的关键，而影像学和实验室检查也十分必要。以下是 Corey-Bloom 痴呆诊断途径（图 3-1）。

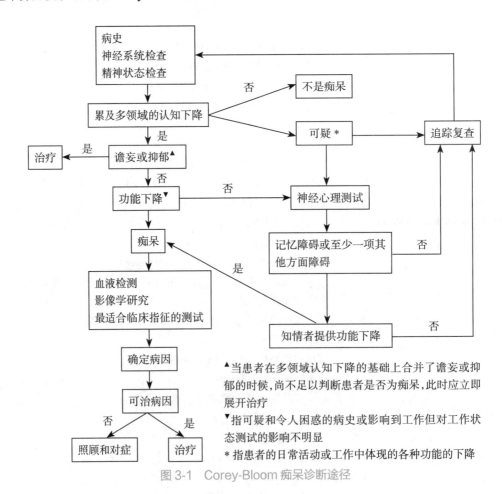

图 3-1　Corey-Bloom 痴呆诊断途径

第五节　其他脑高级功能障碍

一、失用

失用(apraxia)指在意识清楚、语言理解正常、无运动和感觉功能障碍的情况下,患者不能执行有目的的动作。临床上通常把失用分为以下几种:

(一)观念运动性失用(ideomotor apraxia)

病变多位于优势半球顶叶。观念运动性失用是在自然状态下,患者可以完成相关动作,可以口述相关动作的过程,但不能按指令去完成这类动作。如向患者发出指令命其张口,患者不能完成动作,但给他苹果则会自然张嘴去咬。

(二)观念性失用(ideational apraxia)

常由双侧大脑半球受累引起。观念性失用是对复杂精细的动作失去了正确概念,导致患者不能把一组复杂精细动作按逻辑次序分解组合,使得各个动作的前后次序混乱,目的错误,无法正确完成整套动作。如冲糖水,应是取糖—入杯—倒水—搅拌,而患者可能直接向糖中倒水。该类患者模仿动作一般无障碍。本症常由中毒、宾斯旺格病和帕金森综合征等导致大脑半球弥漫性病变的疾病引起。

(三)结构性失用(constructional apraxia)

病变多位于非优势半球顶叶或顶枕联合区。结构性失用是指对空间分析和对动作概念化的障碍。表现为患者绘制或制作包含有空间位置关系的图像或模型有困难,不能将物体的各个成分连贯成一个整体。

(四)肢体运动性失用(melokinetic apraxia)

病变多位于双侧或对侧皮质运动区。主要表现为肢体,通常为上肢远端,失去执行精细熟练动作的能力,自发动作、执行口令及模仿均受到影响,如患者不能弹琴、书写和编织等。

(五)穿衣失用(dressing apraxia)

病变位于非优势侧顶叶。穿衣失用是指丧失了习惯而熟悉的穿衣操作能力。表现为患者穿衣时上下颠倒,正反及前后颠倒,扣错纽扣,将双下肢穿入同一条裤腿等。

二、失认

失认(agnosia)是指患者无视觉、听觉和躯体感觉障碍,在意识正常情况下,不能辨认以往熟悉的事物。临床上,失认可有以下几种:

(一)视觉失认(visual agnosia)

病变位于枕叶。表现为患者无视觉障碍,看到原来熟悉的物品却不能正确识别、描述和命名,但通过其他感觉途径则可认出。如患者看到手机不知为何物,但通过手的触摸和听到电话的来电立刻就可辨认出是手机。视觉失认包括物体失认、颜色失认、面孔失认和单纯性失读等。

(二)听觉失认(auditory agnosia)

病变位于双侧听觉联络皮质、双侧颞上回中部皮质或优势侧半球颞叶皮质下白质。表现为患者听力正常,却不能辨别原来熟悉的声音,包括不能分辨乐音的音调,不能区别说话人的嗓音等。

(三)触觉失认(tactile agnosia)

病变位于双侧顶叶角回和缘上回。表现为患者触压觉、温度觉和本体感觉正常,不能通过触摸辨认原来熟悉的物体,包括其形状、大小和重量等,但如睁眼看到或用耳听到物体发出的声音就能识别。

(四)体象障碍(body-image disturbance)

病变位于非优势半球顶叶缘上回。表现为患者视觉、痛温觉和本体感觉正常,但对自身躯体各个部位的存在、空间位置及各组成部分之间关系的认识障碍,即自体空间失认或者人体自身的失认。临床上可分为以下几类:①偏侧忽视,对病变对侧的空间和物体不注意、不关心,似与己无关;②病觉缺失,患者对患侧肢体的偏瘫全然否认,甚至当把偏瘫肢体出示给患者时,仍否认瘫痪的存在;③手指失认,指不能辨别自己的双手手指和名称;④自体认识不能,患者否认偏瘫侧肢体的存在,或认为患肢不是自己的;⑤幻肢现象,患者认为自己的肢体已不复存在,自己的手脚已丢失,或感到自己的肢体多出了一个或数个,例如认为自己有三只手等。

三、执行功能障碍

执行功能是指确立目标、制订和实施计划,在实施过程中对照目标调整和修正计划,最终完成目标的能力和过程。执行功能从总体上是一种综合运用知识、信息,能动地认识世界和改造世界的能力。

执行功能障碍与额叶 - 皮质下环路受损有关。执行功能障碍时,患者计划、设计、统筹安排能力下降,对照实施情况和既定目标调整修正的能力下降。执行功能障碍常见于血管性认知功能障碍、阿尔茨海默病、帕金森病性认知功能障碍、路易体痴呆和额颞叶痴呆等。

四、抑郁(焦虑)障碍

抑郁(焦虑)障碍是指以显著而持久的心境低落伴焦虑情绪为主要临床特征的心境障碍,是一种多病因、多机制,涉及多个脑区、多种神经递质及代谢环路的情感障碍。

患者看起来焦虑并表达焦虑的担忧,通常伴有抑郁的色彩。可能存在精神运动性兴奋。思考和记忆完好无损。患者可能对身体受损、扭曲或疾病有躯体担忧。患者会被持续的低落情绪影响,智力迟钝,快感减退,食欲减退,睡眠减少,性兴趣减退,思维放缓,以及对未来有悲观情绪。伴随焦虑时除了有悲伤情绪,还会表现出精神激动、注意力不集中、轻度和中度失眠等。

第六节　发作性障碍

一、痫性发作

痫性发作(seizure)是指由于大脑皮质神经元异常放电而导致的短暂脑功能障碍。

根据痫性发作时的大脑病灶部位及发作时间的不同,痫性发作可有多种临床表现。①意识障碍:发作初始,可有突发意识丧失,发作结束后,可有短暂的意识模糊,定向力障碍等;②运动异常:常见有肢体抽搐、阵挛等,依发作性质(如部分性或全面性)可有不同表现,如单手不自主运动、口角及眼睑抽动、四肢强直 - 阵挛等;③感觉异常:发作时感觉异常可表现为肢体麻木感和针刺感,多发生于口角、舌、手指和足趾等部位;④精神异常:有些发作的类型可有精神异常,表现为记忆恍惚,如似曾相识和旧事如新等,情感异常,如无名恐惧和抑郁等,以及幻觉错觉等;⑤自主神经功能异常:发作时自主神经功能异常可表现为面部及全身苍白、潮红、多汗、瞳孔散大及小便失禁等。

临床上,痫性发作的病因多种多样,常见病因见表3-8。

表3-8　痫性发作的常见病因

分类	病因
原发性神经系统疾病	特发性癫痫、脑外伤、脑肿瘤、卒中或脑血管畸形、脑炎或脑膜炎
系统性疾病	低血糖、低血钠、低血钙、高渗状态、尿毒症、肝性脑病、高血压脑病、药物中毒、高热和缺氧性脑病

二、晕厥

晕厥(syncope)是由于大脑半球及脑干血液供应减少导致的伴有姿势张力丧失的发作性意识丧失。临床表现分三期。①晕厥前期:晕厥发生前数分钟通常会有一些先兆症状,表现为乏力、头晕、恶心、面色苍白、大汗、视物不清、恍惚和心动过速等;②晕厥期:此期患者意识丧失,并伴有血压下降、脉弱及瞳孔散大,心动过速转变为心动过缓,有时可伴有尿失禁;③恢复期:晕厥患者得到及时处理,很快恢复后,可留有头晕、头痛、恶心、面色苍白及乏力的症状。经休息后症状可完全消失。

晕厥不是一个单独的疾病,其常见病因见表3-9。

表 3-9 常见的晕厥原因

分类	病因
反射性晕厥	血管迷走性晕厥
	直立性低血压性晕厥
	颈动脉窦性晕厥
	排尿性晕厥
	吞咽性晕厥
	咳嗽性晕厥
	舌咽神经痛性晕厥
心源性晕厥	心律失常
	心脏瓣膜病
	冠心病及心肌梗死
	先天性心脏病
	原发性心肌病
	心房黏液瘤及巨大血栓形成
	心脏压塞
	肺动脉高压
脑源性晕厥	严重脑动脉闭塞
	主动脉弓综合征
	高血压脑病
	基底动脉型偏头痛
其他	哭泣性晕厥
	通气过度综合征
	低血糖性晕厥
	严重贫血性晕厥

第七节 视 觉 障 碍

视觉障碍(disturbance of vision)可由视觉感受器至枕叶皮质中枢之间的任何部位受损引起,可分为视力障碍和视野缺损。

(一) 视力障碍

视力障碍是指单眼或双眼全部视野的视力下降或丧失,可分为单眼及双眼视力障碍两种。

1. 单眼视力障碍

(1)突发视力丧失

可见于:①眼动脉或视网膜中央动脉闭塞;②一过性单眼视力障碍,又称"一过性黑矇"。临床表现为患者单眼突然发生短暂性视力减退或缺失,病情进展快,几秒钟内达高峰,持续 1~5 分钟后,进入缓解期,在 10~20 分钟内恢复正常。主要见于颈内动脉系统的短暂性脑缺血发作。

(2)进行性单眼视力障碍:可在几小时或数分钟内持续进展并达到高峰,如治疗不及时,一般为不可逆的视力障碍。

可见于:①视神经炎,亚急性起病,单侧视力减退,可有复发缓解过程。②巨细胞(颞)动脉炎,本病最常见的并发症是视神经前部的供血动脉闭塞,可导致单眼失明。③视神经压迫性病变,见于肿瘤等压迫性病变,可先有视野缺损,并逐渐出现视力障碍甚至失明。Foster-Kennedy 综合征是一种特殊的视神经压迫性病变,为额叶底部肿瘤引起的同侧视神经萎缩及对侧视神经乳头水肿,可伴有同侧嗅觉缺失。

2. 双眼视力障碍

(1)一过性双眼视力障碍:本症多见于双侧枕叶视皮质的短暂性脑缺血发作,起病急,数分钟到数小时可缓解,可伴有视野缺损。由双侧枕叶皮质视中枢病变引起的视力障碍又称"皮质盲(cortical blindness)",表现为双眼视力下降或完全丧失、眼底正常、双眼瞳孔对光反射正常。

（2）进行性视力障碍：起病较慢，病情进行性加重，直至视力完全丧失。多见于原发性视神经萎缩、高颅压引起的慢性视神经乳头水肿、中毒或营养缺乏性视神经病。

（二）视野缺损

当眼球平直向前注视某一点时所见到的全部空间，称为视野。视野缺损是指视野的某一区域出现视力障碍而其他区域视力正常。视野缺损可有偏盲及象限盲等。

1. 双眼颞侧偏盲　多见于视交叉中部病变，此时，由双眼鼻侧视网膜发出的纤维受损，患者表现为双眼颞侧半视野视力障碍而鼻侧半视力正常。常见于垂体瘤及颅咽管瘤。

2. 双眼对侧同向性偏盲　视束、外侧膝状体、视辐射及视皮质病变均可导致病灶对侧同向性偏盲。此时，由双眼病灶同侧视网膜发出的纤维受损，患者表现为病灶对侧半视野双眼视力障碍而同侧半视力正常。枕叶视皮质受损时，患者视野中心部常保留，称为黄斑回避（macular sparing），其可能原因是黄斑区部分视觉纤维存在双侧投射，以及接受黄斑区纤维投射的视皮质具有大脑前-后循环的双重血液供应。

3. 双眼对侧同向上象限盲及双眼对侧同向下象限盲　双眼对侧同向上象限盲主要由颞叶后部病变引起，表现为病灶对侧半视野上半部分视力障碍。双眼对侧同向下象限盲主要由顶叶病变引起，表现为病灶对侧半视野下半部分视力障碍。常见于颞、顶叶的肿瘤及血管病等。

第八节　眩　晕

眩晕（vertigo）是一种运动性或位置性错觉，造成人与周围环境空间关系在大脑皮质中反映失真，产生旋转、倾倒及起伏等感觉。眩晕与头昏不同，后者表现为头重脚轻、步态不稳等。临床上按眩晕的性质可分为真性眩晕与假性眩晕。存在自身或对外界环境空间位置的错觉为真性眩晕，而仅有一般的晕动感并无对自身或外界环境空间位置错觉称假性眩晕。按病变的解剖部位可将眩晕分为系统性眩晕和非系统性眩晕，前者由前庭神经系统病变引起，后者由前庭系统以外病变引起。

（一）系统性眩晕

系统性眩晕是眩晕的主要病因，按照病变部位和临床表现的不同又可分为周围性眩晕与中枢性眩晕。两者鉴别见表3-10。

表3-10　周围性眩晕与中枢性眩晕的鉴别

临床特征	周围性眩晕	中枢性眩晕
病变部位	前庭感受器及前庭神经颅外段（未出内听道）	前庭神经颅内段、前庭神经核、核上纤维、内侧纵束、小脑、大脑皮质
常见疾病	迷路炎、中耳炎、前庭神经元炎、梅尼埃病、乳突炎、咽鼓管阻塞、外耳道耵聍等	椎基底动脉供血不足、颈椎病、小脑肿瘤、脑干（脑桥和延髓）病变、听神经瘤、第四脑室肿瘤、颞叶肿瘤、颞叶癫痫等
眩晕程度及持续时间	发作性、症状重、持续时间短	症状轻、持续时间长
眼球震颤	幅度小、多水平或水平加旋转、眼震快相向健侧或慢相向病灶侧	幅度大、形式多变、眼震方向不一致
平衡障碍	倾倒方向与眼震慢相一致、与头位有关	倾倒方向不定、与头位无一定关系
前庭功能试验	无反应或反应减弱	反应正常
听觉损伤	伴耳鸣、听力减退	不明显
自主神经症状	恶心、呕吐、出汗、面色苍白等	少有或不明显
脑功能损害	无	脑神经损害、瘫痪和抽搐等

（二）非系统性眩晕

非系统性眩晕临床表现为头晕眼花、站立不稳,通常无外界环境或自身旋转感或摇摆感,很少伴有恶心、呕吐,为假性眩晕。常由眼部疾病(眼外肌麻痹、屈光不正、先天性视力障碍)、心血管系统疾病(高血压、低血压、心律不齐、心力衰竭)、内分泌代谢疾病(低血糖、糖尿病、尿毒症)、中毒、感染和贫血等疾病引起。

第九节 头面部疼痛

头面部疼痛是日常生活和临床上常见的症状之一,主要包括头痛和颜面痛。头痛(headache)是指头颅上半部(眉弓、耳郭上部、枕外隆凸连线以上)的疼痛。颜面痛(craniofacial pain)则是指头颅下半部(眉弓以下至下颌边缘以上的面部区域)的疼痛。

对于头面部疼痛,需要明确其发生的速度、疼痛的部位、发生及持续时间、疼痛的程度、疼痛的性质及伴随症状、诱发因素、加重或缓解因素、前驱症状等,以利于病因诊断。

疼痛的部位对病灶的诊断有一定的参考价值(表 3-11)。

表 3-11 头面部疼痛部位与疾病的可能关系

疼痛部位	常见疾病	
全头	1. 脑肿瘤	4. 低颅压性头痛
	2. 紧张性头痛	5. 感染性疾病(颅内外)
	3. 出血性病变	
偏侧头面部	1. 血管性偏头痛	3. 鼻窦炎性头痛
	2. 耳源性头痛	4. 牙源性头痛
前头面部	1. 后颅窝肿瘤	4. 三叉神经痛
	2. 丛集性头痛	5. 幕上肿瘤
	3. 鼻窦炎性头痛	
眼部(单侧或双侧)	1. 高颅压性头痛	5. 一氧化碳中毒性头痛
	2. 青光眼	6. 海绵窦动脉瘤或动静脉瘘
	3. 丛集性头痛	7. 海绵窦炎症
	4. 三叉神经痛	
双颞部	1. 垂体瘤	2. 蝶鞍附近肿瘤
枕颈部	1. 蛛网膜下腔出血	6. 枕神经痛
	2. 高血压头痛	7. 高颅压性头痛
	3. 肌挛缩性头痛	8. 后颅窝肿瘤
	4. 脑膜炎	9. 颈肌纤维组织炎
	5. 颈性头痛	

第十节 瘫痪及肌萎缩

一、瘫痪

瘫痪(paralysis)是指个体随意运动功能的减低或丧失,可分为神经源性、神经肌肉接头性及肌源性等类型(表 3-12)。

表 3-12　瘫痪的分类

分类方式	分类
按瘫痪的病因	神经源性
	神经肌肉接头性
	肌源性
按瘫痪的程度	不完全性
	完全性
按瘫痪的肌张力状态	痉挛性
	弛缓性
按瘫痪的分布	单瘫
	偏瘫
	交叉瘫
	截瘫
	四肢瘫
按运动传导通路的不同部位	上运动神经元性瘫痪
	下运动神经元性瘫痪

（一）上运动神经元性瘫痪

又称"痉挛性瘫痪（spastic paralysis）"，是由于上运动神经元，即大脑皮质运动区神经元及其发出的下行纤维病变所致。其临床表现有：

1. **肌力减弱**　一侧上运动神经元受损所致瘫痪可表现为一侧上肢或下肢的瘫痪，称为单瘫；也可表现为一侧肢体的上下肢瘫痪，称为偏瘫。双侧上运动神经元受损时表现为双下肢瘫痪，称为截瘫；也可表现为四肢瘫（图 3-2）。

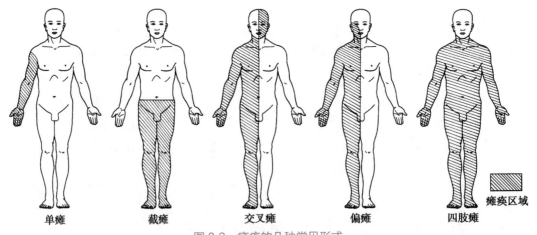

图 3-2　瘫痪的几种常见形式

2. **肌张力增高**　上运动神经元性瘫痪时，患侧肢体肌张力增高，可呈现特殊的偏瘫姿势，如上肢呈屈曲旋前，下肢则伸直内收。由于肌张力增高，患肢被外力牵拉伸展时，开始时出现抵抗，当牵拉持续到一定程度时，抵抗突然消失，患肢被迅速牵拉伸展，称为"折刀"现象（clasp-knife phenomenon）。

3. **腱反射活跃或亢进**　上运动神经元性瘫痪时，腱反射可活跃甚至亢进。腱反射过度亢进时还可有阵挛,表现为当牵拉刺激持续存在,可诱发节律性的肌肉收缩,如髌阵挛、踝阵挛等。

4. 浅反射减退或消失 浅反射通路经过皮质,并通过锥体束下传,上运动神经元性瘫痪时,损伤可导致浅反射减退和消失,包括腹壁反射、提睾反射及跖反射等。

5. 病理反射 正常情况下锥体束对病理反射有抑制作用,当上运动神经元性瘫痪时,锥体束受损,病理反射就被释放出来,包括 Babinski 征、Oppenheim 征、Gordon 征、Chaddock 征等。

6. 无明显的肌萎缩 上运动神经元性瘫痪时,下运动神经元对肌肉的营养作用仍然存在,因此肌肉无明显的萎缩。当长期瘫痪时,由于肌肉缺少运动,可表现为失用性肌萎缩。

(二)下运动神经元性瘫痪

又称"弛缓性瘫痪(flaccid paralysis)",指脊髓前角的运动神经元以及它们的轴突组成的前根、神经丛及周围神经受损所致。脑干运动神经核及其轴突组成的脑神经运动纤维损伤也可造成弛缓性瘫痪。下运动神经元性瘫痪临床表现为:①受损的下运动神经元支配的肌力减退;②肌张力减低或消失,肌肉松弛,外力牵拉时无阻力,与上运动神经元瘫痪时"折刀"现象有明显不同;③腱反射减弱或消失;④肌萎缩明显。

痉挛性瘫痪和弛缓性瘫痪的鉴别见表 3-13。

表 3-13 痉挛性瘫痪和弛缓性瘫痪的鉴别

项目	痉挛性瘫痪	弛缓性瘫痪
瘫痪分布	整个肢体为主	肌群为主
肌张力	增高,呈痉挛性瘫痪	降低,呈弛缓性瘫痪
浅反射	消失	消失
腱反射	增强	减弱或消失
病理反射	阳性	阴性
肌萎缩	无或有轻度失用性肌萎缩	明显
皮肤营养障碍	多数无障碍	常有
肌束震颤或肌纤维颤动	无	可有
肌电图	神经传导速度正常,无失神经电位	神经传导速度异常,有失神经电位

二、肌萎缩

肌萎缩(muscular atrophy)是指由于肌肉营养不良而导致的骨骼肌体积缩小,肌纤维变细甚至消失,通常是下运动神经元病变或肌肉病变的结果。临床上,可分为神经源性肌萎缩和肌源性肌萎缩。

(一)神经源性肌萎缩

神经源性肌萎缩是指神经肌肉接头之前的神经结构病变所引起的肌萎缩,此类肌萎缩常起病急、进展较快,但随病因而异。

1. 脊髓前角细胞和延髓运动神经核病变 肢体节段性分布的肌萎缩,可对称或不对称,伴肌力下降、腱反射减弱和肌束震颤,无感觉障碍。延髓运动神经核病变则可引起延髓麻痹出现舌肌萎缩、肌束震颤等。常见于急性脊髓灰质炎、进行性脊髓性肌萎缩、肌萎缩侧索硬化和腰骶髓外伤等。

2. 神经根、神经丛、神经干及周围神经病变 当损伤部位在神经根或神经干时,肌萎缩常呈根性或干性分布,单纯前根损伤所引起的肌萎缩和脊髓前角的损害相似,但后根同时受累则出现感觉障碍和疼痛;多神经根或神经丛的损害常出现以近端为主的肌萎缩;单神经病变时,肌萎缩按照单神经支配的范围分布。肌萎缩多呈进行性加重,常伴支配区腱反射消失、感觉障碍、皮肤营养障碍等,不伴有肌束震颤,可有放射痛或沿神经走行的自发痛。常见于腰骶外伤、颈椎病、吉兰-巴雷综合征、多发性神经病、周围神经肿瘤及外伤等。

（二）肌源性肌萎缩

是由于肌肉本身病变,如肌细胞膜电位异常、能量代谢障碍、肌细胞膜内病变等所致的肌萎缩。肌萎缩分布不能以神经节段性、干性、根性或某一周围神经支配所能解释,多为近端（骨盆带、肩胛带）对称性萎缩,少数为远端型。伴肌无力,可有假性肥大或皮肤及皮下组织萎缩,有的还可出现明显的肌痛。无感觉障碍和肌束震颤。主要见于进行性肌营养不良、强直性肌营养不良症和炎性肌病等。

第十一节　不自主运动

不自主运动（involuntary movement）指患者在意识清楚的情况下,出现的不受主观控制的、无目的的异常运动。不自主运动主要包括以下几种:

（一）震颤（tremor）

震颤是主动肌与拮抗肌交替收缩引起的人体某一部位有节律的振荡运动。节律性是震颤与其他不随意运动区别,主动肌和拮抗肌参与的交替收缩可与阵挛（一组肌肉短暂的、闪电样的收缩）区别。震颤可为生理性、功能性和病理性,详见表3-14。

表3-14　震颤的分类及特点

分类	特点	常见人群
生理性震颤	震颤细微	老年人
功能性震颤		
强生理性震颤	震颤幅度较大	剧烈运动、恐惧、焦虑、气愤
癔症性震颤	幅度不等,形式多变	癔症
其他功能性震颤	精细动作或疲劳时出现	精细工作者如木匠、外科医生
病理性震颤		
静止性震颤	静止时出现,幅度小	帕金森病等患者
动作性震颤	特定姿势或运动时出现,幅度大	小脑病变等患者

1. **静止性震颤（static tremor）** 是指在安静和肌肉松弛的情况下出现的震颤,表现为安静时出现,活动时减轻,睡眠时消失,手指有节律地抖动,每秒4~6次,呈"搓药丸样",严重时可发生于头、下颌、唇舌、前臂、下肢及足等部位。常见于帕金森病。

2. **动作性震颤（action tremor）**

（1）姿势性震颤（postural tremor）:是指当肢体和躯干主动保持在某种姿势时出现的震颤,如保持上肢伸平时出现的扑翼样震颤。肢体放松时震颤消失,当肌肉收缩时又变得明显,主要发生于上肢。常见于肝性脑病、肝豆状核变性、慢性酒精中毒和特发性震颤等。

（2）运动性震颤:又称"意向性震颤（intention tremor）",是指肢体在运动过程中出现的震颤,轻者于肢体接近目标时出现,重者在整个运动过程中出现。多见于小脑病变,某些多发性硬化和肝豆状核变性患者也可出现此种震颤。

（二）舞蹈样动作（choreic movement）

多由尾状核和壳核的病变引起,为肢体不规则、无节律和无目的的不自主运动,表现为耸肩转颈、伸臂、抬臂、摆手和手指伸屈等动作,上肢比下肢重,远端比近端重,随意运动或情绪激动时加重,安静时减轻,入睡后消失。头面部可出现挤眉弄眼、噘嘴伸舌等动作。病情严重时肢体可有粗大的频繁动作。见于小舞蹈症或亨廷顿病等,也可继发于其他疾病,如脑炎、脑内占位性病变、脑血管病和肝豆状核变性等。

（三）手足徐动症（athetosis）

又称"指划动作"或"易变性痉挛"。表现为由于上肢远端的游走性肌张力增高或降低,而产生手腕及手指做缓慢交替性的伸屈动作。如腕过屈时,手指常过伸,前臂旋前,缓慢过渡为手指屈曲,拇指常屈至其他手指之下,而后其他手指相继屈曲。有时出现发音不清和鬼脸,亦可出现足部不自主动作。多见于脑炎、播散性脑脊髓炎、胆红素胞病和肝豆状核变性等。

（四）扭转痉挛（torsion spasm）

病变位于基底节,又称"变形性肌张力障碍",表现为躯干和四肢发生的不自主的扭曲运动。躯干及脊旁肌受累引起的围绕躯干或肢体长轴的缓慢旋转性不自主运动是本症的特征性表现。颈肌受累时出现的痉挛性斜颈是本症的一种特殊局限性类型。本症可为原发性遗传疾病,也可见于肝豆状核变性及某些药物反应等。

（五）偏身投掷运动（hemiballismus）

为一侧肢体猛烈的投掷样的不自主运动,运动幅度大、力量强,以肢体近端为重。为对侧丘脑底核损害所致,也可见于纹状体至丘脑底核传导通路的病变。

（六）抽动（tics）

为单个或多个肌肉的快速收缩动作,固定一处或呈游走性,表现为挤眉弄眼、面肌抽动、鼻翼扇动和噘嘴。如果累及呼吸及发音肌肉,抽动时会伴有不自主的发音,或伴有秽语,故称"抽动秽语综合征"。本病常见于儿童,病因及发病机制尚不清楚,部分病例由基底节病变引起,有些是与精神因素有关。

第十二节　步态异常

步态（gait）是指行走、站立的运动形式与姿态。步态异常可分为以下几种:

（一）痉挛性偏瘫步态

为单侧皮质脊髓束受损所致,表现为病侧上肢通常屈曲、内收、旋前,不能自然摆动,下肢伸直、外旋,迈步时将患侧骨盆提的较高,或腿外旋画一个半圈的环形运动,脚刮擦地面（图3-3A）。常见于脑血管病或脑外伤恢复期及后遗症期。

（二）痉挛性截瘫步态

又称"剪刀样步态",为双侧皮质脊髓束受损步态。表现为患者站立时双下肢伸直位,大腿靠近,小腿略分开,双足下垂伴有内旋。行走时两大腿强烈内收,膝关节几乎紧贴,足前半和趾底部着地,用足尖走路,交叉前进,似剪刀状（图3-3B）。常见于脑瘫的患者。慢性脊髓病变也表现典型的剪刀样步态,如多发性硬化、脊髓空洞症、脊髓压迫症、脊髓外伤或血管病及炎症恢复期、遗传性痉挛性截瘫等。

（三）慌张步态

表现为身体前屈,头向前探,肘、腕和膝关节屈曲,双臂略微内收于躯干前。行走时起步困难,第一步不能迅速迈出,开始行走后,步履缓慢,后逐渐速度加快,呈小碎步前进,双上肢自然摆臂减少,停步困难,且极易跌倒;转身时以一脚为轴,并挪蹭转身（图3-3C）。慌张步态是帕金森病的典型症状之一。

（四）摇摆步态

又称"鸭步",指行走时躯干部,特别是臀部,左右交替摆动的一种步态。是由于躯干及臀部肌群肌力减退,行走时不能固定躯干及臀部,从而造成摆臀现象（图3-3D）。多见于进行性肌营养不良,也可见于进行性脊髓性肌萎缩、少年型脊髓性肌萎缩等疾病。

（五）跨阈步态

又称"鸡步",是由于胫前肌群病变或腓总神经损害导致足尖下垂,足部不能背曲,行走时,为避免上述因素造成的足尖拖地现象,向前迈步抬腿过高,脚悬起,落脚时总是足尖先触及地面,如跨门槛样（图3-3E）。常见于腓总神经损伤、脊髓灰质炎或进行性腓骨肌萎缩等。

（六）感觉性共济失调步态

是由于关节位置觉或肌肉运动觉受损引起,传入神经通路任何水平受累均可导致感觉性共济失调步态,如周围神经病变、神经根病变、脊髓后索受损和内侧丘系受损等病变。表现为肢体活动不稳、晃动,行走时姿势屈曲,仔细查看地面和双腿,寻找落脚点及外周支撑（图3-3F）。腿部运动过大,双脚触地粗重。失去视觉提示（如闭眼或黑暗）时,共济失调显著加重,闭目难立征阳性,夜间行走不能。多见于脊髓痨、脊髓小脑变性疾病、慢性乙醇中毒、副肿瘤综合征、亚急性脊髓联合变性、脊髓压迫症、多发性神经病及多发性硬化等。

(七) 小脑步态

是由于小脑受损所致。小脑步态表现为行走时两腿分开,步基宽大,站立时向一侧倾倒,步态不稳且向一侧偏斜(图 3-3G)。倾倒方向与病灶相关,一般当一侧小脑半球受损时,患者行走向患侧倾倒,双足拖地,步幅、步频规律性差。小脑步态多见于遗传性小脑性共济失调、小脑血管病和炎症等。

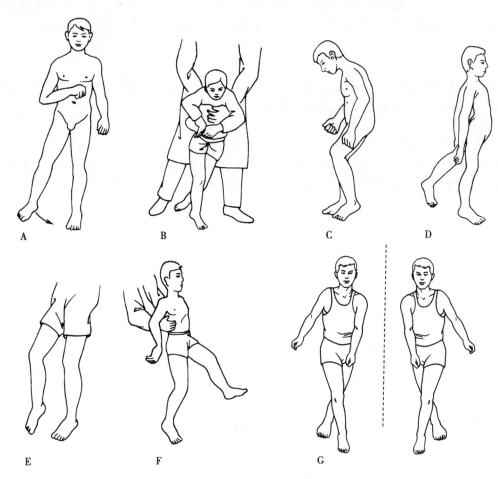

图 3-3　各种异常步态
A. 痉挛性偏瘫步态;B. 痉挛性截瘫步态;C. 慌张步态;D. 摇摆步态;E. 跨阈步态;
F. 感觉性共济失调步态;G. 小脑步态。

第十三节　感 觉 障 碍

感觉障碍是神经系统疾病常见的症状和体征,有些疾病可仅表现感觉功能的丧失或受损。临床上根据病变的性质将感觉障碍分为刺激性症状和抑制性症状两大类。

(一) 刺激性症状

是指由于感觉径路受到刺激或兴奋性增高而出现的感觉障碍,其中感觉过敏属于感觉障碍"量"的改变,感觉倒错、感觉过度和感觉异常属于感觉障碍"质"的改变。

1. **感觉过敏(hyperesthesia)**　给予轻微刺激引起强烈的感觉,尤以痛觉过敏多见,触觉过敏少见。最常见于周围神经疾病,癔症患者也较常出现此种感觉障碍。

2. **感觉倒错(dysesthesia)**　为对刺激感受的错误认识,如冷的刺激产生热的感觉,非疼痛刺激产生疼痛的感觉等。临床上较少见,且仅限于浅感觉,常见于癔症。

3. **感觉过度(hyperpathia)**　一般有 5 个特点。①潜伏期长:感觉障碍的基础上,从刺激到感觉的时间延长;

②感受性低：对外部刺激阈值增高，因此对轻微刺激的辨别能力减弱；③刺激呈暴发性：当受到强烈刺激后，感觉该刺激具有暴发性，呈现剧烈的、定位不明确的疼痛或不适感；④扩散性：有时感觉刺激点向周围扩散；⑤后作用：刺激停止后在持续一段时间内仍有刺激的存在，多见于灼性神经痛、带状疱疹疼痛及丘脑痛等。

4. 感觉异常（paresthesia）　无外界刺激而发生的异常感觉，如麻木感、针刺感、冷热感、蚁走感或灼热感等。感觉异常往往为主观的感觉症状，而客观检查无感觉障碍。主要见于周围神经疾病。

5. 疼痛（pain）　是感觉纤维受刺激的表现，是躯体的防御信号，一向被认为是疾病过程中最早出现的体征之一。由于疼痛是由特定的刺激引起的，但其本质又是一种精神状态，故常常给诊断带来一定的困难。最明显的疼痛现象发生于周围神经、脊髓后根、脑脊膜和丘脑等部分受损害时。临床上常见的疼痛有以下几种：

（1）局部疼痛（local pain）：疼痛的部位和局部病变部位相一致，是病变部位的局限性疼痛，如神经炎时的局部神经痛。

（2）放射性疼痛（radiating pain）：指疼痛不仅发生在刺激局部，且可扩展到受累感觉神经的支配区。多见于神经干或后根病变时，如椎间盘突出所致的坐骨神经痛，脊髓空洞症引起的痛性麻木。

（3）扩散性疼痛（spreading pain）：某神经分支的疼痛可扩散至另一分支分布区。如三叉神经某一支受到刺激时，疼痛会扩散到其他分支；手指远端挫伤，疼痛可扩散至整个上肢。

（4）牵涉痛（referred pain）：实属扩散性疼痛的一种，为当内脏疾病时可出现相应体表区的疼痛。这是由于内脏和皮肤的传入纤维都汇聚到脊髓后角的神经元。当内脏疾病的疼痛冲动，经交感神经、脊髓后根至脊髓后角时，扩散至该脊髓节段支配的体表而出现疼痛。如胆囊炎引起右肩疼痛，心绞痛引起左肩臂疼痛，肾脏疾病引起腰痛等。

（5）灼性神经痛（causalgia）：为烧灼样剧烈疼痛。常见于含自主神经纤维较多的周围神经不全损伤时，如正中神经损伤，也可见于坐骨神经损伤。

（6）中枢痛（central pain）：当病变累及感觉传导束、感觉神经元时，不受外界刺激即可发生强烈的疼痛感，称为自发性疼痛。如丘脑腹后外侧核病变时出现的丘脑性疼痛。

（7）幻肢痛（phantom limb pain）：截肢后感到被截去的肢体仍然存在，且出现疼痛，这种现象称幻肢痛，与下行抑制系统的脱失有关。

（二）抑制性症状

是指由于感觉径路受破坏而出现的感觉减退或感觉缺失。当一神经分布区有自发痛，同时又存在痛觉减退者，称痛性感觉减退或痛性麻痹。

1. 感觉减退（hypesthesia）　是指患者在清醒状态下，对强的刺激产生弱的感觉，是由于感觉神经纤维遭受不完全性损害所致。

2. 感觉缺失（anesthesia）　是指患者在清醒状态下对刺激无任何感觉，如受到严重烫伤而不察觉。感觉缺失有痛觉缺失、温度觉缺失、触觉缺失和深感觉缺失。在同一部位各种感觉均缺失，称为完全性感觉缺失，见于丘脑病变、脊髓完全横贯性损伤等；在同一部位仅有某种感觉缺失而其他感觉保存，称为分离性感觉障碍，最常见于脊髓不全损伤，如脊髓前动脉闭塞、髓内肿瘤、亚急性脊髓联合变性及脊髓空洞症等。此外，三叉神经脊束核病变可引起面部洋葱皮样分离性感觉障碍，见于延髓空洞症、延髓背外侧综合征及脑干肿瘤等。

此外，癔症性感觉障碍也是临床较常见的一种"感觉障碍"，其表现为深浅感觉可全部减低或丧失。感觉障碍分布与器质性病变导致的感觉障碍分布明显不同，可各种各样，或呈散在斑块状，或呈全身型，或局限于肢体的某一段，或呈截瘫型，或偏身型，甚或手套-袜套样感觉障碍。癔症性偏身型感觉障碍较常见，表现为感觉减退或丧失的界限恰恰位于正中线上，而器质性病变感觉障碍界限则与正中线尚存在数厘米的距离（正中线2~3cm附近感觉受双侧支配）。癔症性感觉障碍躯干、四肢和颜面程度等同，而器质性感觉障碍多肢体远端比近端重，颜面和躯干较肢体轻。有时癔症性感觉障碍除有躯体型感觉障碍外，还可有视野狭窄，视力、听觉、嗅觉和味觉的障碍。还可出现全部感觉丧失而无感觉性共济失调，温度觉丧失而无烫伤等特殊现象。

第十四节　尿便障碍

尿便障碍包括排尿障碍和排便障碍，主要由自主神经功能障碍所致，病变部位在皮质、下丘脑、脑干、脊髓和自主神经。

一、排尿障碍

排尿障碍是自主神经系统病变的常见症状之一,主要表现为排尿困难、尿频、尿潴留、尿失禁及自动性排尿等,由排尿中枢或周围神经病变所致,也可由膀胱或尿路病变引起。由神经系统病变导致的排尿障碍可称为神经源性膀胱,主要有以下类型:

（一）感觉障碍性膀胱

病变损害脊髓后索或骶神经后根,导致脊髓排尿反射弧的传入障碍,又称"感觉性无张力膀胱"(图 3-4A)。早期表现为排尿困难,膀胱不能完全排空,晚期膀胱感觉丧失,毫无尿意,尿潴留或尿液充盈至一定程度不能排出而表现为充盈性尿失禁。尿动力学检查:膀胱内压力很低,为 5~10cmH$_2$O;容量显著增大,达 500~600ml,甚至可达 600~1 000ml 以上;残余尿增多,为 400~1 000ml。本症多见于多发性硬化、亚急性脊髓联合变性及脊髓痨损害脊髓后索或后根,也可见于昏迷、脊髓休克期。

（二）运动障碍性膀胱

病变损害骶髓前角或前根,导致脊髓排尿反射弧的传出障碍,又称"运动性无张力膀胱"(图 3-4B)。膀胱冷热感和膨胀感正常,尿意存在。早期表现为排尿困难,膀胱不能完全排空,有膀胱冷热感和膨胀感,尿意存在,严重时有疼痛感,晚期表现为尿潴留或充盈性尿失禁。尿动力学检查:膀胱内压低,为 10~20cmH$_2$O;容量增大,达 400~500ml;残余尿增多,为 150~600ml。本症多见于急性脊髓灰质炎、吉兰 - 巴雷综合征等。

（三）自主性膀胱

病变损害脊髓排尿反射中枢(S_2~S_4)或马尾或盆神经,使膀胱完全脱离感觉、运动神经支配而成为自主器官(图 3-4C)。临床表现为尿不能完全排空,咳嗽和屏气时可出现压力性尿失禁,早期表现为排尿困难、膀胱膨胀,后期为充盈性尿失禁。如不及时处理,膀胱进行性萎缩,一旦合并膀胱感染,萎缩加速发展。患者常诉鞍区麻木,体格检查发现感觉消失。尿动力学检查:发现膀胱冷热感及膨胀感消失;膀胱内压随容量增加直线上升;膀胱容量略增大,300~400ml;残余尿增多,为 100ml 以上。本症多见于腰骶段的损伤、肿瘤或感染导致的 S_2~S_4(膀胱反射的脊髓中枢)、马尾或盆神经损害而排尿反射弧中断。

（四）反射性膀胱

当骶髓以上的横贯性病变损害两侧锥体束时,完全由骶髓中枢控制排尿,并引起排尿反射亢进,又称"自动膀胱"(图 3-4D)。由于从排尿高级中枢发出至骶部的传出纤维紧靠锥体束,故不仅丧失了控制外括约肌的能力,而且引起排尿动作所需的牵张反射亢进,导致尿频、尿急及间歇性尿失禁。除急性偏瘫可出现短暂性的排尿障碍外,一侧锥体束损害一般不引起括约肌障碍。尿动力学检查:膀胱冷热感及膨胀感消失;膀胱内压随容量增加,不断出现无抑制性收缩波,且收缩压力逐渐升高,至一定压力时即自行排尿。膀胱容量大小不定,一般小于或接近正常,有残余尿,一般 100ml 以内。本症为骶段以上脊髓横贯性损害所致,多见于横贯性脊髓炎、脊髓高位完全性损伤或肿瘤。

（五）无抑制性膀胱

是由于皮层和锥体束病变使其对骶髓排尿中枢的抑制减弱所致(图 3-4E)。临床表现为尿频、尿急和尿失禁,常不能抑制,每次尿量少,排完后膀胱膨胀感存在。尿动力学检查:膀胱冷热感及膨胀感正常;膀胱内压高于 10cmH$_2$O,膀胱不断出现无抑制性收缩波,膀胱内压随之升高;膀胱容量小于正常,无残余尿。本症病变部位位于旁中央小叶、内囊或为弥漫性病变,多见于脑肿瘤特别是旁中央小叶附近的中线肿瘤、脑血管病、多发性硬化、颅脑手术后及脊髓高位损伤恢复期。

二、排便障碍

排便障碍是以便秘、便失禁、自动性排便及排便急迫为主要表现的一组症状,可由神经系统病变引起,也可为消化系统或全身性疾病引起。本节主要叙述由神经系统病变引起的排便障碍。

（一）便秘

便秘是指会阴坠胀及心情烦躁等症状,严重时可有其他并发症,如排便过分用力时可诱发排便性晕厥、卒中及心肌梗死等。便秘主要见于:①大脑皮质对排便反射的抑制增强,如脑血管病、颅脑损伤。患者常 2~3 日或数日排便 1 次,粪便干硬,表现为便量减少、排出困难,可伴有腹胀、食欲缺乏和直肠肿瘤等。② S_2~S_4 以上的脊髓病变,如脊髓横贯性脊髓炎、多发性硬化和多系统萎缩等。

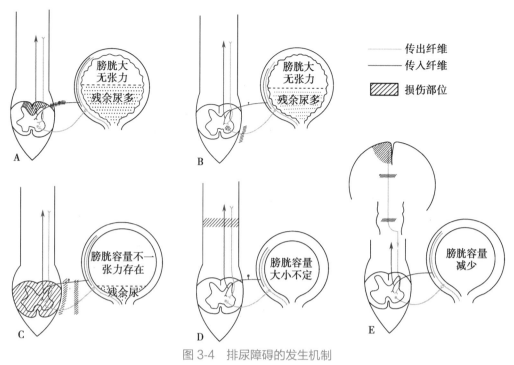

图 3-4　排尿障碍的发生机制

A.感觉障碍性膀胱；B.运动障碍性膀胱；C.自主性膀胱；D.反射性膀胱；E.无抑制性膀胱。

（二）大便失禁

大便失禁是指粪便在直肠肛门处时，肛门内、外括约肌处于弛缓状态，大便不能自控，粪便不受控制地流出。在神经系统疾病中，大便失禁常见于深昏迷或癫痫发作患者。另外，大便失禁也是先天性腰骶部脊膜膨出、脊柱裂患者的主要表现之一。

（三）自动性排便

当脊髓病变时，由于中断了高级中枢对脊髓排便反射的抑制，排便反射增强，引起不受意识控制的排便，患者每日自动排便 4~5 次以上。主要见于各种脊髓病变，如脊髓外伤、横贯性脊髓炎等。

（四）排便急迫

由神经系统病变引起的排便急迫较为罕见，本症多由躯体疾病引起，有时可见于腰骶部神经刺激性病变，此时常伴有鞍区痛觉过敏。

第十五节　睡眠障碍

睡眠障碍是指睡眠质和量不正常以及睡眠中出现异常行为的表现，也是睡眠和觉醒正常节律性交替紊乱的表现。临床上对睡眠障碍的分类和诊断标准并不统一，被广泛使用的主要是第三版睡眠障碍国际分类（ICSD-3）、美国《精神障碍诊断与统计手册》第 5 版（DSM-5）。根据国际标准结合国情，国内制定了《中国精神障碍的分类与诊断标准（CCMD-3）》。虽然各种分类和诊断标准不尽相同，但主要的睡眠障碍均包括四大类：睡眠的发动与维持困难（失眠）、日间过度睡眠（嗜睡）、24 小时睡眠 - 觉醒周期紊乱（睡眠 - 觉醒节律障碍）、睡眠中的异常活动和行为（睡行症、夜惊等）。其中以失眠发病率最高、最为常见。

失眠（insomnia）通常指患者对睡眠时间和 / 或质量不满足并影响日间社会功能的一种主观体验。目前对失眠诊断常用的有三个标准，即美国睡眠医学学会（American Academy of Sleep Medicine，AASM）制定的睡眠障碍国际分类（ICSD-3）、美国精神病学会（American Psychiatric Association，APA）制定的《精神障碍诊断与统计手册》第 5 版（DSM-5），以及根据国际标准及国情由国内中华医学会精神科学会制定的《中国精神障碍的分类与诊断标准（CCMD-3）》。诊断标准虽不尽相同，但有以下共同点：

（1）患者主诉有失眠：包括入睡困难（卧床 30 分钟不能入睡）、易醒、频繁觉醒（每夜超过 2 次）、多梦、早醒或醒后再次入睡超过 30 分钟，总睡眠时间不足 6 小时。有上述情况 1 项以上，同时伴有多梦、醒后有头昏和乏力等不适症状。

（2）社会功能受损：白天有头昏、乏力、精力不足、疲劳、昏昏欲睡及注意力不集中等症状，严重者出现认知能力下降从而影响工作和学习。

（3）上述情况每周至少 3 次，持续至少 1 个月。

（4）排除各种神经、精神和躯体疾病导致的继发性失眠。

（5）多导睡眠图作为失眠的客观指标：睡眠潜伏期超过 30 分钟、实际睡眠时间每夜少于 6 小时、夜间觉醒时间超过 30 分钟。

根据失眠持续时间将失眠分为短暂性失眠（1 周内）、急性失眠（1 周~1 个月）、亚急性失眠（1~6 个月）和慢性失眠（持续 6 个月以上）。一般短暂性失眠多由各种短暂应激、刺激等诱因引起，如短暂性精神因素、环境因素及时差等原因，这些原因的失眠症经过一段时间调整可以完全恢复。长期失眠多由于心理因素、长期从事夜班、生活不规律及长期饮酒等因素导致。失眠表现为入睡困难（入睡时间超过 30 分钟）、睡眠维持障碍（整夜觉醒次数 ≥ 2 次）、早醒、睡眠质量下降和总睡眠时间减少（通常少于 6 小时）。

失眠按原因可划分为原发性失眠和继发性失眠两类。原发性失眠通常缺少明确病因，或在排除可能引起失眠的病因后仍遗留失眠症状，主要包括心理性失眠、特发性失眠和主观性失眠 3 种类型。原发性失眠的诊断缺乏特异性，主要是一种排除性诊断。继发性失眠包括由于躯体疾病、精神障碍、药物滥用等引起的失眠，以及与睡眠呼吸紊乱、睡眠运动障碍等相关的失眠。失眠常与其他疾病同时发生，难以确定因果关系，故近年来提出共病性失眠（comorbid insomnia）的概念，用来描述那些同时伴随其他疾病的失眠。

一、日间过度睡眠

日间过度睡眠（excessive daytime sleepiness，EDS）即一般意义的嗜睡，睡眠障碍国际分类（ICSD-3）将 EDS 定义为日间需要保持清醒的时段保持觉醒和警觉能力的下降，导致不能自控的困意或入睡，几乎每日均有出现并持续 3 个月。引起日间过度睡眠的原因有很多，其中常见的病因为包括睡眠呼吸暂停低通气综合征、发作性睡病、周期性嗜睡、原发性嗜睡、外伤后嗜睡及不宁腿综合征，而其中睡眠呼吸暂停低通气综合征最为常见。

二、睡眠节律障碍

睡眠节律障碍（circadian rhythm sleep disorder）指患者睡眠作息节律紊乱，易于在日间入睡，而在夜间正常睡眠时间段却难以成眠。根据睡眠障碍国际分类（ICSD-3）将睡眠节律障碍分为：由于夜班及向存在时差地区快速移动后，致机体在与内因性节律相反的时间表下生活，所产生的睡眠障碍，即时差综合征、倒班睡眠障碍；由于内因性机体节律本身发生异常，睡眠与觉醒的程序由期望时间段缓慢改变的睡眠障碍，包括睡眠相后退综合征、非 24 小时睡眠 - 觉醒综合征。

三、异态睡眠

异态睡眠（parasomnias）不是睡眠和觉醒过程本身的疾病，而是在睡眠过程中表现出的中枢神经系统、自主神经系统活动改变和骨骼肌的活动干扰了正常睡眠。主要发生在部分唤醒、完全唤醒或睡眠不同阶段的转醒期，包括夜惊和梦魇、睡行症、遗尿和快速眼动睡眠行为障碍等。

（谢　鹏　黄　文）

【推荐阅读文献】

［1］吕传真,周良辅. 实用神经病学. 4 版. 上海：上海科学技术出版社, 2014.

［2］贾建平,陈生弟. 神经病学. 7 版. 北京：人民卫生出版社, 2013.

［3］王维治. 神经病学. 北京：人民卫生出版社, 2006.

［4］吴江,贾建平. 神经病学. 3 版. 北京：人民卫生出版社, 2015.

［5］GREENBERG DA, AMINOFF MJ, SIMON RP. Clinical neurology, 5th ed. New York: McGraw-Hill, 2004.

［6］ROWLAND LP. Merritt's Neurology. 13th ed. Philadelphia: Lippincott Williams and Wilkins, 2015.

［7］VICTOR M, ROPPER AH. Adams and victor's principles of neurology, 10th ed. New York: McGraw-Hill, 2018.

第四章　神经系统的临床检查

学习要求

掌握神经系统的体格检查与定位。

第一节　概　　述

本章节主要包括病史采集和神经系统检查。神经内科疾病种类繁多,重症患者亦多,病史采集和神经系统检查对于住院医生来说是必须掌握的基本功。特别在遇到紧急情况,需要在尽可能短的时间内获得尽可能准确的病史信息,并完成与之相应的神经系统检查,从而做出准确的判断。

对于病史采集和神经系统检查,在临床诊疗过程中,应当注意如下问题:

1. 要重视患者的主诉,识别症状。采集病史始终是一个诚实的过程,应当如实记录患者的每一个症状,不能凭空想象或是捏造,哪怕有些患者口述的症状并不符合逻辑。症状是现象学的范畴,只有透过症状,才能够进一步把握疾病的本质。神经内科医师第一步要学会识别患者的症状,记录下来,然后再寻找症状间的联系。

2. 遇到急症、重症患者,要冷静,病史采集和体格检查需要有的放矢。年轻的住院医师很可能已经担负起急诊的工作,必然会遇到急症、重症患者,包括脑疝、癫痫持续状态,以及并非一定是神经系统疾病导致的昏迷等。处理这类患者,首先是维系生命体征,之后是有针对性地病史采集和体格检查;如果此时患者已经清醒,对于这类患者的病史采集和体格检查并非越详细越好,而是应当聚焦在对于诊断和鉴别诊断有意义的症状上,迅速判断。果断处理、有的放矢的前提是对疾病和症状学知识的充分掌握。例如,急性头痛的患者,能够考虑不同类型的头痛,再针对这些症状和病因完成病史采集和体格检查;癫痫持续状态后患者清醒,病史询问的重点应当聚焦在造成癫痫持续状态常见的原因上。

3. 对于第一时间无法获得主诉和现病史的患者,需要第一时间体格检查和评估患者状态。这是非常容易遇到的情况,例如,突发昏迷或癫痫持续的患者,无旁观者在场;敬老院送来的痴呆老人,家属无法准确提供病史。此类患者在维系生命体征后,可以先做神经系统检查,先评估,查阅患者的既往史。比如意外地发现有些昏迷患者近期做过垂体瘤切除,那么推断昏迷的原因可能是垂体危象。

4. 切勿忽略内科病史和必要的内科体格检查。这和第二条并不矛盾,前提是对于症状的充分认识和把握。常见的内科疾病也应当在接诊医师的聚焦范围之内。尽管神经内科独立出于内科系统,但是许多症状内科和神经内科共有。对于突发昏迷的患者,应当询问家属有关近期服药史和内分泌系统疾病的病史(如甲状腺功能减退、肾上腺皮质功能减退等);对于突发双下肢乏力伴背痛的患者,需要检查双侧桡动脉的搏动,听心脏杂音排除主动脉夹层;对于突发左下肢乏力的患者,体格检查时应该同时检查足背动脉的搏动以排除下肢动脉栓塞;对于反复晕厥的年轻人,应当仔细听诊心脏杂音以排除梗阻性肥厚型心肌病。上述实例所体现的细节,在临床实际工作中切勿忽略。

5. 对于收入院的非重症患者,应当尽可能从患者主诉出发,了解详细的病史,进行完善的神经系统检查。

6. 一定要及时完成病历书写。患者的症状可能时刻发生变化,也要不断观察患者体征的变化,完成日常病程记录,这也是住院医师的职责。

第二节　病　史　采　集

　　病史采集是神经内科医师必备的基本临床技能之一,也是疾病诊断的第一个环节。真实、准确、全面的病史不仅是神经疾病诊断的重要依据,而且能为下一步体格检查和选择有关的辅助检查提供重要线索。有些神经疾病,病史是诊断的主要依据,如偏头痛、癫痫、晕厥和原发性帕金森病等。神经内科病史采集除要遵循一般临床病史采集原则外,还要注意本专业的特点。

知识点

神经内科病史采集的注意事项

　　1. 神经内科疾病患者中不少有意识、认知、情绪及语言方面的障碍,除了要有耐心外,要注意从家属、同事和目击者中收集病史。有时患者未能主动提供某些症状,但在后面的体格检查中发现有这方面的病变线索,应及时补充询问。

　　例如对于一位急性起病的意识障碍的患者,体格检查发现了眼外肌麻痹、眼球震颤、共济失调,应当进一步询问有无长期大量饮酒史,近期的饮食及体重变化和有无慢性消耗性疾病等情况,以排除Wernicke脑病。

　　2. 神经内科疾病症状专科特点较强,往往患者不能准确表达。例如,"头晕",有的患者指真性眩晕,有的患者则指头昏(假性眩晕);"麻木",有的患者指感觉减退或消失,有的则指主观感觉异常,还有的指肌无力。采集病史时要注意仔细鉴别,在问诊时除以开放性提问发现主诉外,还应该以封闭性提问(让患者明确给出是或否的回答)来甄别主诉的内涵,必要时还应该通过体征来印证症状主诉。

　　3. 神经内科疾病症状复杂,要抓住重点、分清主次。例如眩晕患者多伴恶心、呕吐等消化系统伴随症状,若抓不住眩晕这一主要症状,易误诊为消化系统疾病。

一、现病史

　　现病史是病史中最重要的部分,是对疾病进行临床分析和诊断的最重要途径。

知识点

现病史的主要内容

　　1. 起病情况　包括起病时间、症状、缓急、诱因及病因线索。

　　2. 主要症状及其特点。

　　3. 病情的发展和演变。

　　4. 伴随症状,包括有鉴别意义的阴性症状。

　　5. 诊治经过及疗效。

　　最终通过病史询问要对整个病程形成清晰的印象,急性起病还是逐渐起病? 若是逐渐起病,时间跨度有多长,数天、数月还是数年? 主要症状有哪些? 演变的次序如何? 它们是持续性还是间歇性? 加重或缓解的因素有哪些? 成功的病史采集应能对疾病的定位和性质做出初步假设:是否神经系统疾病? 中枢损害、周围性损害还是两者兼有? 疾病的性质可能是什么(炎症、血管性、中毒代谢性、占位、变性疾病等)?

　　以下归纳常见的神经内科疾病现病史的询问特点:

　　(一)头痛

　　1. 头痛部位,是局部、偏侧还是整个头痛。

2. 头痛起病形式,是突然发生还是逐渐加重。

3. 持续性还是间歇性,如为间歇性,发作时间、发作频率如何。

4. 头痛性质,是胀痛、跳痛、放电样痛还是紧箍痛。

5. 头痛严重程度,能否坚持工作,对生活的影响。

6. 加重或是已缓解? 若加重,程度加重或是频率加重。

7. 头痛有无诱因、加重及缓解的因素,如与体位的关系,卧位加重提示可能与颅内压升高有关。

8. 发病前状态,睡眠中或体力活动中。

9. 是否伴有头痛前驱症状如闪光、视幻觉等。

10. 头痛是否伴随其他症状,如发热、恶心、呕吐、抽搐、畏光和肢体乏力等。

11. 注意一些内科和眼科问题,如前额痛伴脓涕(鼻窦炎)、眼痛、视力下降(青光眼)、一侧视力下降、乏力、肌痛和颞区疼痛(颞动脉炎)。

(二) 疼痛

询问内容与头痛类似,注意疼痛的部位、性质、发作情况、伴随症状、缓解加重因素及治疗情况。脊髓或脊神经根病变常有呈根性分布的疼痛或束带感。询问局部皮肤情况,近期有无疱疹。

(三) 抽搐

1. 抽搐部位是局部、偏侧还是全身。

2. 抽搐形式。肢体是伸直、屈曲还是阵挛。

3. 发作频率。

4. 单次发作持续时间。

5. 初次发作年龄。

6. 有无致病因素或诱因。

7. 有无加重或缓解的因素。

8. 伴随症状。发作前有无视物闪光、幻嗅、幻味、"胃气上升"等先兆,发作时有无头颈扭转,有无意识丧失、眼球凝视、发绀、口吐白沫、呼吸暂停、尿便失禁、舌咬伤、发作后昏睡及肢体瘫痪。频繁发作时两次发作间期意识是否恢复。

(四) 晕厥

1. 晕厥发生的环境,安静的环境中或是嘈杂的环境。

2. 发病前状态和诱因。争吵或是安静状态下发病,发作前有无长时间站立、剧烈运动、用力、强烈情感刺激、疼痛刺激、过度通气、咳嗽和排尿等诱因。

3. 发作的表现。意识丧失持续的时间,有无肢体抽搐、舌咬伤,发作后有无意识模糊,与痫性发作鉴别。

4. 类似发作史,如有,询问发作频率。

5. 发作和体位的关系,尤其有无突然站立。

6. 伴随症状。有无头晕、视物模糊、心悸、胸闷、面色苍白、出冷汗等先兆症状,有无胸痛、呼吸困难、下肢水肿及近期制动情况。

7. 一些容易忽略的问题。近期调整高血压用药,尤其是利尿剂(直立性低血压);近期腹泻病史(直立性低血压)。注意,引起晕厥绝大多数是内科病因,如血管迷走性、直立性低血压、心律失常、主动脉狭窄和遗传性心肌病,少数为神经系统疾病如椎基底动脉系统短暂性脑缺血发作(TIA)。

(五) 视力障碍

1. 起病的缓急。

2. 是单侧还是双眼视力都有障碍。

3. 症状是否进展,有无缓解复发。

4. 伴随症状,如视野缺损、复视、视物变形、幻视、眼痛和肢体乏力。

知识点

视力障碍的常见病因

急性起病单眼视力障碍不伴眼痛多为血管性,如急性视网膜中央动脉闭塞、颞动脉炎(颞部疼痛、乏力);伴眼痛者如闭角型青光眼等眼科疾病、球后视神经炎(可由单侧进展至双侧)。急性起病双眼视力障碍不伴眼痛多为血管性,如后循环基底动脉尖综合征;慢性起病的视力减退要考虑白内障、黄斑变性、高血压或糖尿病引起的视网膜病变,颅内肿瘤导致颅内压增高,一些遗传代谢疾病如 Leber 遗传性视神经病等。

(六)运动功能障碍

1. 区分是瘫痪(肌无力)还是运动协调障碍、不自主运动。

2. 起病的缓急。

3. 症状进展情况。

4. 加重和缓解的因素。

5. 持续时间。间歇性或持续性,若为间歇性则询问发作既往史、每次发作持续时间。

6. 受累部位。若是瘫痪,部位是某些肌群,还是一个肢体、偏侧肢体、四肢、双下肢;是远端重还是近端重。

7. 瘫痪的严重程度。

8. 伴随症状。有无肌肉跳动、肌萎缩;有无麻木、疼痛;有无括约肌功能障碍如大小便障碍等。

(七)感觉功能障碍

1. 首先要分辨感觉障碍的性质,感觉障碍是减退或消失,还是感觉异常或感觉过敏、感觉过度。

2. 起病的缓急。

3. 症状进展情况。

4. 加重和缓解的因素。

5. 持续时间,间歇性或持续性,若为间歇性发作则需询问既往每次发作持续时间。

6. 受累部位,尤其感觉障碍的起始部位、扩展方向及范围。

(八)眩晕

1. 起病的缓急。

2. 症状进展情况。

3. 加重和缓解的因素。

4. 持续时间,间歇性或持续性,若为间歇性发作则需询问既往每次发作持续时间。

5. 症状与头位的关系及与体位变化的关系。

6. 有无视物旋转、摇晃感。

7. 伴随症状。是否有恶心、呕吐、出汗、面色苍白等自主神经刺激症状;是否有耳鸣、耳胀及听力减退;是否伴有复视、构音障碍、饮水呛咳和肢体麻木无力等脑干损害症状。

(九)认知功能减退

1. 起病的缓急。

2. 首发症状及症状进展情况。

3. 加重和缓解的因素。

4. 持续时间,间歇性、波动性或持续性。

5. 对患者日常生活的影响。

6. 伴随症状,如头晕、头痛、视力障碍、语言功能障碍、肢体乏力、震颤、运动迟缓、步态异常、尿便控制障碍和反复跌倒、精神行为异常。

一些常见病的思路:急性发病的认知功能障碍多由于血管性、颅内或是全身感染、药物源性、电解质紊乱、代谢性因素(如肝性脑病、血糖异常)、Wernicke 脑病和酒精戒断。慢性进行性加重的认知功能障碍多见于神经系统变性疾病(如阿尔茨海默病、额颞叶痴呆)和无临床卒中史的脑小血管病等。

(十) 意识障碍

1. 起病的缓急。

2. 症状进展情况。

3. 加重和缓解的因素。

4. 严重程度,是否嗜睡、昏睡、昏迷。

5. 前驱症状,是否伴有头痛、呕吐、瘫痪、抽搐和发热等症状,有无外伤、癫痫。

6. 是否接触药物、农药、鼠药、一氧化碳及其他毒物。

7. 有无可能引起昏迷的内科疾病史(感染,内分泌疾病,代谢紊乱,心、肺、肝、肾等重要脏器严重病变等)。

(十一) 排尿障碍

1. 区分是尿潴留还是尿失禁。

2. 起病的缓急。

3. 症状进展情况。

4. 有无尿意。

5. 加重和缓解的因素。

6. 了解近期药物服用情况(尤其是抗胆碱能药物、阿片类镇痛药物)。

7. 伴随症状 是否伴有下肢疼痛、麻木和无力;糖尿病相关症状;发病前有无尿路刺激症状等。

(十二) 构音障碍

1. 区分是构音障碍还是失语。

2. 起病的缓急。

3. 症状进展情况。

4. 加重和缓解的因素。

5. 症状是持续性还是间歇性,若为间歇性,记录每次发作持续的时间及发作频率。

6. 伴随症状。眩晕、头痛、视力障碍、复视、吞咽困难、饮水呛咳、肢体乏力、感觉异常和运动协调性异常。

一些常见病的思路:急性发病,数小时内达到高峰的构音障碍要考虑脑血管病,特别是后循环。亚急性起病,数天到数周达到症状高峰,如吉兰 - 巴雷综合征(GBS)或重症肌无力;慢性者可见于各种神经变性疾病引起的真性/假性延髓麻痹,如帕金森叠加综合征、肌萎缩侧索硬化等。

二、既往史

询问内容同一般内科疾病,包括既往健康状况、疾病史(包括传染病)、外伤手术史、药物过敏史等。要特别注意询问与现病史关系密切的疾病或致病因素,例如,对脑血管病患者要注意询问高血压、糖尿病、高血脂及心脏病史,对癫痫患者要注意询问脑炎、产伤、脑缺氧缺血、脑外伤、脑肿瘤及脑部手术史,对脱髓鞘疾病注意询问有无前驱感染及疫苗接种史,对多发性周围神经病要注意询问有无酒精、恶性肿瘤、重金属和化学品中毒史。

三、个人史

了解出生和发育情况,有无产伤、身体及精神发育异常。生活和工作经历,有无疫区生活史和疫水接触史,有无有毒有害化学品接触史,有无冶游史。有无烟、酒、吸毒等不良嗜好。女性要询问月经、生育史。

四、家族史

神经内科疾病有不少为遗传性疾病,如进行性肌营养不良、遗传性共济失调、肝豆状核变性、神经纤维瘤等,要询问家族中有无类似病例,必要时绘出家系图来说明分布情况。对癫痫、偏头痛、特发性震颤等有遗传倾向的疾病患者也应询问家族史。

第三节 神经系统检查

神经系统检查既要全面,又要根据病史采集获得的线索把握重点,并要与一般内科检查同步进行。检查前准备必要的专科检查工具(叩诊锤、棉签、大头针、检眼镜、近视力表、电筒、音叉、压舌板),依次检查意识和精神状态、脑神经、运动、感觉、反射、步态。在病史询问阶段就应注意观察患者的意识状态、精神活动、姿势步态、表情和言语等。在体格检查之前和体格检查中注意与患者交流,取得患者合作。

一、一般检查

一般检查的目的是对患者一般身体健康状况做大致观察,检查内容包括年龄、性别、生命体征、意识和精神状态、发育体型、皮肤黏膜、姿势步态、头颈面部、躯干、四肢形态、心肺及腹部脏器功能体格检查等。意识和精神状态是中枢神经系统功能的综合反映,是神经系统检查的重要内容,其检查方法见下述,其余项目检查要点同一般内科检查,在此不再赘述。

(一)体温

高热提示感染、中枢性高热(脑干或下丘脑损害)。体温过低提示休克、镇静剂中毒、甲状腺功能减退、低血糖和冻伤等。

(二)脉搏

脉搏过缓提示高颅压、缓慢型心律失常(病态窦房结综合征、房室传导阻滞);脉搏过快如无高热则提示休克、心力衰竭、快速型心律失常和甲亢危象;脉搏不齐提示心律失常。

(三)血压

血压过高见于脑出血、高血压脑病及高颅压,血压过低见于休克、脱水、严重心脏病、镇静剂中毒和中枢性循环衰竭等。

(四)呼吸

深而快的规律性呼吸常见于糖尿病酮症酸中毒,浅速规律性呼吸见于休克、心肺疾病等。中枢不同平面损害可产生多种异常呼吸:大脑广泛损害引起潮式呼吸;中脑背盖部损害引起中枢性过度呼吸;脑桥前端损害引起长吸式呼吸;脑桥后部损害引起丛集式呼吸;延脑损害引起共济失调式呼吸。注意呼吸气体的气味,有些特殊气味能帮助快速明确病因:烂苹果味提示糖尿病酸中毒,肝臭味提示肝性脑病,酒味提示急性酒精中毒,大蒜味提示有机磷中毒,氨味提示尿毒症。脑出血常有鼾声呼吸。

(五)皮肤

黄染提示肝性脑病或药物中毒,发绀提示心肺疾病致缺氧,樱桃红色提示一氧化碳中毒。休克、低血糖和严重贫血常见皮肤苍白,高热及阿托品中毒常有皮肤潮红,出血热、败血症等急性感染性疾病及血液病可有皮肤出血点。有机磷中毒、低血糖及甲亢危象可伴多汗,阿托品中毒、中暑及脱水时皮肤干燥。

(六)头颅

注意有无伤痕、血肿及脑脊液漏。

二、意识检查

(一)以觉醒改变为主的意识障碍的检查

第一步:判断意识障碍的严重程度。

以觉醒改变为主的意识障碍在临床中会时常遇到,尤其在急诊或者神经重症监护病房。在第三章中,已经介绍以觉醒改变为主的意识障碍的分类(即嗜睡、昏睡、浅昏迷、中昏迷和深昏迷)及各自的特点。昏迷、持续性植物状态(persistent vegetative state,PVS)、微意识状态(minimally conscious state,MCS)和闭锁综合征(locked-in syndrome)的鉴别见表4-1。

以觉醒改变为主的
意识障碍(视频)

表 4-1　昏迷、PVS、MCS 和闭锁综合征临床特征的鉴别

项目	昏迷	PVS	MCS	闭锁综合征
意识	无	无	部分	全
睡眠/觉醒	缺乏	保留	保留	保留
运动反应	反射和姿势	非目的性运动	局限运动,如抓取动作	四肢瘫痪
听觉反应	无	惊愕,简单对声音定向	对声音定向,并可有非持续性语言	保留
视觉功能	无	惊愕,短暂的视觉固定	持续的视觉固定、视觉追随	保留
交流功能	无	无	偶然发声(非持续但与外界刺激有关联)	无语、无构音;但眨眼和眼球垂直运动保留
感情	无	可有反射性的哭和笑	偶然的哭和笑(有意识性的)	保留

注:PVS.持续性植物状态,即大于 1 个月的植物状态。MCS.微意识状态,是具有微弱但非常明确的行为证据来证明能感知自我和环境的严重意识障碍状态。患者对外界刺激有不恒定但肯定有关联的意识反应,如对情感性语言刺激或视觉刺激有哭笑等反应(对非情感性刺激则无类似反应),对简单问题可通过语言或姿势做出"是/否"反应,能注视跟踪移动的物体,对摆在眼前的物体能做出指向性或抓取动作等。

知识点

格拉斯哥昏迷量表

可通过格拉斯哥昏迷量表(Glasgow coma scale,GCS)来评估意识障碍的严重程度。

1. 睁眼　4 分——自发性睁眼;3 分——对语言刺激睁眼;2 分——对疼痛刺激睁眼;1 分——无睁眼。

2. 运动　6 分——按照指令运动;5 分——对疼痛刺激屈曲反应;4 分——对疼痛刺激有反应,肢体会回缩;3 分——异常屈曲(去皮质屈曲);2 分——异常伸展(去大脑状态);1 分——无反应。

评估:正常人的昏迷指数是满分 15 分,昏迷程度越重者评分越低。轻度昏迷:13~14 分;中度昏迷:9~12 分;重度昏迷:3~8 分。

第二步:寻找意识障碍的病因。

知识点

引起昏迷的常见病因

1. 颅内病变　脑出血、蛛网膜下腔出血、脑梗死、颅内感染、颅内肿瘤。

2. 全身代谢性因素　低氧、低血糖、电解质紊乱、维生素 B_1 缺乏、维生素 B_{12} 缺乏、肝性脑病、肾性脑病、CO_2 潴留、内分泌疾病(黏液昏迷、垂体危象、肾上腺皮质功能减退、甲状旁腺功能亢进/减退)、酸中毒、药物过量(抗精神病药、镇静药、阿片类药、抗组胺类药)。

---

1. **瞳孔**　双侧瞳孔散大见于中脑严重损害及阿托品中毒,双侧瞳孔缩小见于脑桥出血、有机磷、镇静剂及吗啡中毒,一侧瞳孔散大见于钩回疝,一侧瞳孔缩小见于脑疝早期及 Horner 综合征。

2. **眼底**　注意有无视神经乳头水肿及出血。

3. 偏瘫体征 下列体征提示偏瘫,注意观察:眼球及头部向一侧偏斜、双侧鼻唇沟不对称、偏瘫侧自发肢体活动减少、下肢外旋位、病理征阳性、肢体坠落试验阳性。肢体坠落试验检查方法:将双侧上肢提起后同时松开,瘫痪侧肢体坠落较快,即肢体坠落试验阳性。

4. 疼痛刺激反应 观察患者对疼痛刺激的反应可助昏迷深度及运动功能障碍判断。压迫眶眶上缘或刺激肢体,有痛苦表情及肢体逃避反应提示昏迷程度较浅,无反应提示昏迷较深。

若有偏瘫,疼痛刺激时可见瘫痪侧口角向健侧偏斜,健侧肢体有防御动作,而瘫痪侧肢体防御动作减少或消失。施加疼痛刺激后出现角弓反张,上肢伸性强直并内收、旋前,下肢伸性强直,为去大脑强直。上肢屈性强直,下肢伸性强直,为去皮质强直。一般去大脑强直较去皮质强直预后更差。

5. 脑干功能

(1)瞳孔对光反射:一侧或双侧瞳孔对光反射消失提示中脑损害。

(2)角膜反射:昏迷患者此反射消失提示中脑及脑桥损害。

(3)头眼反射(oculocephalic reflex):又称"玩偶眼反射(doll's eye reflex)"。检查方法是将患者头部快速转向一侧或前屈后仰,阳性反应是患者眼球向对侧移动,然后逐渐回到中线。

此反射的感受器是前庭器官和颈部肌肉本体感受器,传出神经为眼运动神经,反射中枢涉及前庭核、脑桥侧视中枢、眼运动神经核和内侧纵束。此反射在婴儿为正常反射,此后随着脑发育成熟被抑制。成人在清醒状态下头眼反射不能引出,当大脑弥漫性病变或功能抑制而脑干正常时,又重新出现。昏迷患者头眼反射消失通常提示脑干广泛损害,但传入或传出通路损害也可使其不能引出。该反射还可用于检查个别眼外肌麻痹,例如头部转动时一侧眼球外展或内收不能,提示相应的展神经或动眼神经麻痹。

(4)前庭眼反射(vestibulo-ocular reflex):意义与头眼反射相同,但反应更为强烈可靠。检查方法是将1ml冰水注入一侧外耳道,正常反应是两眼眼震,快相指向刺激对侧,当大脑弥漫性病变而脑干正常时则表现为向刺激侧的强直性两眼同向偏斜,脑干广泛损害时无反应。

(5)紧张性颈反射(tonic neck reflex):又称"颈伸展反射",将患者头部转向一侧,阳性反应是朝向面部的一侧肢体出现强直性伸展,对侧肢体出现屈曲动作。此反射在婴儿为正常反射,此后随着脑发育成熟被抑制,在去大脑强直、去皮质强直或脑干上部损害时可被引出。

6. 脑膜刺激征 脑膜刺激征阳性而无局灶性脑实质损害体征提示脑膜炎、脑炎及蛛网膜下腔出血。脑膜刺激征阳性伴局灶性脑实质损害体征提示脑膜和脑实质同时损害,如外伤、脑血管病、脑炎、脑脓肿等。

知识点

如何判断脑死亡

脑死亡(brain death)指包括脑干在内的不可逆转的全脑功能丧失状态。原国家卫生和计划生育委员会拟定的脑死亡标准(草案)包括:

1. **先决条件** 昏迷原因明确,排除各种原因的可逆性昏迷(如药物中毒、低温、内分泌代谢疾病等)。

2. **临床诊断** 深昏迷,脑干反射全部消失,无自主呼吸(靠呼吸机维持,呼吸暂停试验阳性)。

3. **确认试验** 脑电图平直,经颅多普勒超声呈脑死亡图形,体感诱发电位P_{14}以上波形消失,以上三项中必须有一项阳性。

4. **脑死亡观察时间** 具备以上条件,观察12小时无变化,方可确认为脑死亡。

知识点

如何快速对昏迷患者进行体格检查

1. **仔细观察瞳孔的变化** 双侧瞳孔缩小提示脑干出血、阿片类药物中毒、安定类药物中毒;一侧瞳孔散大提示脑疝形成。

2. 观察眼球运动　双眼有无水平运动障碍,双眼向一侧凝视提示累及同侧额叶侧视中枢的破坏性病灶、同侧脑桥侧视中枢的刺激性病灶,或累及对侧额叶侧视中枢的刺激性病灶、对侧脑桥侧视中枢的破坏性病灶。眼球水平徘徊即眼球水平浮动是幕上广泛受损的标志,常见幕上大面积脑出血、梗死,也可见于脑炎。眼球垂直浮动表现为双眼急速下视然后缓慢返回中位,常提示急性脑桥病变。

3. 有无颈项强直　提示脑膜炎和蛛网膜下腔出血,但重度昏迷患者可以消失。

4. 观察患者体位　如有无去大脑强直、去皮质强直位,如一侧下肢外旋位常提示该侧肢体瘫痪,对侧半球卒中(Jackson 征)。

5. 有无局灶神经体征　如局限性抽搐,常提示对侧额叶病灶,腱反射是否对称,是否有病理征等(一侧还是双侧?)。

6. 勿忽略内科体征　如呼吸缓慢(阿片类、安定类药物中毒)、皮肤干燥、黏液水肿(甲状腺功能减退)、黄疸、紫癜伴意识障碍(血栓性血小板减少性紫癜)。

(二)以内容改变为主的意识障碍检查

主要包括:

1. 意识模糊(confusion)　指在觉醒水平降低的基础上伴定向力和注意力障碍。患者有一定程度的精神活动,但局限在较狭窄范围内或意识内容较简单。对时间、地点、人物的定向力减退,唤醒后虽能回答某些问题,但表情淡漠,反应迟钝、答非所问或回答错误。

2. 谵妄(delirium)　指在觉醒水平降低的基础上伴有突出的精神运动性兴奋症状。患者有丰富的错觉、幻觉,可伴片段妄想,常伴躁动不安、言语错乱及自主神经高兴奋性(发热、脉快、血压升高、出汗、皮肤苍白或潮红),定向力、注意力、思维判断力严重受损,不能回答问题。谵妄常与昏睡交替出现。谵妄和意识模糊的常见原因见表4-2。

表4-2　谵妄和意识模糊的常见原因(I WATCH DEATH)

分类	原因
感染(infection)	艾滋病、肺炎、脓毒血症
戒断(withdrawal)	酒精、巴比妥类药物、苯二氮䓬类药物
急性代谢障碍(acute metabolic disorder)	酸中毒、碱中毒、电解质、肝衰竭、肾衰竭
外伤(trauma)	头部外伤、烧伤
中枢神经系统疾病(CNS pathology)	脑出血、脑梗死、高血压脑病、脑炎、脑膜炎、癫痫、肿瘤、血管炎
缺氧(hypoxia)	肺性脑病、CO 中毒、贫血
维生素缺乏(vitamin deficiency)	维生素 B_1、维生素 B_{12}
内分泌病(endocrinopathy)	高血糖、低血糖、肾上腺皮质功能不全、甲状腺功能减退、甲状旁腺功能亢进
急性血管性因素(acute vascular factors)	高血压脑病
毒素和药物(toxins and drugs)	喹诺酮类抗生素、阿片类药物、抗胆碱能药物、抗帕金森病药、除草剂
重金属(heavy metals)	铅、锰、汞、砷、铊

谵妄患者体格检查应当注意以下问题:

(1)部分谵妄患者能够配合一般的神经系统检查。

(2)检查意识层次是否改变。

(3)瞳孔变化。

(4)观察有无多灶性肌阵挛、姿势或运动性震颤(肺性脑病、肝性脑病、酒精戒断等)。

(5)眼外肌麻痹,眼球震颤(Wernicke 脑病)。

(6)有无局灶性神经系统定位体征,包括锥体束征、脑膜刺激征、肌力、感觉、共济运动(若能配合)。

(7)有无舌咬伤痕迹(提示癫痫发作后)。

(8)勿忽略重要的内科体征：生命体征、脱水、黄疸、皮肤色素改变(肾上腺皮质功能减退、尿毒症等)、手臂针眼、呼吸带有酒精气味和紫癜等。

(9)谵妄患者的实验室检查与昏迷患者大致相同。

3. 特殊类型意识障碍

(1)去皮质综合征：又称"去皮质状态"或"植物状态"，患者常表现为无意识地睁眼、闭眼和眼球活动，无自发语言及有目的动作，无意识活动。存在觉醒-睡眠周期，但觉醒及睡眠时间缺乏规律。可有无意识的吸吮、咀嚼和吞咽动作，刺激有时可引起去皮质强直(呈上肢屈曲、下肢伸直姿势)，病理反射常阳性。除尿便失禁，自主神经功能正常，生命体征平稳。患者可能在环境刺激时有无意识的眨眼、转动眼球、流泪和呻吟等反应，患者家属可能误以为患者可以交流，但实际上这些反应无持续性和可重复性，说明是无目的反应。此状态持续3个月以上临床可诊断持续性植物状态(persistent vegetative state，PVS)。对外伤性病因此状态持续12个月才可诊断持续性植物状态，常见于缺氧性脑病、脑外伤后，大脑皮质受到广泛损害而网状结构上行激动系统损害较轻或已恢复。

(2)无动性缄默(akinetic mutism)：见于脑干上部和丘脑网状激活系统损害或扣带回等边缘系统损害，而大脑半球及传出通路无病变。患者可睁眼，注视检查者，并能随之转动眼球，有时对声音刺激有注视反应，貌似清醒。此现象提示其有一定注意力，但其他神经心理活动缺乏，表情极为淡漠，不言不语，无肢体活动，尿便失禁，肌肉松弛，无锥体束征，存在觉醒-睡眠周期。部分患者有过度睡眠现象，刺激后可睁眼，可伴不典型去大脑强直。预后较植物状态好，但很少恢复到正常。仅根据临床表现不易与去皮质状态鉴别，近年文献中很少提及这种意识障碍，患者常被归于"植物状态""微意识状态""无意志状态"。

以意识内容改变为主的意识障碍(视频)

三、高级皮层功能检查

1. 总体认知功能检查

(1)定向力：包括时间、地点、人物定向力。

(2)常识：根据患者文化背景提问，判断是否具备应该知道的常识，如"现在的总理是谁？"

(3)记忆力：说出三个物件的名称或出示实物，让其识记，3~5分钟后让其回忆，若不能回忆说明近期记忆受损。询问可以核实的以往经历的事件、人物、地点、时间等信息，测试其远期记忆。

(4)注意力：让患者重复一串随机数字(如电话号码)，正常人至少能重复5位。让患者注视检查者伸出的示指不要移开，另一只手在其视野周围移动干扰之，有注意力障碍时常不自主地离开注视目标去看移动的手。

(5)理解力和判断力：询问"你今天为什么来看医生？"

(6)抽象思维：让患者解释常用成语或比较两种物体的异同点，如"守株待兔是什么意思？"

(7)计算力：测试100连续减7。也可用日常事例测试，如"一斤青菜卖两毛，一块六毛钱能买几斤？"

(8)语言的流利性：通过与患者谈话判断。

(9)必要时可进行智能量表测试，临床常用简易精神状态检查(mini mental status examination，MMSE)和长谷川痴呆量表(Hasegawa dementia scale，HDS)。简明精神状态量表总分30分。根据1999年协和常模，MMSE的界值分为26分(9年教育及以上)，小学文化22分，文盲19分，MMSE的界值分受教育程度和年龄影响。

2. 专项高级皮层功能障碍检查

(1)记忆障碍：临床对记忆的测试分为即刻记忆、近期记忆、远期记忆三部分。

1)即刻记忆(immediate recall)：令患者重复一串数字，从3位数字串开始，逐渐增加数字串长度，正常成人能顺向重复5~9位，低于5位提示即刻记忆障碍。

2)近期记忆(recent memory)：主要评价学习新信息的能力。通常先出示3~4个实物或词语，通过重复让患者先记住(属即刻记忆)，3分钟后令其回忆。对于有失语的患者，可令其从一堆物体中把刚才出示的物体找出来。

3)远期记忆(remote memory)：远期记忆测试主要通过询问以往的经历、事件、人物等信息，如以往的工作单位、同事、领导名称、生日、结婚纪念日、单位家庭门牌和电话号码等，注意提问及回答结果的评判应考虑患者的教育水平。

(2)失语(aphasia):临床上常见的失语类型,即运动性失语、感觉性失语、传导性失语、命名性失语、经皮质运动性失语、经皮质感觉性失语、经皮质混合性失语和全面性失语(表4-3)。失语症的检查内容包括口语表达、听力理解、复述、书写、阅读和命名等内容。具体见第二章相关内容。

表4-3 失语的类型与特点判别

失语类型	命名	流利性	听力理解	重复	阅读	书写
命名性		√	√	√	√	√
运动性			√		√	
感觉性		√				√
传导性		√	√		√	√
经皮质运动性			√	√	√	
经皮质混合性			√			
经皮质感觉性		√		√		√
全面性						

注:"√"为正常。

(3)失认(agnosia):失认指虽然患者的深浅感觉、视觉、听觉等基本感觉功能正常,无明显智能减退,但不能通过某种感觉途径辨认以往熟悉的物体、人物面孔、自身身体或空间结构。失认包括触觉失认、视觉失认、听觉失认,体象障碍、偏侧忽略也属失认范畴。

1)触觉失认:患者虽然皮肤浅感觉和关节肌肉深感觉正常,但不能通过触摸识别原来熟悉的物体。检查方法是令患者闭目,双手分别辨认熟悉的物体,如钥匙、手表、牙刷等,令其说出物体名称。

2)视觉失认:患者视觉正常,能看见对象却不能识别。视觉失认可表现为物体失认、颜色失认、面孔失认等类型。纯失读也是一种视觉失认表现,患者能看见文字却不明白文字的含义。检查方法是出示常用物品或其图片、患者熟悉的人物照片,令其指出物品的名称、颜色及人物身份。

3)听觉失认:患者听觉正常,能听到声音却不明白其含义。检查方法是让患者听各种声音,如铃声、钟表声、翻书声和汽车喇叭声,令其辨别声音性质。

4)偏侧忽略:偏侧忽略常表现为看书、书写、画画忽略一侧空间,常用的测试方法是划消测试、线等分测试、画钟测验等。划消测试是让患者把一张纸上杂乱排列的英文字母(或数字、图形)中的某一符号(如字母"A")划消掉,阳性结果是患者只划消半边纸上的字母,另半张纸上内容被忽视。线等分测试的方法是让患者把一条横线从正中分开,正常人误差不超过10%,偏侧忽略者常明显偏向一侧。画钟测验先在纸上画一个圆圈,令患者补充画成钟面,阳性结果表现为将数字画到钟面一侧。

5)体象障碍:体象障碍也是一种失认的表现,它可表现为自体部位失认、偏侧肢体忽略及病觉缺失。检查时注意观察日常生活有无一侧肢体忽略现象,令其执行指令"伸出你左手拇指,放在右边耳朵上",询问"你知道你的左侧肢体有什么问题吗?"

(4)失用(apraxia):失用系运动的整合功能损害所致,患者虽然无瘫痪、共济失调、肌张力及感觉障碍,但不能执行原来熟悉的技巧性动作或有目的的动作。失用症尽管发生率较高,但经常不能被发现,因为患者很少主动诉说有这方面的障碍。

1)观念运动性失用:要求患者按指令性做不及物动作(如伸舌、眨眼、吹口哨、敬礼和握拳),再做及实物模拟动作(如模仿梳头、刷牙、钉钉子、点烟和开锁),再提供实物要求做实物操作。如不能完成,可做示范动作,再令其模仿。观念运动性失用的患者表现为不能按照指令完成动作包括模仿动作,但可以自发完成某些不经意的动作。

2)观念性失用:让患者完成多步骤的测试,如把纸折好,放入信封,再用胶水封住信封。观念性失用的患者表现为可以完成单一步骤,但无法完成复杂和多步骤的活动;对于复杂动作,其大脑的程序编制会发生错误。

　　3)结构性失用:检查时可要求患者画出房子、钟面和立方体等图形;也可提供积木让其搭出一定的二维及三维结构。

四、脑神经检查

1. 嗅神经(Ⅰ)

检查方法:患者闭目,一手将一侧鼻孔压闭,将带有气味但无刺激性的物质(如樟脑、薄荷、香水、香油、香烟和牙膏等)置于另一侧鼻孔前测试其嗅觉。一侧测试完毕,同法测试另一侧。

临床意义:

(1)鼻腔嗅黏膜病变可导致一侧或两侧嗅觉丧失。

(2)前颅凹颅底骨折可导致嗅丝撕脱引起嗅觉障碍,并引起脑脊液沿嗅丝周围间隙流入鼻腔。

(3)前颅凹肿瘤压迫嗅丝及嗅束亦可导致嗅觉障碍。

(4)福-肯综合征(Foster-Kennedy syndrome):常见于嗅沟脑膜瘤,病变侧视神经萎缩和嗅觉缺失,对侧视神经乳头水肿。

(5)幻嗅:嗅中枢病变(颞叶癫痫、肿瘤),不会导致嗅觉丧失。

2. 视神经(Ⅱ)

检查方法:

(1)视力:利用视力表分别检查两眼视力,屈光不正可戴矫正眼镜测试。若视力减退超出视力表可测范围,可依次检查对一定距离的手指数、指动和光感的辨别能力,若某患者仅能分辨眼前1m处手指数,其视力可记录为1m指数。用电筒照其眼无光感说明完全失明。对不能配合检查者,可迅速将手指从侧面伸到其眼前,观察有无眨眼反应,粗略估计视力情况,还可鉴别伪盲者。视力减退需首先排除眼科疾病(如青光眼、白内障、角膜白斑、屈光不正和视网膜色素变性等)才能确定视觉神经通路损害。

(2)视野:一般先用粗测法,检查者与患者相距1m左右面对面而坐,先各自用手遮盖相对一侧眼睛,另一侧眼睛互相对视;检查者用示指在两人中间分别从内、外、上、下各方向的周围向中间移动,当患者看到手指时立即报告,比较两人视野范围,粗略估计患者视野缺损情况。同法检测另一侧。若发现有视野缺损,再用视野计精确测定。

(3)眼底:患者取坐位或仰卧位,眼球正视前方勿动,检查右眼时,检查者立于右侧,以右手持检眼镜并用右眼观察,检查左眼时以上各项换为左侧。保持检眼镜与患者的眼睛在同一水平面,离开注视线约15°角窥入,注意观察以下内容:视神经乳头颜色、形状、大小;生理凹陷是否存在;视神经乳头边缘是否清晰;血管颜色、形态;有无出血、渗出和色素沉着。

临床意义:

(1)视力障碍及视野缺损的定位诊断(图4-1)。

(2)眼底改变(图4-2)

　　1)视神经乳头水肿(图4-2A):见于各种原因引起的高颅压,如:颅内占位(肿瘤、脓肿、血肿)、脑出血、蛛网膜下腔出血、脑膜炎和静脉窦血栓形成等。视神经乳头水肿的病变特点是视网膜动脉波动消失(最早出现),视神经乳头充血、边缘模糊、生理凹陷消失甚至隆起,可伴视神经乳头及附近视网膜出血。晚期可出现视神经萎缩改变。

　　2)视神经炎(图4-2B):表现为视神经乳头轻度肿胀和充血,与视神经乳头水肿的鉴别要点是肿胀充血较轻且很少伴出血,视力障碍出现早且重,不伴头痛、呕吐等其他高颅压症状。晚期可出现视神经萎缩改变。

　　3)视神经萎缩(图4-2C):分为原发和继发两种。两者均有视神经乳头苍白,但原发性视神经萎缩,视神经乳头边界清楚,可窥见筛板,见于视神经压迫、球后视神经炎、多发性硬化和神经变性疾病等;继发性视神经萎缩,视神经乳头边界模糊,不能窥见筛板,见于视神经乳头水肿、视神经乳头炎和视网膜炎后期。外侧膝状体以后视觉通路及视觉中枢病变不引起视神经萎缩。

　　4)高血压眼底改变:高血压动脉粥样硬化表现为视网膜动脉变细,反光增强,呈银丝样改变,有动静脉压迹。高血压后期或恶性高血压虽也可出现视神经乳头水肿、渗出及出血,但同时伴有动脉粥样硬化改变。

040303
周边视野检查
(视频)

040304
中心视野检查
(视频)

040305
眼底检查(视频)

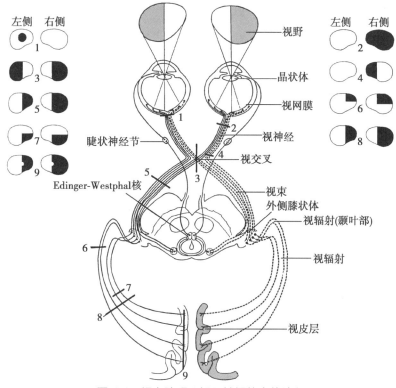

图 4-1 视力障碍及视野缺损的定位诊断

5) 糖尿病眼底改变(图 4-2D):双眼视网膜出现鲜红色毛细血管瘤,火焰状出血,后期有灰白色渗出,鲜红色新生血管形成,易发生玻璃体红色积血。

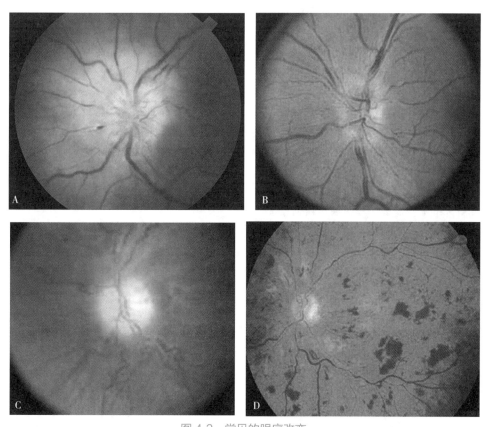

图 4-2 常见的眼底改变

A. 视神经乳头水肿;B. 视神经炎;C. 视神经萎缩;D. 糖尿病眼底改变。

3. 动眼神经、滑车神经和展神经（Ⅲ、Ⅳ、Ⅵ）

检查方法：

（1）视诊：有无眼裂不对称或眼睑下垂，眼球有无斜视或同向凝视，有无眼球突出或内陷。

（2）眼球运动：嘱患者头部固定，两眼注视前方检查者的手指，然后随之向上、下、左、右、内上、内下、外上、外下各方向转动，注意观察有无活动受限及眼震，并询问有无复视。

（3）瞳孔：①观察两侧瞳孔大小、形状，有无瞳孔不等大。②瞳孔对光反射。用手电筒从侧方照射瞳孔，观察同侧及对侧瞳孔是否缩小。光照引起同侧瞳孔缩小为直接对光反射，对侧瞳孔缩小为间接对光反射。③眼调节反射。先让患者两眼平视前方远处的物体，然后突然将示指置于其眼前让其注视，观察有无两眼内聚、瞳孔缩小。

眼球运动(视频)

对光反射(视频)

调节反射(视频)

临床意义：

（1）核下性眼肌麻痹：指支配眼肌的运动神经纤维发生病变引起的眼肌麻痹。

1）动眼神经麻痹：上睑下垂，有外斜视、复视、瞳孔散大、光反射及调节反射消失，眼球不能向上、向内运动，向下运动亦受到限制。注意支配睑板肌的颈交感神经损害、重症肌无力及先天性因素亦有眼睑下垂。

2）滑车神经麻痹：眼球活动限制较小，只有向外向下活动稍受限，向外下方注视时有复视。单独滑车神经麻痹少见，多与动眼神经麻痹合并出现。

3）展神经麻痹：内斜视，眼球不能向外侧转动，有复视。

（2）核性眼肌麻痹（nuclear ophthalmoplegia）：指眼运动神经核病变引起的眼肌麻痹，常见于脑干血管病、炎症和肿瘤。特点是除相应的眼肌麻痹外，常伴有邻近的神经组织病变表现。核性眼肌麻痹还有一个特点，就是可选择性损害个别眼肌功能，而其他动眼神经支配的肌肉功能不受影响，如内直肌麻痹而上直肌、下直肌、下斜肌及提睑肌功能正常。

（3）核间性眼肌麻痹（internuclear ophthalmoplegia）：指内侧纵束损害引起的眼球水平同向运动麻痹，临床多见向同侧水平凝视时同侧眼球外展正常，但可伴眼震，对侧眼球内收不能，称核间性眼肌麻痹。常见于脑血管病及多发性硬化。核间性眼肌麻痹时两眼内聚运动仍正常。

知识点

眼外肌麻痹常见原因

1. 急性起病单侧动眼神经麻痹　①后交通动脉瘤（伴头痛，同侧瞳孔散大及对光反射消失）；②糖尿病动眼神经麻痹（一般保留瞳孔对光反射）；③脑血管意外累及中脑，如大脑脚综合征（Weber综合征）。

2. 急性起病双侧动眼神经麻痹　①吉兰-巴雷综合征（可多数眼外肌受累）；②Wernicke脑病（可多数眼外肌受累，伴有共济失调、精神症状、饮酒史）。

3. 单侧滑车神经麻痹　糖尿病性眼肌麻痹。

4. 展神经麻痹　①颅内压增高；②脑膜病变；③糖尿病性；④鼻咽癌。

5. 海绵窦综合征　Ⅲ、Ⅳ、Ⅵ、Ⅴ（第1支和第2支）和交感支，见于海绵窦血栓、淋巴瘤、Tolosa-Hunt综合征。

6. 眶上裂综合征　Ⅲ、Ⅳ、Ⅵ、Ⅴ（第1支），见于肿瘤、外伤。

7. 眶尖综合征　Ⅱ、Ⅲ、Ⅳ、Ⅵ、Ⅴ（第1支）和眼球突出，见于炎症、肿瘤、出血、眼眶外伤。

眼外肌麻痹原因十分复杂。诊断思路着重在起病的急与缓？单侧或双侧？定位在核下[包括肌肉、神经肌肉接头、周围神经（动眼神经？完全还是非完全？滑车神经？展神经？）]，还是脑干眼外肌运动核团（核性）？核间性？核上性？需要结合病情特点与定位方能做出诊断。

（4）核上性眼肌麻痹（supranuclear ophthalmoplegia）：指皮质随意性侧视中枢及其联系纤维病变引起的眼球同向运动障碍。主要症状为两眼同向偏斜或凝视麻痹（gaze palsy）。若为刺激性病灶（如癫痫），则引起两眼向对侧偏斜（即两眼向病灶对侧凝视）；若为破坏性病灶（如卒中），则引起两眼向同侧偏斜（即两眼向病灶同

侧凝视）。位于脑干的眼球同向运动中枢病变亦可引起的两眼同向偏斜或凝视麻痹，称作核性凝视麻痹。脑桥侧视中枢病变引起的眼球同向偏斜方向正好与皮质侧视中枢相反，一侧破坏性病灶引起两眼向对侧偏斜，刺激性病灶引起两眼向同侧偏斜。在中脑上丘有眼球垂直同向运动皮质下中枢，累及上丘的破坏性病灶可导致两眼向上同向运动不能，称帕里诺综合征（Parinaud 综合征），常见于松果体肿瘤。若为刺激性病灶则表现为眼球发作性向上转动，称动眼危象（oculogyric crisis），见于脑炎后帕金森综合征，服用抗精神病药亦可引起。注意正常老年人常有一定程度的向上凝视受限。

（5）瞳孔大小及瞳孔反射改变：瞳孔正常直径为 3~4mm，小于 2mm 为瞳孔缩小，大于 5mm 为瞳孔散大。

1）瞳孔散大：单侧瞳孔扩大见于动眼神经麻痹，钩回疝早期。可出现双侧瞳孔扩大的常见内科药物如抗胆碱能药物和一些违禁药物如可卡因。

2）瞳孔缩小：一侧瞳孔缩小多见于 Horner 综合征。两侧瞳孔缩小多见于脑桥出血、有机磷中毒、吗啡中毒、镇静剂过量。

3）阿 - 罗瞳孔（Argyll Robertson pupil）：表现为两侧瞳孔大小不等、边缘不整、光反射消失、调节反射存在，为中脑顶盖前区病变所致，多见于神经梅毒。

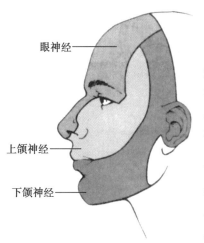

图 4-3　三叉神经分布区域

4. 三叉神经（Ⅴ）

检查方法：

（1）面部感觉：以针刺试痛觉，棉签检查触觉，盛有冷、热水的试管检查温度觉。注意左右对比，有感觉障碍时应注意其分布特点，是周围性、核性（节段性）还是传导束性。此外，需要对三叉神经三支分布区域逐一检查（三支分布区域见图 4-3）。

面部感觉（视频）

（2）咀嚼运动：双手触摸两侧咬肌及颞肌，检查有无肌萎缩及肌肉松弛，再令患者做咀嚼动作，了解收缩力量，有无不对称。令患者张口，观察下颌有无偏斜，再让其向两侧移动下颌，并以阻力对抗之，检查力量大小。张口下颌偏向一侧提示该侧翼状肌麻痹。

咀嚼运动（视频）

（3）角膜反射：以捻成细束的棉丝轻触角膜，可引起两侧迅速闭眼。刺激同侧反射性闭眼为直接角膜反射，对侧为间接角膜反射。刺激结膜引起的类似反应称结膜反射。

角膜反射（视频）

（4）下颌反射：患者略张口，检查者以手指放在其下颏中部，用叩诊锤叩击手指，反射效应为下颌上提。传入、传出神经均为三叉神经，反射中枢在脑桥。正常人此反射轻微或不能引出，此反射增强提示脑桥以上双侧皮质脑干束损害。

临床意义：

（1）周围性三叉神经完全损害产生同侧面部（包括眼、鼻、口腔、舌）感觉障碍及咀嚼肌瘫痪（张口时下颌向患侧偏斜）。若选择性损害某一支，则只表现此支功能障碍。

（2）三叉神经感觉支病变还可发生三叉神经痛，表现为受累神经支配区域发作性剧烈疼痛。

（3）核性三叉神经损害依损害部位、范围不同临床表现有所不同，若运动核损害则表现单纯的咀嚼肌麻痹，三叉神经脊束核部分性损害则表现为节段性分离性痛、温觉障碍，面部痛、温觉障碍呈洋葱皮样分布。

5. 面神经（Ⅶ）

检查方法：

（1）运动：观察有无口角歪斜、额纹及鼻唇沟变浅和眼裂增宽。让患者做鼓腮、吹哨、示齿、闭眼、皱眉和皱额等动作，左右对比，观察有无相应的面肌瘫痪。疑有轻度面肌瘫痪时可在患者闭眼及鼓腮时给予阻力进一步验证。

面肌运动（视频）

（2）味觉：检查者用酸、甜、咸、苦四种试剂（可用白醋、糖水、盐水、奎宁水代替）依次检查舌前 2/3 味觉。检查前应交代注意事项，取得患者配合。令患者伸舌，每次用棉签蘸少许试剂分别涂在两侧舌前 2/3，让其指认写在纸上的"酸、甜、咸、苦、无"五字之一表示结果，也可检查者说出这五个字让患者点头表示确认，摇头表示否定，检查中患者不能缩舌或讲话。每检查完一种味觉，用清水漱口再检查下一种。

临床意义：

（1）面神经损伤定位

1）脑干面神经核：同侧周围性面瘫可伴有对侧偏瘫、病理征等长束损害表现，无听觉过敏、味觉丧失。

2）面神经管茎乳孔远端：同侧周围性面瘫+味觉缺失（鼓索支损害）+听觉过敏（镫骨肌支损害）。

3）膝状神经节：同侧周围性面瘫伴外耳道疼痛和疱疹，称亨特（Hunt）综合征。

4）面神经出茎乳孔：仅表现同侧周围性面瘫。

（2）鉴别中枢性和周围性面瘫（图 4-4）：前者系中央前回或皮层脑干束损害所致，后者系面神经运动核（核性）或面神经纤维（核下性）损害所致，两者的临床表现不同，在定位诊断上有重要价值。一侧中枢性面瘫时，只有下部面肌瘫痪而无上部面肌瘫痪，对侧鼻唇沟变浅、示齿口角歪斜，但眼裂、额纹正常，闭眼、皱眉、皱额等动作无障碍。中枢性面瘫常合并同侧肢体偏瘫和舌下神经瘫。一侧周围性面瘫时，患侧面肌全部瘫痪，表现为同侧鼻唇沟变浅、口角下垂、眼裂变大、额纹变浅或消失，示齿口角偏向健侧，鼓腮、吹哨、闭眼、皱眉、皱额等动作无法完成。

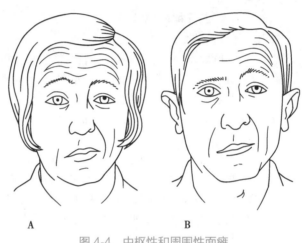

图 4-4　中枢性和周围性面瘫
A. 中枢性面瘫；B. 周围性面瘫。

知识点

面瘫常见病因

1. 急性起病单侧周围性面瘫　特发性面神经麻痹（Bell 麻痹）。

2. 急性起病双侧周围性面瘫　吉兰-巴雷综合征、急性 HIV 感染、莱姆病。

3. 急性起病中枢性面瘫　急性卒中。

4. 展神经和面神经同时受累　提示 Gradenigo 综合征（又称"岩尖综合征"），急性者可见于乳突炎，亚急性或慢性者见于鼻咽癌。

6. 前庭蜗神经（Ⅷ）

检查方法：

（1）蜗神经：注意能否听见谈话声，能否听见耳旁的捻指音或捻发音，能否听见秒表或音叉振动声，测定可听最远距离，通过左右比较或与检查者的正常听力比较，判断有无听力减退。对不能配合检查的患者，在其不注意时，于其一侧或身后突然给予强声刺激（如用力拍掌），如能引起反射性闭眼或扭头动作，说明患者有一定听力，此反射还可鉴别伪聋者。精确测定听力可行电测听检查。传导性耳聋低频听力减退较明显，神经性耳聋时高频听力减退较明显。用 128Hz 的音叉行 Rinne 试验和 Weber 试验，可鉴别耳聋的性质，即区别传导性耳聋与神经性耳聋。① Rinne 试验：用振动的音叉放于患者耳旁（检查气导），当患者听不见时立即报告，迅速将音叉柄末端置于乳突上（检查

Rinne 试验（视频）

骨导），让其报告能否听到，再反过来测试，比较气导时间与骨导时间的长短。正常人气导时间比骨导时间长数秒，传导性耳聋气导＜骨导，神经性耳聋虽气导＞骨导，但两者时间均缩短。②Weber试验：将振动的音叉柄末端置于患者额中线，比较两侧音响强度，正常两侧相同，传导性耳聋偏向患侧，神经性耳聋偏向健侧。

Weber试验（视频）

（2）前庭神经：首先要观察患者有无眩晕、眼震、呕吐、步态不稳等前庭症状或体征，当怀疑前庭功能损害时，可行变温试验（冷热水试验）或旋转试验检测前庭功能。①变温试验：检查前要排除鼓膜穿孔。检查垂直半规管时患者取坐位，头略前倾；检查水平半规管时取卧位，头后仰60°。检查者将冷水（30℃）或热水（40℃）缓慢灌入外耳道（100~250ml），正常人一般20~30秒后可出现眩晕、恶心及眼震，冷水试验引起的眼震向对侧，热水引起的眼震向同侧，持续时间40~50秒。若持续时间不足15秒，或3分钟仍无上述反应，提示前庭功能障碍。②旋转试验：患者坐在转椅上，头前倾30°，闭眼，将转椅向一侧旋转（10秒，20转以上），突然停止转动，让患者睁眼，可见与旋转方向相反的水平性眼震，正常持续时间约30秒，不足15秒提示前庭功能障碍。

临床意义：

蜗神经损伤：

（1）耳聋：传导性耳聋见于外耳道和中耳病变，以低频音域听力减退为主；神经性耳聋见于耳蜗和蜗神经病变，以高频音域听力减退为主。可用Weber和Rinne试验鉴别。

（2）一侧蜗神经冲动经双侧外侧丘系传至两侧大脑皮层听觉代表区，故一侧外侧丘系或听皮层损伤，不会导致明显的听力减退。

（3）耳鸣：多持续性存在，声音可以为各种各样，音调高低不等。

前庭神经损伤：

（1）眩晕：要鉴别真性眩晕和假性眩晕（见第三章第八节）。

（2）眼球震颤（nystagmus）：眼震多见于前庭系统及小脑病变。内耳、前庭神经病变（如迷路炎、梅尼埃病）引起的眼震多伴眩晕及自主神经刺激症状，眼震方向可为水平性、旋转性，但无垂直性。中枢性前庭损害（如脑干病变）引起的眼震方向不定，两眼眼震方向可不一致，所伴眩晕症状较轻甚至缺乏。垂直性眼震是脑干损害（常为脑桥）的特异性表现。注意：不少药物，如乙醇、巴比妥类和苯妥英钠等，亦可引起眼震。

（3）平衡障碍。

7. 舌咽神经和迷走神经（Ⅸ、Ⅹ）

检查方法：

（1）运动：首先询问有无吞咽困难、饮水呛咳，注意讲话时有无声音嘶哑、带鼻音或失声。当一侧舌咽神经和迷走神经麻痹时，让患者张口，可见患侧软腭弓下垂，发"啊"声时软腭弓不能上提，悬雍垂向健侧偏斜。必要时可通过喉镜检查有无声带麻痹。

（2）感觉：用压舌板轻触两侧软腭及咽后壁，检查有无触觉减退或消失。检查舌后1/3味觉，方法同前。舌咽神经麻痹可致患侧咽部感觉缺失。

（3）咽反射：用压舌板轻触两侧咽后壁，可引起呕吐及软腭上抬动作。此反射的传入神经为舌咽神经，传出神经为迷走神经，反射中枢在延脑，当反射通路受到损害时咽反射消失。双侧皮质脑干束损害引起的假性延髓麻痹仅有双侧咽喉肌运动功能障碍，无感觉及咽反射消失。

咽反射（视频）

临床意义：

（1）舌咽神经和迷走神经往往同时受损，主要症状为声音嘶哑、吞咽困难和饮水呛咳，即所谓"延髓麻痹（bulbar palsy）"。检查可见患侧软腭弓下垂，发"啊"声时软腭弓不能上提，悬雍垂向健侧偏斜，患侧咽部感觉缺失及咽反射消失。注意约20%的正常人咽反射不明显，但咽部感觉正常。

（2）同时伴有Ⅸ、Ⅹ、Ⅺ受损提示颈静脉孔综合征，常见于肿瘤压迫。

（3）同时存在真性延髓麻痹和假性延髓麻痹的疾病：肌萎缩侧索硬化和延髓空洞症。

8. 副神经（Ⅺ）

检查方法：

观察有无斜颈、塌肩，胸锁乳突肌和斜方肌有无萎缩。令患者转头和耸肩，以阻力对抗之，检查力量大小，有无不对称。

副神经检查（视频）

临床意义:

(1)一侧周围性副神经麻痹表现为患侧肩下垂,胸锁乳突肌和斜方肌萎缩,转头(向对侧)和耸肩乏力。

(2)颈静脉孔综合征可以累及副神经(Ⅺ),常见于后颅窝肿瘤。

(3)斜方肌和胸锁乳突肌肥大可以见于痉挛性斜颈。

(4)斜方肌和胸锁乳突肌萎缩见于肌萎缩侧索硬化,胸锁乳突肌肌电图对于肌萎缩侧索硬化的鉴别诊断(和颈椎病鉴别)有帮助。

知识点

真性延髓麻痹和假性延髓麻痹的鉴别

周围性舌咽神经和迷走神经损害产生真性延髓麻痹,双侧皮质脑干束损害产生假性延髓麻痹(pseudobulbar palsy),两者均有声音嘶哑、吞咽困难和饮水呛咳等延髓麻痹症状。鉴别要点是:假性延髓麻痹时可见双侧软腭弓下垂及活动受限,多伴长束体征及额叶释放症状(强哭强笑、出现抓握反射),咽反射存在;真性延髓麻痹软腭弓下垂及活动受限既可单侧也可双侧,核性损害(延髓病变)可伴长束体征,但脑干外神经纤维损害无长束体征,无额叶释放症状,患侧咽反射消失。

---

9. 舌下神经(Ⅻ)

检查方法:让患者伸舌,观察有无偏斜、舌肌萎缩及肌束震颤。令患者将舌抵住一侧颊部,以阻力对抗测试其力量大小。

临床意义:一侧舌下神经麻痹,伸舌时舌尖偏向患侧,两侧麻痹,则伸舌受限或不能。周围性舌下神经麻痹还伴同侧舌肌萎缩及肌束震颤。中枢性舌下神经麻痹由对侧皮质脑干束受损所致,无舌肌萎缩及肌束震颤,但常伴长束损害表现。

五、感觉系统检查

感觉检查(视频)

需要依赖患者主观感受,费时费力,特别需要取得患者合作和耐心。对轻度感觉减退需要反复核实,注意左右比较、近端与远端比较。

1. 浅感觉 痛觉检查用大头针刺激皮肤,触觉检查用棉签或纸片轻触皮肤,依次检查左右侧,肢体近端与远端,注意损害的分布和范围。发现感觉减退时,为确定其范围,一般从感觉减退区向正常区检查,若为痛觉过敏则从正常区向过敏区检查。温度觉检查用装有冷水(5~10℃)和热水(40~50℃)的试管接触皮肤,也可用手触摸患者皮肤粗略测试温度觉,患者的感觉应与检查者相反,如检查者感觉凉时患者应感觉温暖,反之亦然。一般痛、触觉无异常可不做温度觉检查。

痛觉(视频)

触觉(视频)

温度觉(视频)

2. 深感觉

(1)运动觉:患者闭目,检查者轻轻夹住手指或脚趾两侧使其屈曲或背伸,令患者说出运动方向,即"向上"或"向下"。先小幅运动,若患者不能识别,再加大运动幅度。

运动觉(视频)

(2)位置觉:患者闭目,检查者将其肢体放在一定位置,令患者报告或让其用另一肢体模仿。

(3)振动觉:将振动的音叉柄末端置于骨突起处,如手指、尺骨及桡骨茎突、鹰嘴、足趾、内踝及外踝、胫骨、膝盖、髂嵴、肋骨等,询问有无振动感,比较左右两侧感觉强弱及持续时间。

(4)复合感觉

1)实体觉:患者闭目,让其触摸熟悉的物件,如钥匙、钢笔和牙刷等,再令其说出物件的形状和名称。分别测试两手辨别力并进行比较。

振动觉(视频)

2）图形觉：患者闭目，检查者用手指或竹签在其皮肤画写简单的图形、阿拉伯数字和英文字母等符号，令其说出书写的内容，左右比较。

3）定位觉：患者闭目，用手指或棉签轻触其皮肤，让其指出刺激部位。正常误差手部 <0.35cm，躯干 <1cm。

4）两点辨别觉：患者闭目，用钝脚规的两脚或一脚分别刺激皮肤，令其报告是一点还是两点。若能正确区别，逐渐缩短两脚间距离，重复刺激，直至不能区别为止，注意左右比较。正常身体各处最小两点刺激辨别距离不一，其中指尖 0.2~0.4cm、手掌 1.5~2cm、手背 2~3cm、小腿前面 4cm、后背 6~7cm。

实体觉(视频)　　图形觉(视频)　　定位觉(视频)　　两点辨别觉(视频)

知识点

体表感觉的根性和周围性支配

①C_2~C_4 支配头颈部；②C_5~T_2 支配上肢（C_5~C_7：上肢桡侧；C_8~T_1：前臂尺侧）；③T_2~T_{12} 支配躯干（T_2：胸骨角；T_4：乳头；T_7：肋弓下缘；T_{10}：脐；T_{12}~L_1：腹股沟）；④L_1~S_3 支配下肢（L_1~L_3：股前；L_4~L_5：小腿前面；S_1~S_2：足底及下肢后面）；⑤S_4~S_5：支配鞍区（图4-5）。

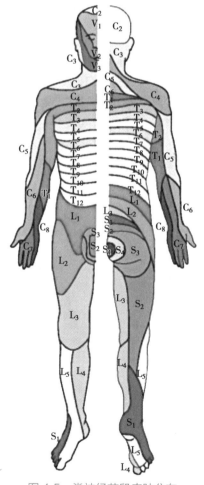

图 4-5　脊神经节段皮肤分布

注意:传递身体不同节段的深、浅感觉纤维在脊髓有一定的排列次序。在脊髓颈段,传递痛温觉和轻触觉的脊髓丘脑束纤维由背外侧向腹内侧依次为骶、腰、胸、颈,传递本体觉和精细触觉薄束、楔束纤维由外向内依次为颈、胸、腰、骶。这种定位排列次序对髓内、髓外病变的鉴别有一定意义。

知识点

感觉障碍的定位诊断

1. 神经干 单支周围神经干损伤会引起该神经所支配区域感觉障碍,见于各种单神经病,如尺神经麻痹、正中神经麻痹、坐骨神经麻痹和股外侧皮神经炎等。时常有疼痛。

2. 神经末梢 神经末梢损害导致末梢型感觉障碍,常为对称性,远端重于近端,呈所谓手套-袜套样感觉障碍,见于多发性周围神经病。一般下肢感觉障碍较上肢出现早,常伴肌无力、反射改变和自主神经功能障碍。

3. 神经根 后根损害引起节段性感觉障碍。由于相邻神经根支配区域有一定重叠,一般单支后根损害不引起明显的感觉障碍,只有两支以上相邻后根同时损害才会出现明确的感觉障碍。神经根压迫性损害常有相应节段明显的疼痛或其他感觉刺激症状,称根痛。

4. 脊髓 脊髓损害引起的感觉障碍可分两种类型。第一种类型为传导束性感觉障碍,由感觉传导束损害所致,表现为病变平面以下相应的感觉减退或消失。例如,脊髓丘脑侧束损害引起病变平面以下对侧痛、温觉丧失,后索损害引起病变平面以下同侧深感觉障碍。第二种类型为节段性感觉障碍,由后角或中央部损害所致,表现为病变节段痛、温觉丧失,触觉、深感觉保留,称节段性分离性感觉障碍,例如脊髓空洞症。

5. 脑干 延髓外侧及脑桥下部外侧病变常引起交叉性感觉障碍。见于延髓背外侧综合征(Wallenberg综合征)。延髓内侧损害累及内侧丘系,导致对侧偏身深感觉障碍,而浅感觉保留。在上脑干,脊髓丘脑束与内侧丘系相伴而行,上脑干病变两者常同时受累,表现为对侧半身的深、浅感觉障碍。

6. 丘脑 丘脑病变引起对侧偏身各种感觉减退或缺失,常伴自发性疼痛及感觉过度。

7. 内囊 对侧偏身各种感觉减退或缺失,常伴偏瘫及偏盲。

8. 感觉皮层 对侧复合感觉障碍,痛温觉障碍较轻。通常肢体远端重于近端及躯干。局限性损害可引起对侧单肢感觉障碍。刺激性病变可引起感觉性癫痫发作。

不同定位的感觉障碍分布见图 4-6。

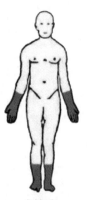 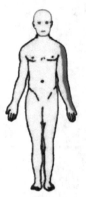 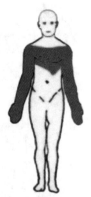 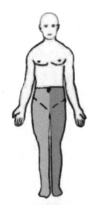

末梢型　　　　　　节段型　　　　　　节段型　　　　　　传导束型
(多发性神经病)　　 (后根型)　　　　　(前联合型)　　　 (脊髓半切综合征)

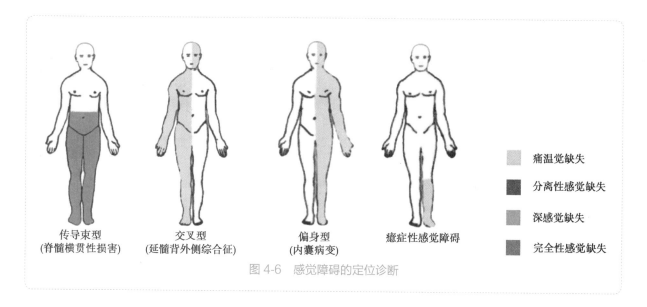

	痛温觉缺失
传导束型	交叉型	偏身型	癔症性感觉障碍	分离性感觉缺失
(脊髓横贯性损害)	(延髓背外侧综合征)	(内囊病变)		深感觉缺失
				完全性感觉缺失

图 4-6　感觉障碍的定位诊断

六、运动系统检查

1. **肌肉、关节形态**　观察有无肌萎缩或肥大及其分布,是否伴有肌束震颤,有无关节挛缩、畸形,注意左右比较。必要时可测量两侧肢体对称部位周长,一般上肢取尺骨鹰嘴、下肢取髌骨为标记,在其上、下10~15cm 处用软尺测量。

2. **肌张力(muscle tone)**　肌张力主要通过触摸肌肉坚实程度和感知肢体被动运动阻力来判断。检查时嘱患者尽量放松,触摸肌肉硬度,以不同速度和幅度反复被动运动其关节,体会阻力大小,并注意左右比较。肌张力增高时触摸肌肉有坚实紧绷感,被动运动肢体关节时阻力增大;肌张力降低时肌肉柔软迟缓,被动运动肢体阻力减小。若有肌张力增高,注意进一步区别其特点,是折刀样或是铅管样、齿轮样(表 4-4)。

肌张力检查(视频)

表 4-4　肌张力异常的判断

类型	表现	常见疾病
降低	肌肉柔软迟缓,被动运动肢体阻力减小	见于下运动神经元、小脑、急性锥体束损害(如卒中、脊髓炎)
肌痉挛	单向阻力为主(上肢伸直、下肢屈曲),关节运动之初、快速运动时更明显	见于锥体束损害
肌强直	阻力大小始终一致,不受运动方向及运动速度影响,呈"铅管样"强直,叠加震颤时呈"齿轮样"强直	见于基底核(锥体外系)损害

3. 肌力(muscle strength)

(1)一般检查:令患者主动做关节运动,并以阻力对抗之,检查肌肉收缩力大小。检查上肢时,可令患者抬臂,外展、内收肩关节,分别屈伸肘、腕和指关节。检查下肢时,可令患者屈、伸、外展和内收髋关节,分别屈伸其膝、踝和趾关节。检查颈部时,可令其头部前屈、后伸。检查躯干肌,则令其做仰卧起坐动作及俯卧抬头、抬肩动作。若不能对抗阻力,则嘱其做抗重力动作,观察肢体上抬的高度及角度。不能对抗重力时,观察肢体能否在床面上移动。无关节活动时,则观察有无肌肉收缩。肌力大小可分6级表示:

0 级:完全瘫痪,无任何肌肉收缩活动。

1 级:肌肉可收缩,但无关节活动。

2 级:肢体能在床面移动,但不能抬离床面。

3 级:肢体能抬离床面(可对抗重力),但不能对抗附加阻力。

4级:肢体能抬离床面并可对抗一定附加阻力,但比正常差。

5级:肌力正常。

(2)轻瘫试验:轻度肢体瘫痪,一般检查不能肯定时,可做轻瘫试验明确。

1)上肢平伸试验:①嘱患者两臂前伸,掌面朝下,手指并拢,瘫痪侧肢体可出现下垂、小指外展、前臂旋前动作。②两臂前伸,两手掌相对但不接触,各指用力分开,瘫痪侧手指逐渐靠拢并屈曲。

2)下肢轻瘫试验:①Mingazini试验。患者仰卧,嘱其膝、髋关节呈直角屈曲,瘫痪侧小腿会逐渐下垂。②Jackson征。患者仰卧,两下肢伸直,患侧下肢呈外展外旋位。③Barre下肢第一试验。患者俯卧,膝关节呈90°或略低于90°屈曲,瘫痪侧小腿会逐渐下垂。④Barre下肢第二试验。患者俯卧,令其足跟尽量靠近臀部,可观察到患侧足跟与臀部距离较大。

(3)个别肌肉肌力检查:怀疑个别肌肉肌力减退时(见于周围神经、神经根及脊髓节段性病变),可做针对性重点检查。肢体主要肌肉肌力神经支配及检查方法见表4-5。

运动检查(视频)

上肢平伸试验(视频)

表4-5　肢体主要肌肉神经支配及肌力检查方法

肌肉	主要神经根	周围神经	功能	检查方法
三角肌	C_5	腋神经	上臂外展	上臂水平外展位,检查者将肘部下压
肱二头肌	$C_5 \sim C_6$	肌皮神经	屈肘,前臂旋后	前臂旋后并屈肘,检查者加阻力
肱桡肌	$C_5 \sim C_6$	桡神经	屈肘,前臂旋前	前臂正中位屈肘,检查者加阻力
肱三头肌	C_8	桡神经	伸肘	伸肘,检查者加阻力
桡侧腕长伸肌	$C_6 \sim C_7$	桡神经	伸腕	伸腕,检查者于手背桡侧加阻力
尺侧腕伸肌	C_7	桡神经	伸腕	伸腕,检查者于手背尺侧加阻力
桡侧腕屈肌	$C_6 \sim C_7$	正中神经	腕关节屈曲并外展	屈腕,检查者于手掌桡侧加阻力
尺侧腕屈肌	C_8	尺神经	腕关节屈曲并内收	屈腕,检查者于手掌尺侧加阻力
指伸肌	C_7	桡神经	伸2~5指	伸2~5指,检查者加阻力
指屈肌	$C_8 \sim T_1$	正中神经、尺神经	屈2~5指	屈2~5指,检查者加阻力
拇短展肌	T_1	正中神经	外展拇指	外展拇指,检查者加阻力
拇对掌肌	T_1	正中神经	拇指对掌	拇指对掌,检查者加阻力
第一骨间背侧肌	T_1	尺神经	外展示指	外展示指,检查者加阻力
小指展肌	T_1	尺神经	外展小指	外展小指,检查者加阻力
髂腰肌	$L_2 \sim L_3$	股神经	屈髋	仰卧呈直角屈髋屈膝,对抗进一步屈髋
股四头肌	$L_2 \sim L_3$	股神经	伸膝	对抗伸膝
内收肌	$L_2 \sim L_4$	闭孔神经	内收髋	仰卧两腿伸直分开,检查者对抗并拢
臀大肌	$L_5 \sim S_2$	臀下神经	伸髋	俯卧屈膝,检查者对抗膝关节抬离床面
臀中肌、臀小肌	$L_4 \sim S_1$	臀上神经	外展髋	仰卧两腿伸直并拢,检查者对抗分开
股后肌群	$L_5 \sim S_1$	坐骨神经	屈膝	屈膝,检查者加阻力
胫前肌	$L_4 \sim L_5$	腓神经	踝背屈	踝背屈,检查者于足背侧加阻力
趾长、短伸肌	$L_5 \sim S_1$	腓神经	趾背屈	趾背屈,检查者于趾背侧加阻力
腓骨肌	$L_5 \sim S_1$	腓神经	足外翻	足外翻,检查者于足背外侧加阻力
胫骨后肌	L_4	胫神经	足内翻	足内翻,检查者于足背内侧加阻力
小腿三头肌	$S_1 \sim S_2$	胫神经	踝跖屈	踝跖屈,检查者于足底加阻力

知识点

上下运动神经元损伤的鉴别

上运动神经元损伤表现:瘫痪肌肉肌张力增高,无肌萎缩(可有轻度失用性肌萎缩),腱反射亢进,浅反射消失,出现病理反射,肌电图无失神经电位,病理检查无肌纤维变性。

下运动神经元损伤表现:瘫痪肌肉肌张力降低,肌萎缩,腱反射减弱或消失,无病理反射,肌电图示失神经电位,病理检查可发现肌纤维变性。

知识点

上运动神经元损伤的判定

1. 皮层 多为单瘫。病变靠近中央前回上部以下肢瘫痪为主,病变靠近中央前回下部以上肢瘫痪或面部瘫痪为主,左侧病变累及额下回后部可伴运动性失语。若为刺激性病变,则表现为对侧身体部分性运动性癫痫发作。

2. 内囊 多引起对侧完全性偏瘫,即中枢性面瘫、舌下神经瘫及上、下肢瘫。内囊损害所致偏瘫常伴对侧偏身感觉障碍,若同时累及视辐射,还可伴对侧同向偏盲,称"三偏征"。放射冠受损时,临床表现介于两者之间,多为上、下肢程度不一的偏瘫。

3. 脑干 一侧脑干病变多表现为交叉性瘫痪,即病变同侧脑神经周围性瘫痪,对侧偏瘫。中脑损害可引起同侧动眼神经麻痹、对侧完全性偏瘫(Weber综合征);脑桥损害产生同侧周围性面神经和展神经麻痹及对侧偏瘫 - 脑桥腹外侧部综合征(Millard-Gubler综合征);延髓内侧损害可产生交叉性舌下神经偏瘫(Jackson征)。脑干病变范围较广可累及双侧锥体束,除有相应平面的脑神经损害表现外,常有四肢瘫及延髓麻痹。

4. 脊髓 损伤平面以下随意运动丧失(常表现为截瘫),常伴传导束性感觉障碍(病变平面以下痛温觉减退或消失),有时伴括约肌功能障碍。一侧病变可引起脊髓半切综合征(Brown-Sequard syndrome)。

知识点

下运动神经元损伤的判定

1. 脊髓前角 弛缓性瘫痪,呈节段性分布,无感觉障碍。如颈5损害引起三角肌瘫痪,颈8~胸1损害引起手部小肌肉瘫痪,腰3~腰4损害引起股四头肌瘫痪。急性损害见于脊髓灰质炎,慢性损害见于运动神经元病(肌萎缩侧索硬化、进行性脊肌萎缩症)。后者可伴肌束震颤。

2. 神经根 前根损害瘫痪亦呈节段性分布,因后根常同时受累,故可伴根性神经痛及节段性感觉障碍,多见于髓外肿瘤、神经根型颈椎病和脊膜炎症。

3. 周围神经 周围神经干损害引起瘫痪和感觉障碍,与其支配范围一致。多发性周围神经病引起四肢远端对称性肌肉瘫痪,并伴手套 - 袜套样感觉障碍,可伴有周围自主神经功能障碍,见于吉兰 - 巴雷综合征。

4. 神经肌肉接头 肌无力或瘫痪有易疲劳性和昼夜波动性,无感觉障碍,见于重症肌无力。

5. 肌肉 受累肌肉瘫痪,可有肌萎缩、肌酶谱增高,无感觉障碍、肌束震颤,见于肌营养不良或肌炎。

4. **不自主运动**(involuntary movement) 观察有无不能控制的异常运动动作,并注意其运动模式、速度、幅度、节律,情绪波动、安静、随意运动、疲劳和睡眠对其有何影响。确定不自主运动属何种类型,如舞蹈样动作、手足徐动、震颤、抽动和肌阵挛等。常见的不自主运动识别如下:

(1)运动减少及运动迟缓:运动减少(akinesia)指随意运动缺乏或明显减少,运动迟缓(bradykinesia)指随意运动速度缓慢笨拙,实际上由于这两种运动症状常同时存在,临床上不严格区别。见于各种原因引起的帕金森综合征。

(2)肌强直:肌强直(rigidity)指肌张力均匀一致的增高,被动运动关节时可发现阻力增大。其特点是整个被动运动过程中阻力始终保持一致,屈伸运动的阻力也一致,而且阻力大小基本不受被动运动的速度和力量的影响,如同弯曲铅管一样,所以被称作"铅管样强直(lead-pipe rigidity)"。有时被动运动肢体关节时可感觉到转动齿轮样的节律性停顿,这一现象曾被称作"齿轮样强直(cogwheel-like rigidity)"。肌强直亦见于各种原因引起的帕金森综合征。

(3)静止性震颤:震颤(tremor)指相互拮抗的肌群交替收缩或同步收缩产生的一种节律性不随意运动,表现为肢体或头面部不自主节律性抖动。锥体外系疾病的典型震颤形式是静止性震颤(static tremor),有时可伴轻度姿势性或动作性震颤。静止性震颤的特点是肢体静止时震颤明显,肢体活动时震颤减弱或消失。典型的表现是手指每秒 3~5 次的节律性抖动,状如"搓丸"或"数钱",称"搓丸样震颤"。

(4)舞蹈症:舞蹈症(chorea)是一种迅速有力、幅度较大、无规律的不自主运动。患者手舞足蹈如同跳舞,通常上肢较下肢明显。头面部亦可累及,表现为皱眉、挤眼、咧嘴、伸舌等怪异表情动作,讲话音量节奏不规则。本症常见于亨廷顿病、小舞蹈症等纹状体病变及服用抗精神病药者。

(5)手足徐动症:手足徐动症(athetosis)又称"指划症"。这一症状的特点是手指、脚趾、舌或身体其他部位呈相对缓慢的、弯曲不定的不自主运动,常是一个动作接一个动作,导致受累的部位不能维持在某一姿势或位置。

(6)投掷症:投掷症(ballismus)或舞蹈样动作,指肢体近端剧烈粗大、无规律、投掷样不自主运动。典型的偏侧投掷动作被认为源于对侧底丘脑核病变。

(7)扭转痉挛:扭转痉挛(torsion spasm)又称"全身性肌张力障碍""变形性肌张力障碍",系围绕身体长轴缓慢不自主扭转运动及姿势异常。肢体及面部、舌运动模式同手足徐动症相似。肌张力障碍的异常运动和姿势常以相似的模式重复出现。

不自主运动(视频)

(8)抽动:抽动(tics)一般被定义为间歇性、无节律、似无目的、短促、重复刻板的运动或发声。具体表现因人而异,可表现为急速的挤眉、瞬目、歪嘴、耸肩和转颈等,也可有躯干的急速抖动和扭转。喉部的抽动可发出一些不随意的怪声或下流语言。部分患者伴抽动部位的不适感。典型的抽动常见于抽动 - 秽语综合征。

指鼻试验(视频)

5. 共济运动(coordination movement) 观察吃饭、刷牙、穿衣、取物和写字等日常活动是否协调准确,并做以下检查:

(1)指鼻试验(finger-to-nose test)、对指试验(finger-to-finger test):指鼻试验时,令患者上臂伸直,从不同方向以示指指尖指自己的鼻尖;对指试验时,令患者两臂伸直并外展,然后两侧示指指尖对指。先睁眼、后闭眼,重复进行,观察是否准确。小脑性共济失调时指鼻或对指不准并有意向性震颤,感觉性共济失调睁眼无障碍,闭眼则不准。

轮替试验(视频)

(2)轮替试验(rapid alternating test):令患者前臂快速交替旋前、旋后,或以手掌、手背交替拍打另一侧手掌,或足跟着地,足掌连续拍打地面。小脑性共济失调时这些动作显得笨拙,节奏变慢且不均匀,称轮替运动障碍(dysdiadochokinesia)。帕金森病亦有轮替运动障碍。

(3)反跳试验(rebound test):患者用力屈肘,检查者一手握住患者腕部对抗之,一手保护患者前胸,然后突然撤除阻力,小脑病变患者上肢活动不能终止以致反击自己胸部或面部。

反击征(视频)

(4)跟膝胫试验(heel-knee-shin test):患者仰卧,一腿抬高,再以足跟置于另一腿膝盖上,然后沿胫骨前面直线向下移动。小脑性共济失调抬腿找膝盖不准,下移时摇晃不稳。感觉性共济失调时闭目找膝盖不准。

跟膝胫试验(视频)

(5)闭目难立征(Romberg 征):让患者双臂平伸、两腿并拢站立,然后闭目,观察有无不稳及倾倒。感觉性共济失调时睁眼能站稳,闭眼不稳,称 Romberg 征阳性。小脑病变时,睁眼、闭眼均不稳,小脑半球病变易向患侧倾倒,小脑蚓部病变易向后倾倒,闭眼时更明显。前庭共济失调时睁眼、闭眼均不稳,闭眼更明显,但并非立即出现,而是稍等片刻后不稳才加重,倾倒方向多不固定。

闭目难立征试验 1
（视频）

闭目难立征试验 2
（视频）

（6）起坐试验：患者仰卧，两臂交叉抱胸，无支撑情况下试行坐起，正常坐起时两下肢下压床面，小脑病变时出现屈髋、两腿抬离床面、坐起困难，称联合屈曲运动。

6. **姿势与步态**　依次观察站立姿势，一般行走情况，用脚跟、脚尖及脚跟对脚尖（直线行走）行走情况。注意从前、后、侧面观察姿势步态有无异常，行走时开步、转弯、步幅、速度、节奏和姿态有无异常。

起坐试验（视频）

姿势与步态（视频）

知识点

小脑损害的常见症状

1. 共济失调（ataxia）　一般上肢比下肢重，远端比近端重，精细动作比粗大动作明显。

2. 辨距不良（dysmetria）　指动作幅度把握不准，让患者对指或指向某一物体，常偏离目标。意向性震颤（intention tremor）是辨距不良的一种特殊表现形式，其特点是做指向运动时（如指鼻试验）出现肢体震颤，且越接近目标震颤越明显。

3. 构音障碍（dysarthria）　主要为语言节奏、重音失去正常规律，发声轻重缓急变化无常，呈断续、顿挫、暴发样语言，称暴发样语言或吟诗样语言。

4. 反跳现象（rebound phenomenon）　指对抗某种运动或姿势的阻力突然撤除，肢体运动不能及时终止导致幅度过大。

5. 轮替运动障碍（dysdiadochokinesia）。

6. 姿势不稳及共济失调步态。

7. 肌张力降低（hypotonia）。

8. 眼球震颤。

知识点

小脑损害定位判别

1. 小脑蚓部损害　躯干平衡功能障碍（躯干共济失调），患者站立不稳，行走时呈共济失调步态，可有眼震，上肢共济失调、构音障碍一般不明显，多见于蚓部肿瘤。小脑上蚓部损害可单纯表现为共济失调步态，见于慢性酒精中毒。

2. 小脑半球损害　小脑半球损害主要表现为同侧肢体共济失调，亦有步态不稳，且向患侧倾斜，可伴眼震、构音障碍。常见于脑血管病、肿瘤和脱髓鞘病变。

七、反射检查

1. 浅反射

（1）腹壁反射（abdominal reflex）（T_7~T_{12}，肋间神经）（图 4-7）：患者仰卧，下肢半屈曲使腹壁放松，检查者以钝器(如竹签)沿肋下缘、平脐及腹股沟上方,由外向内划两侧腹壁皮肤,反射效应为相应节段腹肌收缩,肚脐向刺激侧偏移。刺激以上三处腹壁引起的反射分别称上、中、下腹壁反射,其基本反射中枢分别位于T_7~T_8、T_9~T_{10} 及 T_{11}~T_{12}。

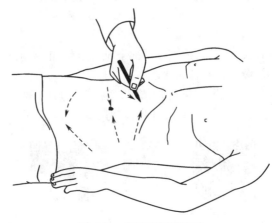

图 4-7　腹壁反射检查法

(2) 提睾反射(cremasteric reflex)(L_1~L_2,生殖股神经):用钝器自上而下轻划大腿上部内侧皮肤,反射效应为同侧提睾肌收缩,睾丸上提。

(3) 跖反射(plantar reflex)(S_1~S_2,胫神经):用钝器由后向前划足底外侧,至小趾根部转向内侧划过足掌,反射效应为足趾跖屈。

(4) 肛门反射(anal reflex)(S_4~S_5,阴部神经):用钝器划肛门周围皮肤,反射效应为肛门外括约肌收缩。

(5) 掌颏反射(palmomental reflex):用钝器轻划手掌大鱼际皮肤,阳性反应为同侧颏肌收缩,颏部上抬。若反射明显增强或不对称提示皮质脑干束损害。

腹壁反射(视频)

掌颏反射(视频)

2. **深反射(腱反射和骨膜反射)**　深反射检查首先要让患者肢体放松并且位置适当,让患者数数、检查下肢时上肢握拳或两手手指钩紧对拉可帮助放松,并且可使反射效应增强。两侧比较对确定反射异常非常重要,两侧腱反射不对称可能较两侧对称性减弱或增强更具临床意义,但注意检查时两侧叩击力量和肢体的位置必须对称。深反射强度分5级:

消失(−)	无肌肉收缩反应
减弱(+)	较正常反应弱
正常(++)	反应正常
活跃(+++)	较正常反应增强但无阵挛
亢进(++++)	伴有阵挛或腱反射重复反应(叩击肌腱1次引起多次肌收缩)

(1) 肱二头肌反射(biceps reflex)(C_5~C_6,肌皮神经):患者肘关节半屈曲,检查者左手拇指紧扣在其肱二头肌肌腱上,右手持叩诊锤叩击左手拇指,反射效应是肱二头肌收缩引起屈肘。

肱二头肌反射
(视频)

(2) 肱三头肌反射(triceps reflex)(C_7~C_8,桡神经):患者上臂外展,检查者在肘关节稍靠上握住其上臂,使其前臂可自由摇晃,叩击尺骨鹰嘴上方的肱三头肌肌腱,反射效应是肱三头肌收缩引起伸肘。

肱三头肌反射
(视频)

(3) 桡反射(radial reflex)(C_5~C_6,桡神经):患者前臂置于轻度屈曲和半旋前位置,叩击其桡骨下端,反射效应是肱桡肌收缩引起屈肘、前臂旋前,有时伴手指屈曲动作。

(4) 膝反射(patellar tendon reflex)(L_3~L_4,股神经):坐位检查时膝关节呈直角屈曲,小腿松弛下垂;卧位检查时检查者以左手从膝关节后方托住其两侧下肢,使膝关节呈半屈曲位。叩击髌骨下方的股四头肌肌腱,反射效应为股四头肌收缩,伸膝关节。

膝反射(视频)

(5) 踝反射(achilles tendon reflex)(S_1~S_2,胫神经):仰卧位检查时,膝关节半屈曲,检查者左手握住其足部使踝关节呈直角屈曲,叩击跟腱,反射效应为踝跖屈。俯卧位检查时,膝关节呈直角屈曲,检查者向下适当按压足部使踝关节呈直角屈曲,叩击跟腱。跪位检查时,让患者跪在床上,足悬床边,叩击跟腱。

(6)腱反射亢进特殊表现:腱反射亢进时可出现阵挛、Hoffmann 征、Rossolimo 征,目前认为是腱反射增强的特殊表现形式,虽然见于一些反射灵敏的正常人,但若两侧不对称或反应明显,仍可提示锥体束损害。

踝反射(视频)

1)阵挛(clonus)

踝阵挛:患者仰卧,膝关节轻度屈曲,检查者一手托住其小腿上端,一手握住足前部突然用力背屈踝关节并维持背屈位,阳性反应为踝关节连续节律性连续背屈、跖屈。正常人若有踝阵挛,次数一般在 5 次以下。髌阵挛:患者仰卧,下肢伸直,检查者用拇指和示指夹住髌骨上缘,突然用力向下方推动(不要松开),阳性反应为髌骨节律性上下颤动。

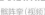
髌阵挛(视频)

踝阵挛(视频)

2)霍夫曼(Hoffmann)征(C$_7$~T$_1$,正中神经)(图 4-8):检查者用示指和中指夹住患者中指第二节指骨并使其腕关节略背屈,再以大拇指快速弹刮患者中指指甲,阳性反应为其他手指出现屈曲动作。若检查者用手指从掌面弹拨患者中间三指指尖,引起各指屈曲,称 Tromner 征(图 4-9),意义与 Hoffmann 征相同。

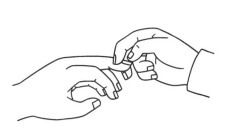
图 4-8 Hoffmann 征检查法

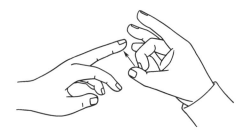
图 4-9 Tromner 征检查法

3)罗索利莫(Rossolimo)征(L$_5$~S$_1$,胫神经):患者仰卧,下肢伸直,检查者持叩诊锤叩击脚掌前部或用手从跖面弹拨足趾,阳性反应为足趾屈曲(图 4-10)。

3. 额叶释放反射 见于婴儿一些原始反射,如抓握反射、吸吮反射和唇反射等,是婴儿的适应性反射,以后随着神经发育成熟,这些反射被抑制。弥散性脑损害,特别是额叶病变可使这些原始反射释放出来。上述原始反射中抓握反射不会出现在婴儿期之后的正常人,若出现则具有较大的临床意义。其余原始反射可见于少数正常人,但一般反射效应微弱,若明显增强,也有临床意义。

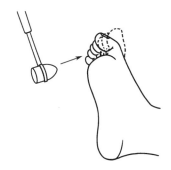
图 4-10 Rossolimo 征检查法

(1)抓握反射(grasp reflex):在患者不注意时,触摸其手掌或手指掌面,阳性反应为不自主抓握动作,强反应时会握住检查者的手指不放松。

(2)吸吮反射(sucking reflex):轻轻用手指或压舌板触摸患者嘴唇,阳性反应为吸吮或吞咽动作。

(3)噘嘴反射(snout reflex):检查者用示指垂直置于嘴唇中线位置,再用另一手或叩诊锤叩击示指,阳性反应为噘嘴动作。

(4)眉心征(glabellar sign):又称"Myerson 征"。用手指重复敲击患者眉心,正常人开始每次敲击有眨眼反应,但很快适应不再眨眼,异常反应为随着敲击的继续仍然眨眼不止。此征主要见于帕金森病。

4. 病理反射

(1)巴宾斯基(Babinski)征:检查方法同跖反射,即用竹签等钝器适度用力由后向前划足底外侧,至小趾根部再转向内侧(注意不要接触足趾),阳性反应为大脚趾背屈,有时伴其余各趾扇形散开(表 4-6)。

Babinski 征(视频)

表 4-6　深反射异常的临床意义

分类	临床意义
腱反射减弱或消失	1. 是下运动神经元或肌肉病变的一个重要体征。提示肌肉、神经肌肉接头、周围神经、脊神经根、后根节病变 2. 深昏迷、深麻醉、深睡、应用大量镇静药物 3. 锥体束急性损害
腱反射增强	1. 见于锥体束损害，是上运动神经元损害的重要体征 2. 腱反射增强也可见于神经症、甲状腺功能亢进、手足搐搦症和破伤风等神经肌肉兴奋性升高的患者
病理反射	1. 锥体束损害的重要体征 2. 昏迷、深睡、使用大量镇静剂 3. 2 岁以内儿童可出现伸性跖反射，但无病理意义

（2）Babinski 等位征（图 4-11）：临床上还有不少其他方法可引出与 Babinski 征相同的反应，称 Babinski 等位征。检查方法分述如下：

Chaddock 征：用竹签等钝器从外踝下方向前划足背外缘。

Oppenheim 征：以拇指和示指沿患者胫骨前缘自上向下推压。

Gordon 征：用手挤压腓肠肌。

Schaeffer 征：用手挤压跟腱。

Gonda 征：向下紧压第 4、第 5 脚趾，数分钟后突然松开。

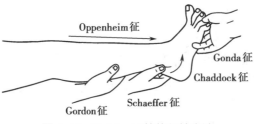

Babinski 等位征
（视频）

图 4-11　Babinski 等位征检查法

八、脑膜刺激征

脑膜刺激征是脑膜或神经根受刺激引起的保护性反应，包括颈项强直、克尼格（Kernig）征和布鲁津斯基（Brudzinski）征，见于脑膜炎、蛛网膜下腔出血及颅内压增高。

1. 屈颈试验　患者仰卧位，下肢伸直，头颈部放松，检查者立于床边，一手按住前胸，一手从枕后屈曲患者颈部，正常无阻力，下颌可抵前胸。若阻力大，屈颈活动受限并有颈后部疼痛提示屈颈试验阳性。注意颈椎疾病可有屈颈活动受限，帕金森综合征患者因颈肌强直可出现颈抵抗。

屈颈试验（视频）

2. Kernig 征　患者仰卧位，嘱其髋、膝均屈曲成直角，检查者一手固定其膝关节，另一手将小腿缓慢上抬，使膝关节伸直，若伸直受限（<135°）且伴有大腿后面及腘窝疼痛，视为 Kernig 征阳性。Kernig 征还可见于腰骶神经根及坐骨神经病变，如腰椎间盘突出、腰骶神经根炎、坐骨神经炎等。

Kernig 征（视频）

3. Brudzinski 征　有颈征、下肢征和耻骨联合征三种表现。患者仰卧位，两下肢伸直，检查者迅速屈曲其颈部，若出现双下肢髋、膝反射性屈曲，称颈征；让患者先屈曲一侧膝关节，检查者用力将该侧下肢压向腹部（屈髋），出现对侧肢体屈曲，称下肢征；叩击耻骨联合出现双下肢屈曲、内收，称耻骨联合征。

九、自主神经功能检查

1. 一般观察

（1）皮肤及黏膜：色泽有无苍白、潮红、红斑、发绀、色素脱失和色素沉着；质地有无变薄、增厚、粗糙、脱屑、潮湿和干燥;有无溃疡、压疮和水肿;温度有无增高或变凉;有无局部或全身多汗、少汗或无汗。

(2)毛发及指甲:毛发有无增多、稀少、脱失或分布异常,指甲有无增厚、变薄和松脆。

2. 自主神经反射及功能试验

(1)眼心反射(三叉神经,迷走神经):卧位放松,测脉率,检查者用示指和中指对双侧眼球逐渐施加压力20~30秒,再测脉率。正常人前后每分钟脉搏数减少 10~12 次,迷走神经损害者无反应,若每分钟脉搏数减少 12 次以上提示迷走神经功能亢进,若压迫后脉率不减少反而增加提示交感神经功能亢进,又称"倒错反应"。因压迫眼球可能引起视网膜脱离,该反射检查应慎重。

(2)颈动脉窦反射(舌咽神经,迷走神经):检查者用示指和中指压迫一侧颈总动脉分叉处(平甲状软骨上缘的胸锁乳突肌内缘处)10~15 秒,可使脉率减慢,异常结果及意义同眼心反射。该反射可能诱发心率过缓、血压过低甚至晕厥,不宜同时按压双侧动脉窦,有心脏病、颅内压增高者不宜做此项检查,检查中若发现面色苍白、出虚汗和晕厥,应及时终止压迫。

(3)卧立位试验:分别测卧位、立位心率和血压。若立位心率增加 12 次以上,提示交感神经功能亢进。由卧位变为立位 5 分钟内,直立位收缩压较卧位下降 20mmHg 以上,舒张压下降 10mmHg 以上,而心率加快与卧位相比小于 10 次 /min,考虑为神经源性直立性低血压,提示心血管肾上腺素能交感神经纤维损害。如果血压的下降小于 20/10mmHg,而心率较卧位增加大于 30 次 /min,或心率大于 120 次 /min,提示体位性心动过速,原因之一是副交感神经的功能减低或者交感神经功能相对亢进。

(4)竖毛反应:当皮肤受到寒冷及疼痛刺激时可反射性引起竖毛肌收缩(由交感神经支配),表现为毛囊处隆起,状如鸡皮,并逐渐向周围扩散,称竖毛反应。脊髓横贯性损害时,以冰块刺激颈后或腋窝皮肤,竖毛反应在损害平面以下消失。节段性或周围性自主神经损害,以冰块刺激或搔刮病变神经支配的局部皮肤不能引起竖毛反应。

(5)发汗试验:患者仰卧,皮肤上涂一层含 1.5% 碘和 10% 的蓖麻油的淡碘酊液,待干后再涂上一层干淀粉,然后通过环境加热、口服阿司匹林或肌内注射 1% 的毛果芸香碱 1ml 诱发出汗,汗液与淀粉、碘反应使覆盖物变成蓝色,不变色或变色较小的区域提示其自主神经功能受损。

(6)皮肤划痕试验:用竹签等钝器在皮肤上适度用力划出一条白线,正常反应为数秒后变为一条红线并增宽带有红晕,宽度一般不超过 0.6cm。若白线持续时间较久,提示交感神经兴奋性升高;若红线持续较久,并明显增宽甚至隆起,提示副交感神经兴奋性升高或交感神经麻痹。

皮肤划痕试验
(视频)

(7)膀胱功能试验:怀疑神经损害造成排尿功能异常(神经源性膀胱)时,可作此项检查帮助确定病变部位。先嘱患者排尿,再导尿并测残余尿尿量,向膀胱注入 15℃及 41℃温水测试膀胱感觉功能,再排空。将导尿管接测压计,以每分钟 10ml 的速度向膀胱内注入生理盐水,每注入 50ml 测定 1 次压力,直至患者感到有急迫排尿感或注入液体量达到 500ml 为止,记录患者刚有尿意和急迫排尿感的膀胱容量和压力,最后将结果绘成压力 - 容量曲线。正常 150~200ml 开始出现尿意,450~500ml 有急迫排尿感。若为高张力性膀胱(尿失禁、膀胱容积变小、张力增高、无残余尿、膀胱感觉正常或模糊),提示高位排尿中枢至骶髓初级排尿中枢的下行通路损害;若为低张力性膀胱(尿潴留及充溢性尿失禁、膀胱容积增大、张力降低、有残余尿、膀胱感觉消失),提示骶髓初级排尿中枢或其传入、传出神经损害。

知识点

筛查性神经系统体格检查

在门诊,临床医生一般没有充足时间对所有患者进行全套的神经系统体格检查,需要进行快速的体格检查以筛查出最常见的异常体征。为了筛查性神经系统检查的结果与病史中的重要症状一致,需要结合病史,在检查过程中确定需要重点检查的项目。对于无神经系统主诉患者的筛查性检查,一般都可以在 5 分钟或更短时间内完成,包括以下内容:

心理状态:在和患者交流中确定患者是否对时间、地点和人物定向力有正确判断。确认患者应答切题,能够提供详细而有逻辑连贯性的病史,说明心理状态正常,但若主诉是认知功能障碍,则另当别论。

脑神经:检查单眼视野、双侧瞳孔对光反射、各方向眼球运动、面部肌力及听手指捻发音,观察伸舌、转头及屈颈的力量。

感觉系统:检查四肢远端轻触觉、蹈趾的振动觉和两点辨别觉。

运动系统:检查踵趾步态和足跟行走及蹲起动作。检查双侧三角肌、肱三头肌、腕伸肌、手骨间肌、髂腰肌、腘绳肌和踝背屈肌的力量。检查上肢平伸试验。检查手指对指、指鼻试验和跟膝胫动作。

反射系统:检查双侧的肱二头肌反射、肱三头肌反射、膝反射、踝反射和足跖反射。

若发现不对称或其他异常,需要扩大检查范围。如若一侧手臂的肱三头肌无力,则必须检查该侧桡神经支配的其他肌肉及 C_7 神经根分布区的其他肌肉。体格检查范围的扩展还必须关注患者的特定主诉,如主诉内包含有最近记忆力下降,需要认真检查患者的认知功能。

(袁 云 李 凡)

【推荐阅读文献】

［1］陈生弟 . 神经病学 . 2 版 . 北京:科学出版社 , 2011.

［2］贾建平,陈生弟 . 神经病学 . 7 版 . 北京:人民卫生出版社 , 2013.

［3］吴江 . 神经病学 . 2 版 . 北京:人民卫生出版社 , 2010.

［4］BRADLEY WG, DAROFF RB, FENICHEL GM, et al. Diagnosis of neurological disease/Neurology in Clinical Practice. 5th ed. Philadelphia: Butterworth-Heinemann, Elsevier Inc, 2008.

［5］HAUSER SL, JOSEPHSON SA. Harrision's neurology in clinical medicine. 3rd ed. New York: McGraw-Hill Co, 2012.

［6］ROWLAND LP. Merritt's Neurology. 12th ed. New York: Lippincott Williams & Wilkins Co, 2009.

［7］WESTOVER MB, CHOI E, AWAD KM. Pocket Neurology. New York: Lippincott Williams & Wilkins Co, 2010.

第五章　神经系统的辅助检查

学习要求

1. 掌握 CT、MRI、X 线、DSA、脑血流图、血管超声等的读片方法；掌握神经系统常见疾病的 CT、MRI 影像学表现。

2. 掌握神经电生理检查（脑电图、肌电图、诱发电位）的适应证和注意事项；神经电生理检查结果的判读和临床意义。

3. 掌握腰椎穿刺的适应证、禁忌证及正确操作步骤；常见疾病的脑脊液改变。

4. 掌握周围神经、肌肉和脑活检的适应证。

第一节　概　　述

经过详细询问病史和仔细体格检查以后，临床医生能得出部分疾病的临床诊断。但是多数情况下还需要进行辅助检查来求证病史和体格检查，这些辅助检查对于疾病的临床诊断和鉴别诊断有十分重要的意义。随着科学技术的迅猛发展，神经内科医师进行诊断的辅助检查手段越来越多。目前临床比较常用的包括脑脊液检查、神经影像检查、神经电生理检查、血管超声检查、组织病理检查和基因诊断等。有些特殊检查对诊断帮助很大，但医生不能仅仅依赖辅助检查，须牢记"每一项辅助检查的结果都必须与临床症状、体征相结合才能做出正确的判断"。

第二节　脑脊液检查

脑脊液（cerebrospinal fluid，CSF）是存在于脑室和蛛网膜下腔内的一种无色透明液体，主要由侧脑室脉络丛通过主动分泌和超滤作用形成。CSF 经第三、四脑室流入小脑延髓池，然后分布于蛛网膜下腔内。大部分 CSF 经蛛网膜颗粒吸收到上矢状窦，小部分经脊神经根间隙吸收。

成人 CSF 总量为 110~200ml，平均 130ml，每天约生成 500ml，即 CSF 每天可更新 3~4 次。神经系统任何部位发生器质性病变时，如感染、炎症、肿瘤、外伤和 CSF 循环障碍等，都可以引起 CSF 成分的改变。CSF 压力、性状、化学成分、细胞学、免疫学、微生物学检查，对疾病的诊断、治疗和预后判断都有很大的帮助。

腰椎穿刺脑脊液检查

（一）操作方法

患者取左侧卧位，尽量屈髋、屈膝、低头使腰椎后凸充分暴露椎间隙。患者的背部靠近床沿，耳下可放一小枕头，使背部垂直于床面，脊柱与床面平行。最佳穿刺点是 L_3~L_4 椎间隙，也就是双侧髂嵴连线的中点，也可以选择 L_2~L_3 或 L_4~L_5 椎间隙。婴儿和儿童的脊髓延伸至 L_3~L_4 椎间隙平面，所以以腰椎穿刺时要选择较低的椎间隙。

腰椎穿刺是无菌操作。常规消毒铺巾后用 2% 的利多卡因 1~2ml 在穿刺部位皮内和皮下麻醉，将 5 号注射器针头刺入韧带后回吸无血液，边退针边推注麻醉剂。麻醉后穿刺者左手固定穿刺部位，右手持 9 号腰椎穿刺针（成人）垂直刺入皮下，针头斜面向上，针体垂直于脊背平面或略向头部倾斜，缓慢进针。刺入韧带时可有一定阻力感，当阻力突然减小有落空感提示进入蛛网膜下腔，抽出针芯可见 CSF 流出。穿刺成功后拔针芯要慢，以防蛛网膜下腔压力骤减引起脑疝（brain herniation）。如果 CSF 流速太慢，可将针尾靠近取样瓶的瓶壁，利用虹吸作用加快流速。偶尔可用小型的注射器抽吸以克服蛋白过多或黏性 CSF 的因素。"无脑脊液流出"可能是因为穿刺针不在蛛网膜下腔或椎管完全性梗阻所致。

成人腰椎穿刺 CSF 压力的正常值（侧卧位）为 80~180mmH$_2$O，儿童为 40~100mmH$_2$O。CSF 压力测定应包括初压（取 CSF 前）和终压（取 CSF 后）。测压时指导患者深呼吸放松，缓慢伸直颈部及下肢。当患者压力大于 200mmH$_2$O，提示颅内压增高。常见于脑水肿、颅内占位性病变、颅内感染、静脉窦血栓形成、良性颅内压增高等。压力小于 80mmH$_2$O 提示颅内低压，常见于 CSF 漏、脊髓蛛网膜下腔梗阻等。

通过奎肯施泰特试验（Queckenstedt test）观察蛛网膜下腔是否梗阻。具体方法是用手指压住颈静脉，先分别压一侧，再压两侧，观察 CSF 压力变化。无蛛网膜下腔梗阻时，压迫颈静脉引起测压管内液柱迅速升高，松开后 10 秒内下降至原水平。如果压颈时压力不升高（完全梗阻）或升高缓慢（部分梗阻），则提示存在脊髓蛛网膜下腔梗阻，称为压颈试验阳性。压迫一侧颈静脉引起升高而压迫另一侧不升高，则提示不升高侧横窦梗阻，称为 Tobey-Ayer 试验阳性。在进行压颈试验前可以先做压腹试验做初步判断椎管是否通畅。当存在颅内压升高或怀疑有颅内占位病变时禁止做压颈试验，以免发生脑疝。

（二）适应证

1. 诊断性腰椎穿刺

（1）CSF 动力学检查，如 CSF 放液试验明确有无正常颅内压脑积水。

（2）CSF 常规、生化、细胞学、病原学、免疫学等检查。鉴别中枢神经系统感染如化脓性、结核性和病毒性脑膜炎等，并随访疗效。可提供诊断依据，如 CT 阴性的蛛网膜下腔出血，吉兰 - 巴雷综合征 CSF 蛋白 - 细胞分离，多发性硬化（multiple sclerosis，MS）检出 CSF 寡克隆区带及 IgG 指数增高，脑膜癌病 CSF 细胞学检查发现癌细胞等。

（3）鞘内注射放射性核素，扫描脑室、脊髓腔内病变。

2. 治疗性腰椎穿刺 鞘内注射麻醉剂、抗生素或化疗药物，进行椎管内麻醉、治疗结核性脑膜炎或脑膜癌病等，因具有一定的风险性，需严格把握适应证。

（三）禁忌证

1. 高颅压伴有严重的视神经乳头水肿患者，因腰椎穿刺可能诱发致死性脑疝，要慎重。当视神经乳头水肿是由于脑内肿瘤引起时，腰椎穿刺的危险性相当大。后颅凹占位性病变或有慢性枕大孔疝者为腰椎穿刺禁忌证。虽然脑膜炎患者行腰椎穿刺时有脑疝形成的危险，但为了及时明确诊断、早期治疗，需与家属充分沟通必要性和风险性，腰椎穿刺时谨慎测量压力和留取 CSF。

2. 穿刺部位局部皮肤有破溃、感染或有脊柱结核患者。

3. 有出血倾向患者。血小板减少及出血素质者穿刺易引起蛛网膜下腔、硬膜下及硬膜外出血，正在应用肝素或华法林的患者操作前应谨慎评估。

4. 处于休克、生命体征不平稳的患者，处于抢救垂危状态的患者，严重躁动不安、不能配合的患者。

（四）并发症

1. 最常见的并发症是腰椎穿刺后低颅压头痛，严重者可伴有恶心、呕吐，是因为穿刺后 CSF 压力降低，牵动颅内和硬膜的血管所致，可持续 2~8 天，平卧位可以缓解。应大量饮水，也可静脉输入生理盐水。

2. 脑疝是最危险的并发症，因严重高颅压并在腰椎穿刺时过多放出 CSF 可能诱发，表现为突发意识障碍甚至呼吸心跳停止。

3. 穿刺过程中无菌操作不严格可引起化脓性脑膜炎和椎间盘感染。

4. 穿刺中导入的特殊物质（如滑石粉）可引起无菌性炎症。

5. 如针尖触碰到马尾神经，会引起暂时性神经根痛，一般不需要特殊处理。

（五）CSF 检查结果

1. 常规

（1）外观：正常 CSF 是无色透明的。轻度的颜色改变可通过在白色背景下比较 CSF 标本和水来判断。当红细胞计数大于 200×10^6/L 时，CSF 呈雾状稍带粉红色。红细胞计数达 1 000~6 000×10^6/L 时，CSF 呈粉红或红色。离心或静置 CSF 标本可以出现红细胞沉积。CSF 呈红色时可做三管试验区别穿刺损伤和蛛网膜下腔出血，穿刺损伤患者的第二、三管样本颜色依次变淡，蛛网膜下腔出血患者三杯颜色均匀一致。蛛网膜下腔出血患者数小时后红细胞溶解,上清液呈粉红色,静置 1 天后变为黄色(CSF 黄变)。穿刺损伤的 CSF 标本立即离心后上清液清亮无色。当白细胞计数大于数百个或数千个时,CSF 呈不透明状或浑浊呈毛玻璃状(米汤样),毛玻璃样多为化脓性炎症。椎管梗阻时,蛋白质含量可大于 10g/L,CSF 呈黄色,离体后自动凝固如胶冻状,称为弗洛因综合征(Froin syndrome)。

(2)细胞:正常成人 CSF 白细胞计数(0~5)× 10^6/L,多为单个核细胞,(6~10)× 10^6/L 为界限状态,>10× 10^6/L 即为异常。

通过 CSF 样本离心、微孔过滤,并进行 Wright-Giemsa 染色后镜检,可以辨认并进行细胞分类和发现肿瘤细胞、病原菌。中枢神经系统化脓性感染时中性粒细胞增多;病毒性感染时淋巴细胞增多;结核性脑膜炎时 CSF 呈混合性细胞反应。脑寄生虫病时不仅细胞数升高,而且嗜酸性粒细胞和浆细胞增多。蛛网膜下腔出血时呈无菌炎性反应及红细胞引起的单核吞噬细胞反应,4~5 天后出现吞噬含铁血黄素的巨噬细胞,在出血后数周甚至数月仍可查到。

对一些特殊感染性疾病、考虑肿瘤性疾病累及中枢神经系统时,可通过脑脊液脱落细胞病理学检查和脑脊液流式细胞学进一步检查,明确特殊细胞类型。

2. 生化

(1)葡萄糖:正常 CSF 葡萄糖浓度为 2.5~4.4mmol/L(50~75mg/dl),也就是血糖浓度的 1/2~2/3。CSF 葡萄糖浓度低于 2.25mmol/L 时为异常。静脉注射葡萄糖后 2~4 小时,CSF 葡萄糖浓度达到稳定,血糖降低时也存在同样的延迟效应。所以检测 CSF 葡萄糖浓度时最好提前抽取血液。CSF 葡萄糖浓度明显降低常见于结核、真菌感染,也可见于脑膜癌病。葡萄糖增高见于糖尿病患者。

(2)蛋白

1)蛋白定量:成人腰椎穿刺 CSF 蛋白正常值为 0.15~0.45g/L。基底池 CSF 蛋白正常值为 0.1~0.25g/L,而脑室 CSF 蛋白正常值为 0.05~0.15g/L。这种差异反映了脑室到腰池的血脑屏障对蛋白通透性的梯次变化。CSF 蛋白升高提示室管膜和脑膜存在病变。蛛网膜下腔出血时蛋白随红细胞同时溢出,其比例约为:1mg 蛋白/1 000 个红细胞;由于血液对软脑膜的刺激,CSF 蛋白可能要比这一比例升高数倍。结核性脑膜炎时,脑膜血管通透性增大,蛋白可达到 5.0g/L 以上。病毒性脑膜炎时,蛋白通常为 0.5~1.0g/L,有时可达到 2.0g/L 以上,但也可以正常。脑室旁肿瘤可以降低血脑屏障的作用,使 CSF 蛋白量达到 1.0g/L 以上。少数吉兰-巴雷综合征和慢性炎性脱髓鞘性多发性神经病患者,CSF 蛋白值可高于 5.0g/L。因肿瘤或椎间盘突出导致椎管部分梗阻可使 CSF 蛋白值升高到 1.0~2.0g/L。

2)免疫球蛋白:目前已知仅少数类型的免疫球蛋白和中枢神经系统疾病有联系,其中最重要的是 IgG。在多发性硬化、神经梅毒、亚急性硬化性全脑炎、结核性脑膜炎和其他慢性病毒性脑膜脑炎等疾病时,CSF IgG 升高,占蛋白总量的 12% 以上,但血浆 IgG 并不升高,提示这些免疫球蛋白来自神经系统。然而,血浆中球蛋白的升高会引起 CSF 球蛋白同时升高,因此,CSF 中球蛋白升高时,可做蛋白电泳明确其蛋白组分特点。此时 γ 球蛋白可能出现一个不连续的条带,是神经系统合成免疫球蛋白的标志,称为寡克隆区带(oligoclonal bands,OB)。检测 CSF-IgG 指数、24 小时 IgG 合成率及寡克隆区带对诊断多发性硬化有重要价值。神经节苷脂抗体在 CSF 及血清中的水平有助于周围神经疾病如多灶性运动神经病及不同亚型吉兰-巴雷的诊断和鉴别。水通道蛋白 4(aquaporin4,AQP4)对视神经脊髓炎谱系疾病(neuromyelitis optica spectrum disorder,NMOSD)的诊断具有重要价值。抗 N-甲基-D-天冬氨酸受体(N-methyl-D-aspartate receptors,NMDAR)脑炎是一种自身免疫性疾病,CSF 中抗 NMDAR 抗体水平是疾病诊断的重要依据。

(3)氯化物:正常 CSF 中氯化物为 120~130mmol/L,较血氯(96~106mmol/L)水平高。氯化物降低常见于结核性脑膜炎、化脓性脑膜炎和真菌性脑膜炎。病毒性脑膜炎、脑脓肿和脊髓灰质炎等可无显著变化。

3. 病原微生物检查 革兰氏染色可以检测细菌、真菌等。适当的染色条件下偶尔可以发现抗酸杆菌。新型隐球菌一般用墨汁染色。隐球菌表面抗原检查已成为检测隐球菌感染的常用手段。

CSF 密螺旋体荧光抗体吸收试验(FTA-ABS)对神经梅毒的诊断特异性、敏感性均很高。依赖螺旋体抗原的检测特异性更强,可辅助排除假阳性结果。

病毒的血清学检查因为耗时太长作用有限,但对回顾性研究脑膜炎或脑炎的原因大有帮助。CSF 病毒的快速检测常使用 PCR 技术。这种方法最宜用在病毒感染的第 1 周,因为此时病毒复制最活跃,遗传物质最丰富。PCR 技术也适用于结核分枝杆菌的快速检测,而常规结核分枝杆菌培养需要数周时间。各种微生物感染 CSF 的区别如表 5-1。

表 5-1　不同微生物感染 CSF 表现

微生物	外观及压力	白细胞计数	蛋白含量	葡萄糖	其他特征
细菌	浑浊,压力明显升高	高达(1 000~2 000)×10⁶/L,早期以中性粒细胞为主,中后期以淋巴细胞为主	增高,多在 1~5g/L,甚至可达 10g/L	通常低于血糖水平的 1/2	革兰氏染色有时可见细菌,病原培养可查见病原菌
病毒	清亮,压力正常或轻度升高	正常或增高,通常(10~500)×10⁶/L,多以淋巴细胞为主	正常或轻、中度增高,通常小于 1g/L	正常或轻度降低	病原体检查需要特殊的培养条件
真菌	多清亮,压力增高	多小于 1 000×10⁶/L,淋巴细胞为主,	增高	显著降低	隐球菌性脑膜炎可通过墨汁染色或培养确定病原体,曲霉菌、念珠菌等培养较困难
螺旋体	外观清亮,增高或正常	通常在(100~10 000)×10⁶/L,淋巴细胞为主	轻度增高	降低或正常	病原体分离困难,通常检测病原体抗原或抗体
结核分枝杆菌	有时浑浊呈毛玻璃样,压力增高	多在(50~500)×10⁶/L,早期可以中性粒细胞为主,中后期以淋巴细胞为主	增高,多在 1~2g/L,如有梗阻更高	常显著降低	病原体检查需要特殊的培养条件

第三节　神经影像检查

一、头颅和脊柱 X 线片

头颅 X 线片主要投照体位有后前正位、侧位、汤氏位以及切线位(图 5-1),可以观察头颅轮廓、颅底畸形、颅骨骨折、骨质侵蚀、骨质肿瘤性增生、颅内肿瘤和鼻窦感染等。脊柱 X 线片通常摄正、侧、斜位片,可以观察脊柱的生理曲度、有无脊柱裂,椎管及附近骨性结构的形态情况,椎旁有无软组织影等。脊柱 X 线片可以显示椎体的破坏性病变、骨折移位和佩吉特病(Paget 病)等。但目前 CT 和 MRI 的应用在很大范围内取代了X 线片检查。

二、计算机体层扫描成像

(一)计算机体层扫描

计算机体层扫描(computerized tomography,CT)由英国Hounsfield 及同事于 1969 年发明,使 X 线从头颅 X 线片发展

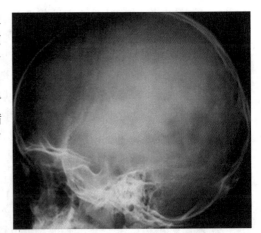

图 5-1　正常头颅 X 线片侧位

到可以从任何切面观察头颅和内容物。CT 在结果图像上可以分辨出骨质、CSF、血液和脑白质、灰质的不同密度(图 5-2),对 X 线吸收高于脑实质表现为增白的高密度阴影,如钙化和出血等;对 X 线吸收低于脑实质则表现为灰黑色的低密度影,如坏死、水肿、脓肿和囊肿等(图 5-3)。因此,CT 被广泛应用于颅内血管病的检查,特别是脑梗死、脑出血和蛛网膜下腔出血等的检查;另外还应用于颅内肿瘤、外伤、感染、先天性发育不良及白质病变等初步检查。

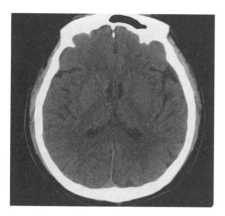
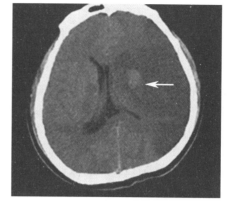

图 5-2　正常头颅 CT,显示颅骨、脑灰
质、白质及脑脊液

图 5-3　头颅 CT 示出血性脑梗死
左侧大脑半球大片状低密度,灰白质分界
不清,广泛水肿,箭头示左侧基底节区见片
状高密度影;左侧脑室受压狭窄、部分闭
塞,中线结构右移。

　　CT 扫描的优势在于便宜、快捷和易获得性,尤其是针对疾病状况不平稳、不合作、有幽闭恐惧症、体内有起搏器或其他金属植入物、使用机械通气的患者。CT 也有局限性,比如在颅后窝、颅中窝和颅腔高突面等处的病变因受骨性伪影干扰不易显示;CT 一般只能做轴位扫描,且组织分辨力较 MRI 低。CT 对显示脊柱、椎管和椎间盘优于 X 线片,在诊断椎间盘脱出、椎管狭窄和脊柱外伤有一定价值。

头部和椎体 CT
图像(组图)

　　(二)计算机体层血管成像
　　螺旋 CT 技术的发展不仅加快了扫描速度,减小部分容积效应,而且除轴位外,还能进行冠、矢状位及任意斜位断层,可进行各类三维重建及计算机体层血管成像(computerized tomography angiography,CTA)(图 5-4)。三维重建图像可以从多方位观察血管、肿瘤等病变周围血管情况,提供血管内外的影像信息,显示血管与邻近结构的关系,显示动静脉畸形的主要供血动脉与引流静脉,有助于手术及放射治疗计划的制订。CTA 可以清楚地显示 Willis 动脉环及大脑前、中、后动脉及其分支,主要用于动脉瘤、肿瘤血管、动静脉畸形、较大血管的栓塞和烟雾病等检查,还可以用于颈部血管的检查(图 5-5、图 5-6)。CTA 较 DSA 及 MRA 检查时间短,适于不能行长时间检查者;无动脉损伤及卒中危险;可很好显示钙化,不受金属夹限制。但对碘过敏及心肾功能不全者不宜检查。

计算机体层血管
成像(图片)

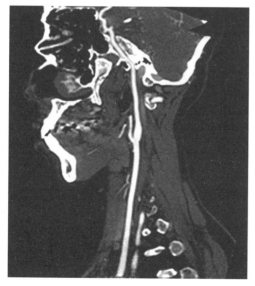
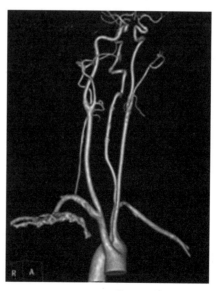

图 5-4　正常颈部 CTA 显示左侧颈内动脉

图 5-5　CTA 颈部血管三维重建显示
双侧颈内动脉及椎动脉

（三）脑 CT 灌注

脑 CT 灌注（computed tomography perfusion，CTP）是近年来发展起来的一种脑血流功能成像技术，也是一种脑血管造影成像技术，可以在 1 次注射对比剂后得到常规 CT 平扫、增强、3D-CTP 和 4D-CTA 图像，在较短时间内完成对全脑灌注和全脑血管的评价。CTP 是利用同位素示踪剂的原理来计算脑血流灌注量，能准确反映脑血流灌注情况，提供多个脑灌注参数图，包括脑血流量（cerebral blood flow，CBF）、脑血容量（cerebral blood volume，CBV）、平均通过时间（mean transit time，MTT）和达峰时间（time to peak，TTP）等。CBF 是指单位时间内流经一定量组织血管结构的血流量；CBV 指每单位脑组织中的含血量；MTT 是血液由动脉流入至静脉流出的时间，主要反映碘对比剂通过毛细血管的时间；TTP 指开始注入对比剂至脑内感兴趣区发生最大强化所需的时间。随着 16 排和 64 排螺旋 CT 的应用，CT 灌注与计算机体层血管成像技术的联合应用已在脑血管病的临床诊断和研究中广泛开展，可评价脑血管病患者的脑灌注损伤的范围、程度，定量分析其血流灌注参数，判断预后，同时客观地评价缺血区供血动脉的状况，为脑梗死治疗和预防提供影像学依据。

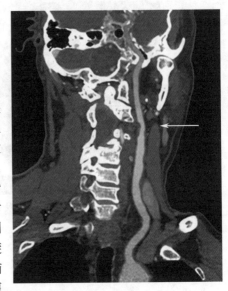

图 5-6 左侧颈内动脉轻度狭窄

三、磁共振成像

（一）磁共振成像

磁共振成像（magnetic resonance imaging，MRI）是目前应用最为广泛的神经影像技术之一，主要用于诊断颅内和脊髓病变，对海马硬化、肿瘤及皮质发育异常尤其敏感，对于诊断脱髓鞘脑病、脑炎、脑缺血和早期脑梗死等明显优于 CT。近十年来该技术发展迅速，一些新的磁共振技术如磁共振血管成像（MRA）、磁共振脑静脉成像（MRV）、磁共振波谱（MRS）、功能磁共振成像（fMRI）、弥散张量成像（DTI）和磁敏感加权成像（SWI）等已广泛应用于神经科学临床与科研。

MRI 图像实际上是组织中氢含量的图片，但它也受到氢原子周围的物理和化学环境影响。进行 MRI 检查时，被检查者在磁场中接受一系列脉冲后，组织内的质子运动被打乱，脉冲停止后，质子的能级和相位恢复到激发前状态，这个过程即弛豫。弛豫分为纵向弛豫（简称"T_1"）和横向弛豫（简称"T_2"）。不同的组织有不同的质子弛豫率，因此产生不同的信号强度，形成组织间的对比（表 5-2）。T_1 图像可清晰显示解剖细节，T_2 图像有利于显示病变。在 T_1 加权像上，CSF 为低信号（黑色），皮质边界和皮质、白质交界显示清楚。在 T_2 加权像上，CSF 及梗死、水肿和脱髓鞘等病灶显示为高信号（白色）。由于在 MRI 上白质和灰质对比明显，因此独立的神经核团及其中的病变在 MRI 均可显示。对于颞叶、后颅凹和颈延髓交界处的结构，MRI 比 CT 观察得更清楚，所有的结构都可清楚地显示冠状位、矢状位和横位三位像，其信号不会被邻近的骨质结构影响（图 5-7、图 5-8）。故 MRI 已广泛应用于颅内及颈部肿瘤、感染、血管病和发育异常等的检查（图 5-9、图 5-10）。

颅内和脊髓占位性
病变 MRI 图像

表 5-2 正常头部各组织结构的 MRI 信号强度特征

分类	脑白质	脑灰质	脑脊液	脂肪	脑膜	血管	骨髓	骨皮质
T_1WI	高	中	低	高	低	低	高	低
T_2WI	低	中	高	高	低	低	中	低

MRI 检查时间较长，需要患者配合，对儿童患者和神志不清楚者应用受限。MRI 检查的主要危险是会引起体内血管金属夹、金属假牙和其他铁磁物质的扭转和脱位。因为强磁场会破坏起搏器，目前仅安置抗磁共振起搏器的患者可以进行 1.5T 及以下的 MRI 检查。

另外，通过静脉注射造影增强剂如钆（gadolinium-DTPA），可通过改变氢质子的磁性作用而获得高信号，产生有效的对比效应，增加对肿瘤、炎症等病变的敏感性；并且较 CT 所用的碘造影剂相对安全。通过选择性抑制脂肪信号的脂肪抑制成像,使其失去亮的信号特征变为暗信号,以区分同样为亮信号的不同结构。水抑制成像技术(fluid attenuated inversion recovery,FLAIR)是一种实质性病灶显示高信号、CSF呈低信号的成像技术,可以显示早期的脑梗死和炎性脱髓鞘性病变,尤其是脑室旁的病变(图5-11)。

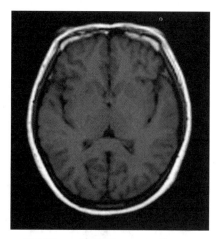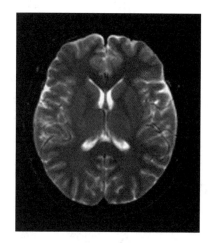

图 5-7　正常头颅 MRI T$_1$ 像　　　　图 5-8　正常头颅 MRI T$_2$ 像

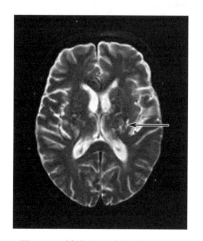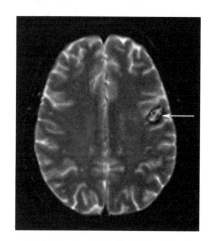

图 5-9　基底节区多发性脑梗死　　　　图 5-10　左侧额叶海绵状血管瘤

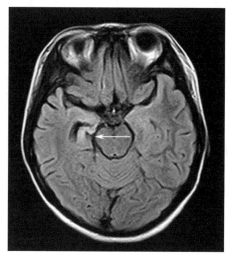

图 5-11　头颅 MRI T$_2$ 水抑制像
见右侧海马信号较左侧稍增高,右侧室颞角稍大。

头部和脊髓 MRI
图像(组图)

99

(二) 磁共振血管成像

磁共振血管成像(magnetic resonance angiography,MRA)是利用血液的流空现象和流空相关增强现象实现血管成像,注射造影剂可提高 MRA 成像质量。相比 DSA,MRA 不需插管、方便省时、无放射损伤、无创伤,但其空间分辨率差,信号变化复杂,易产生伪影。MRA 技术对颅内段的颈内动脉、大脑前动脉、大脑中动脉和大脑后动脉的正常形态进行成像(图 5-12),同时 MRA 对动脉瘤、动静脉畸形、大血管闭塞性及静脉窦血栓病变等诊断有一定价值(图 5-13),但尚不能取代 DSA 的作用。

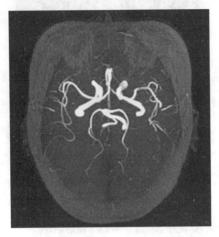
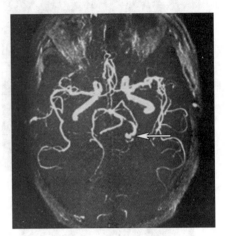

图 5-12　MRA 脑动脉正位重建图
显示颈内动脉、大脑前中后动脉及椎
基底动脉。

图 5-13　头部 MRA 示左侧椎动脉狭
窄,远端分支减少

(三) 磁共振静脉血管成像

磁共振静脉血管成像(magnetic resonance venography,MRV)是评价颅内静脉系统的无创性检查方法。目前常用的技术包括 2D-TOF 法、PC 法 MRV 和三维对比增强 MRV。MRV 已经被广泛应用于诊断静脉窦血栓形成、发现颅内静脉系统变异和血管畸形、观察颅内静脉系统受肿瘤侵犯程度和评价深浅静脉交通情况(图 5-14)。

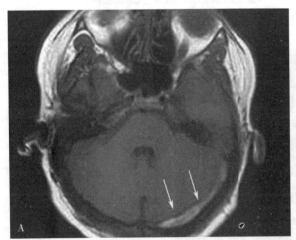
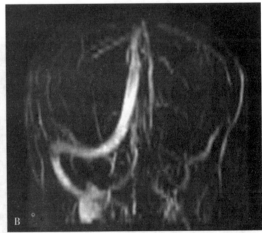

图 5-14　静脉窦血栓形成 MRV
A. 左侧横窦血栓形成;B. 左侧横窦和乙状窦没有血管流空现象。

(四) 磁共振波谱

磁共振波谱(magnetic resonance spectroscopy,MRS)是利用磁共振现象和化学位移作用,对一系列特定原子核及其化合物进行定量分析的方法。MRS 通过显示代谢物含量的多少,来反映组织代谢的生化改变,探测局部神经元病变。一般先行 MRI 检查,然后根据图像提供的病变部位对重点感兴趣区(region of interest,ROI)进行 MRS 检查,最后将 MRS 检出的代谢、生化表现与解剖部位的形态学特点进行综合分析后得出结论。目前常用于临床的原子核主要是 ^{1}H 和 ^{31}P,可测定 N- 乙酰天冬氨酸(N-acetyl-aspartate,NAA)、肌酐(creatine,Cr)、肌酸(choline,Cho)、乳酸和胆碱等 12 种脑代谢产物和神经递质的共振峰。其中磁共振质子波谱(^{1}H-MRS)显示 3 个不同的峰,包括 NAA、Cr、Cho。NAA 是正常脑组织 ^{1}H-MRS 中的第一大峰,位于 2.02~2.05ppm;仅存在于神经元内,是神经元密度和生存的标志,其含量多少反映神经元的功能状况。Cr 是正常脑组织 ^{1}H-MRS 中的第二大峰,位于 3.03ppm 附近,有时在 3.94ppm 处可见其附加峰(PCr);此峰由肌酸、磷酸肌酸、氨酪酸、赖氨酸和谷胱甘肽共同组成;是脑细胞能量依赖系统的标志;峰值一般较稳定,常作为其他代谢物信号强度的参照物。Cho 位于 3.2ppm 附近;由磷酸胆碱、磷酸甘油胆碱、磷脂酰胆碱组成,反映脑内的总胆碱量;是细胞膜磷脂代谢的成分之一。Cho 峰是评价脑肿瘤的重要共振峰之一,肿瘤快速的细胞分裂导致细胞膜转换和细胞增殖加快,从而使 Cho 峰增高;乳酸(Lac)位于 1.32ppm,由两个共振峰组成,正常情况下细胞代谢以有氧代谢为主,检测不到 Lac 峰,或只检测到微量;此峰出现说明细胞内有氧呼吸被抑制,糖酵解过程加强;脑肿瘤中,Lac 出现提示恶性程度较高,常见于多形胶质母细胞瘤中。MRS 常用于各种脑病、脑梗死、颅内肿瘤、癫痫、MS、阿尔茨海默病和肌病等的诊断、预后和疗效判断等,如胶质瘤表现为 NAA 峰下降、Cho 峰升高,Cr 峰稍有变化(图 5-15)。线粒体疾病,MRS 表现为 NAA 信号减低和异常乳酸信号等。

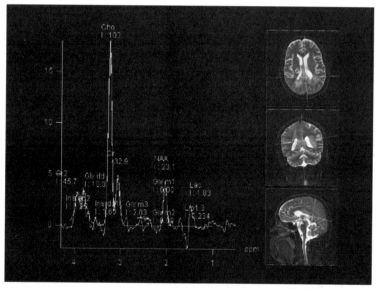

图 5-15　MRS 分析显示胶质瘤 Cho 明显升高,NAA 降低

(五) 功能磁共振成像

功能磁共振成像(functional magnetic resonance imaging,fMRI)是以血氧水平依赖信号(blood oxygen level dependant signal,BOLD)为基础,对皮质的功能进行定位。血中的脱氧血红蛋白含有顺磁性的铁,相当于一种内源性的对比剂。当其含量增加时,会引起局部信号降低;反之局部信号增强。成像基于脑功能活动中的生理学行为,大脑皮层某一区域兴奋时,局部小动脉扩张,血流量增加,但摄氧量仅仅轻度增加,故局部氧合血红蛋白含量增加,在 T_1 和 T_2 加权像上信号强度增高。fMRI 优点是空间分辨率高,其信号强度变化反映了该区的灌注变化,利用该原理可以进行皮层视觉、听觉和运动等功能定位成像。目前,fMRI 是一种重要的研究手段,但尚未广泛应用于临床。

fMRI 成像(单图)

(六) 磁共振弥散加权成像和灌注加权成像

磁共振弥散加权成像(diffusion-weighted imaging,DWI)采用回波平面成像技术,通过测量病理状态下水分子布朗运动的特征,发病 2 小时内即可发现缺血改变;在超早期脑缺血的诊断中有相当大的价值,可用于辅助区分新旧脑梗死病灶。灌注加权成像(perfusion-weighted imaging,PWI)通过显示毛细血管网的血流情况,提供周围组织氧和营养物质的功能状态,补充常规 MRI 不能获取的血流动力学信息,有助于缺血性血管病的早期诊治;生理学家和实验精神病学家可利用此项技术研究兴奋和思想活动时脑内血流量的改变。DWI 和 PWI 的动态变化可协助明确脑缺血半暗带(ischemic penumbra)、临床溶栓治疗指征以及为再通后疗效判断提供有价值的信息。

　　近年来,在常规 MRI 技术和弥散加权技术基础上发展起来的 MR 弥散张量成像(diffusion-tensor imaging,DTI)技术,能在活体显示脑白质纤维束走行、方向、排列和髓鞘等信息的无创成像方法,被广泛用于中枢神经系统的组织形态学和病理学研究。它利用水分子弥散在不均质组织中具有各向异性的特征,通过改变弥散敏感梯度方向,测得体素内水分子在各个方向上的弥散强度,在三维空间定量分析组织内水分子的弥散运动,利用所得多种参数值成像。DTI 主要用于评价组织结构的完整性、病理改变及组织结构和功能的关系。DTI 可以在活体检查脑组织的细微结构变化,同时在显示脑神经解剖、纤维连接和不同的病理改变方面有很大的价值。

DTI 成像显示脑脊髓神经纤维通路
(单图)

四、数字减影血管造影

　　数字减影血管造影(digital subtraction angiography,DSA)是通过计算机辅助成像的脑血管造影方法,具有良好的时间和空间分辨率,能清晰显示血管病变范围、部位、严重程度及侧支循环情况,是目前诊断颅内外血管病的金标准(图 5-16)。DSA 的临床应用有利于个体化治疗,评估预后,为后期复诊和治疗提供良好的影像资料,是开展脑血管内介入治疗及动脉内溶栓等的必需手段。DSA 检查有创、有辐射,复杂费时和费用高,操作复杂,技术含量高,需专业技术团队,但其较颈部血管超声、CTA、MRA 等无创检查准确性更高。DSA 已广泛应用于出血性脑血管病(包括颅内动脉瘤、脑血管畸形和硬脑膜动静脉瘘)、缺血性脑血管病及脊髓血管病(包括脊髓动静脉瘘)等(图 5-17)。DSA 禁忌证包括:①对碘过敏者(需经过脱敏治疗后进行,或使用不含碘的造影剂);②有严重出血倾向或出血性疾病;③有严重心、肝或肾功能不全者。

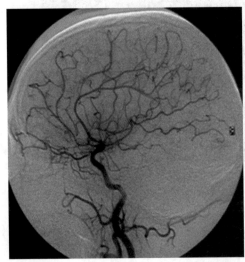
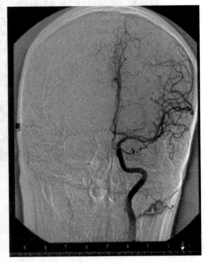

图 5-16　正常脑血管 DSA(左侧大脑中动脉)

正常右侧椎动脉
DSA(单图)

　　(一) 全脑 DSA 适应证

　　包括:①颅内外血管性病变,如出血性或闭塞性脑血管病变;②自发性脑内血肿或蛛网膜下腔出血病因检查;③头面部富血管性肿瘤术前了解血供状况;④观察颅内占位病变的血供与邻近血管的关系及某些肿瘤的定性;⑤头面部及颅内血管性疾病治疗后复查。

　　(二) 脊髓 DSA 适应证

　　包括:①脊髓血管性病变(图 5-18);②部分脑蛛网膜下腔出血而全脑 DSA 阴性者;③了解脊髓肿瘤与血管的关系;④脊髓富血管性肿瘤的术前栓塞;⑤脊髓血管病变治疗后复查。

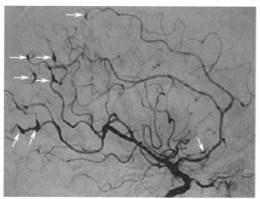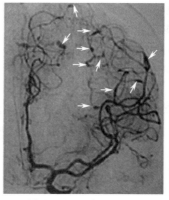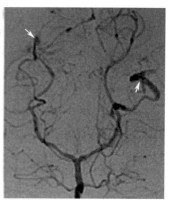

图 5-17　脑血管 DSA 检查示颅内多发梭形动脉瘤

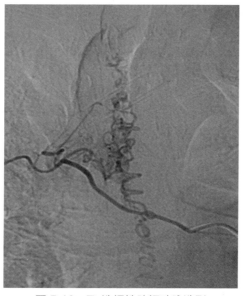

图 5-18　T$_5$ 选择性肋间动脉造影

显示脊髓硬脊膜动静脉瘘,椎管内脊髓表面弯曲
缠绕的引流静脉,类似弹簧样。

第四节　神经电生理检查

一、脑电图

脑电图(electroencephaiography,EEG)临床应用起自 1924 年,德国 H·Berger 首先从头皮上描记出人的脑电活动。脑电检查应用电子放大技术将脑部的生物电活动放大 100 万倍,通过头皮上两点间的电位差,或头皮和无关 / 特殊电极之间的电位差描记出的脑波图线,来反映脑神经细胞的电生理功能。脑电图测定脑的自发电活动,而 CT 及 MRI 提供的是脑结构改变的各种信息。功能与结构的研究常常是互补的,当神经功能障碍不伴有可检测的脑结构改变时,电生理研究具有重要意义。

(一)检测方法

1. **电极**　安置在头部用以导电的导体称之为电极。电极的式样颇多。常用的头皮电极:①柱状电极;②盘状粘连电极;③针形电极;④耳垂电极等。

头皮电极安置采用国际 10/20 系统,参考电极通常置于双耳垂。还可加用特殊电极描记脑底面和深部结构的电活动以协助诊断,如蝶骨电极诊断颅中凹及颞叶深部病灶,对颞叶癫痫定位有很大价值;皮质电极用于测定大脑皮层病变、癫痫灶的范围,为手术切除病变区域的皮质组织提供依据;深部电极在了解脑深部杏仁核、海马、丘脑腹外侧核等深部脑细胞核团的电极靶点定位中有重要的意义。

2. 导联　脑电图常用导联方法有：①单极导联法，将头皮上的作用电极与无关（参考）电极（常用假设为零电位的耳垂）相连。优点是异常波较局限，有利于病灶的定位；所描记的脑电波幅较高，对脑深部病变的显示较好。②双极导联法，将头皮上的任意两个作用电极相连，优点是干扰较少，定位较为准确，对皮层表面的病变显示较好。

3. 诱发试验　检查时可以进行下列操作以诱发异常脑电活动。

（1）睁闭眼试验：在脑电监测过程中，让被检查者睁眼10秒后闭眼。在睁闭眼中往往诱发癫痫性暴发异常波。

（2）过度换气：患者每分钟深呼吸20次，持续3分钟。过度换气能诱发特征性癫痫波或其他脑电异常。

（3）闪光刺激：将强光闪光刺激器放置在被检查者眼前，以不同的频率闪烁（常用诱发频率在10~20Hz），患者注视刺激器的中心。这时枕叶电极会随着光线的闪烁相应的显示出波形。光敏性癫痫可以诱发出异常癫痫波发放，甚至诱发癫痫发作。

（4）睡眠诱发：可以在患者入睡后（自然睡眠、静脉或口服镇静药后）记录脑电图。睡眠状态时脑电图异常极有意义，尤其是怀疑颞叶癫痫或者其他痫性发作。

（5）睡眠剥夺：让患者检查前夜完全不睡或早醒，使睡眠时间比平时缩短2~4小时，从而使癫痫患者容易出现癫痫波或癫痫发作。

由于癫痫等发作性疾病的突发性和短暂性，常规脑电图描记时间短，其阳性检出率不高，所以可通过延长描记时间来提高阳性率。目前常用的录像脑电图（video EEG）可将患者发作时的临床表现和脑电图同步分析，根据临床需要记录24小时或以上，但患者活动会受限制。

（二）正常脑电图

对脑电图的正确解释需要懂得正常或异常脑电图的特点和背景节律（与患者年龄有关），认识非对称节律及其周期性变化，最为重要的是要把假象、干扰和真正的异常区分开。

脑电图的分析
（微课）

脑电图的基本成分主要由频率、波幅、波形、位相、分布、出现方式和反应性等所组成。在脑电图中的单个电位差称为"波"，一个波从它离开基线到返回基线所需的时间（即从一个波底到下一个波底所需的时间）称为周期，以毫秒（ms）表示。同一周期的脑波在1秒内重复出现的次数称频率，以赫兹（Hz）表示。频率可反映大脑某区域新陈代谢的速度，是脑发育和衰老过程的重要指标。从出生至成人，脑电频率随年龄的增长而不断加快，老年人的脑电频率又有减慢的趋势。

脑电的基本节律波见表5-3及图5-19。

表5-3　脑波频率的分类

名称	频率 /Hz
δ 节律	0.3~3.5
θ 节律	4~7.5
α 节律	8~13
β 节律	14~30
γ 节律	>30

1. 成人脑电图　在清醒、安静和闭眼放松的状态下，脑电的基本节律波是 α 节律，其频率为 8~13Hz，波幅为 20~100μV，主要分布在顶枕部，闭眼或警觉时该节律衰减；β 节律，频率为 14~30Hz，波幅为 5~20μV，主要分布在额部和中央区，高电压的 β 节律提示镇静催眠药物作用；8Hz 以下的 θ 和 δ 节律均为慢波，常见于正常婴儿至儿童期，以及成年人的睡眠期。正常成人觉醒时的脑电图是以 α 波为基本频率并间有 β 波和少量低波幅的慢波所组成（图5-20）。

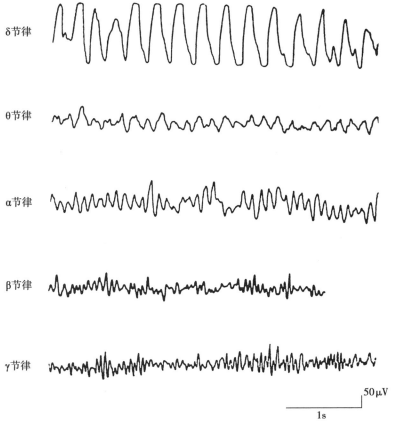

图 5-19　脑电图的基本节律

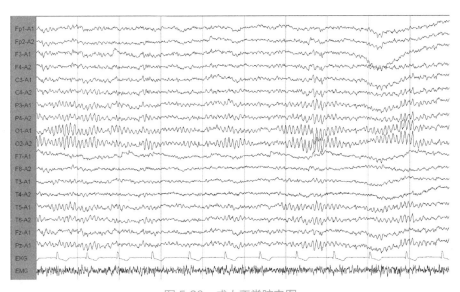

图 5-20　成人正常脑电图

清醒闭眼时顶枕区以 10Hz 左右 α 节律为主；额颞区以 β 节律为主。双侧基本对称。

2. **儿童脑电图**　以慢波为主，随着年龄的增加，慢波逐渐减少，而 α 波逐渐增多，14~18 岁时接近成人脑电波。儿童相对于成年人对上面提及的诱发刺激更为敏感。儿童在过度换气的中后阶段容易出现慢波（3~4Hz），停止过度换气后这种慢波很快消失。婴儿枕叶主要节律的频率约 3Hz，且极不规则。随着年龄增加，节律的频率也在增大，到了 12~14 岁，正常的 α 波成为主波。未成年人的脑电图较难解释，因为在每一年龄段都可以存在很多种波形，而这都是正常的，这就不可能用频率作为严格的分类标准。不过任何年龄的儿童出现了不对称的脑电波或者癫痫样波肯定是不正常的。

3. 睡眠脑电图 可分为:①非快速眼动睡眠(NREM),又称"慢波相",分为Ⅰ期、Ⅱ期、Ⅲ期。Ⅰ期(嗜睡或思睡期),α节律解体或减少,波幅降低,频率变慢,波形不整,持续性差,出现顶尖波。Ⅱ期(浅睡期),α波逐渐消失,出现K综合波和纺锤波(图5-21)。Ⅲ期(中睡和深睡期),在纺锤波的基础上出现高波幅慢波(图5-22)。②快速眼动睡眠(REM):出现低电压、混合频率的电活动(图5-23)。

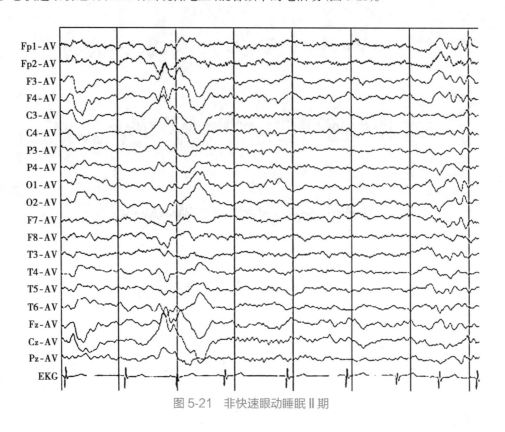

图 5-21 非快速眼动睡眠Ⅱ期

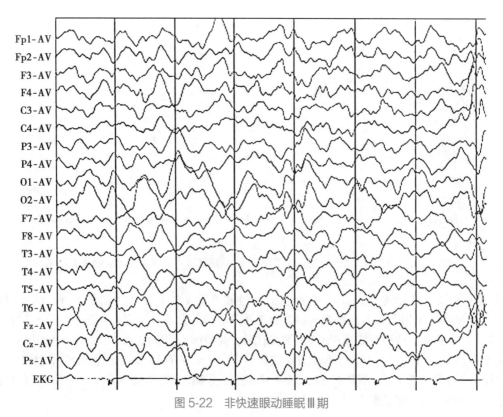

图 5-22 非快速眼动睡眠Ⅲ期

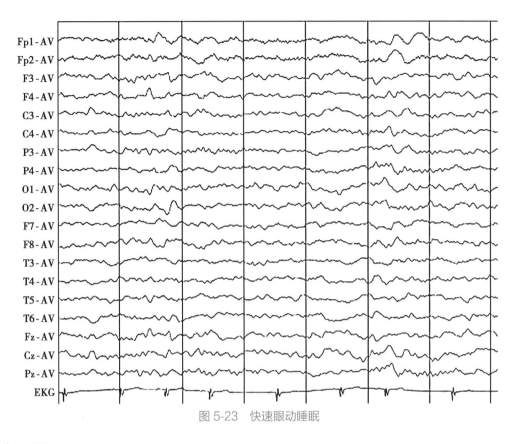

图 5-23　快速眼动睡眠

（三）异常脑电图

一般情况下，脑电图的病理波形并非某种疾病的标志，而是疾病所引起的脑功能紊乱的表现。常见的异常脑电图有：

1. 弥漫性慢波（diffuse background slowing）　背景活动为各导联的慢波，无特异性。可见于各种原因所致的脑病，如中毒或缺氧性脑病、中枢神经系统变性疾病及脱髓鞘脑病等。

2. 局灶性慢波（focal slowing）　是局灶性脑实质功能障碍所致。常见于局灶性癫痫、脑脓肿、局灶性硬膜下或硬膜外血肿等。

3. 三相波（triphasic waves）　一般为中至高波幅、频率为 1.3~2.6Hz 的负 - 正 - 负或正 - 负 - 正波。主要见于肝性脑病和其他中毒代谢性脑病。

4. 癫痫样放电（epileptiform discharges）　包括棘波、尖波、棘慢综合波、多棘波、尖慢综合波及多棘慢综合波等（图 5-24）。50% 以上的患者发作间期也可见癫痫样放电。放电的不同类型提示不同的癫痫综合征，如高幅失律是 West 综合征特征性的脑电图表现（图 5-25）；多棘波和多棘慢综合波通常伴有肌阵挛（图 5-26）；高波幅双侧同步对称，3 次 /s 重复出现的棘慢波提示失神发作（图 5-27）；颞叶癫痫在发作间期可见到颞区棘慢波（图 5-28）。

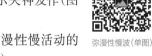

弥漫性慢波（单图）

5. 弥漫性、周期性尖波（generalized periodic sharp waves）　通常指在弥漫性慢活动的基础上出现周期性尖波，可见于脑缺氧和克 - 雅病（Creutzfeld-Jakob disease，CJD）。

（四）脑电图的适应证

脑电图是评价脑功能状态的一个敏感指标，被广泛应用于中枢神经系统疾病、精神性疾病的诊断和研究，也用于心理学和认知科学研究领域。脑电图是癫痫诊断的重要组成部分（表5-4），而且在评价全身代谢性疾病的脑功能改变、睡眠及睡眠障碍疾病的研究，以及某些特殊疾病如亚急性硬化性全脑炎（SSPE）、CJD 等方面有很大诊断价值。

脑电图的临床实际应用（微课）

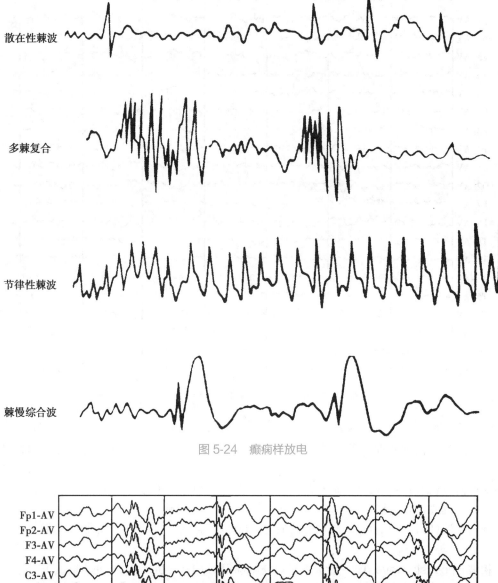

散在性棘波

多棘复合

节律性棘波

棘慢综合波

图 5-24　癫痫样放电

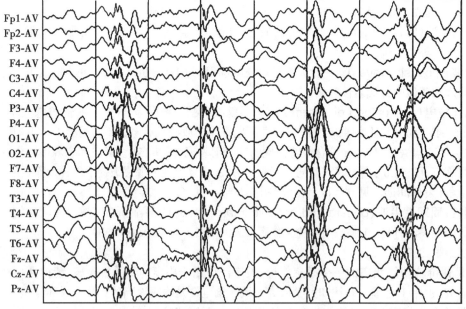

图 5-25　高幅失律（见于 West 综合征）

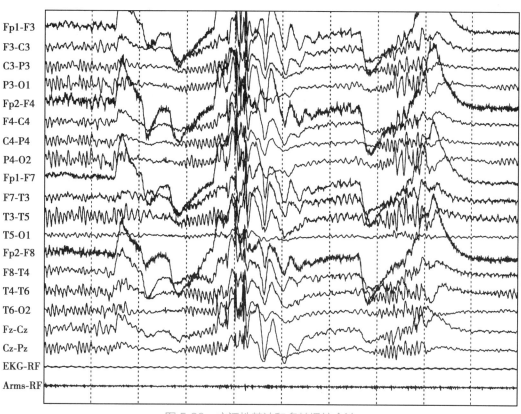

图 5-26　广泛性棘波和多棘慢综合波

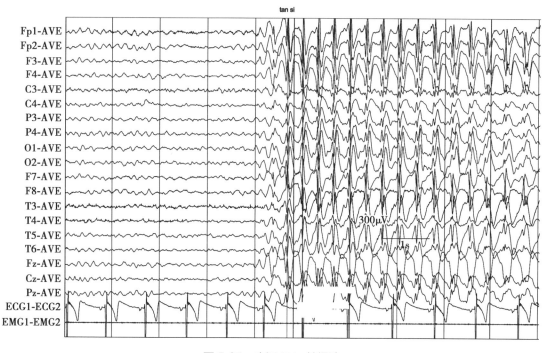

图 5-27　广泛 3Hz 棘慢波

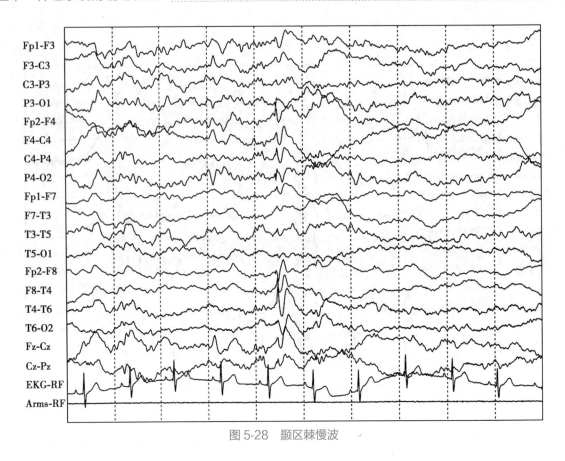

图 5-28　颞区棘慢波

表 5-4　常见癫痫综合征的脑电图表现

疾病	脑电图表现
West 综合征	1. 背景高幅失律 2. 非节律性高波幅慢波 3. 多灶性癫痫样放电 4. 突然的电压衰减（痉挛发作时）
Lennox-Gastaut 综合征	1. 广泛性棘慢波（<2Hz） 2. 背景节律中到重度慢化
儿童失神癫痫	1. 发作时特征性广泛 3Hz 棘慢波 2. 过度换气容易诱发 3. 背景节律正常
儿童良性癫痫伴中央颞区棘波	1. Rolandic 区（中央 - 顶区）和 / 或中颞区可见散在的棘波或棘慢波 2. 背景正常
局灶性癫痫（如颞叶癫痫）	1. 局灶性癫痫样放电 2. 阵发性局灶慢节律 3. 背景活动正常或轻度慢化

脑电图在癫痫的诊断治疗方面可提供以下有用的信息:①确定发作性事件的性质是癫痫发作还是由于其他原因所致的非癫痫性事件;发作间期癫痫样放电支持癫痫诊断,但缺乏发作间期癫痫样放电不能排除癫痫诊断。30%~50%的癫痫患者在第1次常规脑电图中记录到发作间期癫痫样放电,60%~90%的癫痫患者在第3次脑电图中记录到癫痫样放电。②是什么类型的癫痫发作。③符合哪一种癫痫综合征。④确定发作起源的部位。⑤评估患者有无癫痫外科治疗的适应证。⑥估计首次癫痫发作后再次发作的风险。

二、诱发电位

诱发电位(evoked potential,EP)是相对自发电活动(如正常脑电活动)而言。其定义为神经系统感受内外刺激过程中产生的生物电活动。众所周知,肌痉挛性癫痫,采用常规脑电图记录即可探测到周围刺激的反应,这是因为其诱发反应的波幅特别大。然而在正常人,周围刺激时的这些反应波幅要低得多,尤其是感觉诱发反应(一般10μV以下),常常被电压很高的自发脑电活动所掩盖;由于计算机平均技术(averaging technique)的快速发展,现在可以很容易探测到这些微小的诱发反应。计算机将所有反复发生的、与刺激有固定时间关系(所谓"锁时")的电位进行总和;那些随机或非相关出现的电位逐渐减小,最终被消除;如此,就可从背景活动中提取出较小的诱发电位。

与脑电图检查比较,EP最大的特征之一是不受麻醉、镇静药物,甚至大脑半球病变的影响。对诱发电位的解释,常常基于刺激后诱发反应波形的潜伏期以及各波之间的潜伏期差。一般而言,大于平均潜伏期2.5~3倍标准差可确定为异常。波幅的临床意义不明确。

(一)视觉诱发电位

视觉诱发电位(visual evoked potential,VEP)指在头皮记录的、枕叶皮质对视觉刺激产生的电活动。目前临床上最常用的是棋盘格模式翻转(PRVEP)及闪光刺激(FVEP):前者波形简单、易于分析,阳性率高和重复性好;后者波形及潜伏期变化大而且阳性率低,但适用于婴幼儿、昏迷患者及其他不能合作者。

记录电极置于枕区(O_1、Oz和O_2),参考电极通常置于中央区(Cz)。左右两侧分别测试。一般以波的极性和平均潜伏期命名VEP各波,波峰向下为P、向上为N。典型的PRVEP波形包括N75、P100、N145(图5-29)。其中P100被认为是来自第一视区(17区)的动作电位。P100潜伏期最稳定、波幅最高,是PRVEP唯一可靠的成分。异常判断标准为P100潜伏期延长>均值±3秒、两眼潜伏期差>10毫秒以上、波幅<3μV或波形消失等。

一侧视神经的压迫性、脱髓鞘及其他(如弱视、缺血性视神经病、Leber遗传性视神经病)病变,均可导致VEP潜伏期延长和/或波幅降低;脱髓鞘病变主要表现为P100潜伏期延长。研究发现,在既往没有视神经损害病史及临床表现的MS患者中,三分之一的患者VEP显示为异常。青光眼及其他损害视网膜节细胞前结构的疾病同样会造成潜伏时间延长。

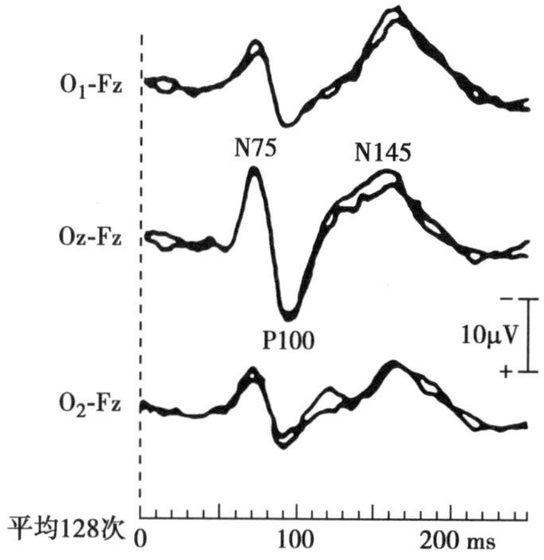

图5-29 正常人典型棋盘格模式翻转(PRVEP)

(二)脑干听觉诱发电位

给予适当的声音刺激后,在开始10毫秒内,可从皮层下听觉通路的几个不同水平直接记录到一系列电位,相当于该通路中周围、桥延结合部、脑桥及中脑的顺序激活(图5-30、图5-31)。当这些听神经和脑干电位经容积传导,到达头顶部-耳垂(Cz-A)的表面记录电极时,就构成了一系列复合正、负波,即脑干听觉诱发电位(brainstem auditory evoked potential,BAEP)。在头皮记录的BAEP,其峰-峰波幅至多只有自发脑电活动的1%左右;因此,必须用计算机平均技术,将BAEP从脑电活动和其他噪声中提取出来。

根据现有研究结果,前5个波潜伏期稳定、波形清晰,在脑干听觉系统中有特定的神经发生源,有肯定的临床意义。特别是Ⅰ、Ⅲ和Ⅴ波,其出现率为100%,价值更大。BAEP异常的判断标准主要依据波形、峰潜伏期(PL)、峰间潜伏期(IPL)、双耳各波潜伏期差(IDL)及波幅等。

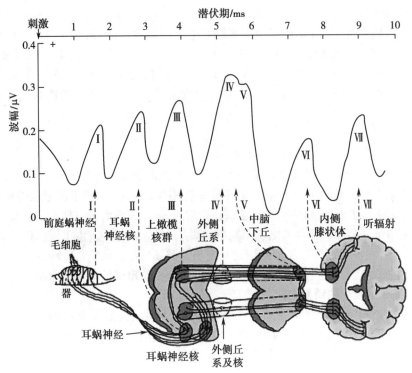

图 5-30 脑干听觉诱发电位（BEAP）各波所代表意义

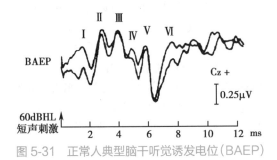

图 5-31 正常人典型脑干听觉诱发电位（BAEP）

BAEP 是检验脑神经（如听神经瘤和桥小脑脚其他肿瘤）和脑干听觉通路病变有效的方法。临床确诊的 MS 有一半患者的 BAEP 显示异常（通常为 I 波与 III 波之间的反应时间以及 III 波与 V 波之间的反应时间延长）；患者甚至可以没有脑干损害的临床症状或体征。在癫症患者及暴露于听神经毒性药物的婴幼儿，也可采用 BAEP 评估其听力。

（三）体感诱发电位

传统的感觉传导检测技术，主要是用于评价周围神经的远端段，对于难以接近的近端神经则很少能够进行。体感诱发电位（somatosensory evoked potential，SEP）的检测则不同，可评价传入通路的全长。SEP 是将表面电极置于周围神经干，在感觉传入通路的不同水平及头皮相应的投射部位记录其诱发反应。

SEP 检测方法不完全统一，常用刺激部位主要包括腕部正中神经或尺神经、踝部 / 腘窝胫神经或膝部腓神经（少见部位包括三叉神经、阴部神经），而记录部位则差异较大，对于波的命名也不一。刺激正中神经时，常在锁骨上窝 Erb 点、颈 7 脊椎及对侧皮质记录，主要电位包括 N9、P14 和皮层电位（N20、P25）；刺激胫神经时，可在腘窝、腰（胸 / 颈）椎和对侧皮质记录，主要电位包括腘窝电位、腰髓电位、皮层电位（P40）。异常判断标准为潜伏期和波间期延长、两侧潜伏期差增大、波形低平或消失。

SEP 检查可证实躯体感觉系统的损害。如果传导延迟发生在刺激点与 Erb 点或腰椎之间说明是周围神经的损害；如果发生在 Erb 点或腰椎与颈椎之间，说明是相应神经根或脊髓的病变；如果是内侧丘系至对侧丘脑、顶叶的感觉皮质中枢通路受损，则 SEP 显示皮层电位潜伏期延迟或波幅降低。在尚无明显临床症状时，

SEP 对确定吉兰 - 巴雷综合征、颈 / 腰椎退行性病变、MS 等疾病中脊神经根、后角、脑干等结构的损害有帮助。

（四）运动诱发电位

运动诱发电位（motor evoked potential，MEP）指电或磁刺激大脑皮层、脊髓、神经根及周围神经运动通路，在相应肌肉记录的 CMAP；可用于了解中枢或周围运动传导功能。

一般采用无创性刺激和记录技术。分别在头皮相应运动投射区、颈 7 棘突和 Erb 点予以刺激，记录小趾展肌或拇短展肌的 MEP，由此可测算出皮质到颈髓的中枢运动传导时间；同样，在头皮、胸 12 和腰 1 及腘窝等部位刺激，可记录拇短屈肌和胫骨前肌的 MEP。

目前常采用重复性经颅磁刺激（repetitive transcranial magnetic stimulation，RTMS）用于抑郁症、癫痫等疾病的治疗，以及评估瘫痪肢体的康复状态。

（五）事件相关电位

事件相关电位（event-related potential，ERP）是与认知过程有关的长潜伏期诱发电位，又称"内源性事件相关电位"。ERP 主要研究认知过程中大脑的神经电生理改变，即探讨大脑思维的轨迹。P300 是应用最广的 ERP，其刺激形式有声音、视觉和体感等，以声刺激应用较多。P300 测定主要反映大脑皮层认知功能状况，是判定痴呆程度和智能水平的灵敏指标。对精神分裂症、假性痴呆也有一定的诊断价值，还可用于测谎等研究。

三、肌电图

狭义的肌电图（electromyography）是指以同心圆针插入肌肉中，收集针电极附近一组肌纤维的动作电位，以及在插入过程中、肌肉处于静息状态下和肌肉做不同程度随意收缩时的电活动。广义的肌电图学，还包括神经传导检测（nerve conduction studies）、F 波（F wave）测定、重复神经电刺激（repetitive nerve electric stimulation）、瞬目反射（blink reflex）等有关周围神经、神经肌肉接头和肌肉疾病的电诊断学。

（一）针肌电图

1. 插入活动　是针电极在小范围内移动时，肌肉对机械性损害的电反应；平均持续时间约 500ms。插入活动减少见于纤维化或严重萎缩的肌肉，大多是肌肉病变；增加主要见于失神经支配的肌肉，在肌强直性疾病或肌炎还显示为特殊的波形，如肌强直放电。

2. 自发活动　是在不动针及肌肉处于静息时的电活动，正常肌肉一般不出现。神经源性和肌源性疾病均可出现异常自发活动，包括纤颤电位（fibrillation potential）、正锐波（positive shape potential）、束颤电位（fasciculation）和肌纤维颤搐放电（myokymia discharges）等。尽管正常肌肉有时也会出现束颤电位（反映单个运动单位的自发活性），但仍具神经源性疾病的特点，尤其是前角细胞病变（如肌萎缩侧索硬化）。

3. 随意活动　一个运动单位（motor unit）由贯穿分布在一块肌肉内的一组肌纤维组成，而该组肌纤维由同一个 α 运动神经元支配。因此，运动单位是肌肉收缩的最小功能单位。运动单位的单次冲动发放，可引起其轴突所支配的全部肌纤维的同步收缩；通过细胞外电极所记录到的波形，即运动单位电位（motor unit potentials，MUP）（图 5-32）。正常情况下，大力收缩会产生密集的多个电位重叠（即干扰相）（图 5-33）。在神经源性损害，小力收缩时 MUP 时限延长、波幅增高及多相波比例增加（即 MUP 重构）；由于运动单位的丢失，大力收缩时激活的运动单位会减少，肌电图显示 MUP 数量减少（即募集减少），呈混合相或单纯相，但运动单位被激活的速度加快。在肌源性损害，小力收缩时 MUP 时限缩短、波幅降低及多相波增多（图 5-34）；大力收缩时会激活过多的运动单位，肌电图显示低波幅干扰相，称病理干扰相，即募集增加，又称"早募集"（图 5-35）。

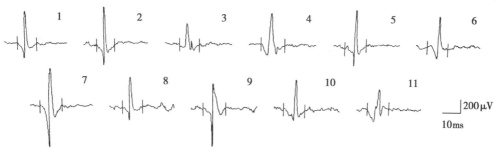

图 5-32　肌肉小力收缩正常图形

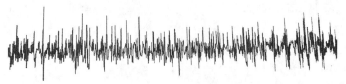

图 5-33　正常人大力收缩时肌电图募集电位为干扰相

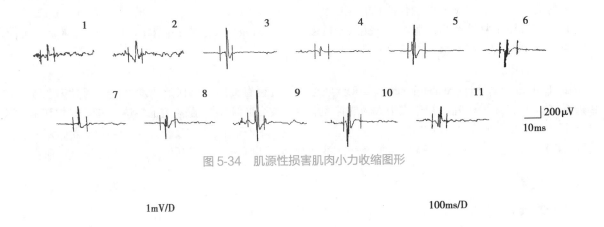

图 5-34　肌源性损害肌肉小力收缩图形

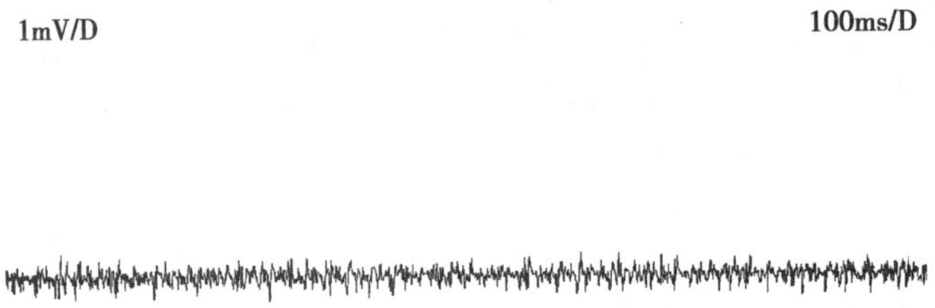

1mV/D   100ms/D

图 5-35　肌源性损害大力收缩募集电位为病理干扰相

4. 临床意义　针肌电图是一种测定运动系统功能的手段,通过对躯体不同部位肌肉的测定,广泛用于区别肌肉力弱和肌萎缩是肌肉病变或神经病变所致。其意义在于:①鉴别肌肉病变是属于神经源性损害,还是肌源性损害;②结合神经传导检测,明确神经源性损害的部位(前角细胞或运动根,神经丛、干、末梢),并评估预后;③了解病变是活动性还是慢性;④了解神经的再生能力;⑤提供肌强直及其分类的诊断和鉴别诊断依据。

神经肌肉疾病在初始阶段,或者患者不合作,或者由于其他一些临床症状(如疼痛)使得临床体格检查困难、无阳性发现时,肌电图检查却能有所察觉,发现亚临床病灶或临床容易被忽视的病灶。另外,神经源性疾病的进程快慢以及失神经支配后是否出现再支配现象,也会影响 MUP 的形状和范围。须注意,在失神经支配的早期或肌病的恢复、再生过程中,由于运动单位支配的肌纤维数量变化,也会出现临床与肌电图不符合的情况,须细致判断。最后,仅仅肌电图检查本身并不能做出定性诊断(但可在某种程度上提示病因线索),必须与临床表现和其他实验室检查相结合,才可能明确病因。

(二) 神经传导检测

当电刺激周围神经时,冲动沿运动、感觉或混合神经纤维传播。神经传导检测(nerve conduction studies)是指刺激神经纤维使之去极化,然后记录所诱发的电反应。

1. 感觉和运动传导检测　临床实践中,一般采用表面电极进行刺激和记录,主要是对身体浅表部位的神经进行测定。沿周围神经行程中的某一点予以刺激,在神经的另一点直接记录到的反应,即感觉神经动作电位(sensory nerve action potential,SNAP);在刺激部位远侧、该神经支配的肌肉记录到的反应,是记录电极区域肌纤维电活动的总和,即复合肌肉动作电位(compound muscle action potential,CMAP)。评估神经传导的特征,取决于对 SNAP 和 CMAP 电信号的量化分析;分析的主要参数包括潜伏期、传导速度、波幅和波形等。

2. F 波测定　常规神经传导检测技术,难以用于对近端段神经的评估。为了检测感觉神经的全长,可记录体感诱发电位;而 F 波测定,则有助于对最近端段神经的运动传导进行评估。神经纤维兴奋传导的基本特征之一是双向性,即神经纤维上任何一点产生的兴奋可同时向两端传导。当刺激运动神经某一点时,冲动既向神经远侧传导(顺向)兴奋所支配的肌肉,记录到的反应即 CMAP;也向神经近侧传导(逆向)传入相应节段的脊髓前角细胞,之后经中间神经元兴奋其他前角细胞,再经该神经传出到达所支配的肌肉,记录到的晚反应即 F 波(图 5-36、图 5-37)。也就是说,F 波是前角细胞逆向兴奋的回返放电(backfiring)。在某些多发性神经病患者,例如吉兰 - 巴雷综合征,当远侧 CMAP 正常或异常不明显时,若 F 波潜伏期延长,则提示存在神经近端(如神经根)受累。

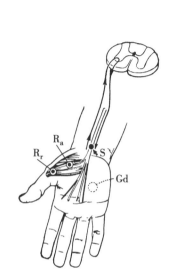
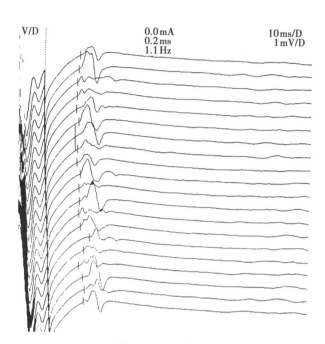

图 5-36　F 波检测操作示意图
于腕部刺激正中神经,拇短展肌记录。

图 5-37　F 波反应

3. 临床意义

(1)确定周围神经损害的分布:如多发性神经病、多发性单神经病或局灶性单神经病。

(2)鉴别病理生理类型:如脱髓鞘或轴突变性。需注意,传导阻滞(conduction block)和波形异常离散是脱髓鞘最重要的电生理表现;不能仅仅依赖传导速度减慢就视为是脱髓鞘,也不能仅仅依赖 SNAP 或 CMAP 波幅降低就视为是轴突变性(若针肌电图显示失神经活动和 MUP 重构,是轴突损害的直接证据)。一般而言,若波幅仍在正常值的一半以上,而传导速度减慢至正常低限的 80%~90% 以下时,多提示存在脱髓鞘。另外,神经传导的异常类型还可帮助确定某些疾病的病变性质。若传导速度减慢呈弥漫性、且各神经之间的差异非常小,常提示是遗传性脱髓鞘;这种患者反应波形的离散程度不会太严重。获得性脱髓鞘性神经病则相反,常常累及神经的某些节段,且受累的程度不一致;其异常常不对称、波形的离散程度常很明显。

(3)客观、量化评估神经损伤严重程度,有助于手术探测或修复。

(4)鉴别某些神经肌肉传递障碍病变:兰伯特 - 伊顿肌无力综合征(Lambert-Eaton myasthenia syndrome,LEMS)及肉毒毒素中毒,由于神经末梢释放乙酰胆碱的速率非常低,大部分肌纤维出现传递阻滞,因此单一刺激的 CMAP 波幅通常较低;嘱患者最大用力收缩所测肌肉,CMAP 波幅会大幅增高(易化)。而在重症肌无力(myasthenia gravis,MG),CMAP 波幅大多在正常范围。原发性肌肉疾病主要是累及近端肌肉,一般不常规进行神经传导检测,且几乎不会有改变。

(三)重复神经电刺激

1. 定义　重复神经电刺激(repetitive nerve electric stimulation)指超强重复刺激神经干,在相应肌肉记录 CMAP,是检测神经肌肉接头功能的重要手段。正常情况下,肌肉随意运动约 10 秒以后,以 1~5Hz 低频重复刺激,CMAP 的大小基本没有变化;MG 患者 CMAP 波幅逐渐减低(递减),提示神经肌肉接头病变;在 LEMS,低频重复刺激也可显示递减。在某些肌源性病变,如肌强直、糖原贮积症Ⅴ型(McArdle 病)及周期性麻痹,也可波幅递减。

2. 方法 刺激电极置于神经干,记录电极置于该神经所支配的肌肉。通常选择面神经(眼轮匝肌)、副神经(斜方肌)、腋神经(三角肌)和尺神经(小指展肌)等进行测定。确定波幅递减,一般是计算第4或第5波比第1波波幅下降的百分比;而波幅递增是计算最高波幅比第1波幅增加的百分比。正常人低频刺激波幅递减在10%~15%内(图5-38),高频刺激时波幅递减在30%以下,而波幅递增在50%以下。

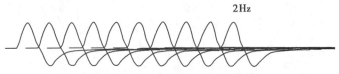

图 5-38 正常人的重复神经电刺激

3. 临床意义 低频波幅递减 >15% 和高频刺激波幅递减 >30% 为异常,见于 MG 患者(图5-39);高频刺激波幅递增 >100% 为异常波幅递增,见于 LEMS。

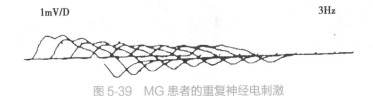

图 5-39 MG 患者的重复神经电刺激

第五节 血管超声检查

一、颅外段动脉彩色多普勒超声

颅外段动脉彩色多普勒超声(extracranial artery Duplex Doppler examination)是一项无创检测方法,已广泛应用于临床,可客观检测动脉结构和动脉粥样硬化斑块形态,对缺血性脑血管病诊断有重要意义。

(一) 检查方法

检测部位包括双侧颈总动脉(CCA)、颈内动脉(ICA)、颈外动脉(ECA)、椎动脉(VA)和颈内静脉(ICV)等。检测内容包括血管壁结构(内膜、中膜和外膜),血管内径和血流动力学变化。常见的异常包括血管内膜弥漫性或节段(局灶性)增厚、管腔动脉粥样硬化斑块形成、动脉狭窄或闭塞、血管走行异常、先天发育异常和动脉瘤等、血流方向异常如盗血综合征等。

(二) 临床应用

相较 CTA、MRA 及 DSA 而言,彩色多普勒超声操作简单快捷、无创、无辐射,价格便宜,可以在床边操作,进行动态颈部血流观察,判断有无闭塞、狭窄和斑块的形成。可以对血管的管腔进行探测,区别出非均质和均质的病理变化,有利于早期发现斑块内出血、斑块溃疡和脂质斑块,敏感性高(图5-40)。但对判断颈动脉狭窄的严重程度及椎动脉疾病时,彩色多普勒超声不及 CTA 和 DSA。

主要用于以下方面:

1. 动脉粥样硬化 早期动脉粥样硬化的病理原因主要是血液中的脂质沉积于血管内膜下形成脂纹,引起内膜增厚,颈动脉超声可以通过测量内 - 中膜厚度(intima-media thickness,IMT)来反映内膜损害的程度。弥漫性内膜病变时还伴有正常平滑肌层的低回声暗带消失。若已经形成动脉粥样硬化斑块,根据超声下斑块的形态学和声学特征,可区分为脂质性斑块、纤维性斑块和钙化性斑块,并可发现溃疡形成的火山口征及斑块内出血。

当颈动脉粥样硬化狭窄达 70%~99% 时,除硬化斑块外,超声下可见狭窄近段流速下降,血管阻力升高,表现为舒张末流速相对减低,频谱呈高阻力型改变;狭窄段血流加速,频窗消失(图5-41);而狭窄远段血流速度明显减低,血管阻力下降,呈低搏动性血流改变。还可见到血流代偿表现:颈内动脉重度狭窄时,颈外动脉代偿性流速增高,血管阻力下降;双侧椎动脉流速代偿性增高。

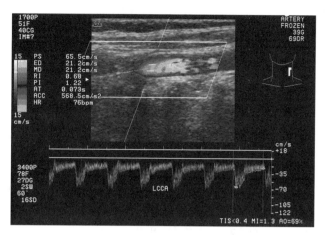

图 5-40 正常颈总动脉彩色血流图

血流呈三峰,收缩期有两个峰,第一峰 V_1 大于第二峰 V_2,双
峰间有切迹,舒张期持续低速血流。

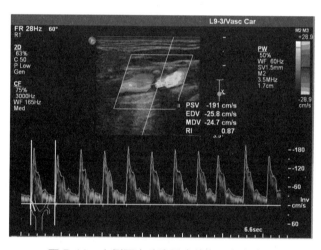

图 5-41 右侧颈内动脉重度狭窄彩色血流图

颈内动脉闭塞时,超声下见颈内动脉管腔内斑块充填或血栓形成,患侧颈总动脉管径明显小于健侧,颈内动脉彩色多普勒无血流信号。患侧颈总动脉远段出现红蓝交替的血流信号,即血流折返现象。颈外动脉扩张,血流速度升高,血管阻力降低。双侧椎动脉流速代偿性增高。

椎动脉闭塞性疾病超声特征:椎动脉管壁增厚,内膜毛糙,可伴有斑块形成。如有狭窄,可见狭窄处血流束变细,彩色血流紊乱,频谱显示峰值加快;完全闭塞则管腔内无血流信号。狭窄或闭塞远端椎动脉呈狭窄下游频谱改变。对侧椎动脉可呈现代偿性改变,表现为内径增宽、流速加快和血流量增加。

2. 颈内动脉肌纤维发育不良 一侧或双侧的颈内动脉管径不均匀性狭窄。全程管腔血流充盈不均,呈"串珠样"改变。多表现为低流速、高阻力血流频谱特征。

3. 颈动脉夹层 颈动脉超声可作为筛查方法,常可显示颈动脉内膜破口血流信号,内膜瓣分隔呈双腔结构(真腔和假腔),不规则狭窄,远端逐渐变细甚至闭塞,局部管腔外径增加,甚至呈现瘤样扩张,少数呈现壁内血肿。

4. 大动脉炎 动脉中膜外膜增厚,内膜清晰可见。重度病变者,动脉三层结构消失,表现为全程均匀性增厚,血管腔均匀性变细。

5. 锁骨下动脉盗血综合征 锁骨下动脉在椎动脉开口前狭窄,狭窄段血流速度增快,呈湍流。患侧锁骨下动脉狭窄程度不同,同侧椎动脉血流发生部分或全部逆转,彩色多普勒表现血流颜色翻转。频谱表现为双向血流或完全反向血流。同侧上肢动脉表现为狭窄远段血流改变:收缩早期血流峰值流速降低,舒张早期无反向血流。

二、经颅多普勒超声检查

经颅多普勒超声检查(transcranial Doppler,TCD)是利用超声波的多普勒效应来研究脑底大血管及其分支血流动力学的一项新技术。1982 年由挪威 Aaslid 等人首创并推广应用,近年出现了用彩色编码表示血流方向和信号强度的 M- 模(power motion-mode Doppler,PMD),使脑动脉检查和微栓子检测功能更强大。TCD 技术具有简便、快捷、无创伤、易重复及可监测等特点,能直接获得颅内大动脉的血流动力学信息,在帮助诊断脑血管病,研究脑循环方面有其独特的使用价值。

(一)操作方法

1. **颈总、颈内及颈外动脉近端检查**　患者取仰卧位,头置于正位,在锁骨上缘、胸锁乳突肌下内侧触及颈总动脉搏动,沿其走行方向,尽可能将超声束与血管走行方向保持 45° 角的位置进行观察。

2. **颅内血管检查**

(1)颞窗:患者取仰卧或侧卧位,探头置于颧弓之上、耳屏和眶外缘之间,经颞窗可探测到大脑中动脉(MCA)、大脑前动脉(ACA)前段、大脑后动脉(PCA)的交通前段和交通后段及颈内动脉终末段。颞窗的检出率与年龄、性别等因素有关,老年、女性和肥胖者较难检测。

(2)枕骨大孔窗:患者取坐位或侧卧位,头前倾,颈屈曲,探头置于颈项中线,声束对准枕大孔区,经枕窗可探测椎动脉(VA)颅内段、小脑后下动脉(PICA)和基底动脉(BA)。

(3)眶窗:受检者去仰卧位,两眼闭合,探头轻置于眼睑上。声束对准眶后视神经孔、眶上裂,与矢状位的夹角小于 15°,可探测同侧眼动脉(OA)、颈内动脉虹吸段(CS)。

此外尚有额上窗和前囟窗,主要适用于新生儿和 1 岁以下小儿。

(二)常用参数

1. **深度**　指被检血管与探头之间的距离,通过每一群脉冲超声波被 PW 发射器发射出去时,由距离选择、预设的发射和接收脉冲波间隔时间决定。距离选择通过不同的时间间隔预设,可以检测不同深度取样容积。深度对于识别颅内血管非常重要。如经左颞窗 TCD 检测到了某一血流频谱信号,根据深度不同,可能是以下颅内血管:同侧大脑中动脉(深度 35~65mm)、同侧大脑前动脉(深度 55~70mm)、对侧大脑前动脉(深度 75~85mm)、对侧大脑中动脉(深度 >90mm)。

2. **血流方向(direction)**　指被检测到血管血流相对于探头的方向。当血流朝向探头时,接收频率(f_2)>发射频率(f_0),血流频谱为基线上方的正向值称正向频移;当血流方向背离探头时,$f_2<f_0$,血流频谱为基线下方的负向值称负向频移。因此,当检测到一正向血流频谱时,提示该血流方向朝向探头,反之亦然。血流方向是识别正常颅内血管和病理性异常通道的重要参数。例如在同样检测深度 55~65mm 时,经颞窗探头角度水平或稍向前,检测到的血管可能是 MCA 起始部,也可能是大脑前动脉交通动脉前段(ACA~A1),此时区别MCA 和 ACA 就需要依据血流方向。正常状态下,MCA 血流方向朝向探头,ACA 背离探头。

病理状态下,当一侧大血管出现严重狭窄或闭塞后,某些相邻血管血流方向会发生改变,据此可以识别病理通道的出现。

3. **血流速度(velocity)**　指红细胞在血管中流动的速度,主要根据多普勒频移(f_d)计算,血流速度是TCD 频谱中判断病理情况存在的最重要参数,管径大小、远端阻力或近端流入压力的改变均会造成血流速度变化。血流速度又包括收缩期峰值血流速度(systolic velocity,Vs)、舒张期血流速度(diastolic velocity,Vd)和平均血流速度(mean velocity,Vm)。多种不同的病理情况下都会导致 TCD 检测到的颅内或颅外动脉血流速度增快或减慢,因此在判读时应结合多项参数和结果仔细分析。

4. **搏动指数(pulsitility index,PI)和阻抗指数(resistance index,RI)**　是描述频谱形态的两个参数。计算公式:PI=(Vs−Vd)/Vm,RI=(Vs−Vd)/Vs。可以看出,搏动指数主要受收缩期和舒张期血流速度差的影响,差值越大搏动指数越大,差值越小搏动指数也越小。如正常情况下由于颅内血管远端阻力小,颅内血管血流频谱的搏动指数小于颅外和外周血管。

舒张期末血流速度是舒张期残存的血流速度,反映远端血管床阻抗。舒张期末血流速度越接近收缩期血流速度时,说明远端血管床阻抗越小,搏动指数也就越小,称之为低阻力频谱。当舒张期末与收缩期峰血流速度相差越大时,说明远端血管床的阻抗越大,搏动指数也越大,称之为高阻力频谱。

病理情况下,低阻力频谱可见于动静脉畸形供血动脉和大动脉严重狭窄或闭塞的远端血管,而高阻频谱则常见于如颅内压增高和大动脉严重狭窄或闭塞的近端血管。除血流速度和血流方向之外,PI是分析TCD频谱的另一项非常重要的参数。

5. 血流频谱形态(pattern of waveform) 反映血液在血管内流动的状态。TCD频谱上的纵坐标是血流速度,频谱周边(包络线)代表的是在该心动周期某一时刻最快血流速度,基线则代表血流速度为零。TCD频谱内的每一点的颜色则代表在该心动周期内某一时刻处于该血流速度红细胞的数量。TCD频谱信号的强度用颜色表示,信号从弱到强的颜色变化为蓝色—黄色—红色。因此,红细胞越多的地方反射信号强,呈红色。红细胞数少、信号弱的地方呈现蓝色。正常情况下血液在血管内流动呈规律的层流状态,处于血管中央的红细胞流动最快,向周边逐渐减慢。正常情况下,大多数红细胞处于接近中央最快流速的状态,而只有极少部分贴近血管壁的红细胞呈低流速状态,所以正常TCD频谱表现为红色集中在周边并有蓝色"频窗"的规律层流频谱(图5-42)。当正常层流发生变化时,TCD频谱也会出现相应改变。血管出现严重狭窄时:①狭窄部位血流速度增快但处于高流速红细胞数量减少,呈现频谱紊乱的湍流状态;②由于狭窄后血管内径的复原或代偿性扩张,使处于边缘的红细胞形成一种涡漩的反流状态,或大量处于低流速的红细胞血流表现为多向性。因此在狭窄段包括狭窄后段在内的取样容积内检测到的TCD频谱完全失去了正常层流时的形态,而表现为典型的狭窄血流频谱,周边蓝色,基底部"频窗"消失而被双向的红色涡流或湍流替代(图5-43)。

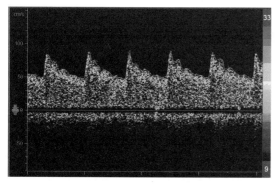

图 5-42 正常 MCA 频谱
表现为红色集中在周边并有蓝色"频窗"的
规律层流频谱。

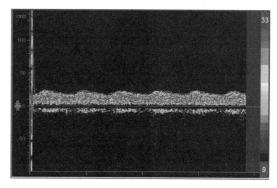

图 5-43 MCA 狭窄
血流速度减慢,收缩期上升速度减慢,峰延迟,峰尖
消失而成圆钝低搏动指数波浪状频谱。

(三)临床运用

在临床上TCD主要用于以下方面:①协助诊断颅内外段动脉狭窄或闭塞及其程度;②对深部脑动静脉畸形的定位、供养血管和引流静脉的确定;③判断脑血管痉挛发生的时间、部位和程度,TCD随访观察判断蛛网膜下腔出血的预后;④协助诊断锁骨下动脉盗血综合征;⑤对脑动脉内微栓子的实时监测;⑥卵圆孔未闭;⑦监测颅内压增高和脑死亡。

在做TCD检查或阅读分析TCD报告时,需注意以下几点:①脑动脉条数检查是否完整;②每条动脉的检查是否完整;③提供的参数是否完整(深度、血流方向、收缩期及舒张期血流速度、平均血流速度、搏动指数、阻抗指数)。另外,TCD检查也需要结合CTA、DSA、MRA等影像学检查,才能得出于临床更加有帮助的结论。

近年来TCD技术发展迅速,出现了经颅实时彩色多普勒显像(TCCS)、彩色多普勒血流显像(CDFI)、彩色多普勒能量图(CDE)等。新型超声造影剂的应用和三维重建技术的发展弥补了超声经颅后信号衰减的不足,新技术可获得满意的颅内超声血流显像。

第六节 放射性同位素检查

一、单光子发射计算机体层摄影

单光子发射计算机体层摄影(single photon emission computerized tomography,SPECT)是一种安全、无

创的利用发射 γ 光子核素成像的放射性同位素断层显像技术。将能发射 γ 射线的放射性核素标记化合物如 $^{99}Tc^{m}$-HM-PAO、$^{99}Tc^{m}$-ECD 和 ^{123}I-IMP 等注入血液循环,可通过正常血脑屏障进入脑组织,体内发射出的 γ 射线被 SPECT 探头收集,经计算机处理成三维图像。这种技术可以研究脑缺血和脑组织代谢活跃状态下的局部脑血流(regional cerebral blood flow,rCBF)情况,以及局部作用物的代谢、蛋白质合成、细胞膜的传输作用和受体的位置、密度和分布等。

SPECT 检测主要是了解脑血流和脑代谢。对颅内占位性病变诊断,尤其是脑膜瘤及血管丰富的或恶性度高的脑瘤,阳性率可以达到 90% 以上。对急性脑血管病、癫痫、帕金森病、痴呆分型及脑生理功能研究也有重要的帮助。

二、正电子发射体层摄影

正电子发射体层摄影(positron emission tomography,PET)是无创性探测放射活性示踪剂在脑部浓聚度的断层显像技术,作为一种活体生物化学显像,可客观描绘出人脑生理和病理代谢活动,具有高灵敏度和高分辨率的特点。

1. 基本原理　正电子发射同位素(通常为 ^{11}C、^{18}F、^{13}N 及 ^{15}O)由回旋或直线加速器产生,经吸入和静脉注射能通过血脑屏障进入脑组织,具有生物活性,参与脑的代谢并发出射线。示踪剂在脑内不同部位的浓度经体外检测仪检测,通过类似 CT 和 MRI 的技术重建断层图像。与传统 CT、MRI 相比,PET 更重要的是功能图像,它反映的是脏器及细胞的生理和生化改变。PET 扫描可测量局部脑血流的模式、摄氧量、葡萄糖利用、氨基酸代谢、受体的功能与分布情况。主要应用的方面是脑代谢显像、脑灌注和脑血流显像、脑受体显像,其中以代谢显像应用最为广泛。

2. 临床应用　①对痴呆的诊断和鉴别。目前阿尔茨海默病的淀粉样蛋白显像得到快速发展。淀粉样蛋白成像的示踪剂可与 β 折叠型纤维状的 β 样淀粉蛋白结合,通过放射性标记在 PET 中显示脑内淀粉样蛋白的负荷,使得老年斑的活体检测成为可能(图 5-44)。②帕金森病早期诊断。多巴胺受体 PET 显像剂多为 ^{11}C 和 ^{18}F 标记的放射性配体,可以活体检测突触后多巴胺受体,也可直接或间接了解多巴胺的储存量和代谢活动,从而有助于诊断累及多巴胺系统脑功能活动疾病,如帕金森病、亨廷顿病和精神分裂症等。针对基底节多巴胺转运体(dopamine transporter,DAT)的脑功能显像在 PD 早期诊断与病情严重度的判断已经显示出较高的临床应用和研究价值。③用于对原发性颅内肿瘤分级、鉴别肿瘤和放射性坏死组织。④缺血性脑血管病的病理生理研究及治疗中脑血流和脑代谢的检测,以及脑功能的研究。⑤癫痫灶定位,PET 显像在癫痫发作期表现癫痫灶的代谢增加,而在癫痫发作间期表现为代谢降低;如今已成为术前常规检查,特别是 MRI 检查结果阴性的癫痫患者。⑥另外,PET 还逐渐应用到神经系统疾病的治疗效果评价中。

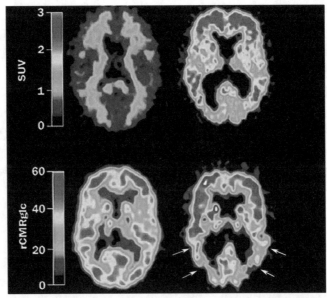

图 5-44　^{11}C-PIB SUV 图显示 AD 患者额叶及颞顶叶皮层高 PIB 存留,rCMRglc 低代谢

上图:^{11}C-PIB SUV;下图:^{18}F-FDG 脑局部糖代谢。左侧为 67 岁正常人,右侧为 79 岁 AD 患者。

第七节　活体组织检查

一、脑活体组织检查

脑活体组织检查（brain tissue biopsy）（活体组织检查简称活检）主要适用于在非侵入性检查方法（如影像检查等）不能明确诊断时，获取局部脑组织进行病理诊断。适于进行活检的病变多位于脑浅表部位、影像检查能够定位、能够进行外科手术治疗并多选择非功能区，不是重要的组织结构（如脑干、与语言和运动功能相关的皮质结构等）。脑活检标本来源一般有两条途径：一是外科手术时开颅取得；二是在 MRI 定位下通过定向穿刺取得脑标本。随着近年来计算机技术、神经影像技术和立体定向手术技术的不断发展，立体定向脑内病变活检术在颅内病变的诊断中起着越来越重要的作用。脑活检能够帮助诊断性质不明的颅内占位性病变、亚急性硬化性全脑炎、CJD、脑白质营养不良、脂质沉积病等。

二、神经活体组织检查

神经活体组织检查（nerve biopsy）是在人体上切取有病变的部分周围神经组织，经过特定的处理和染色，在光镜或电镜下观察周围神经组织细微结构改变的方法。周围神经活检多取腓肠神经，极少数患者根据需要切取腓浅神经、隐神经及腕部桡神经的皮支等解剖部位较为恒定、非重要功能区域的浅表皮神经。神经活检有助于鉴别是以脱髓鞘为主、以轴突损害为主，或为血管炎、遗传代谢障碍、感染和肿瘤等原因所致的改变。

周围神经活检可发现神经病变、判定病变程度、确定病变性质及寻找病因，主要用于各种原因所致的周围神经病，如遗传性运动感觉神经病、继发周围神经病（如结缔组织病）（图 5-45）、感染性疾病（如莱姆病）和中毒性神经病（抗肿瘤药物、重金属中毒等）。还可以帮助鉴别以脱髓鞘为主和以轴突损害为主的周围神经病。周围神经活检的禁忌证：①有出血倾向或手术部位有炎症者不宜手术；②长期大剂量应用激素的患者、糖尿病者要慎重。

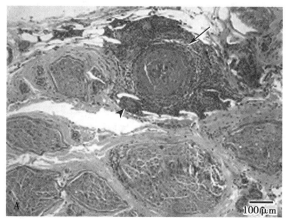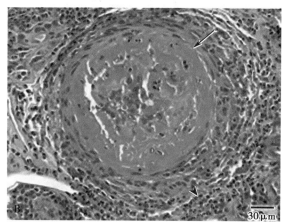

图 5-45　腓肠神经活检

显示神经小动脉坏死性血管炎和嗜酸性粒细胞浸润，符合 Churg-Strauss 综合征（Churg-Strauss syndrome，CSS）的表现。A. 低倍镜下显示神经束膜，一个大的神经外膜小动脉纤维素样坏死和嗜酸性粒细胞浸润（箭头所示）；可见一个小血管全壁炎（光箭头所示）。B. 高倍镜下显示大的小动脉呈纤维素样坏死（箭头所示），嗜酸性粒细胞围绕并侵入血管壁（光箭头所示）（石蜡切片 HE 染色）。

三、肌肉活体组织检查

肌肉活体组织检查（muscle biopsy）有助于明确肌肉病变的病因和程度，鉴别肌源性或神经源性肌萎缩，并且能提供对各种肌肉疾病的诊断信息。神经源性病变，如运动神经元病或周围神经病的活检可见萎缩肌纤维按神经分布成簇出现，肌细胞间较少有正常肌纤维，也很少有炎性细胞，周围有大量健康肌纤维。肌源性病变,如肌病或肌炎,早期活检镜下可见受累肌肉内的肌纤维溶解断裂;变性萎缩的肌细胞间有正常肌纤维存在,萎缩肌纤维散在,肌细胞核可能处于中央,炎性病变时坏死肌纤维间可见大量炎性细胞浸润;也可能发现纤维化或脂质渗透。

肌肉活检适应证:①肢体无力、肌萎缩或肢体肌痛,在相关辅助检查后仍不能确定病变性质者;②系统性疾病累及肌肉者,如血管炎、结节病或结缔组织病;③肌酶升高,或肌电图检查显示为肌源性损害者。肌肉活检帮助诊断的疾病包括先天性肌病、炎性肌病、代谢性肌病(线粒体肌病、糖原贮积症和脂质沉积病)等。除肌肉疾病之外,还包括伴有肌肉损害的其他疾病,如结节性动脉周围炎、蜡样脂 - 脂褐素增多症等。肌肉活检的禁忌证包括有出血倾向或手术部位有炎症不宜手术。

肌肉活检取材原则上是选择临床和电生理均受累的肌肉,不宜选严重肌萎缩的部位,避免取近期做过肌电图或受损害部位的肌肉组织;慢性进行性病变时选择轻、中度受累的肌肉;急性病变时应选择受累较重的肌肉。同时注意避开表皮血管和皮肤损伤处。临床上常取用肱二头肌、肱三头肌、三角肌、股四头肌和腓肠肌等。

肌肉活检标本有常规组织学、组织化学和免疫组化等染色方法。常规组织学可帮助鉴别神经源性和肌源性损害,有助于皮肌炎、多发性肌炎和包涵体肌炎的诊断。组织化学染色可测定肌肉中各种酶的含量,有助于糖原贮积症的诊断。免疫组化染色可发现异常线粒体 DNA,可标记抗肌萎缩蛋白、免疫球蛋白等,有助于肌营养不良和线粒体肌病的诊断。

3 种常用的诊断神经肌肉病染色是:①苏木精 - 伊红染色(HE)可以观察肌膜核的改变。肌膜核增加可见于强直性肌营养不良;固缩核聚集多见于神经源性肌病。观察坏死及再生纤维的分布和数量。②改良 Gomori 三色染色(MGT)易于发现杆状体肌病胞体内的异常杆状体;还能见到远端型肌病中的特征性改变镶边空泡;也可以看到线粒体肌病的破碎红纤维及肌纤维细胞色素 C 氧化酶缺失(图 5-46、图 5-47)。③辅酶 I-四氮唑还原酶染色(NADH-TR)可以确定肌纤维类型观察到肌原纤维网的异常。靶和靶样纤维多见于神经源性肌萎缩;中央轴空病可见到多数肌纤维中心部位空芯;肌源性肌病可见肌纤维内不规则形状的低活性部分,称虫噬样改变。

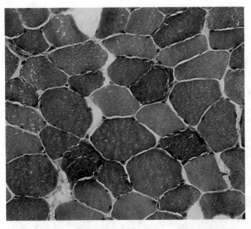

图 5-46 线粒体脑肌病破碎红纤维(RRF)
(改良 Gomori 三色染色 ×400)

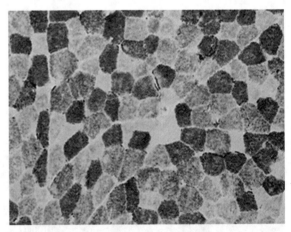

图 5-47 细胞色素 C 氧化酶化学染色可见 COX 染色阴性肌纤维血管(部分肌纤维细胞色素 C 氧化酶缺失)

第八节 基因诊断技术

基因诊断技术是采用分子生物学和分子遗传学方法检查基因的结构及其功能是否正常,在 DNA/RNA 水平检测分析致病基因的存在、变异及表达状态,直接或间接地判断致病基因来诊断疾病。目前基因诊断常用的技术方法主要包括核酸分子杂交技术、聚合酶链反应(polymerase chain reaction,PCR)扩增技术、DNA物理图谱、DNA 测序、差异文库显示和基因芯片技术等。通过基因诊断可以弥补临床(表型)诊断的不足,为遗传病的治疗寻求新的方法。

目前已知人类遗传性疾病有数千种。神经系统遗传性疾病系指由遗传物质（染色体或基因）的数量、结构和功能改变所致的以神经系统功能异常为主要临床表现的疾病，约占人类遗传性疾病的60%，包括单基因遗传病、多基因遗传病、线粒体遗传病和染色体病。目前基因诊断主要是单基因遗传病。依据引起遗传物质改变的起源组织不同，可分为两种类型：Ⅰ型系由神经元外胚层来源的基因表达异常，主要表现为神经系统功能障碍，经典的神经系统遗传性疾病大都归于此类；Ⅱ型则指非神经元外胚层来源的基因表达异常，通过间接因素对神经系统造成影响。现运用基因诊断方法来诊断的神经系统疾病主要包括一些神经系统遗传和代谢病，如肌营养不良、线粒体病和先天性畸形等（表5-5）。

表5-5　常见神经系统遗传和代谢病

疾病名称	遗传方式	相关基因定位
假性肥大型肌营养不良症，包括 Duchenne 型肌营养不良和 Becker 型肌营养不良	X 连锁隐性遗传	基因定位 Xp21.2-p21.33，编码蛋白为 dystrophin
肝豆状核变性	常染色体隐性遗传	*ATP7B* 基因定位 13q14.3
强直性肌营养不良症	常染色体显性遗传	基因定位于 19q13.3
面肩肱型肌营养不良症	常染色体显性遗传	基因定位于 4q35
亨廷顿病	常染色体显性遗传	*Huntington* 基因定位于 4q16.3
弗里德赖希共济失调	常染色体隐性遗传	基因定位于 9q13
遗传性脊髓小脑性共济失调	多呈常染色体显性遗传	如 *SCA1* 基因定位于 6p22，*SCA2* 基因定位于 12q23-q24，*SCA3/MJD* 基因定位于 14q32.1，*SCA4* 基因定位于 16q24-gter，*SCA5* 基因定位于 11 号染色体着丝粒区，*SCA6* 基因定位于 19p13
多发性神经纤维瘤病Ⅰ型	常染色体显性遗传	17q11.2（*NF1* 基因）
结节性硬化症	常染色体显性遗传	*TSC1* 基因定位于 9q34.1，*TSC2* 基因定位于 16p13.3
苯丙酮尿症	常染色体隐性遗传	基因定位于 12q22-q24.1

（周　东）

【推荐阅读文献】

［1］大熊辉雄，松冈洋夫，上埜高志．脑电图判读 step by step. 4 版．北京：科学出版社，2009.
［2］贾建平．神经科特色诊疗技术．北京：科学技术文献出版社，2007.
［3］贾建平，陈生弟．神经病学．8 版．北京：人民卫生出版社，2018.
［4］李茂绪，孔凡斌，田玉峰．神经系统疾病实验室诊断学．济南：山东大学出版社，2006.
［5］刘晓燕．临床脑电图学．2 版．北京：人民卫生出版社，2017.
［6］卢祖能，曾庆杏，李承晏，等．实用肌电图学．北京：人民卫生出版社，2002.
［7］吕传真，周良辅．实用神经病学．4 版．上海：上海科学技术出版社，2014.
［8］周东．神经病学．北京：高等教育出版社，2011.

第六章　神经心理检查

1. 掌握记忆、失语症、忽视症的认知测量方法。
2. 掌握情感障碍常用的测量方法。

第一节　神经心理检查在神经科的应用及其意义

一、神经心理学的概念与历史发展

神经心理学(neuropsychology)是研究脑与心理或脑与行为之间相互关系的学科,是心理学与神经科学的交叉学科。神经心理学不仅用于脑高级认知功能的诊断和评估,也是揭示认知过程及其脑机制的研究方法之一。

"神经心理学"一词最早于1929年由美国著名心理学教授波林(E.Boring)提出。苏联学者鲁利亚(A.Luria)在第二次世界大战期间研究了大量的脑外伤患者的高级认知功能,于1973年出版了《神经心理学原理》,创立并发展了神经心理学这一学科。20世纪50年代,神经心理学的理论和研究方法开始进入中国,但仅有少数神经内科医师从事神经心理学的临床应用和研究。20世纪80年代,我国神经心理学的研究主要围绕言语障碍、记忆障碍和智力障碍,大脑半球不对称性等方面进行,主要涉及的疾病有脑血管病、帕金森病、脑外伤、癫痫和脑肿瘤等。近10年来,随着阿尔茨海默病等认知功能障碍疾病受到越来越多的关注,神经心理学才逐渐被神经内科医师重视,神经心理学知识和检查方法在国内逐渐普及。然而,接受过神经心理学规范及系统培训的神经内科医生仍然不足,总体上,我国的神经心理学发展仍相对滞后。

二、神经心理学检查方法

传统的神经心理学检查方法以行为学检查为主,检查方法简单易行,部分检查在患者床边即可完成。

1. 体格检查　体格检查是神经心理学检查的重要内容和环节,细致的体格检查有助于患者认知功能障碍的诊断。如患者向右侧凝视,提示患者可能存在左侧空间忽视;通过与患者谈话,可以判断患者是否存在言语障碍;通过观察患者的情绪,有助于发现患者是否存在抑郁症等疾病;而掌下颌反射阳性等额叶释放症状,提示患者可能存在额叶认知功能减退。

2. 神经心理学量表　神经心理测量是最主要、最有成效的临床神经心理学检查方法。目前在我国已经编制或者翻译了大量适用于中国人群的神经心理学量表。这些量表多数可以在床边完成,部分量表只需要纸和笔即能完成,简单易行。如通过线段等分试验测查患者有无忽视症,通过数字广度测查患者的短时记忆功能。

3. 基于计算机的神经心理学测查　随着计算机技术的发展,传统量表难以测查的认知功能障碍,现在也可以进行检查,如通过电脑屏幕快速地呈现图像,可以检测视觉对消障碍的患者。目前这类心理学实验方式越来越多,能更灵活更有针对性地测查患者某一认知功能,对发现和理解认知功能障碍的产生机制具有重要意义。

三、神经心理学检查的意义

1. 为临床诊断提供症状学依据　认知功能障碍是神经科重要的临床症状。尽管神经影像学与神经电生理发展迅速,但认知功能的评估仍然需要依靠神经心理学检查。如失语症的诊断,需要通过临床检查和失语症量表测查,判断患者言语障碍的类型,为临床诊断提供依据。

2. 为评估患者认知损伤的严重程度及康复状况提供客观依据　通过详细的临床检查以及有针对性的神经心理学量表评定,可以对患者认知功能损伤的严重程度及康复疗效进行客观评定。同时通过详细的神经心理学检查,发现患者具体的认知加工环节的损伤,为制订患者的康复训练方案提供依据。如不同的失语症患者可以通过不同的康复方案,更有针对性地进行认知功能训练。

3. 为研究脑结构与功能的关系提供直接的证据　不同的脑区损伤有不同的认知障碍表现。通过对脑损伤的研究,揭示脑结构与认知功能加工的关系,具有重要的研究意义。

四、神经心理学检查注意事项

1. 在神经心理学检查过程中,需要考虑患者的年龄、受教育程度、言语功能和精神状态等影响因素。

2. 神经心理学检查耗时较长,易受周围环境因素影响。故检查应在安静舒适的环境下进行,避免旁观者的干扰,检查前检查者应和患者进行充分沟通,尽量减少患者紧张和不安情绪,取得患者的积极配合,使患者在集中注意的前提下完成,以保证获得可靠的结果。

3. 神经心理学量表需要在固定的指导语下完成,故检查者需要经过专业培训,测试结果才具有可靠性。

第二节　常用的神经心理学量表及其检查方法

一、认知功能评定

认知功能是指人在对客观事物的认识过程中对感觉输入信息的获取、编码、操作和使用的过程。认知功能主要包括记忆、注意、语言、思维和推理等,是人类高级神经活动中最为重要的过程。认知功能障碍是指由于不同原因导致的认知功能加工出现异常,表现为记忆障碍、语言障碍等临床症状。

(一)记忆功能评定

1. 床边检查　对考虑有记忆障碍的患者进行床边检查,详细的病史询问有助于对患者记忆损伤的初步判定。如询问患者近一天所摄入的食物,日常生活中有无丢三落四,是否记得按时吃药,出门是否迷路等;要求患者复述和延时回忆 3 个物体的名称,有助于简单了解患者记忆的基本情况。在询问病史的过程中,需要与患者的知情者进一步核实患者日常生活情况。

2. 记忆功能检测量表

(1) Rey 听觉词语测验(Rey auditory verbal learning test,RAVLT):是由 Rey 于 1964 年制定。测试材料为两个各包含 15 个常用具体名词的词表(词表 A 和 B),其中词表 A 为目标词表,词表 B 为干扰词表。测试时检查者读出 15 个词(词表 A),速度为每秒 1 个词,要求被试在检查者读完后立即复述,可不必按原顺序说出,检查者记录下被试回答的内容,此为即刻回忆,如此共进行 5 遍,分别称为测验 1~5。然后,检查者向被试读出干扰词表(词表 B),检查者读完后请被试回忆。然后再请被试回忆词表 A 中的词,此为短时延迟自由回忆。接下来的 20 分钟请被试完成一些其他的非记忆相关任务,20 分钟后再请被试回忆词表 A 中的词,此为长时延迟自由回忆。

在 Rey 听觉词语测验基础上,Delis 等于 1987 年制定了 California 词语学习测验,Brandt 等于 1991 年制定了 Hopkins 词语学习测验。与 Rey 听觉词语测验不同的是,California 词语学习测验的词表中包括来自 4 个语义类别的 16 个名词。这 16 个名词混合排列,任何相连的两个词不能来自同一语义分类。California 词语学习测验中还增加了短时和长时延迟线索回忆、长时延迟再认。Hopkins 词语学习测验较前两种词语学习测验简单,词表中包括来自 3 个语义类别的 12 个名词。检查者共向被试读 3 遍目标清单,没有线索回忆项目。目前较常用的是 California 词语学习测验和 Rey 听觉词语测验。词语学习测验主要测查了被试对记忆的编码、存储和提取,不仅能有效区分痴呆患者和正常老年人、轻度认知功能障碍和正常老年人,也能区分阿尔茨海默病和其他类型痴呆,因此该测验在痴呆的早期诊断中有十分重要的价值。

(2) 韦氏记忆量表(Wechsler memory scale,WMS):是国内外广泛应用的成套记忆量表,由 Wechsler 于

1945年制订,该量表由七个分测验组成。

1)常识:个人和日常知识。如你是哪年出生的? 你们国家的总统是谁?

2)定向:时间和地点的定向能力。如现在是几月份? 这是什么地方?

3)计数:测试注意力。如从20倒数到1,朗读26个字母,从1开始连续加3直到40。

4)逻辑记忆:如立即回忆朗读过的两段故事。

5)数字广度:顺背和倒背数字。

6)视觉记忆:如每张图片呈现10秒后,用纸笔立即再现。

7)成对联想学习:其中包括意义关联强的词对,以及无意义关联、难以记忆的词对,要求被试先学习,随后做即时回忆,根据正确回忆数目记分。

综合七个项目的得分,得出一个记忆商(memory quotient)。

湖南龚耀先等已对WMS进行了修订。修订的WMS有以下内容:

1)长时记忆:包括3个分测验。①个人经历;②时间空间(定向);③数字顺序关系。

2)短时记忆:包括6个分测验。①视觉再认;②图片回忆;③视觉再生;④联想学习;⑤触摸测验;⑥理解记忆。

3)瞬时记忆:顺背和倒背数字。

(二) 失语症检查

失语症(aphasia)是指大脑功能受损所引起的语言功能丧失或受损。常见失语类型有运动性失语和感觉性失语。运动性失语(Broca失语)以口语表达障碍为突出特点,听理解相对较好,呈非流利型失语,表现为语量少、讲话费力、发音和语调障碍、找词困难等。因语量少,且缺乏语法结构而呈电报式语言,病灶部位在优势半球额叶Broca区(额下回后部)。感觉性失语(Wernicke失语)的患者听理解障碍突出,表现为语量多,发音清晰,语调正确,短语长短正确,无语法错误,但患者常常答非所问,并不能和他人有效地交流。病变位于优势半球Wernicke区(颞上回后部)。

1. 床边检查　失语症患者可以通过详细的体格检查与耐心的病史询问识别。通过询问患者姓名及要求患者完成闭眼等简单动作指令,了解患者理解能力;通过对话及复述,了解患者语言表达能力;通过出示笔、钥匙,让患者命名,了解患者有无命名障碍。通过简单的检查可以区分出感觉性失语与运动性失语等。

知识点

失语症与构音障碍的鉴别

失语症是语言中枢受损所引起的语言功能丧失或受损,表现为语言理解、表达障碍。构音障碍是指与言语表达有关的神经肌肉系统的器质性损害导致发音肌的肌力减弱或瘫痪、肌张力改变、协调不良等,引起字音不准、声韵不均、语速缓慢和节律紊乱等言语障碍,而患者语言中枢并未受损,患者语言理解能力保持良好。

部分失语症患者由于不能正常配合体格检查及回答问题,可能被误诊为意识障碍。失语症患者在意识清楚的情况下往往可以完成医生示意的动作,如张嘴、闭眼等动作。

2. 失语症量表检查　语言加工的神经机制复杂,失语症可能涉及语言加工的多个环节,使用失语症检查量表可以更细致地评估患者语言障碍的具体环节和机制。国外有多种检查量表,包括波士顿失语症检查(Boston diagnostic aphasia examination,BDAE)、西方失语症成套测验(western aphasia battery,WAB)、Token测验等。国内常用的失语症评定方法有汉语失语成套测验和汉语标准失语症检查量表。

(1)汉语失语成套测验(aphasia battery of Chinese,ABC):该测验是1992年北京医科大学高素荣教授等在西方失语症成套测验的基础上制定的,在临床上得到了广泛应用,主要包括五个方面的测验。测试内容较多,一般需要经过临床培训才能正确使用。

1)口语表达:包括谈话、复述和命名。通过谈话和叙述,判断被试口语信息量和流利性;复述包括常用和不常用词、具体和抽象词、短句、长句等,注意复述中有无错词,复述过程中有没有增加或者减少词汇;命名包括对指定物体命名和列名,其中列名是检查被试在 1 分钟内能说出蔬菜名称的数量。

2）听理解:包括判断题、听辨认和执行指令,测查患者听觉的理解能力。

判断题是对患者熟悉的事物以简单陈述句提问,患者只需回答"是"（或"对"）或"不是"（或"不对"）。如:"北京的六月会下雪?",患者回答"对"或"不对"。听理解正常的患者能正确回答。听辨认是检查者说一个名称后,要求患者从附图中或身体部位中选出正确答案。如检查者说"梳子",被试需在多个备选图形中选择出梳子的图形。执行指令时,要求患者按口头指令执行,注意对复杂指令检查者必须说完全句后,再让患者执行。

3）阅读:包括视读、听辨认、朗读词配画、指令执行和选词填空等内容。视读,为视感知朗读。朗读时注意患者是否只读一半,或是以错语朗读。听辨认,要求患者从一组形似、音似或意似的字中指出听到的字。在检查时,检查者可以指出从哪一行字中选择。朗读词配画,要求患者朗读一个词,无论朗读正确与否,再从相应的一组图中选出具有相同意义的图案。指令执行,要求患者先朗读所示的句子,无论朗读正确与否,均要求在读后照着句子的意思做。选词填空,让患者先看留有空档的句子,可以朗读,也可默读,从每个句子下四个备选词中选出适当的词,使全句成为一个完整的句子。

4）书写:包括姓名、地址、抄写、系列写数、听写、看图写字、写病史或短文。看图写字,向患者出示图,说"写这个图上的东西",检查者可以按顺序等患者写完一个后,再指下一个。写短文是要求患者围绕一件事,至少写出三个完整的句子。

5）其他神经心理学检查:包括意识、近事记忆、视空间功能、运用、计算及利手检查。

（2）中国康复研究中心汉语标准失语症检查量表（China Rehabilitation Research Center standard aphasia examination,CRRCAE):由中国康复研究中心在 1990 年编制。此检查包括两部分内容:第一部分是通过患者回答 12 个问题了解其语言的一般情况。第二部分由 30 个分测验组成,分为 9 大项目,包括听理解、复述、说、朗读、阅读、抄写、描写、听写和计算能力。该套评定方法省去了认知能力、视空间能力及利手的检查,只适用于成人失语症患者的临床评定。

临床病例讨论 1

患者,黄××,男性,67 岁,大学教师,右利手,大学文化水平。因"记忆力下降伴认字困难 3 天"入院。

3 天前突觉头昏,自觉记忆力下降,丢三落四,但对以前的事情回忆无困难。之后发现不能认字,书写无困难,与家人沟通基本正常,但对文字阅读明显困难,甚至自己刚写出来的字也不能正确地读出来,病程中无意识障碍,无肢体麻木与无力。

既往史:有高血压史,未正规治疗。否认眼科疾病史。

神经系统检查:意识清楚,语言流利,脑神经检查双眼右侧同向性偏盲,眼球运动正常,对光反射灵敏,余脑神经未见异常,四肢肌力 4 级,肌张力正常,双侧病理征阴性,感觉和共济运动检查均正常。

神经心理检查:简易精神状态检查（MMSE）25 分,扣分项目为:"皮球、国旗、树木"短时回忆 0/3 分;出示"请您闭上眼睛"卡片,要求按这句话的意思做动作 0/1 分;临摹图 0/1 分。蒙特利尔认知评估量表（MoCA）19 分,扣分项目为:视空间与执行功能 0/5 分;命名 2/3 分;延迟回忆 0/5 分。听觉词语学习测验（AVLT）:连续学习并回忆 3 次分别是 AVLT 14 分;AVLT 24 分;AVLT 35 分;短延迟回忆 AVLT 40 分;长延迟回忆 AVLT 0 分;再认 6 分。汉语失语成套测验（ABC）量表主要结果如下:自发谈话、系列语言、听理解中判断题、听辨认以及复述检查均正常;执行口头指令 60/80 分。命名中实物命名 14/20 分;身体命名 8/10 分;图片命名 4/10 分;反应命名 10/10 分;阅读中视-读 1/10 分;朗读-画匹配 0/40 分;读指令并执行 0/30 分;选词填空 0/30 分。书写检查中写姓名、地址、抄写、系列书写、听写及写短文均满分。运用和计算满分。结构与空间 0/19 分。

辅助检查:头颅 MRI 轴位 FLAIR 像可见胼胝体压部、左侧颞叶及枕叶多发斑片状高信号病灶（图 6-1）。

该患者的诊断:脑梗死（左侧颞枕叶、胼胝体压部）、纯失读症、记忆障碍。

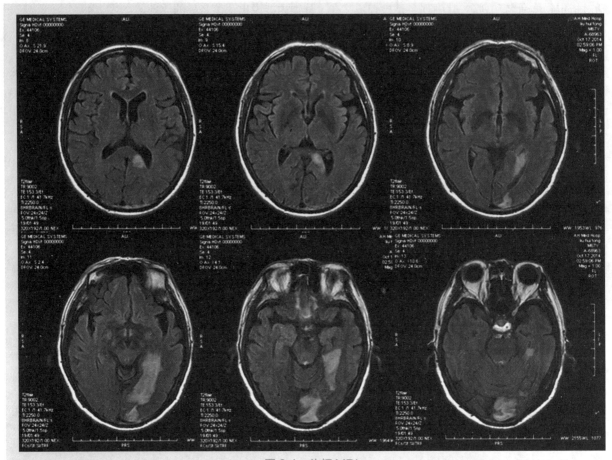

图 6-1 头颅 MRI
轴位 FLAIR 像可见胼胝体压部、左侧颞叶及枕叶多发斑片状高信号病灶。

思路 1：患者以阅读障碍和记忆障碍为主要临床症状，记忆障碍以短时记忆损伤为主，通过 MMSE 及 MoCA 先测查患者的总体认知功能。同时针对短时记忆损伤进行听觉词语学习测验（AVLT）检查，进一步明确短时记忆损伤的严重程度。MMSE 及 MoCA 提示患者的整体认知功能有所下降，其中短时记忆及视空间认知功能明显受损。

知识点

记忆的分类

有关记忆的分类目前尚未统一，根据记忆保持时间的不同，可分为短时记忆（或工作记忆）和长时记忆。阿尔茨海默病患者以短时记忆损伤为主，而长时记忆相对保留。长时记忆又可分为外显记忆（或称陈述性记忆）和内隐记忆（或称程序性记忆）（图 6-2）。

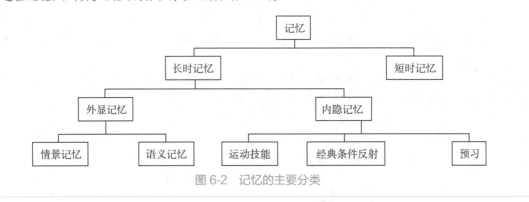

图 6-2 记忆的主要分类

思路2：患者和家人交流基本正常,提示患者在语言理解及口语表达损伤不明显。患者主诉无书写困难,提示患者失写症状不突出,考虑患者以失读症状为主。因此,在神经心理学检查主要测查其阅读功能。汉语失语成套测验(ABC)量表结果提示患者命名障碍及失读不伴有失写。

知识点

单纯性失读

　　单纯性失读又称"文字失认",是联合性失认在文字阅读上的表现。患者在文字阅读时出现拼读现象,即患者在读不出某个字的时候会努力地将这个字一部分一部分地读出来。而当患者将所有部分读完后会突然将刚才未能读出的字读出来。在临床上单纯性失读有时也被称为不伴失写的失读,因为患者书写、听写能力一般完好,与其失读表现反差非常明显。抄写可能也较正常人差,对于自己刚写过的文字也可能不认识。常见于左侧枕叶及左侧颞枕叶交界区损伤。

(三)视觉失认症的检查

　　失认症(agnosia)可以粗略地理解为"不能识别"。失认症可分为视觉失认症、听觉失认症和触觉失认症。视觉失认症临床上最为常见,患者视觉感知通路正常,但不能完成复杂物品辨认与命名的任务,常通过触摸或者语言描述说出物体的名称。视觉失认症包括物体失认、面孔失认和颜色失认等。根据测查目的不同,使用的测查任务也不同。

　　1. 物体失认检查方法

　　(1)形状匹配测验:1990年Farah首先提出,要求被试者从右边四个图形中选出一个与左边形状相同的图。失认症患者无法正确选择,提示失认证源于图形模板匹配障碍。

　　(2)功能匹配测验:1982年Warrington设计,测验要求被试者从上面两个物体中选出与下面一个物体具有相同功能的物体(图6-3)。

　　2. 面孔失认检查　面孔失认是患者不能识别原来熟悉的面孔,但能够通过声音、步态或者特征性的衣着等线索来辨认熟悉的人。面孔失认常发生于双侧颞枕叶下部的病变。面孔失认常通过描述面孔、面孔的识别和命名、面孔配对等任务测查。

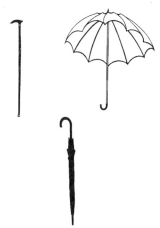

　　3. 颜色失认检查　颜色失认的患者能够感知并辨别颜色,但难以完成需要提取颜色信息的任务(如橘子是什么颜色的?)。Damasio等(1979年)设计的图画填色和错色图画测验能有效地分辨颜色失认症和颜色命名障碍。图画填色测验的材料是一些未着色的图画(如青蛙、柳枝),被试需把图画填上适当的颜色。错色图画测验是呈现一些颜色不合适的图画(如绿色的狗、紫色的象),让被试辨认。根据被试在这两项测验中的表现,推断颜色辨认障碍。

图6-3　功能匹配测验

(四)失用症检查

　　失用症(apraxia)是指由脑部疾病所致的,在无肢体功能障碍、感觉障碍、失语症、认知障碍、痴呆或意识障碍的情况下,对已形成习惯的动作表现出无能为力的状况。失用症包括肢体失用、口面失用、睁眼失用、穿衣失用和结构性失用等,常见检查方法如下:

　　1. 床边检查　依据躯体部位通过多种形式进行测查。如检查口面部失用时让患者吹口哨、示齿、眨眼等;检查肢体失用时,让患者执行敬礼、再见、走过来等任务,或者使用实物如示范梳头、钉钉子和刷牙等动作。患者表现为不能执行口语命令却能模仿。

　　2. 功能匹配实验　先呈现一个工具的图片(如铅笔),后呈现一组语义相关的图片(如笔记本、报纸和文件夹),让患者从中选出合适的对象(如铅笔对应笔记本)。或后呈现出一组工具的图片(如钢笔、牙刷和锤子),让患者选择出在功能上与首先呈现的工具(如铅笔)功能接近的图片(钢笔对应铅笔)。

　　3. 模仿使用工具　给患者呈现10种工具的图片,先命名再令其模仿使用,依据其握姿、动作和手的位置评分。失用症患者不能正确地命名或命名后不能正确地模仿使用工具。

　　4. 自然行为测试　最早的实验是让患者做3件日常生活中的事情,如烤面包、包装礼品、为孩子准备午餐和收拾书包。Goldenberg等人设计了煮咖啡和修理收音机的实验,用摄像机记录其完成率和错误数。失用症患者表现为动作笨拙、顺序紊乱和使用错误的工具等。国内常用给患者信纸、信封、邮票和铅笔,然后要求患者把信纸装入信封、写地址、贴邮票一系列寄信前的动作,失用症患者往往不能完成。

（五）忽视症检查

忽视症即单侧空间忽视(unilateral spatial neglect),是脑损伤(尤其是右颞顶交界区损伤)后发生的一种以忽略为主要表现的认知功能障碍,不能正确报告脑损伤对侧的刺激。

1. **床边检查**　神经系统检查时忽视症患者常常向右侧凝视。两个手指在双侧视野同时呈现,患者常常报告看到右侧一个手指。询问病史,发现患者进食过程中容易遗漏盘中左侧的食物,阅读时容易遗漏左侧的文字。

2. **量表测查**　对忽视症的测查和评定主要通过一些简单的纸笔测试。下面详细介绍常用的几种纸笔测试。

(1)线段划消:患者正对测试用纸,纸上呈现指向不同的线段数十条,要求被试尽可能无遗漏地划去所有线段。忽视症患者常常划掉右侧空间线段而不划或少划左侧空间线段(图6-4A)。

(2)自发画钟(clock drawing by memory):要求患者凭记忆画出完整钟面并在正确位置标出12个刻度。患者常常画出完整的轮廓,但只标出右半部分钟面的刻度(1~6刻度);或者虽然标出了12个刻度,但全部标在了右半部分钟面上(图6-4B)。

(3)线段等分(line bisection):测试纸中央呈现一条水平线段(长度大于5cm),要求患者以目测标示线段中点。这是一个常用的和比较敏感的测试。忽视症患者常常标记在线段右侧部分,即主观中点位于客观中点右方。偏移程度与忽视严重程度相关(图6-4C)。

(4)临摹画花(daisy copying):要求患者尽可能正确地临摹出呈现在测试纸上的雏菊简图。忽视症患者常常遗漏左半部分的花瓣或叶子(图6-4D)。

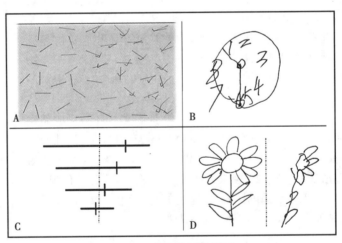

图6-4　常用的纸笔测试

A.线段划消;B.自发画钟;C.线段等分;D.临摹画花。

临床病例讨论2

患者,李××,男性,56岁,初中文化水平。因"突发左侧肢体无力2天"入院。入院时诊断为脑梗死。体格检查:意识清楚,眼球向右侧凝视,左侧肌力3级,左侧病理征阳性。入院治疗1周后患者左侧肌力4级,家人发现患者阅读文字时遗漏左侧的文字和部分文字的左侧偏旁,如:"天花板"读成"花板","晒"读成"西"。走路时容易撞到身体左侧。磁共振DWI像可见右侧颞叶、顶叶等急性期梗死灶(图6-5)。

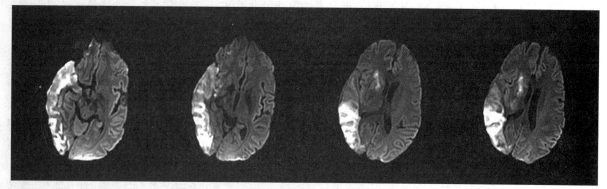

图6-5　患者头颅磁共振 DWI 像可见右侧颞叶、顶叶等急性期梗死灶

思路：患者临床症状表现为阅读时左侧空间的文字遗漏，是偏盲？失读症？还是忽视症？首先给予患者忽视症测查。测查结果见图 6-6。

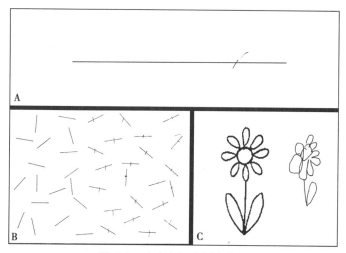

图6-6　患者忽视症测查结果

A.线段等分：明显右偏；B.线段划消：左侧线段遗漏明显；C.临摹画花：左侧花瓣和叶子遗漏。

知识点

忽视症与偏盲鉴别

第一个鉴别点：忽视症多以右侧顶叶损伤为主，偏盲多发生于枕叶以及内囊区，位于枕叶的病灶由于只影响部分纤维投射区域，常表现为象限盲。视野仪可以检查出偏盲视野缺损的范围，而忽视症患者视野可能是正常的。

第二个鉴别点：忽视症测查材料放在正常视野，仍然表现为忽视现象，而偏盲患者在正常视野中应无忽视。部分患者忽视症状与偏盲是同时存在的。

（六）执行功能检查

执行功能（executive function，EF）：目前缺乏统一而明确的定义，广义的执行功能是个体许多认知加工过程的协同操作，保证认知系统以灵活、优化的方式实现特定的目的。本质是对其他认知过程进行控制和调节。狭义的执行功能指抑制控制，即按照认知任务需求抑制不适合反应的能力，被认为是执行功能的核心成分。目前临床上常用的执行功能检查大部分是针对狭义的执行功能。

（1）威斯康星卡片分类测验（Wisconsin card sorting test，WCST）：这一测验首先由 Berg 于 1948 年应用，目前已经成为广泛使用的执行功能评价工具，主要检测抽象能力、任务转换和自我行为调节的灵活性。受试者根据模板对 128 张卡片进行分类,操作时不把分类的原则告诉被试,只告诉其每 1 个选择是正确的或错误的。如果受试者连续 10 次正确分类,检查者就要改变分类原则。完成 3 种分类原则后,再将 3 种分类原则重复一遍;当完成 6 次分类或将所有卡片分类完毕,测查结束。

评定指标包括总正确数、总错误数、持续错误数、非持续错误数和完成分类数等。持续错误是指在分类原则已经改变后,受试者不放弃旧的分类原则,仍然继续按原来的原则分类。

(2) Stroop 色字干扰测验(Stroop test):共包括 3 张卡片。A 卡:黑体字,红、绿、蓝、黄;B 卡:红、绿、蓝、黄 4 种彩色点;C 卡:红、绿、蓝、黄 4 种字,用绿、蓝、黄、红 4 种颜色书写,字义与字的颜色不一致;字数或点数均为 30。要求被试者:①读 A 卡上的黑体字;②读 B 卡上点的颜色;③读 C 卡上的字;④读 C 卡文字的颜色。记录被试者读 C 卡上字的颜色时的错误次数和反应时间。该测验反映选择性抑制和冲动控制能力。

(3) 词语流畅性测验(verbal fluency test):要求受试者在 1 分钟内尽量多地说出某一类属的词,如水果、动物和蔬菜的名称。记录正确词语数和重复数。额叶损伤患者在该测试中多有异常。

(4) 数字广度记忆(digit span test):测试者读出一组数字,要求患者在听完后立即按原顺序或倒序复述。数字的数目由少到多(一般从 3 位到 9 位),完全正确复述则得分,以能正确复述的最高位数记分。该测试正序复述可反映短时记忆功能,倒序复述反映执行功能。该测验简单易行,易于操作。

(七) 视空间能力测查量表

画钟测验(clock drawing test,CDT):要求受试者画出一个圆,标出 12 个阿拉伯数字,并用 2 个指针标出给定的时间,如 8 点 20 分。目前普遍采用 4 分法计分:画出闭锁的圆(表盘),1 分;12 个数字无遗漏,1 分;数字顺序与位置正确,1 分;将指针置于正确的位置,1 分。画钟测验文化相关性小,操作简单,患者易完成,对于痴呆筛查的诊断也具有良好的敏感性和特异性。

二、总体认知功能评估

(1) 简易精神状态检查(mini mental status examination,MMSE):由 Folstein 等于 1975 年编制,是目前世界上最有影响、最普及、最常用的认知筛查量表之一。主要用于整体认知功能的简单评定和痴呆的筛查。

该表由 20 题组成,共 30 项,每项回答正确得 1 分,回答错误或答不知道得 0 分。可将 20 题内容分为 7 个方面:①时间和空间定向力 10 分;②记忆力 3 分;③注意力和计算力 5 分;④回忆 3 分;⑤语言 5 分;⑥观念运动性运用 3 分;⑦图形复制 1 分。量表总分范围为 0~30 分。目前世界不同地区的不同研究中应用多种分界值,我国现有分界值各地差别甚大:北京医科大学精神卫生研究所制定的文盲组分界值 ≤ 14 分,非文盲组 ≤ 19 分;上海精神卫生中心制定的文盲组分界值 ≤ 17 分,小学组 ≤ 20 分,初中或以上组 ≤ 24 分;北京协和医院神经内科 AD 课题组制定的文盲组分界值 ≤ 19 分,小学组 ≤ 22 分,初中及以上组 ≤ 26 分。由于该量表受年龄、种族和文化程度等的影响,所以正常值在不同人群中是不同的。以上海精神卫生中心分界值为例,在初中以上文化的人群,25~30 分为正常,21~24 分为轻度痴呆,14~20 分为中度痴呆,13 分及以下为重度痴呆。该量表简单,易于操作,整个过程仅需 5~10 分钟,该量表有良好的信度和效度。

(2) 蒙特利尔认知评估量表(Montreal cognitive assessment,MoCA):MoCA 由加拿大学者 Nasreddine 于 2004 年制定。主要用于轻度认知功能障碍的筛查及诊断,它具有简便、快捷、灵敏度高、涵盖的认知领域较全面等优点。MoCA 满分共计 30 分,完成时间为 10 分钟左右。该测试包括 6 个认知领域,主要为:

1) 短时记忆与延迟回忆:对 5 个词语进行 2 次学习记忆,5 分钟后进行回忆(5 分)。

2) 视空间能力:包括画钟测验(3 分)和临摹立方体(1 分)。

3) 执行能力:通过连线测试(1 分)、语言流畅性(1 分)和两个词语相似性的抽象概括(2 分)来评估。

4) 注意力、计算力和工作记忆:包括目标数字的识别(1 分)、100 连续减 7(3 分)和数字的顺背与倒背(2 分)。

5) 语言:包括熟悉度较低的 3 种动物的命名(3 分),复述 2 个复杂句(2 分)和上述的词语流畅性测试。

6) 定向:包括时间和地点定向(6 分)。

(3) 阿尔茨海默病评定量表(Alzheimer's disease assessment scale,ADAS):ADAS 是评估阿尔茨海默病患者症状较为常用的工具,对于痴呆的早期诊断及评价疾病的进展都有作用,完成该测试需要 20~50 分钟。修订版共包括 21 条项目,其中 1~11 条评定认知功能(ADAS-cog),12~21 条评定非认知功能(ADAS-noncog)。

ADAS-cog 部分包括记忆力、定向力、语言、空间结构性和行为,但没有评价执行功能和失认。评分范围 0~70 分。ADAS-noncog 部分主要评价情绪状态和行为改变,包括抑郁心境、幻觉、妄想和激越等,其评分范围为 0~50 分。ADAS 总分 120 分,总分越高,则相应的功能损害越严重。认知部分的评分,正常人 0~9 分,轻度认知功能减退患者 10~17 分,轻度痴呆患者 18~44 分,45 分以上为重度痴呆患者。ADAS 对于痴呆的早期诊断及痴呆的分期均适用,尤其在药物试验中用于药效评估。量表的认知部分常单独用作治疗痴呆药物临床试验中评价疗效的主要指标。ADAS-cog 不适合极轻度和极重度的患者。

(4)临床痴呆分级评分量表(clinical dementia rating scale,CDR):临床痴呆分级评分量表用于对痴呆患者的总体评估和痴呆严重程度分级。最初是由 Hughes 于 1982 年制订并经过多次修订。CDR 是半结构式量表,由临床医生进行评估,资料来源是患者和家属,完成评估共需要 40 分钟左右。共包括 6 个项目:记忆、定向、解决问题、社区事务、家庭生活和生活自理。各部分单独进行评分,按严重程度分为 5 级,分别记为 0、0.5、1、2、3 分,即健康、可疑障碍、轻度障碍、中度障碍和重度障碍。最后根据评分原则给出总体评分,分别为正常 0 分,可疑痴呆 0.5 分,轻度痴呆 1 分,中度痴呆 2 分和重度痴呆 3 分。近来有一种新的评分方法在临床上的使用率也正在增加,即将 CDR 的 6 个分类的得分加成总分,用于进一步区分认知严重程度和便于临床监测病情变化。

(5)其他:临床上用得较多的还有长谷川痴呆量表、Mattis 痴呆评估量表、扩充痴呆量表等。

三、情绪行为和日常生活能力评估

主要对患者精神状态、情绪状态和日常生活能力等进行评定,主要用于痴呆、焦虑抑郁状态的临床评定。目前记忆主诉和躯体化表现的焦虑抑郁状态在临床也较为常见,鉴于精神疾病和认知功能障碍的密切关系,熟练掌握以下量表也较重要。

(一)神经精神量表评估

(1)汉密尔顿抑郁量表(Hamilton depression scale,HAMD):由汉密尔顿(Hamilton)1960 年编制,是临床上评定抑郁状态应用最为广泛的量表。本量表有 17 项、21 项和 24 项等 3 种版本,本章介绍的是 17 项版本,这些项目包括抑郁所涉及的各种症状。可用于抑郁症、双相情感障碍和神经症等多种疾病抑郁症状的评定,尤其适用于抑郁症。然而,由于抑郁症与焦虑症两者都有类似的项目,本量表不能较好地将两者区分开来。

HAMD 的评定需要由经过训练的两名医生采用交谈和观察的方式对患者进行评定。待检查结束后,两名评定员独立评分。HAMD 大部分项目采用 0~4 分的 5 级评分法,少数项目评分为 0~2 分的 3 级评分法:在记分上分总分和因子分。总分即所有项目得分的总和。当 2 人同时评定时,可以采用两者得分相加或算术平均数。在 17 项版本中总分 ≤ 7 分为正常;总分在 7~16 分可能有抑郁症,总分在 17~24 分肯定有抑郁症;总分 >24 分为严重抑郁症。

(2)汉密尔顿焦虑量表(Hamilton anxiety scale,HAMA):汉密尔顿焦虑量表包括 14 个项目,由 Hamilton 于 1959 年编制,它是精神科中应用广泛的量表之一。主要用于评定神经症及其他患者的焦虑症状的严重程度。HAMA 能很好地评价治疗效果,以及比较治疗前后症状变化。与 HAMD 相比较,有些重复的项目,如抑郁心境、躯体性焦虑、胃肠道症状及失眠等,故 HAMA 与 HAMD 一样,都不能很好地将焦虑症与抑郁症进行鉴别。

本量表除第 14 项需结合观察外,所有项目都是根据患者的口头叙述进行评分。同时特别强调受检者的主观体验。评定人员需由经过训练的医师担任,做 1 次评定,需 10~15 分钟。

评分标准:总分超过 29 分,可能为严重焦虑;超过 21 分,肯定有明显焦虑;超过 14 分,肯定有焦虑;超过 7 分,可能有焦虑;若小于 7 分,没有焦虑症状,一般划界,HAMA14 项版本分界值为 14 分。

(3)神经精神问卷(neuropsychiatric inventory,NPI):痴呆患者的精神行为症状是其重要的临床特征,常见精神症状包括幻觉、妄想和多疑。对痴呆精神行为改变进行临床评定,有助于其病程的观察、治疗措施的选择及疗效的评价。因此,Cumming 等于 1994 年针对痴呆患者所呈现的症状设计了神经精神问卷。NPI 不仅适用于痴呆的患者,同时也可用于其他伴有精神症状的神经疾病,如帕金森病、进行性核上性麻痹等。

NPI 常用于评价药物对精神症状的疗效,并有助于区别痴呆的病因。NPI 评价 12 个常见痴呆的精神行为症状,包括妄想、幻觉、激越、抑郁、焦虑、淡漠、欣快、脱抑制行为、易激惹、异常动作、夜间行为紊乱和饮食异常。NPI 的评分要根据对照料者的一系列提问来评分,而且既要评定症状的发生频率,也要评定严重程度。病情严重程度按 3 级评分(1~3 分:1 分为轻度,2 分为中度,3 分为重度);发生频率按 4 级评分(1~4 分:1 分代表偶尔,少于每周 1 次;2 分为经常,大约每周 1 次;3 分为频繁,每周几次但少于每天 1 次;4 分为十分频繁,每天 1 次或更多次或持续),频率和严重程度的乘积为患者的该项得分。同时还应评价患者的该项症状引起照料者的苦恼程度(0~5 分,0 分为不苦恼,5 分为极度苦恼)。患者得分与照料者得分需分别计算,分别评定 12 项,得分相加即为总分。

(二) 日常生活能力评价

日常生活能力(activity of daily living,ADL)丧失是痴呆患者的核心症状,日常生活能力降低是许多复杂因素相互作用的结果。在阿尔茨海默病患者中,这种衰减是逐渐进展的。通常,开始时是职业能力下降,随后是日常工具使用能力(如电话、洗衣机和厨房工作),最后影响到基本的生活能力,如个人卫生管理。ADL 水平同样可以用来描述疾病的进展,特别是在晚期的痴呆患者中,已经被作为一种主要的结果评价指标。国内常用的日常生活活动量表共 20 项,每项评分标准分为 4 级:1 级代表自己可以做,2 级为有些困难,3 级为需要帮助,4 级为根本没法做。15~20 分钟内完成。

(汪　凯　田仰华)

【推荐阅读文献】

[1] 胡盼盼,庞礴,汪凯.失用症的临床研究.临床神经病学杂志,2008,21(5): 394-396.

[2] 贾建平.临床痴呆学.北京:北京大学医学出版社,2008.

[3] 贾建平.中国痴呆与认知障碍诊治指南.2 版.北京:人民卫生出版社,2016.

[4] 汤慈美.神经心理学.北京:人民军医出版社,2001.

[5] BRENDA R. Handbook of cognitive neuropsychology. London: Taylor and Francis, 2001.

[6] PARTON A, MALHOTRA P, HUSAIN M. Hemispatial neglect. J Neurol Neurosurg Psychiatry, 2004, 75(1): 13-21.

第七章 神经系统疾病的诊断原则

学习要求

1. 了解神经系统疾病的诊断程序(定位、定性诊断)。
2. 了解神经系统常见疾病的病因及临床特点。

神经病学作为一门独立的学科,所研究的病变损害可涉及的范围十分广泛,包括中枢神经系统(脑、脊髓)、周围神经系统和骨骼肌等,彼此之间联系非常紧密。神经病学比其他学科更依赖临床与神经解剖之间的联系。一方面,同样的主诉,可由多个解剖部位单独或同时受累造成;另一方面,不同性质的疾病累及的部位也不尽相同,一旦做到了准确定位,即相当于缩小了定性的疾病范畴。因此,在神经内科疾病的诊断过程中,特别强调"先定位、后定性",前者确定病变部位,后者确定病变性质;以病变部位作为划分疾病的主线,然后再以定性的方式串联各种疾病。

第一节 诊 断 程 序

神经内科就诊患者的病史往往涉及头痛、头晕、无力、麻木和抽搐等,临床医生须对症状进行仔细评估,然后提出神经系统疾病的初步诊断假设,同时注意有无可能是其他系统、器官疾病,还应注意是原发于神经系统的症状,还是其他系统、器官疾病引起的神经系统并发症。一般体格检查及神经系统检查时,既要有整体观念,又要有针对性,重点应放在有关假设疾病方面,从而进一步得出诊断印象,再选用必要的辅助检查,得以确认或否定其临时床旁诊断。对确认为神经系统疾病患者,应进一步做出定位、定性诊断;对有疑问的病例,需进行反复临床观察、随诊,方能明确诊断。要求做到以最少的步骤、最小危险性的检查及最低的经费,达到正确诊断的目的。

一、定位诊断

定位诊断是根据疾病所表现的神经系统症状、体征,再结合神经解剖、神经生理和神经病理等方面的知识确定疾病损害的部位。病史中的首发症状及症状演变过程,有助于推测病变的始发部位及分析病变的扩展方式和范围。例如,在观察蝶鞍区病变患者的视野变化时,如先发现双颞侧上象限盲,而后变为双颞侧偏盲,提示病变由视交叉之下向上生长,鞍内肿瘤可能性大;反之,如先观察到双颞侧下象限盲,而后变为双颞侧偏盲,则表示病变自上而下生长,应考虑鞍上病变、第三脑室附近病变,如颅咽管瘤。许多神经系统病变的发生都具有与一定解剖部位相关的特征,定位诊断一旦确定,也为定性诊断提供了重要的诊断信息。

(一)定位诊断的方法和步骤

1. 详细的病史采集 一份完整而有价值的病史,最为重要的是应以患者的主诉为线索,仔细地按各症状发生的时间顺序逐一加以描述,如实、全面地反映出患者的发病经过和既往诊疗过程。就定位诊断而言,病史仔细、完整的重要性十分明显。脊髓病变患者,如先出现左下肢麻木,而后逐渐向上累及躯干、上肢,并自觉右颈枕部疼痛,则可推测病灶在右侧颈髓髓外;反之,如患者并无根痛,麻木从左上肢开始逐渐向躯干、左下肢蔓延,则可推测病灶在右侧颈髓髓内。

2. 神经系统检查 在体格检查的基础上,简易的(或最低限度的)神经系统检查应包括一般情况、脑神经、四肢肌力、肌张力、共济运动、深浅反射、病理反射、脑膜刺激征及感觉检查等。神经系统检查足以发现或排除神经系统的器质性病变(包括早期病变),可基本避免临床工作中的漏诊。神经系统检查是在病史询问之后,对疾病有了初步的定位、定性诊断之后的评估。

3. **重点的体格检查**　最低限度的神经系统检查往往不足以做出精确的定位诊断,如发现神经系统某部位有可疑病变,即应进行进一步的重点体格检查。如发现患者有单侧下肢疼痛,则应进一步检查有无坐骨神经压痛,完成直腿抬高试验等;对于同时出现共济失调和帕金森样表现的中老年患者,应进一步测量卧立位血压以寻找多系统萎缩(multiple system atrophy,MSA)的证据。因此,往往在临床定位之后有了初步定性,而初步定性反过来又可指导补充重点体格检查的内容。

4. **必要的辅助检查**　神经系统检查结果为诊断者提供了初步的定位信息,但是对于疾病的精细定位,还需借助相关的辅助检查。如患者表现为四肢肌无力,须进一步完善血清肌酶、肌电图,对病损部位(周围神经、神经肌肉接头和肌肉)进行精细定位;定位诊断也能通过辅助检查加以验证,如患者表现为左侧肢体自发性疼痛、轻偏瘫、共济失调和同侧深感觉障碍,病损部位定位在右侧丘脑,完善头颅 MRI 可见右侧丘脑梗死灶,定位诊断与检查结果一致,故此病灶为责任病灶。临床定位和辅助检查的不一致有时反而是疾病的特点,例如,神经系统变性疾病早期常有症状和体征,但辅助检查为阴性。

(二)病损部位特点

1. **大脑皮层和 / 或皮层下病变**　大脑皮层和 / 或皮层下病变除可出现中枢性瘫痪、皮质性感觉障碍、皮质盲等局灶性症状外,最为突出的是可出现痫性发作及高级神经活动障碍(如意识障碍、认知功能障碍、失语和精神症状等)。各脑叶病变有各自不同的特点,如额叶损害主要表现为随意运动障碍、运动性失语、认知功能障碍和局灶性癫痫等;顶叶损害主要表现为皮质型感觉障碍、失读、失用等;颞叶损害主要表现为精神症状、认知功能障碍、感觉性失语和精神运动性癫痫等;枕叶损害主要表现为视野缺损、皮质盲等,如脑血管病、脑炎和颅内肿瘤等疾病。

2. **大脑半球深部病变**　大脑半球深部基底核的损害,可出现肌张力改变、运动异常及不自主运动等锥体外系症状等,如帕金森病、舞蹈症等。内囊损害主要表现偏侧随意运动障碍(偏瘫)、偏身感觉障碍、偏盲(三偏征)等,如脑血管病等。

3. **脑干病变**　单侧脑干病变多出现病变同侧周围性脑神经麻痹和对侧肢体中枢性偏瘫,即交叉性瘫痪,或病变同侧面部及对侧偏身痛温觉减退的交叉性感觉障碍,其病变的具体部位根据受损脑神经平面而做出判断,如脑血管病等。脑干弥漫性病损则引起双侧多脑神经和双侧传导束受损症状,如脑干脑炎等。

4. **小脑病变**　小脑半球病变引起同侧肢体共济失调,蚓部病变则表现为躯干及双下肢共济失调,弥漫性小脑病变主要表现为躯干和语言共济失调,如脊髓小脑性共济失调、MSA 等。

5. **脊髓病变**　脊髓横贯性病变常有受损部位以下的运动、感觉及括约肌三大功能障碍,呈完全或不完全截瘫或四肢瘫、传导束型感觉障碍和尿便功能障碍,如急性脊髓炎等。可根据感觉障碍的最高平面、运动障碍、深浅反射的改变和自主神经功能障碍,大致确定脊髓病变的范围。脊髓单侧损害,可出现脊髓半切损害综合征,表现为病变平面以下对侧痛、温觉减退或丧失,同侧上运动神经元性瘫痪和深感觉减退或丧失,如脊髓肿瘤等。脊髓的部分性损害可仅有锥体束和前角损害症状如肌萎缩侧索硬化(amyotrophic lateral sclerosis,ALS),亦可仅有锥体束及后索损害症状如亚急性脊髓联合变性(subacute combined degeneration of spinal cord,SCD),或可因后角、前联合受损仅出现节段性痛觉和温度觉障碍,但轻触觉保留,呈分离性感觉障碍,在脊髓空洞症患者中可出现。

6. **周围神经病变**　由于脊神经是混合神经,受损时在其支配区出现运动、感觉和自主神经的症状;运动障碍为下运动神经元性瘫痪,感觉障碍的范围与受损的周围神经支配区一致;前根、后根的损害分别出现根性分布的运动、感觉障碍;可见于急性炎性脱髓鞘性多发性神经病、多发性神经病等。

7. **肌肉病变**　病变损害肌肉或神经肌肉接头时,最常见的症状是肌无力,另外还有病态性疲劳、肌痛与触痛、肌萎缩、肌肉假性肥大及肌强直等,无明显感觉障碍,可见于重症肌无力、进行性肌营养不良等。

(三)确定病变的空间分布

根据病史采集、体格检查、神经系统检查及辅助检查所收集的临床资料,须对病变部位的空间分布进行综合分析。通常来说,神经系统疾病病变分布分为局灶性、多发性、弥漫性及系统性。

1. **局灶性**　病变只累及神经系统一个部位,如面瘫、脑肿瘤、脑出血和横贯性脊髓炎等。

2. **多灶性**　病变分布于神经系统两个或两个以上部位,病变通常不对称,如视神经脊髓炎、多发性硬化等。

3. 弥漫性　病变弥散地侵犯双侧对称结构(脑、周围神经或肌肉),如急性炎性脱髓鞘性多发性神经病、病毒性脑炎、代谢性或中毒性脑病等。

4. 系统性　病变选择性损害某些功能系统或传导束,如 ALS、SCD 等。

(四)定位诊断的原则

1. 尽量用一个局限性病灶解释患者的全部临床表现,如果不合理或无法解释,再考虑多灶性或弥漫性病变可能。

2. 并非所有定位体征均指示存在相应的病灶,如颅内压增高患者出现的展神经麻痹,实为假定位体征,不具有定位意义。

3. 部分疾病发病之初或疾病进展过程中的某些体征可能不代表真正的病灶水平。如临床发现患者感觉障碍平面在胸髓水平,MRI 却显示颈髓外占位性病变,这与病变尚未压迫到颈髓的上行感觉纤维,使感觉障碍平面未上升到病灶水平有关。

4. 当部分体征无法用现有疾病解释时,应注意患者可能存在某些先天性异常,如先天性眼睑下垂、内斜视等。

5. 临床常遇到以往无任何病史患者,检查未见神经系统症状、体征,但 CT 或 MRI 检查却意外发现脑部病变,如无症状性脑梗死、脑肿瘤等。因此,辅助检查对神经系统疾病诊断非常必要。

二、定性诊断

定性诊断即为明确疾病病因及病理性质的诊断,主要通过病史采集了解起病形式、病程中转归(进行性加重、逐渐好转、周期性发作等),体格检查和神经系统检查确定病损部位,运用病理生理学知识进行病因分析,最后再选择适当的辅助检查,进一步明确病变性质。对疑为其他系统疾病继发的或并发的神经系统病变患者,需进一步应用病史、体格检查、辅助检查等信息,明确其他系统疾病的诊断。神经系统常见疾病的病因及临床特点如下所述:

(一)血管性疾病

起病急骤,症状在短时间内(数秒、数分钟、数小时或数天)达到高峰。多见于中老年人,既往常有高血压、动脉粥样硬化、心脏病、糖尿病或高脂血症等病史。神经系统症状表现为头痛、头晕、呕吐、瘫痪、意识障碍和失语等。CT、MRI、DSA 等影像学检查可获得比较确切的神经系统损害证据,如各类脑、脊髓血管疾病。

(二)感染性疾病

急性或亚急性起病,数日或数周达高峰,少数病例呈暴发性起病,病情在数小时至 1~2 天达高峰。伴有畏寒发热、外周血白细胞增加或红细胞沉降率(以下简称"血沉")增快等全身感染中毒症状,神经系统损害的症状体征较弥散。借助于血及脑脊液的微生物学、免疫学、寄生虫学等有关检查可进一步明确感染的性质和原因,如病毒性脑炎、结核性脑膜炎等。

(三)变性疾病

隐袭起病,病程及进展均缓慢,呈进行性加重。多于老年期发病,如有家族史,也可见于青少年、中青年发病。这类疾病常选择性损害神经系统中的某一部位,因而临床症状也各异。如阿尔茨海默病(Alzheimer's disease,AD)常于 60 岁以后起病,主要累及颞叶、海马等,主要表现为认知功能障碍;运动神经元病(motor neuron disease,MND)可于中老年发病,主要累及上、下运动神经元,表现为肢体无力、肌萎缩和延髓麻痹等;脊髓小脑性共济失调(spinocerebellar ataxia,SCA)常于青少年与中青年发病,主要累及小脑、脊髓等,表现为小脑性共济失调等,多有家族史。

(四)外伤

病前多有明确外伤史,呈急性起病,直接引起症状,起病即达高峰,常合并颅骨或脊椎骨折和内脏器官损伤。老年人、酗酒者、痫性发作者或卒中患者有时可无明确外伤史或外伤很轻微,经较长时间后才出现神经系统症状体征,如头痛、嗜睡、轻偏瘫或痫性发作等,临床易误诊,需详细询问外伤经过,以区别其是否先发病而后受外伤,X 线及 CT 检查有助于诊断。

(五)肿瘤

起病多较缓慢,病情呈进行性加重。但某些恶性肿瘤或转移瘤发展迅速,病程较短。颅内肿瘤除常有的病性发作、肢体瘫痪和麻木等局灶定位症状外,尚有头痛、呕吐、视神经乳头水肿等颅内压增高的征象。脊髓肿瘤早期出现根痛和脊髓半切征,逐渐出现截瘫和尿便障碍,腰椎穿刺脑脊液蛋白含量增高。有些脑肿瘤患者以卒中方式起病(瘤卒中),临床须注意鉴别。除原发于中枢神经系统的肿瘤外,还应注意身体其他部位肿瘤的颅内转移,可呈弥漫性分布,早期除颅内压增高症状外,可无局灶性神经系统受累症状。脑脊液检查可有蛋白含量增高,有时可检出肿瘤细胞,CT、MRI 及 PET 检查可发现转移瘤来源。

(六) 脱髓鞘疾病

常呈急性或亚急性起病,病程常呈缓解与复发交替,症状时轻时重。部分病例起病缓慢,呈进行性加重。定位诊断可发现多个病灶疾病,如多发性硬化(multiple sclerosis,MS)、急性播散性脑脊髓炎(acute disseminated encephalomyelitis,ADEM)等。MRI、CT、诱发电位和脑脊液检查有助于诊断。

(七) 代谢和营养障碍性疾病

起病缓慢,病程相对较长;大多数临床表现无特异性,多在全身多系统疾病基础上出现神经系统症状,可依据组织、体液中相应酶、蛋白质、脂质等的异常做出诊断。有些疾病常引起较固定的神经系统症状,如维生素 B_1 缺乏常发生韦尼克 - 科尔萨科夫综合征(Wernicke-Korsakoff syndrome),多发性神经病,维生素 B_{12} 缺乏发生 SCD,糖尿病引起多发性周围神经病。有的代谢性疾病也是遗传性疾病,具有遗传性疾病的特点。

(八) 中毒

呈急性或慢性起病,其原因有一氧化碳中毒、化学品、重金属、毒气、生物毒素、食物和药物中毒等,诊断中毒时需要结合病史调查及必要的血液生化检查和特殊检测方法才能确定。

(九) 遗传性疾病

多于儿童及青少年期起病,也可中青年起病,家族中可有类似患者,疾病的相关症状和体征繁多,呈遗传异质性;部分疾病具有特征性,如先天性肌强直出现的肌强直、肝豆状核变性的角膜色素环、进行性肌营养不良的假性腓肠肌肥大等,为这类疾病的诊断提供了重要依据。

(十) 先天畸形

病理过程在胎儿期已发生,但也可在儿童期或青少年期后出现临床症状,随着年龄的增长,病情逐渐进展达到高峰,症状明显后则有停止的趋势,如脊柱裂、颅底畸形、小头畸形等。

临床病例讨论 1

患者,李 ××,男性,65 岁,退休工人。因"突发右侧肢体活动障碍半小时"于 19：30 来急诊就诊。

该患者晚 19：00 点左右散步时突然出现右侧肢体活动障碍,站立不稳,右上肢上抬不能,伴有头痛、恶心及呕吐。起病前无感冒、发热及肢体抽搐病史。

既往史:有高血压病史 12 年,最高可达 190/110mmHg,未予以正规降压治疗,血压未监测。

体格检查:T 37.8℃,P 96 次 /min,R 21 次 /min,BP 220/120mmHg。神经系统检查:神志清楚,双侧额纹对称,双侧瞳孔等大等圆,光反射灵敏,右侧同向偏盲;右侧鼻唇沟变浅,伸舌右偏;颈无抵抗,右侧肢体肌力 2 级,肌张力低,右侧面部及偏身深浅感觉减退,腱反射减弱,双侧病理征未引出。

(一) 定位诊断

1. 患者右侧同向偏盲提示左侧视交叉后视束至枕叶视皮质受累(病变部位定位在大脑)。

2. 患者右侧肢体弛缓性瘫痪为急性病损的断联休克症状,同侧中枢性面舌瘫和肢体瘫痪提示患者左侧锥体束和左侧皮质延髓束受损。

3. 患者右侧面部及偏身深浅感觉障碍提示左侧丘脑皮质束(丘脑中央辐射)受损。

4. 综上所述,患者出现典型的偏盲、偏瘫、偏身感觉障碍即"三偏征",表明病变部位在左侧大脑半球内囊区。

(二) 定性诊断

1. **脑血管病**　患者老年男性,活动状态下急性起病,血压高,有急性高颅压表现和"三偏征"体征,有脑血管病的危险因素,考虑脑出血可能性大,病因为高血压脑出血。建议完善头颅 CT 检查,除明确病变性质、部位、大小和形状外,还能判定病变周围水肿程度和正常脑组织受压情况。该患者头颅 CT 的检查结果(图 7-1)进一步论证了诊断的准确性。

2. **颅内肿瘤**　一般情况下，颅内肿瘤隐匿起病，慢性高颅压表现，根据发病形式可以鉴别。在瘤卒中时，也可有急性高颅压表现和局灶性神经功能受累体征，但一般不会出现内囊受损的典型"三偏征"体征，头颅 CT 和 / 或 MRI 的平扫 + 增强检查可以鉴别。

3. **颅内感染**　急性或亚急性起病，表现为发热、头痛、痫性发作、意识障碍和精神异常等，病前有前驱感染史，脑电图、脑脊液检查、头颅 CT 和头颅 MRI 检查有助于鉴别诊断。

4. **硬膜下 / 硬膜外血肿**　急性、亚急性或慢性起病，有高颅压表现和局灶性神经功能受累体征，但病前多有颅脑外伤史，头颅 X 线检查示颅骨骨折，头颅 CT 和 / 或 MRI 检查有助于鉴别诊断。

(三) 辅助检查

该患者需进一步完善血尿常规、血生化、凝血功能、心电图检查和胸部 X 线等检查，以利于进一步抢救和治疗。必要时可完善头颅 CTA、MRA 等检查。

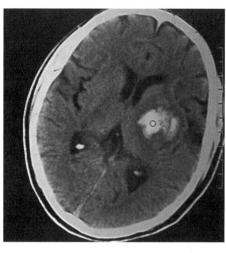

图 7-1　患者头颅 CT 示左侧内囊出血

临床病例讨论 2

患者，王××，女性，29 岁。因"突发双下肢无力，尿便困难 3 天"急诊就诊。

该患者 3 天前无明显诱因突发双下肢无力，行走不能，尿便困难伴有双下肢麻木，不知冷热，呈进行性加重。无视物模糊，无背痛，无发热，无呼吸困难，发病前 7 天有腹泻、低热病史。

既往史：身体健康，无结核及肝炎病史，无外伤史。

体格检查：T 36.5℃，P 76 次 /min，R 18 次 /min，BP 120/78mmHg。神经系统检查：神志清楚，语言流利，双侧额纹对称，双侧瞳孔等大等圆，眼球运动充分，无眼震，双侧鼻唇沟对称，伸舌居中；四肢无肌萎缩；双下肢肌力 2 级，肌张力低，双侧肋弓平面以下痛温觉减退，位置觉、振动觉消失，膝、踝反射消失，腹壁反射未引出，双侧 Babinski 征未引出。

辅助检查：血常规正常。胸段脊髓 MRI 平扫 + 增强（图 7-2）：T_4~T_6 椎体层面脊髓肿胀，其内可见稍长 T_1 长 T_2 信号，增强后可见不均匀条片状轻度强化。余椎体及其附件未见明显骨质异常，骨性椎管未见明显狭窄，椎旁软组织未见异常信号灶。脑脊液检查：腰椎穿刺压力为 200mmH$_2$O，脑脊液颜色清亮，细胞总数 150×10^6/L，白细胞计数 120×10^6/L，单核细胞百分比 60%，蛋白 0.6g/L，糖、氯化物含量正常。

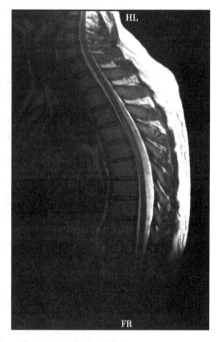

图 7-2　患者胸段脊髓 MRI 示 T_4~T_6 椎体层面脊髓肿胀，其内可见长 T_2 信号

(一) 定位诊断

1. 患者表现为双下肢无力、麻木，神经系统检查发现双下肢肌力下降，肌张力减低，腱反射消失，病理反射未引出，深浅感觉减退，伴有尿便障碍，提示脊髓受损。

2. 患者肋弓平面以下痛温觉减退，腹壁反射未引出，提示脊髓 T_8 水平受损。

3. 患者 T_8 水平以下各种感觉、运动、自主神经功能障碍，提示脊髓横贯性损害。

(二) 定性诊断

1. **急性脊髓炎**　患者为青年女性，急性起病，表现为双下肢无力，感觉减退，尿便障碍。患者发病前有腹泻病史，无明显外伤史，结合脑脊液检查和胸段脊髓 MRI 平扫 + 增强结果，定性诊断考虑急性脊髓炎可能。

2. **视神经脊髓炎**　患者多为中青年女性，除有横断性脊髓炎的表现外，尚有视力下降等视神经炎表现，视觉诱发电位异常、血清 NMO-IgG（+）可以鉴别诊断。

3. 急性脊髓压迫症 脊柱结核、肿瘤引起椎体塌陷,压迫脊髓,可出现急性脊髓横断性损害。临床上患者常有结核中毒症状,脊柱畸形,体格检查局部椎体可出现压痛和叩击痛;脊柱 X 线及 MRI 可见椎体骨质破坏、椎间隙变窄、椎旁脓肿形成、脊髓及硬膜囊受压等改变,可帮助鉴别诊断。

4. 脊髓血管病 突发起病,表现为病变水平相应部位出现运动、感觉及自主神经功能障碍伴有神经根性疼痛,腰椎穿刺、脊髓 MRI 平扫 + 增强和脊髓血管造影有助于鉴别诊断。

(三) 辅助检查

该患者需进一步完善头颅 MRI,明确头部是否存在脱髓鞘病灶;进一步完善视觉诱发电位,明确是否存在视神经损害;进一步完善结核抗体检测、结核菌素试验、肿瘤标志物和梅毒及艾滋抗体检测等。必要时,可进行脊髓血管造影检查。

临床病例讨论 3

患者,孙 ××,男性,14 岁,学生。因"双下肢麻木、无力伴步态不稳、复视 3 天"门诊就诊。

患者于 3 天前无明显诱因开始出现双下肢远端对称性麻木、无力,步态不稳。此后逐渐进展累及双上肢远端,伴有复视。病程中无发热、头痛、呼吸困难、尿便障碍和意识障碍等。病前 1 周有头痛、发热感冒病史。

既往史:身体健康,否认吸烟及饮酒史。

体格检查:T 36.7℃,P 80 次 /min,R 18 次 /min,BP 133/77mmHg。神经系统检查:神志清楚,言语清楚;双侧瞳孔等大等圆,光反射灵敏,双眼外展受限,无眼震;双侧鼻唇沟对称,伸舌居中;双上肢远端肌力 5⁻ 级,近端肌力 5 级,双下肢远端肌力 4 级,近端肌力 5 级,四肢肌张力降低,深感觉无异常,双上肢腱反射减弱,双下肢腱反射消失;双腕关节以远、双踝关节以远痛觉减退,指鼻试验(+),轮替试验(+),跟膝胫试验(+),Romberg 征睁闭眼(+);走一字步不能,醉汉步态;双侧 Babinski 征阴性,颈无抵抗,Kernig 征、Brudzinski 征阴性。

辅助检查:血常规、肝肾功能、电解质正常。心电图:窦性心律,大致正常心电图。头颅 MRI 未见明显异常。

(一) 定位诊断

1. 患者双下肢无力并逐渐累及至双上肢,神经系统检查发现四肢远端肌力减退、浅感觉减退,肌张力降低,腱反射减弱或消失,双侧 Babinski 征阴性,提示为对称性脊神经受累。

2. 患者复视,神经系统检查发现双眼外展受限,考虑眼外肌麻痹,提示展神经受损。

3. 患者步态不稳,神经系统检查发现指鼻试验(+),轮替试验(+),跟膝胫试验(+),Romberg 征睁闭眼(+),走一字步不能,醉汉步态,考虑小脑性共济失调,提示小脑受累。

4. 综上所述,患者病变定位于多对脊神经、展神经等周围神经损害和小脑。

(二) 定性诊断

1. 急性炎性脱髓鞘性多发性神经病 患者为青少年男性,急性起病,单相病程,进行性加重,病前 1 周有头痛、发热等感冒症状,主要临床表现为四肢对称性弛缓性瘫痪、末梢型感觉异常、复视及共济失调,定性诊断考虑为脱髓鞘疾病;结合患者眼外肌麻痹、小脑性共济失调、腱反射减弱或消失,考虑急性炎性脱髓鞘性多发性神经病的变异型 Miller-Fisher 综合征(MFS)。

2. 低血钾性周期性麻痹 表现为急性起病的四肢弛缓性瘫痪,呼吸及脑神经一般不受累,无感觉障碍及神经根刺激症状;血清电解质检查示低血钾;有反复发作病史;补钾治疗有效。

3. 重症肌无力 亚急性起病,数周或数月内达高峰,表现为受累骨骼肌病态疲劳、症状波动、晨轻暮重;疲劳试验、新斯的明试验及肌电图可以鉴别诊断。尤其注意重症肌无力眼肌型与 Miller-Fisher 综合征鉴别,两者均累及眼外肌,但前者瞳孔括约肌不受累及。

(三) 辅助检查

该患者需进一步完善脑脊液检查,明确有无蛋白 - 细胞分离及寡克隆区带;进一步完善肌电图检查,明确病变部位及性质;必要时可进行腓肠神经活检。

第二节　临　床　思　维

当今世界科学技术的迅猛发展,极大地促进了医学科学的发展,使临床诊治疾病的水平大大提高。但是,现代技术永远不能完全取代传统的体格检查和科学的临床思维。由于神经内科有其发展的特殊性,使之有别于其他的医学学科。因此,建立符合神经内科本身特点的临床思维方法对神经内科疾病的诊断及治疗至关重要。

神经内科医师临床思维培训应遵循以下步骤:①养成全面细致的习惯,通过详细的问诊、神经系统检查及辅助检查等,收集可靠翔实的临床资料,剔除无关紧要的体征和不可靠的临床资料,以避免其分散临床判断的注意力;②应用神经解剖、神经生理、神经病理学等知识对所收集的临床资料进行综合分析,尽可能合理地解释出病变的部位,确定疾病相关的功能与解剖结构的异常,做出定位诊断;③结合起病形式、疾病进展演变过程、个人史、家族史、临床检查及辅助检查资料等综合分析,判断疾病的病因,做出定性诊断;④明确疾病性质后,制订合理的治疗方案;⑤根据疾病的性质、部位、患者的综合状态等因素评估疾病对患者生理功能、心理状况、社会适应能力等方面的影响,评估患者的预后。

除此之外,由于神经内科疾病的特殊性,在思考诊断过程中,应遵循以下重要原则:①遵循一元论原则,即尽量用一个病灶或一种原因解释患者的全部临床表现与经过,如难以解释或解释不合理时,再考虑多病灶或多原因的可能。②首先考虑常见病、器质性疾病及可治性疾病,再考虑少见病或罕见病、功能性疾病及目前尚缺乏有效治疗的疾病;宁可优先考虑常见病的少见表现,也要少考虑少见病的常见表现。③病史、症状与体征是诊断资料的主要来源,也是临床思维导向的主要依据,仔细询问病史、症状与全面细致的神经系统检查是临床医生的基本功。④辅助检查的选项应体现临床思维的针对性和目的性,为肯定或排除诊断提供依据,应服从于临床思维而不可盲目检查;对一些价格昂贵或有创检查,在选择时应考虑费用/效益比或危险/效益比。⑤神经系统是人体的一部分,神经系统疾病可造成其他系统或器官的损害,反之机体其他系统的诸多疾病也可导致神经系统损害或功能障碍,在定性诊断中,要有全局观念,考虑到其间的因果关系。

一、疾病诊断的局限

随着医学科学的发展,疾病的诊断也显露出一些不可避免的局限性,遵循上述的临床思维方法,在大多数情况下神经病学的诊断可以做出解剖学诊断。然而,即使是最严格地应用临床方法和实验室检查,仍然有许多患者诊断不明。在这种情况下,可遵循以下经验:①集中分析主要的可靠而肯定的症状和体征,通常检查到的体征要比询问到的主观症状更可靠,运动系统或反射等体征比感觉系统的体征更肯定;②不能过早地局限于某些体征,忽略了其他诊断的可能,避免过早地下结论,病情在不断变化,诊断应当随着新资料的获得而加以调整;③当临床表现不符合所考虑的疾病特点时,应考虑另一种疾病的可能,一般情况下遇到常见病不典型表现概率,要比遇见罕见病不典型的概率大得多;④临床定位应该建立在患者的主、客观整体反应基础上,绝不能认为神经系统检查的敏感度一定低于神经影像检查;⑤尽可能进行组织活检,获取细胞、组织病理学资料,这样有利于明确诊断。

二、疾病诊断的发展

神经系统疾病的定位诊断比其他任何学科更依赖于与临床与神经解剖之间的联系。临床医生通常可以明确一个诊断的范围来很大程度上解释患者描述的病情,通过神经影像学等技术,这一可能的范围将被进一步限定,诊断也将被进一步明确。神经影像等技术的发展不仅为神经内科医师增添了有力的定位诊断工具,而且使得人们对疾病的认识更为全面、深入。最新的神经影像学发展提供了大量新的重要的诊断技术,使医生在没有任何侵入性操作的基础上能快速、精确地看清大脑、脊髓的结构。以头颅 MRI 为例,3T 以下的常规 MRI,多发性硬化的病灶仅能分辨到白质部分;而在 3T 以上的 MRI,则可能发现皮层灰质的病灶信号,原来无病灶的白质区可能发现新的病灶;在 7T MRI 上则可分辨出在病理切片中才能看到的以小静脉为中心的病灶影像。MRI 的特殊显像技术,如弥散张量成像(DTI),可清晰地看出纤维束的走行及病灶对该纤维束的影响和毗邻关系,极大地有助于神经外科手术或活检的实行。不同类型的 MRI 序列也有不同的敏感范围,超早期脑梗死的病灶在常规 MRI 中很难分辨,但在弥散加权成像(DWI)上可清楚看到。因此,神经影像的定位作用只有在临床医生充分更新知识体系、熟练运用各种影像技术之后才能充分发挥出来。

在现代诊断学快速发展的今天,有创的活检虽不一定是理想的检查手段,但在神经内科临床工作中,尤其是神经肌肉病和一些脑部疾病的诊断过程中,活检仍然是最直接,也可能是最有效的诊断手段。神经分子病理是近年来在传统组织病理学基础上结合分子生物学技术发展而来,主要针对遗传性肌病致病基因及其所编码蛋白进行检测的定性诊断手段。随着越来越多神经遗传病致病基因的克隆,利用各种DNA分析技术对神经系统遗传性疾病进行的基因诊断也逐步得到推广。

临床病例讨论

一、门诊初诊情况

患儿,吴××,男性,3岁。主因"步态异常1年"于1971年5月7日来门诊就诊。

自患儿2岁左右起父母渐发现其行走时踮脚,步态不稳,并出现双下肢僵硬,易跌倒,行走速度较同龄儿减慢。病程中无肢体无力、麻木、大小便障碍和抽搐等。智能尚可。

个人史:第二胎,足月顺产,自然分娩。2个月抬头,8个月独坐,14个月扶墙站立,24个月独行,语言等其他生长发育同正常同龄儿。

家族史:否认家族史,父母非近亲结婚。

体格检查:T 36.5℃,P 78次/min,R 20次/min。神经系统检查:神志清楚,语言流利,双侧瞳孔等大等圆,光反射灵敏;双侧鼻唇沟对称,伸舌居中;四肢肌力正常,双下肢肌张力增高,双下肢腱反射活跃,深浅感觉无异常,指鼻试验、轮替试验稳,双侧Babinski征阳性,剪刀步态;颈无抵抗,Kernig征、Brudzinski征阴性。

定位诊断:患儿踮脚行走、双下肢僵硬,体格检查发现双下肢肌张力增高、腱反射活跃、Babinski征阳性提示为双侧锥体束受累。

定性诊断:脑性瘫痪。根据患儿为婴儿期隐袭起病,运动障碍及姿势异常,运动功能、生长发育明显落后于同龄儿,虽未找到明确的围生期病因,定性诊断仍考虑脑瘫可能性大。建议采取物理疗法、康复训练、药物治疗等降低肌张力、改善运动功能。

二、门诊随诊(第一次)情况

患者于22岁(1990年3月8日)来门诊复诊。

患者自2岁左右出现步态异常诊断为"脑性瘫痪"后,一直坚持物理治疗和康复训练,但步态异常仍呈逐年加重趋势,并出现双下肢无力、僵硬感,行走速度较前明显变慢,有时需辅助行走。6岁左右逐渐出现反应迟钝、言语不利,学习成绩差,小学肄业。

神经系统检查:神志清楚,记忆力、计算力差;构音不良,假性延髓麻痹;双侧瞳孔等大等圆,光反射灵敏;双上肢肌力5级,双下肢肌力4级,双下肢肌张力增高,呈折刀样,双上肢腱反射活跃,双下肢腱反射亢进,双侧髌、踝阵挛阳性,双侧Babinski征阳性,剪刀步态。感觉检查正常,轮替试验、指鼻试验稳。

MMSE:12分。头颅CT:未见明显异常。

定位诊断:患者反应迟钝,学习成绩差,存在精神发育迟滞,提示大脑皮层或皮层下受累;患者构音不良,假性延髓麻痹,提示双侧皮质延髓束受累;双下肢僵硬,下肢肌张力增高、腱反射亢进、Babinski征阳性提示双侧锥体束受累。

定性诊断:

1. **复杂型痉挛性截瘫** 根据患者为婴幼儿起病,缓慢进展,双下肢进行性肌无力、肌张力增高、腱反射亢进、Babinski征阳性、剪刀步态,伴有精神发育迟滞及构音不良,排除其他疾病,可以考虑为复杂型痉挛性截瘫。该患者无家族史,父母非近亲结婚,考虑可能为痉挛性截瘫散发病例。

2. **肾上腺脑白质营养不良** 男性患者,儿童期或青少年期起病,进行性精神运动障碍、视力及听力下降伴肾上腺皮质功能不全,尿17-酮类固醇和17-羟皮质类固醇降低等内分泌异常可作为鉴别诊断依据。

3. **脑性瘫痪** 是指婴儿出生前到出生后1个月内,由于各种原因导致的非进行性脑损害综合征;症状体征随年龄增长可能有所改善,可与其他遗传代谢疾病鉴别。该患者临床症状及体征呈逐年进行性发展而非呈静止性,并出现精神发育迟滞等表现,不符合脑性瘫痪临床特点。

三、门诊随诊(第二次)情况

患者于 32 岁(2000 年 4 月 5 日)来门诊复诊。

与第一次复诊时相比,双下肢肌无力进一步加重,3 年前需借助辅助器械行走。

神经系统检查:神志清楚,记忆力、计算力差;构音不良,假性延髓麻痹;双侧瞳孔等大等圆,光反射灵敏;双上肢肌力 5 级,双下肢肌力 3 级,双下肢肌张力稍高,四肢腱反射活跃,双侧髌、踝阵挛阴性,双侧 Babinski 征阳性,感觉检查正常,轮替试验、指鼻试验稳。

头颅 MRI:胼胝体发育不良(图 7-3)。

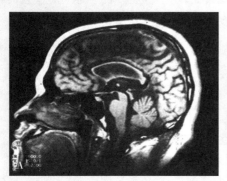
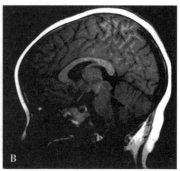

图 7-3　患者头颅 MRI

A. 胼胝体发育不良;B. 正常对照。

定位诊断:患者构音不良,假性延髓麻痹,提示双侧皮质延髓束受累;双下肢肌张力高,双侧 Babinski 征阳性提示双侧锥体束受累。

定性诊断:该患者无家族史,结合患者起病形式、病情演变及头颅 MRI 检查,考虑可能为痉挛性截瘫并胼胝体发育不良散发病例。

四、门诊随诊(第三次)情况

患者于 39 岁(2007 年 11 月 14 日)来门诊复诊。

与第二次复诊时相比,患者出现四肢肌萎缩,5 年前已完全卧床。

神经系统检查:神志清楚,记忆力、计算力差;构音不良,假性延髓麻痹;双侧瞳孔等大等圆,光反射灵敏;双上肢肌力 4 级,双下肢肌力 3 级,双下肢肌张力降低,四肢腱反射减弱,双侧 Babinski 征阳性。四肢肌萎缩,以远端肌群更为明显。感觉检查正常,轮替试验、指鼻试验稳。

肌电图:四肢多发性周围性神经损害,符合周围神经病电生理改变(运动纤维轴索性损害)。

基因检测:*KIAA1840* 基因复合杂合突变(图 7-4)。

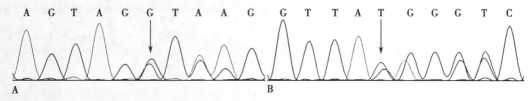

图 7-4　患者 *KIAA1840* 基因突变检测提示复合杂合突变

A. c.654-655delinsG(p.S218RfsX219),来源于父亲;B. c.3719-3720delTA(p.I1240VfsX263),来源于母亲。

定位诊断:患者四肢肌萎缩、肌无力、肌张力降低、腱反射减弱提示下运动神经元损害;患者吞咽困难、假性延髓麻痹提示双侧皮质延髓束受累;患者认知障碍、小便失禁提示幕上病变(弥漫性、额叶、旁中央小叶或胼胝体联络纤维等);患者 Babinski 征阳性,提示双侧锥体束受累。综上所述,随着病程延长、病情进展,患者受累范围进一步扩大,既有中枢受累,也有周围神经受累。

定性诊断:基于 *KIAA1840* 基因 2007 年被克隆,其报道病例与该病例临床表型非常相似,且亦有散发病例报道,故对其进行 *KIAA1840* 基因突变检测。基因诊断证实该患者携带 *SPG11* 致病基因 *KIAA1840* 基因的复合杂合突变,可诊断为遗传性痉挛性截瘫并胼胝体发育不良,*SPG11* 基因型。

知识点

疾病自然史的研究

自然史包括起病、病程演变和医学随访视野所观察到的预后。该患者在长期随访后,出现除锥体束损害症状外,又出现下运动神经元的损害,如肌张力降低、腱反射减弱、四肢肌萎缩等,这与疾病晚期合并周围神经受累有关。在一些神经系统疾病的晚期,严重、复杂的症候很可能掩盖其特征性的表现,临床医生需有疾病自然史概念,认真研究病程的演变,从早、中期临床特征性表现中得到启示,给出正确的诊断和治疗。

知识点

遗传性疾病的鉴别

该患者婴幼儿期发病,无家族史,父母非近亲婚配,疾病早期很难将其归类于遗传性疾病。但值得注意的是,一些遗传性疾病由于不完全外显、表型异质性、新发突变等原因,临床可表现为散发。同时,婴幼儿期发病的遗传性疾病须与先天性疾病鉴别,后者往往发展到一定高峰期后呈相对静止状态,而前者多为缓慢进展病程,对于此类患者只能通过长期随访方能得出正确诊断。该患者由于父母均为 *KIAA1840* 基因杂合突变携带者,其本人因刚好同时携带两个杂合突变而患病,故临床表现为散发。在疾病早期,由于神经影像学技术尚不发达,故无法发现其早已存在的胼胝体发育不良。在科技高速发展的今天,相信随着神经影像等技术的发展,更多疾病基因的克隆,神经系统疾病的定位、定性诊断将更为直观和准确。

（唐北沙　沈　璐）

【推荐阅读文献】

［1］贾建平,陈生弟.神经病学.7版.北京:人民卫生出版社,2013.

［2］梁秀龄.神经病学:神经系统遗传性疾病.北京:人民军医出版社,2001.

［3］刘焯霖,梁秀龄,张成.神经遗传病学.3版.北京:人民卫生出版社,2011.

［4］BAEHR M, FROTSCHER M. Duus' topical diagnosis in neurology: anatomy, physiology, signs, symptoms. 5th ed. New York: Thieme Publishers, 2012.

［5］LOUIS ELAN D, MAYER STEPHAN A, ROWLAND LEWIS P. Merritt's neurology. 13th ed. Philadelphia: Lippincott Williams & Wilkins, 2015.

第八章　头面部痛

学习要求

1. 掌握头痛的诊断思路。
2. 掌握偏头痛的发病机制、临床表现和分类、诊断（定位、定性）与鉴别诊断以及治疗原则。
3. 掌握丛集性头痛、紧张性头痛、低颅压头痛的临床表现、诊断和治疗原则。

第一节　概　　述

头面部痛包括头痛和面痛，头痛指局限于头颅上半部，包括眉弓、耳轮上缘和枕外隆凸连线以上部位的疼痛。面痛是指眉弓与耳轮上缘连线以下、下颌下缘以上和耳以前的疼痛。按有无明确病因，大致将其分为原发性和继发性头痛或面痛两大类。原发性头痛不能归因于某一确切病因，也可称为特发性头痛，主要包括偏头痛、紧张性头痛和丛集性头痛。继发性头痛的病因可涉及各种颅内病变如脑血管病、颅内感染、颅脑外伤，全身性疾病如发热、内环境紊乱及滥用精神活性药物等。面部常见疼痛有三叉神经痛、舌咽神经痛、面神经痛和颞颌关节痛等。

头部的各种结构并不都能感觉疼痛。对疼痛刺激敏感的颅内结构有血管、硬脑膜和神经等。颅骨、大部分软脑膜、脑实质、脑室、室管膜及脉络丛则均不会产生疼痛感觉。当天幕上的疼痛敏感结构遭受刺激时，疼痛的感觉反映在额颞部或前顶部，这种感觉由三叉神经所传导；颅后窝结构所引起的疼痛反映在枕部、枕下部及上颈部，由舌咽、迷走神经与上三对颈神经所传导。此外，头皮与面部所有的结构对疼痛刺激都是敏感的。它们包括：头皮与面部的表皮与动脉；头皮、面部与颈部的肌肉；外耳与中耳；牙齿等。凡是由以上这几个结构引起的疼痛通常都是很局限的，但也可能扩散到较大范围。

详细的病史能为头面部痛的诊断提供第一手资料。在头痛或面痛患者的病史采集中应重点询问疼痛的起病方式、发作频率、发作时间和持续时间，头痛的部位、性质、疼痛程度及伴随症状；注意询问疼痛的诱发因素、前驱症状、加重和减轻的因素。另外，还应全面了解患者年龄与性别、睡眠和职业状况、既往病史和伴随疾病、外伤史、服药史、中毒史和家族史等情况对疼痛发病的影响。在头痛或面痛的诊断过程中，应首先区分是原发性或是继发性。原发性头痛或面痛多为良性病程，继发性头痛或面痛多为器质性病变所致，任何原发性头痛或面痛的诊断应建立在排除继发性头痛或面痛的基础之上。全面详尽的体格检查，尤其是神经系统和头颅、五官的检查，有助于发现头痛或面痛的病变所在。适时恰当地选用神经影像学和／或腰椎穿刺脑脊液等辅助检查，能为头面部器质性病变提供客观依据。

头痛诊断时，特别应注意以下几点：患者的年龄、头痛的出现时间、疼痛持续的时间、部位（让患者指出具体部位）和性质；有无先兆及伴随症状；如何才能使疼痛缓解及以往就诊的情况等。头痛诊断流程见图 8-1。

080101

头痛诊断路径
（微课）

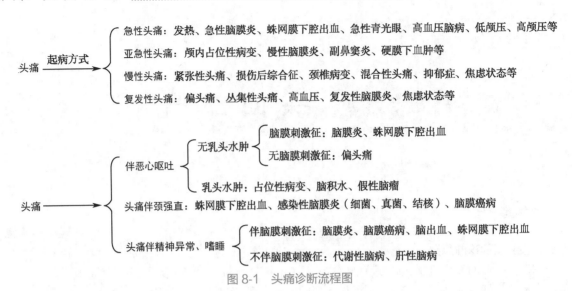

图 8-1 头痛诊断流程图

第二节 偏 头 痛

偏头痛(migraine)是一种临床常见的慢性神经血管性疾病,属于原发性头痛的范畴。临床表现为发作性、中重度和搏动样疼痛,多为偏侧,一般持续 4~72 小时,可伴有恶心、呕吐和 / 或畏光、畏声,光、声刺激或日常活动可加重头痛。无先兆偏头痛(migraine without aura)是最常见的偏头痛类型,约占 80%。部分患者头痛发作之前可出现可逆的局灶性脑功能异常症状,即为视觉性、感觉性或语言性先兆,称之为有先兆偏头痛(migraine with aura)。病史典型的患者多数在首次就诊时就能得到确诊。不典型者往往需要与各种原发性及继发性头痛相鉴别。偏头痛的处理包括患者教育、药物治疗及非药物治疗。药物治疗又包括头痛发作期治疗和头痛间歇期预防性治疗,应注意根据循证医学证据个体化治疗。

偏头痛的诊疗环节:

1. 详尽的病史采集是诊断偏头痛的关键环节。参见"第一节"内容。

2. 体格检查时重点检查头面部、颈部和神经系统。注意查看有无皮疹,有无颅周、颈部、鼻窦压痛及颞动脉、颞颌关节异常。对每个患者,特别是初诊患者,均应进行眼底检查明确有无视神经乳头水肿并检查脑膜刺激征。应关注生命体征如有无发热,血压是否正常。还要注意评价患者有无抑郁、焦虑等情况。

3. 头痛的诊断过程中要特别注意一些预警信号,即由某些特殊病因所引起的特别症状和体征,以排除继发性头痛。如是否伴有视神经乳头水肿、脑膜刺激征、发热或局灶性神经系统体征等。必要时使用神经影像、血液和脑脊液等检查辅助诊断。

4. 当考虑为原发性头痛时要具体分析头痛的临床特征,根据偏头痛的诊断标准进行诊断,并做出具体分类,如无先兆偏头痛、有先兆偏头痛、慢性偏头痛等。

5. 诊断为偏头痛的患者应该根据临床发作的具体情况给予相应的治疗措施,可分为急性期治疗和预防治疗。

6. 诊断为偏头痛的患者要注意避免药物使用过量,从而导致药物过度使用性头痛。

7. 需注意腹型偏头痛、偏瘫型偏头痛和偏头痛等位症等少见偏头痛的识别诊断。

临床病例讨论

一、急诊就诊情况

患者,王××,女性,38 岁,会计。主因"反复发作性头痛 20 余年,再发伴恶心呕吐 3 小时"就诊于急诊。

患者 20 余年前开始出现头痛,头痛最常发生于右侧额颞部和眼眶周围,有时位于双侧颞部,疼痛多表现为搏动性,偶为胀痛,常伴有畏光、畏声、恶心,偶有呕吐。每次头痛发作持续时间不等,多为半天到 2 天,头痛发作时患者不能进行正常学习或工作,常感乏力,需卧床休息。在月经期、睡眠不佳及紧张时容易诱发。头痛严重时患者自行口服"索米痛片"可缓解。患者头痛起病时每年发作 3~4 次,后来发作频率增加为每月发作1~2次,性质基本同前。3小时前患者晨起后再次出现双颞部胀痛,较剧烈,呈持续性,伴恶心,呕吐1次,呕吐物为胃内容物,量约100ml。无肢体活动不利,无言语不清,无视物模糊,无发热,呕吐后头痛无明显缓解,遂至急诊就诊。

既往史:既往体健。无烟酒嗜好。

家族史:其母从20多岁时开始出现间歇性偏侧搏动性头痛,常发生在月经期,绝经后已甚少发作。

体格检查:T 36.5℃,P 80次/min,R 19次/min,BP 160/98mmHg。神志清楚,精神萎靡,痛苦貌,语言流利,结膜无充血,眼底检查示视神经乳头清晰,未见视神经乳头水肿,脑神经检查未见明显异常,四肢肌力5级,共济运动正常,深浅感觉无异常,四肢腱反射对称存在,病理反射未引出,颈软,Kernig征阴性。

急诊辅助检查:头颅CT未见明显异常;心电图示窦性心律,正常心电图;血常规、凝血功能、肝肾功能、电解质未见明显异常。

思路1:问诊时注意询问头痛的起病形式(反复发作)、头痛的部位(右侧额颞部和眼眶周围,有时为双颞侧)、性质(搏动性)、严重程度(影响工作学习)、持续时间(半天到2天)、头痛的伴随症状(畏光畏声,恶心,偶有呕吐)、有无诱因(月经期、睡眠不佳及紧张)、前驱症状(无)、头痛加重或缓解因素(服"索米痛片"缓解)。患者此次头痛性质与既往发作相同,体格检查无神经系统阳性发现。故初步诊断为原发性头痛,继发性头痛的可能性较小。现予以对症处理,立即肌内注射甲氧氯普胺10mg止吐,地西泮5mg肌内注射镇静。恶心感减退后,予以复方对乙酰氨基酚片1片口服。

知识点

头痛患者的病史询问和体格检查

原发性头痛就诊时往往无阳性体征,诊断主要依据详细病史。偏头痛患者病史采集应注意头痛的起病形式,头痛的部位、性质、严重程度和持续时间,头痛的伴随症状,有无诱因、前驱症状,头痛加重或缓解因素及既往史、家族史和用药史等。

头痛患者体格检查要全面而有重点。除体温、血压等生命体征外,着重检查头面部、颈部和神经系统。注意查看有无皮疹,有无颅周、颈部、鼻窦压痛及颞动脉、颞颌关节异常。对每个患者,特别是初诊患者,均应进行眼底检查明确有无视神经乳头水肿,并注意有无脑膜刺激征。

知识点

头痛预警信号

1. 伴有视神经乳头水肿、神经系统局灶症状和体征(除典型的视觉、感觉先兆外)或认知障碍。
2. 突然发生的、迅速达到高峰的剧烈头痛(霹雳样头痛)。
3. 伴有发热。
4. 成年人尤其是50岁后的新发头痛。
5. 有高凝风险的患者出现的头痛。
6. 有肿瘤或艾滋病史者出现的新发头痛。
7. 与体位改变相关的头痛。一旦预警信号(表8-1)出现,应引起警惕,及时进行相应的辅助检查。

表8-1 头痛预警信号

分类	需除外的疾病	可能需做的辅助检查
突然发生的头痛	蛛网膜下腔出血、脑出血、瘤卒中、脑外伤、颅内占位性病变(尤其是后颅窝占位)	神经影像学检查、腰椎穿刺

分类	需除外的疾病	可能需做的辅助检查
逐渐加重的头痛	颅内占位性病变、硬膜下血肿、药物使用	神经影像学检查
神经系统局灶性体征和症状(除典型的视觉、感觉先兆之外)、认知功能	颅内占位性病变、卒中、动静脉畸形	神经影像学检查
头痛伴发热、颈项强直或皮疹	脑炎、脑膜炎、莱姆(Lyme)病、系统性感染、结缔组织病	神经影像学检查、腰椎穿刺、血液检查、活检
视神经乳头水肿	颅内占位性病变、假性脑瘤综合征、颅内感染	神经影像学检查、腰椎穿刺、免疫相关检查
50岁后的新发头痛	颅内占位性病变、颞动脉炎	神经影像学检查、血沉
新发头痛患有以下疾病者		
肿瘤	转移	神经影像学检查、腰椎穿刺
艾滋病	机会感染,肿瘤	神经影像学检查、腰椎穿刺
有高凝风险(如妊娠期和产后)	皮层静脉/静脉窦血栓形成	神经影像学检查
与体位改变相关的头痛	低颅压	神经影像学检查、腰椎穿刺

二、进一步神经内科门诊就诊情况

急诊给予镇痛、镇静、止吐治疗后,患者头痛有所缓解。依据急诊医生建议,转诊至神经内科门诊进行进一步评估。该患者的病例特点:中年女性,反复发作头痛,每次持续数小时至2天。头痛特点为偏侧搏动性,多数是头痛剧烈,伴随恶心、呕吐、畏光、畏声,不能维持日常工作生活。发作间期完全正常。诱发因素包括月经来潮、睡眠不佳和紧张等,休息及服用镇痛药可缓解。疼痛程度数字评估量表评估为6。体格检查:除发现头皮触痛外,无其他神经系统阳性体征。其母亲也有类似病史。

思路2:该患者的临床诊断是什么?

该女性患者的头痛性质及其他伴随症状与既往发作完全一致,因此这是一次慢性头痛的复发,而非新发头痛。发作期头痛较剧烈,存在头皮痛觉过敏,无视神经乳头水肿,脑膜刺激征阴性,无神经系统局灶性定位体征。急诊头颅CT和血常规等均正常。初步诊断为原发性头痛。

原发性头痛主要包含偏头痛、丛集性头痛和紧张性头痛。患者虽有时有眼眶周围疼痛,但发作时持续时间较长,没有丛集发作期,不伴有同侧结膜充血、流泪、鼻塞和流涕等症状。该患者为女性,且有家族史,故丛集性头痛不考虑。紧张性头痛往往为轻中度,一般不影响患者的日常生活,活动后头痛不加重,甚至反而减轻,不伴随呕吐、畏光和畏声。因此,综合临床表现和家族史,首先考虑偏头痛。

知识点

常见原发性头痛的鉴别

根据头痛多次发作及典型病史,多数偏头痛患者在首次就诊时就能得到确诊。但对于第一、二次发作就诊的患者有时难以与紧张性头痛或丛集性头痛相鉴别(表8-2)。

表8-2 常见原发性头痛的鉴别

项目	偏头痛	紧张性头痛	丛集性头痛
家族史	多有	可有	多无
性别差异	女性远多于男性	女性多于男性	男性远多于女性

续表

项目	偏头痛	紧张性头痛	丛集性头痛
周期性	多无,部分女性与月经周期有关	多无	多有,有丛集发作期,间期发作,频率为隔日1次至8次/d
持续时间	头痛持续4~72h	不定	头痛持续15~180min
头痛性质	搏动性	压迫、紧箍、钝痛	锐痛、钻痛、难以言表
头痛程度	中重度	轻中度	重度或极重度
活动加重头痛	多有	多无	多无
伴随症状	多有恶心、呕吐、畏光、畏声	多无,可伴食欲减退,对光线、声音可轻度不适	同侧结膜充血或流泪、鼻塞、流涕、眼睑水肿,额面部流汗,瞳孔缩小,和/或眼睑下垂

知识点

偏头痛发作的临床表现

偏头痛发作表现为:发作性、多为偏侧、中重度和搏动样疼痛,一般持续4~72小时,可伴有恶心、呕吐和/或畏光、畏声,光、声刺激或日常活动可加重头痛(偏头痛常见发作诱因见表8-3)。临床可分为4期,为前驱期、先兆期、头痛期和恢复期,但并非所有患者或所有发作均具有上述四期。

表8-3 偏头痛发作的常见诱因

分类	常见诱因
内分泌因素	月经来潮、排卵、口服避孕药、激素替代治疗
饮食因素	酒精、富含亚硝酸盐的肉类、味精、巧克力、干酪、饮食不规律
心理因素	紧张、应激释放(周末或假期)、焦虑、烦恼或抑郁
自然/环境因素	强光及闪烁等视觉刺激、气味、天气变化、高海拔
睡眠相关因素	睡眠不足、睡眠过多
药物作用	硝酸甘油、西洛他唑、利舍平、肼屈嗪、雷尼替丁等
其他	头部创伤、强体力活动、疲劳等

思路3:该患者偏头痛发作前无视觉、感觉及言语障碍等先兆,故该患者偏头痛的类型应诊断为无先兆偏头痛。

知识点

无先兆偏头痛和有先兆偏头痛的国际诊断标准

根据2018年1月发表的《国际头痛疾病分类》(第3版)(ICHD-3),偏头痛可分为无先兆偏头痛、有先兆偏头痛、慢性偏头痛、偏头痛并发症、很可能的偏头痛和可能与偏头痛相关的周期综合征。其中前两种最为常见,诊断标准如下:

无先兆偏头痛诊断标准:

1. 符合2~4特征的至少5次发作。

2. 头痛发作(未经治疗或治疗效果不佳)持续4~72小时。

3. 至少有下列4项中的2项头痛特征 ①单侧性;②搏动性;③中或重度头痛;④日常活动(如步行或上楼梯)会加重头痛,或头痛时会主动避免此类活动。

4. 头痛发作过程中至少伴有下列 2 项中的 1 项　①恶心和 / 或呕吐；②畏光和畏声。

5. 不能用 ICHD-3 中的其他诊断更好地解释。

伴典型先兆的偏头痛性头痛诊断标准：

1. 符合 2~3 特征的至少 2 次发作。

2. 至少有 1 个可完全恢复的先兆症状　①视觉症状，包括阳性表现（如闪光、亮点或亮线）和 / 或阴性表现（如视野缺损）；②感觉异常，包括阳性表现（如针刺感）和 / 或阴性表现（如麻木）；③言语功能和 / 或语言障碍；④运动；⑤脑干；⑥视网膜。

3. 至少满足以下 6 项中的 3 项　①至少 1 个先兆症状逐渐发展的过程 ≥ 5 分钟；②2 个或更多的症状连续发生；③每个独立先兆症状持续 5~60 分钟；④至少有一个先兆是单侧的；⑤至少有一个先兆是阳性的；⑥与先兆症状同时或在先兆发生后 60 分钟内出现头痛。

4. 不能用 ICHD-3 中的其他诊断更好地解释。

思路 4：在所有导致残疾的疾病中，偏头痛位居第七。偏头痛常对患者的日常生活带来严重影响。在做出偏头痛诊断之后，还需进一步评估其严重程度。常用且简便的方法是数字分级法（numerical rating scale, NRS）。这不仅有助于医患双方全面了解疾病对患者生理、心理和社会生活等方面的影响，更有助于选择治疗方式，随访判断疗效。

知识点

头痛严重程度评分

可采用 NRS 对患者疼痛程度进行评估。将疼痛程度用 0~10 个数字依次表示，0 表示无疼痛，10 表示最剧烈的疼痛（图 8-2）。交由患者自己选择一个最能代表自身疼痛程度的数字，或由医护人员询问患者"你的疼痛有多严重"，由医护人员根据患者对疼痛的描述选择相应的数字。按照疼痛对应的数字将疼痛程度分为：轻度疼痛（1~3），中度疼痛（4~6），重度疼痛（7~10）。

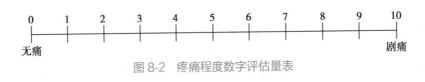

图 8-2　疼痛程度数字评估量表

思路 5：偏头痛急性期如何处理？

偏头痛的治疗目的是减轻或终止头痛发作，缓解伴发症状，预防头痛复发。该患者既往使用索米痛片有效。该药属于非甾体抗炎药（NSAID），目前不存在使用该类药物的禁忌，如活动性消化道出血等，故可以继续给予复方对乙酰氨基酚片。

知识点

偏头痛的急性期治疗

1. 避免过度疲劳和精神紧张，保持安静，卧床休息，避免诱发因素。

2. 减轻或终止头痛发作　药物选择应根据头痛程度、伴随症状和既往用药情况等综合考虑，可采用阶梯法、分层选药，进行个体化治疗。轻 - 中度头痛：单用 NSAID 如阿司匹林、对乙酰氨基酚等可有效。中重度头痛可直接选用偏头痛特异性治疗药物，如曲普坦类药物和麦角碱类药物，以尽快改善症状。部分患者虽有严重头痛但以往发作对 NSAID 反应良好者，仍可选用 NSAID。

3. 缓解伴发症状　止吐、镇静。

知识点

急性期治疗有效性指标

①2 小时后无痛;②2 小时后疼痛改善,由中重度转为轻度或无痛(或疼痛评分下降 50% 以上);③疗效具有可重复性,3 次发作中有 2 次以上有效;④在治疗成功后的 24 小时内无头痛再发或无须再次服药。

思路 6:该患者是否需要预防性治疗?

是否需要预防性治疗应根据头痛发作程度、频率、对生活及工作的影响程度、偏头痛类型及患者本人的意愿等综合决定。该患者最近每月都有 1~2 次发作,对生活和工作均构成了严重影响,但考虑到预防性治疗的长期性(6~12 个月),患者表示不能坚持。故未予以预防性治疗。

知识点

何种情况下需要进行预防性治疗

存在以下情况时应与患者讨论使用预防性治疗:

1. 患者的生活质量、工作或学业严重受损(须根据患者本人的判断)。
2. 每月发作次数在 2 次以上。
3. 急性期药物治疗无效或患者无法耐受。
4. 存在频繁、长时间或令患者极度不适的先兆,或为偏头痛性脑梗死、偏瘫性偏头痛、伴有脑干有先兆偏头痛亚型。
5. 连续 2 个月每月使用急性期治疗 6~8 次以上。
6. 偏头痛发作持续 72 小时以上。
7. 患者的意愿(尽可能少的发作)。

知识点

偏头痛预防性治疗的药物

偏头痛的预防性药物包括 β 受体阻滞剂、选择性 5- 羟色胺再摄取抑制剂、抗惊厥药和钙通道阻滞剂。分为一线药物和二线药物(表 8-4),首选单药治疗,必要时可联合治疗。

表 8-4 偏头痛预防性治疗一线药物

药物	用法用量	不良反应
普萘洛尔	10~60mg/ 次,2 次 /d	抑郁、低血压、不能耐受活动、勃起功能障碍等
氟桂利嗪	5~10mg/ 次,睡前 1 次	疲劳感、体重增加、抑郁、锥体外系症状
丙戊酸钠	400~600mg/ 次,2 次 /d	嗜睡、体重增加、脱发、震颤、肝功能损害
托吡酯	25~200mg/d	意识模糊、感觉异常、认知障碍、体重减轻、肾结石
阿米替林	25~75mg/d,睡前	嗜睡
文拉法辛	37.5~225mg/d	嗜睡、体重增加

三、再次就诊情况

患者回家后头痛仍时有发作,近 4 个月因工作压力大,焦虑较为明显,失眠较多,头痛发作频率增多,几乎每天都有,多为右侧搏动性疼痛,有时为双额颞部,伴有恶心。开始时服用"复方对乙酰氨基酚片"1 片后头痛有所缓解,但次日患者头痛常再发,服用"复方对乙酰氨基酚片"的剂量逐渐增大,头痛缓解的时间也逐渐延长,头痛的性质基本同前,就诊于神经内科门诊。

思路 7：此时该患者头痛的诊断。

该患者头痛发作频率增多，持续时间延长，服用 NSAID 后效果不佳，每月发作超过 15 天，持续超过 3 个月。根据诊断标准应该诊断为慢性偏头痛。

知识点

慢性偏头痛的诊断标准

1. 符合下列标准 2 和 3 的头痛（紧张性样头痛和 / 或偏头痛样头痛），每月 ≥ 15 天，至少持续 3 个月。
2. 至少有 5 次发作符合无先兆偏头痛的诊断标准 2~4 项和 / 或有先兆偏头痛诊断标准的 2 和 3 项。
3. 至少 3 个月，每月有 ≥ 8 天头痛符合下列任何 1 项：
(1) 无先兆偏头痛的 3 和 4 项。
(2) 有先兆偏头痛的 2 和 3 项。
(3) 患者所认为的偏头痛发作可通过服用曲坦类或麦角类药物缓解。
4. 不能用 ICHD-3 中的其他诊断更好地解释。

思路 8：该患者 4 个月来头痛频率增加，发作时服用复方对乙酰氨基酚片镇痛治疗，剂量逐渐增加，头痛缓解时间延长，故近期出现的头痛还应该与药物过度使用性头痛鉴别。但患者头痛性质无变化，服用镇痛药物后头痛有缓解，而非加重或恶化。故不支持"药物过度使用性头痛"。

知识点

药物过度使用性头痛

药物过度使用主要指使用急性或症状性头痛治疗药物过于频繁且规则，如每月或每周有固定天数。临床常见每月规则服用麦角胺、曲普坦、阿片类 ≥ 10 天或单纯镇痛药 ≥ 15 天，连续 3 个月以上，在上述药物过量使用期间头痛发生或明显恶化。头痛发生与药物有关，可呈类偏头痛样或同时具有偏头痛和紧张性头痛性质的混合性头痛，头痛在药物停止使用后 2 个月内缓解或回到原来的头痛模式。

思路 9：该患者该如何处理？

首先要戒断过度使用的药物，控制头痛诱因，包括改善情绪、睡眠，避免加重头痛的食物及药物。药物治疗中证据较充分的是托吡酯。予以处方托吡酯 25mg、2 次 /d，健康教育以增强依从性。

四、随访情况

半年后，通过改善情绪、睡眠，避免加重头痛的食物及服用托吡酯等，患者头痛发作显著减少，程度较前明显减轻。

（朱国行）

【推荐阅读文献】

［1］中华医学会疼痛学分会头面痛学组，中国医师协会神经内科医师分会疼痛和感觉障碍专委会 . 中国偏头痛防治指南 . 中国疼痛医学杂志，2016, 22 (10): 721-727.

［2］Headache Classifiction Committee of the International Headache Society (IHS). The international classification of headache disorders, 3rd edition. Cephalalgia, 2013, 33(9): 629-808.

［3］NEGRO A, MARTELLETTI P. Chronic migraine plus medication overuse headache: two entities or not ? J Headache Pain, 2011, 12(6): 593-601.

［4］SILBERSTEIN SD, YOUND WB, GOETZ CG, et al. Headache and facial pain in: textbook of clinical neurology. 2nd ed. Philadelphia: WB. Saunders Company, 2005.

第九章 脑血管病

学习要求

1. 掌握脑血管的解剖特点和脑的血液循环;脑血管病的流行病学及预防。

2. 掌握脑梗死(TOAST 分型和 CISS 分型)、短暂性脑缺血发作、脑出血、蛛网膜下腔出血、颅内静脉系统血栓形成及其他脑血管病(动脉夹层、Moyamoya 病、小血管病、血管炎等)的发病机制、临床表现、诊断(定位、定性)、鉴别诊断以及治疗原则。

3. 掌握脑梗死超急性期溶栓的适应证、禁忌证和处理方法。

第一节 概 述

卒中(stroke)死亡率和致残率居我国的首位,具有高发和易复发的特点。卒中后第 1 年复发率为 10%,5 年内达 30%。卒中可简单定义为脑血管病引起的急性局灶性神经功能缺损。世界卫生组织的卒中定义是:迅速发展的、症状持续 24 小时以上的局灶性(或全面性)脑功能障碍的临床症候,没有除了血管外其他可解释的原因。病理上,卒中分为缺血性卒中和脑出血(包括颅内出血和蛛网膜下腔出血)。其中,缺血性卒中占85%,脑出血约占 15%。

卒中的准确诊治应该包括以下四个阶段和层次:①病情评估;初步确定脑组织病理改变(缺血、梗死或出血)、病情严重程度和急重症的处理;②病因和发病机制;血管、血液或者血流动力学在发病过程中所起的作用;③并发症的评估和治疗;④二级预防。

急性卒中的评估遵循简单快速原则。"时间就是大脑",在稳定病情的前提下尽快明确卒中类型(缺血性卒中、颅内出血或蛛网膜下腔出血),进入相应卒中类型的诊治流程,有效实施相应的特殊治疗,如缺血性卒中的溶栓治疗、高血压脑出血的早期快速降压治疗、动脉瘤性蛛网膜下腔出血的早期干预。

在临床实践中,影像学改变和症状可能是无关的,不应该仅依据头颅影像学描述来对卒中进行诊断。卒中的诊断应结合临床表现、既往病史、体格检查和辅助检查等进行全面综合的分析从而形成病因、发病机制、病理生理过程的综合诊断,同时评估并发症和下一步诊疗计划,从而指导康复和进行二级预防。

第二节 缺血性卒中

急性缺血性卒中(acute ischemic stroke,AIS)是指颈动脉或椎基底动脉系统血液供应障碍造成局部脑组织坏死,从而引起突发的局灶性神经功能障碍。通常包括脑血栓形成、脑栓塞和腔隙性脑梗死等。缺血性卒中的三个主要的发病机制为血栓形成、栓塞和低灌注(血流动力学障碍)。各种机制之间又是相互关联的。缺血性卒中评估时考虑发病机制对指导治疗具有非常重要的意义。

以前传统的教材将短暂性脑缺血发作(transient ischemic attack,TIA)独立叙述,因为 TIA 传统的定义为一过性缺血引起的局灶性神经系统功能障碍,症状一般在 24 小时内完全缓解。但随着影像学的普及和发展,发现很多 TIA 表现的患者影像学上显示有新发梗死病灶形成。因此,2009 年美国卒中协会提出了基于组织学的 TIA 新定义:脑、脊髓或视网膜局灶性缺血所致的、不伴急性梗死的短暂性神经功能障碍。新定义强调根据有无梗死灶来区分 TIA 和脑梗死。研究显示 TIA 后 7 天、1 个月和 3 个月发生卒中的风险高,分别为 8%、12% 和 17%。因此,TIA 患者也需要像急性缺血性卒中一样给予临床诊疗,积极诊治病因及预防卒中复发。

知识点

缺血性卒中的诊断标准

过去对缺血性卒中与 TIA 的鉴别主要依赖症状、体征持续时间,TIA 一般在短时间内很快完全恢复,而脑梗死症状多为持续性。近年来影像技术的发展促进了对卒中认识精确性的提高,对二者诊断的时间概念有所更新。根据国际疾病分类 -11(ICD-11)对缺血性卒中的定义,有神经影像学显示责任缺血病灶时,无论症状 / 体征持续时间长短都可诊断缺血性卒中,但在无法得到影像学责任病灶证据时,仍以症状 / 体征持续超过 24 小时为时间界限诊断缺血性卒中。应注意多数 TIA 患者症状不超过 0.5~1 小时。

急性缺血性卒中诊断标准:急性起病;局灶神经功能缺损(一侧面部或肢体无力或麻木,语言障碍等),少数为全面神经功能缺损;影像学出现责任病灶或症状体征持续 24 小时以上;排除非血管性病因;头颅 CT/MRI 排除脑出血。

颅内静脉系统血栓形成(intracranial venous thrombosis,IVT)也是缺血性卒中的一种,是由多种原因所致的脑静脉回流受阻的一组血管疾病,包括颅内静脉窦和静脉的血栓形成。其特点为病因复杂、临床表现无特异性,诊断困难,易漏诊误诊。随着血管影像尤其是磁共振静脉血管成像的广泛应用,诊断水平不断提高,疾病的检出率较过去显著增高。近年研究认为从新生儿到老年人均可患病,成年人中女性多见。

缺血性卒中的主要危险因素是一切导致动脉粥样硬化和心脏病的危险因素,包括可控制(高血压、糖尿病、血脂异常、吸烟和饮酒等)和不可控制(年龄、遗传因素)的危险因素。动脉夹层、遗传代谢性血管病、大动脉炎和小血管炎等非动脉粥样硬化性血管病相对少见。

静脉溶栓或者血管内介入治疗和卒中单元是缺血性卒中急性期最有效治疗。第二阶段诊治的目的是了解发病机制,重点是针对血管状态和心脏方面进行评估,同时对于病情稳定的患者进行早期康复锻炼可以改善患者预后。

知识点

缺血性卒中 TOAST 分型

缺血性卒中 TOAST 分型是根据血管状况分型,一直以来广为接受,它将缺血性卒中分为以下五大类:

1. 大动脉粥样硬化　脑大动脉或其皮质分支狭窄(>50%)或闭塞,血管病变原因有可能是动脉粥样硬化。临床和影像学提示可能是大动脉粥样硬化造成的梗死。排除心源性栓塞。

2. 心源性栓塞　有基础心脏病,有不同动脉支配区或身体其他部位栓塞现象,排除大动脉粥样硬化造成血管栓塞的可能性。

3. 小血管闭塞　临床症状符合腔隙综合征,无皮质功能障碍,影像学病灶小,排除心源性栓塞及同侧颅内外大动脉狭窄所致动脉 - 动脉源性栓塞。

4. 其他明确病因的　明确非动脉粥样硬化所致血管病变,如动脉炎、动脉夹层;高凝状态以及一些血液科疾病等。该血管病变的病灶部位及大小不限。

5. 原因未明的　做完所有检查还是无法肯定卒中原因,或由于检查不详尽无法确定卒中原因,也可能找出多种原因但还难以下最后诊断。

这种分类强调了脑血管与心脏的评估,对卒中复发和干预有指导意义。不同发病机制引起的缺血性卒中容易复发的程度依次排序如下:心房颤动引起的卒中、多血管狭窄引起的卒中、颅内血管病变引起的卒中、合并糖尿病和高血压等多个危险因素的卒中、脑梗死 - 脑出血相互转化。该方法有简单易懂、应用广泛等优点,但也有些缺点,例如对大动脉粥样硬化的诊断过于严格,小血管闭塞的诊断过于宽松。基于以上理由,各国学者陆续提出新的缺血性卒中分型,主要是对动脉粥样硬化和小动脉闭塞的诊断标准进行了改良和优化。

知识点

中国缺血性卒中亚型（Chinese ischemic stroke subclassification, CISS）

临床工作中经常会遇到一些穿支动脉供血区孤立梗死灶，直径不一定大于1.5cm，血管影像学检查也未发现载体动脉有>50%的狭窄，按TOAST分型往往被分到小动脉闭塞或小血管病，但高分辨磁共振血管成像发现可能是载体动脉粥样硬化斑块堵塞穿支动脉开口。因此，随着影像学技术的不断进步，我国学者提出了中国缺血性卒中亚型，将穿支动脉粥样硬化纳入分型中。

1. 大动脉粥样硬化 包括主动脉弓和颅内外大动脉粥样硬化。对于穿支动脉区孤立梗死灶类型，以下情形也归到此类：其载体动脉有粥样硬化斑块（高分辨磁共振）或任何程度的粥样硬化性狭窄（经颅多普勒超声、影像学血管成像）。将大动脉粥样硬化性梗死的发病机制又进一步分为载体动脉斑块或血栓堵塞穿支、动脉到动脉栓塞、低灌注/微栓子清除率下降及混合型。

2. 心源性栓塞 潜在病因包括如心房颤动、二尖瓣狭窄、心脏瓣膜置换术后、左心室附壁血栓、既往4周内的心肌梗死、病窦综合征、扩张型心肌病和感染性心内膜炎等。

3. 穿支动脉疾病 指由于穿支动脉开口粥样硬化或小动脉玻璃样变所导致的急性穿支动脉区孤立梗死灶。与临床症状相吻合的，发生在穿支动脉区的急性孤立梗死灶（不考虑梗死灶大小）及载体动脉无粥样硬化斑块或任何程度狭窄的均可判定为穿支动脉疾病。需要注意：同侧近端颅内外动脉有易损斑块或>50%狭窄，孤立穿支动脉急性梗死灶归类到不明原因；有心源性栓塞证据的孤立穿支动脉梗死也归类到不明原因，因为存在多病因。

4. 其他明确的病因 存在其他疾病（如感染性疾病、遗传性疾病、血液系统疾病和血管炎等）的证据，并与本次卒中相关，且可通过血液学检查、脑脊液检查及影像学检查证实并排除了大动脉粥样硬化或心源性卒中的可能性。

一、脑血栓形成

脑血栓形成（cerebral thrombosis）是缺血性卒中最常见的类型，是在脑动脉粥样硬化引起的血管壁病变的基础上，出现管腔狭窄、闭塞和血栓形成，造成局部脑组织因血液供应缺乏或中断而发生缺氧缺血、坏死软化，引起相应的神经系统症状和体征。临床上又称"动脉粥样硬化性脑梗死"。

（一）病因学及发病机制

患者多有高血压、糖尿病、高脂血症、吸烟、大量饮酒、高同型半胱氨酸、代谢综合征和动脉粥样硬化等血管危险因素。常见病因有：动脉粥样硬化及高血压性小动脉粥样硬化；感染性（如结核、梅毒、钩端螺旋体及寄生虫性动脉炎等）和非感染性（如结缔组织病性脉管炎、巨细胞性动脉炎等）动脉炎；血管先天性发育异常；血管损伤；代谢及全身性疾病；低血压或血容量不足；血液成分异常等。

（二）病理及临床表现特点

1. **病理** 缺血早期肉眼尚未见明显改变，数小时后缺血中心区肿胀变软，脑灰白质分界不清，大面积肿胀时可发生移位，导致脑疝形成。镜下见神经细胞坏变，毛细血管轻度扩张，周围有红细胞渗出及液体。通常在发病后4~5天脑水肿达高峰，7~14天坏死区组织液化成蜂窝状囊腔，神经元消失，出现大量吞噬细胞、星形细胞增生；3~4周后，小的软化灶形成胶质瘢痕，大的成为囊腔，周围为增生的胶质纤维包裹，变成卒中囊。上述病变过程基本上可分为坏死期、软化期和恢复期。局部血液供应中断引起的脑梗死多为白色梗死。由于脑梗死病灶内的血管壁发生缺血性病变，当管腔内的血栓溶解和/或侧支循环开放等原因使血流恢复后，血液会从破损的血管壁漏出，引起继发性渗血或出血，导致出血性脑梗死，又称"红色梗死"。

2. **临床表现特点** 发病年龄较大，多在60岁以上。但近年来逐渐年轻化的趋势明显。常于安静或睡眠状态下起病。既往可有单次或反复多次TIA发作史。起病急，症状常在数小时或数天内达到高峰。根据受累血管不同有着不同的神经功能缺损临床表现（梗死范围与某一脑动脉供血区相一致）。不同血管供血区梗死的临床表现如下：

（1）前循环

1）颈内动脉：病因涉及动脉粥样硬化、栓塞、血管炎、夹层或Moyamoya病等。单眼一过性失明、黑矇是颈动脉狭窄的一个重要症状。患者有时也会出现低灌注性视网膜病或全面性眼缺血综合征。颈内动脉狭窄在听诊时可闻及杂音,但在极度狭窄时杂音也会消失。颈内动脉急性血栓形成时会出现 Horner 征。

2)大脑中动脉:病因多系原位血栓形成。完全大脑中动脉闭塞:如果主干闭塞,且侧支循环不充分,就会发生整个供血区域的梗死,双眼同向性凝视(额叶受损)、失语(优势半球)、偏瘫、偏身感觉障碍和偏盲(顶叶和颞叶受损)。非优势半球受累时,出现偏瘫侧的体象障碍如患肢病觉缺失。急性完全性大脑中动脉闭塞患者有时会在发病 48 小时内发生致死性的脑水肿(恶性大脑中动脉综合征),需在适宜情况下进行外科减压手术。大脑中动脉分支闭塞,会出现部分下述症状:上支闭塞影响额叶,出现偏瘫、偏身感觉障碍、凝视和运动性失语;下支闭塞影响颞叶,出现流利性 / 感觉性失语。大脑中动脉远端栓塞:小皮层支闭塞,例如栓塞,可仅表现为力弱或单独的皮层体征,难与腔隙性梗死症状相鉴别。大脑中动脉穿支梗死(纹状体 - 内囊梗死),可有单侧的运动和感觉障碍及皮层体征(不同于单纯腔隙性脑梗死),但皮层体征比皮层本身病变恢复起来更快。对于纹状体 - 内囊梗死的患者,应积极寻找心源性和同侧颈内动脉来源的栓子,条件允许下行高分辨磁共振血管成像了解 MCA 血管壁情况。

3)大脑前动脉闭塞:应该警惕一些不常见的病因,如蛛网膜下腔出血继发血管痉挛所导致大脑前动脉的闭塞。大脑前动脉闭塞可表现为对侧偏瘫,下肢常受累,有些患者也会出现运动忽视和失用。

4)脉络膜前动脉闭塞:所产生的症状包括轻偏瘫(面部、上肢和下肢),明显的感觉缺失和偏盲,常为短暂性的。然而不同于完全性大脑中动脉梗死引起的偏盲,其他的皮层症状可以是轻微且短暂的。

(2)后循环

1)大脑后动脉闭塞:常源于栓子。相比于其他大血管闭塞而言,更多的大脑后动脉闭塞患者都患有心房颤动。大脑后动脉主要供应枕叶,故常常仅发生偏盲。若梗死区域较靠前,影响到顶枕叶,则忽视和偏盲一起出现。大脑后动脉也供应丘脑和颞叶后内侧,这些部位受累时出现意识模糊、丘脑性失语和记忆力下降。如果双侧大脑后动脉供血区都发生梗死,例如栓子堵塞在基底动脉尖处时则会发生皮质盲、意识障碍。有时患者会遗留有管状视野,可辨认较小的物体,但无法辨认较大的物体。记忆力尤其是近记忆受损会较严重。

2)椎动脉闭塞:椎动脉闭塞或栓塞以小脑下后动脉闭塞造成的延髓背外侧综合征(Wallenberg 综合征)最常见。椎动脉栓塞或闭塞还可导致脑干和小脑更广泛的梗死。椎动脉发生动脉粥样硬化最常见部位是椎动脉从锁骨下动脉发出的起始部。

3)基底动脉闭塞:大脑中动脉和大脑后动脉更多的情况下是被栓子栓塞,而非原位血栓形成,基底动脉则恰好相反。这是因为基底动脉比椎动脉管径更粗,它的闭塞更多是由于发生了严重的动脉粥样硬化从而在原位形成了血栓。这会造成供应脑干的穿支血管的低灌注,以及小脑上动脉血流不足。可表现为很多不同的临床特征。延髓尾组脑神经核受累会出现真性延髓麻痹症状。若双侧锥体束受损则会有假性延髓麻痹。脑桥梗死会累及第Ⅵ对脑神经,出现凝视麻痹、核间性动眼神经麻痹、针尖样瞳孔和闭锁综合征。若栓子位于基底动脉尖处,则会引起眼球垂直运动障碍、瞳孔异常和昏迷。累及单侧或双侧大脑后动脉的起始部导致偏盲或皮质盲。

(三)诊疗环节

1. 详细询问患者发病时的症状特征、持续时间、起病方式及相关病史和血管危险因素。注意询问既往有无类似症状发作。

2. 通过详细的体格检查来推测神经功能缺损可能发生的部位及相应的供血动脉。临床表现呈 TIA 样发作患者体格检查时重点关注是否还遗留有相关体征,从而从临床上推测是 TIA 还是脑梗死。

3. 急诊头颅 CT 检查主要目的在于排除出血性卒中,有条件的应该尽早完成包括 CTP 在内的多模态影像学检查,并筛选合适的患者静脉溶栓或者血管内介入治疗。另外,部分患者可有早期征象,如大脑中动脉高密度征、岛带征、灰白质分界不清和脑沟变浅等。正确识别早期征象对溶栓决策等具有重要的临床指导意义。

4. 常规头颅 MRI 检查旨在进一步明确梗死灶部位及病灶分布是否符合血管分布。DWI 和 PWI 对急性缺血早期诊断和血流灌注评估有重要价值。尤其对于临床表现为 TIA 的患者,头颅 MRI 可以确定有无脑梗死的证据。

5. 颅内外大血管状态评估、心脏检查及血液化验检查有助于明确发病机制,对治疗具有重要指导价值。

6. 脑血栓形成早期溶栓或者血管内介入治疗是最有效的治疗。不适合溶栓治疗的患者,急性期治疗主要是抗血小板、他汀类药物治疗及控制血管危险因素(包括控制血压、血糖等)。大面积脑梗死合并高颅压的患者需要脱水降颅内压治疗。

7. 大面积脑梗死患者(如恶性大脑中动脉综合征、大面积小脑梗死)还可能需要神经外科进行去骨瓣减压。

8. 重症患者积极防治肺部感染、应激性溃疡、下肢深静脉血栓形成和压疮等并发症。

9. 对有中重度颅外动脉狭窄的患者需要评估是否有介入或外科手术指征。症状性颅内动脉狭窄目前主张短期联合双联抗血小板治疗(3 个月)。

10. 缺血性卒中 /TIA 患者需要长期随访进行二级预防,包括抗血小板治疗、他汀类药物治疗及控制血管危险因素(控制血压、血糖等)。

脑血栓形成诊疗流程见图 9-1。

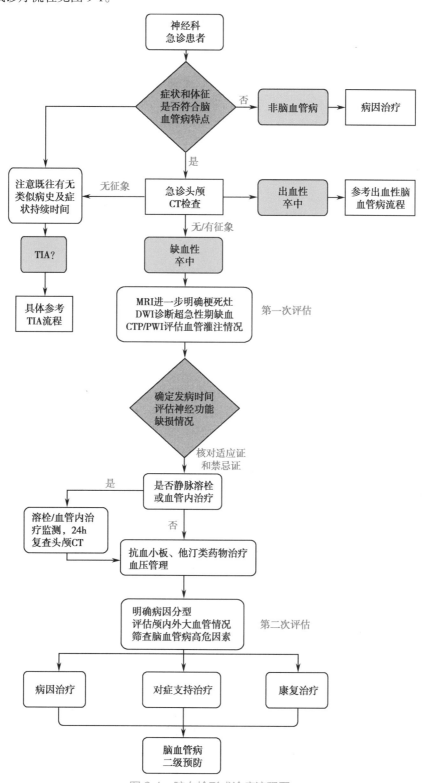

图 9-1　脑血栓形成诊疗流程图

157

临床病例讨论

患者,杨××,女性,65岁。因"突发右侧肢体乏力、言语障碍2小时"于2019年2月3日上午9时急诊入院。2小时前(清晨7时)患者睡醒时发现右侧肢体乏力,当时可以在家人搀扶下行走,右上肢可以抬举可以持物,伴轻微言语不清,尚能交谈。1小时前右侧肢体乏力较前明显加重,右上肢抬举费力,持物不稳,不能行走,言语不清加重,只能说简短的句子和词语,听不懂家人说话。病程中无诉头晕头痛、恶心呕吐、视物成双、饮水呛咳、吞咽困难、肢体抽搐和神志不清等不适。

既往史:高血压10年,不规则服药,平时血压控制不详。否认糖尿病史,否认高脂血症史。近期曾有两次类似发作史,表现为右侧肢体乏力麻木,每次持续5分钟左右可缓解,未就医。

体格检查:血压170/90mmHg。神志清晰,不完全混合性失语。双侧瞳孔等大等圆,对光反射灵敏。双眼向左侧凝视。右侧鼻唇沟变浅,伸舌偏右。右侧面部及偏身痛觉减退,触觉和深感觉查体不合作。右侧上下肢肌张力减低,右上肢肌力3级,右下肢肌力2级,右侧腱反射减低,右上肢Hoffmann征(+),右下肢Babinski征(+),右下肢Chaddock征(+)。颈无抵抗,双侧Kernig征(-)。

辅助检查:急诊检查头颅CT未见异常;血常规、肝肾功能、血糖、电解质及凝血功能正常;心电图正常。

问题1:该患者的初步诊断是什么?

思路1:病史采集。

确定发病时间:该患者是睡醒时发现症状的,为静态起病,清晨7时只是发现症状时间,而不是发病时间,这时应注意追问能明确的无症状的最后时间。比如2月2日晚上几时睡觉的,睡觉前是否有症状,若无则以睡觉的时间计算。卒中的发病时间是按照患者末次看起来是正常的时间起算的,若患者凌晨2时起床小便时还完全无症状,则以凌晨2时为发病时间。

明确起病的状态:动态起病还是静态起病? 本例患者睡醒时发现症状,为静态起病。

主要症状发展的情况:本例患者是急性起病,进展性病程,起病2小时内肢体乏力和言语不清明显加重。

伴随症状:询问病史时需要注意一些重要的伴随症状,如有无头痛、恶心呕吐、意识障碍和肢体抽搐等,这些症状常常提示患者是否有颅内压增高。

有意义的阴性症状:在缺血性脑血管病中,主要是用于鉴别是前循环还是后循环的病变。本例患者无诉视物重影、眩晕、眼睑下垂等后循环的症状。

询问病史容易忽视的问题:该例患者1个月前曾出现过右手持筷时掉落,自觉右手无力,抬起有点费力,持续5分钟左右自行缓解,没有引起注意。3天前觉右侧面部和右半身有点麻,持续几分钟缓解。这提示患者在此次发病前有两次TIA临床发作,并且症状局限在右侧肢体,提示左侧颈内动脉系统(颈内动脉或大脑中动脉)可能存在血管病变。很多患者的卒中往往从TIA发展而来,尤其是大动脉粥样硬化的患者,而患者叙述症状时常常只叙述重点,容易忽视一过性症状,因此问诊时一定要注意询问在此次发病前是否有过肢体力弱、麻木等情况发生。往往可以通过询问病史来获得缺血性卒中发病机制方面的信息。例如,反复刻板性的TIA发作提示血流动力学异常所致卒中,而多次TIA发作每次症状不同则可能提示动脉-动脉源性栓塞或心源性栓塞。

本例患者的病史特点:老年女性,既往有10年高血压病史,曾经有两次发作性右侧肢体乏力麻木的TIA病史。静态中急性起病,进展性病程,以右侧肢体麻木乏力,言语障碍2小时为主要临床表现。

思路2:体格检查。

神志清晰,血压升高,不完全混合性失语,双眼右侧凝视麻痹,右侧中枢性面舌瘫,右侧偏身浅感觉减退。

思路3:用卒中量表评估病情严重程度。

常用量表:美国国立卫生研究院卒中量表(the National Institutes of Health stroke scale,NIHSS),是目前国际上最常用量表;中国卒中患者临床神经功能缺损程度评分量表(1995);斯堪的纳维亚卒中量表(Scandinavian stroke scale,SSS)。

思路4:定位诊断。

脑血管病的定位诊断原则:定位诊断主要根据阳性体征,还要结合重要的阴性体征。不仅要针对病变解剖部位做出定位诊断,还要对病变血管支配区域做出初步判定,初步判断符合前循环或者后循环病变。这就需要掌握颈动脉系统和椎基底动脉系统的供血区域和相应症状,哪些是共有症状,哪些是特征性症状。颈动脉系统特征性症状有高级皮层功能损害(如失语,注意与严重构音障碍鉴别)、单眼黑矇。椎基底动脉系统特征性症状有眼肌麻痹、复视、交叉瘫、交叉性感觉障碍和双眼视力改变(如双眼视力下降、皮质盲)。在此基础上,尽可能进一步定位病变血管水平,可能位于主干还是分支或穿支。有些位于脑桥上部平面的基底部的小梗死灶,也会导致对侧脑性偏瘫,而并不表现出眩晕、眼震和交叉瘫等脑干病变征象,与大脑半球梗死相似,定位诊断要考虑该可能性,两者有时从临床表现上难以鉴别,需要影像学尤其是头颅 MRI 的证实。

本例患者存在的右侧偏身痛觉减退定位于左侧丘脑皮质束;右侧中枢性偏瘫定位于左侧皮质核束和皮质脊髓束;患者无法理解家属的言语、只能简单表达单词,提示存在 Wernicke 失语和 Broca 失语,分别定位于相应的语言中枢及其联系纤维;双眼向右侧凝视麻痹,定位于左侧额中回后部皮质侧视中枢。综合上述:面舌瘫和肢体瘫痪在同侧提示病变在脑桥中上部以上,结合失语和凝视麻痹情况定位于左侧大脑半球,考虑为大脑中动脉供血区。

思路 5:定性诊断和初步诊断。

患者老年女性,既往有高血压史,既往有类似 TIA 发作史,本次静态中急性起病,病情在 2 小时内进行性加重,根据临床特点和头颅 CT 诊断定性诊断为缺血性脑血管病。结合既往明显的大动脉粥样硬化的危险因素和两次的 TIA 病史,初步诊断为:

1. 脑血栓形成(左侧大脑中动脉供血区,大动脉粥样硬化性)。

2. 原发性高血压,1 级,很高危险组。

问题 2:作为急诊接诊医生,下一步的处理措施是什么?

思路 1:急性缺血性卒中的急诊评估。

对于急性缺血性卒中,时间就是大脑,尤其对于发病 6 小时内的患者必须尽快完成溶栓前评估。疑诊急性缺血性卒中的患者到达急诊室后立即启动绿色通道,应在 1 小时内完成急诊评估。

1. 影像学检查 至今为止,头颅 CT 仍然是卒中急诊首选的影像学检查。虽然头颅 CT 仅仅反映脑组织密度的改变,但相较于 MRI 有三个优势:①及时发现脑出血,判断脑出血的敏感性较高,95% 以上脑出血和蛛网膜下腔出血根据 CT 可以诊断。但是很小量出血仍有可能漏诊。值得注意的是,偏瘫症状轻重不一定反映脑出血量的多少。因此,当 CT 未发现出血,不能绝对排除脑出血或者蛛网膜下腔出血,结合临床发病过程可以帮助鉴别。②节省时间,和 MRI 相比,CT 的速度较快。③提高卒中诊断的敏感性和特异性,新发脑梗死根据临床表现和头颅 CT 诊断的特异性和敏感性可以达到 95% 以上。相对面积较大的脑梗死 12 小时后可在 CT 上显现。对于有条件进行血管内介入治疗的医院,应尽早进行多模式 CT 检查,其中利用 CTP 联合临床不匹配可筛选患者进行血管内治疗。

2. 进行其他必要的辅助检查 包括:①血常规,包括白细胞计数、红细胞计数、血小板计数和血红蛋白计数;②肝功能、肾功能和电解质;③凝血功能(PT、APTT、INR);④心电图。

思路 2:做出急性缺血性卒中的诊断后,该患者是否能静脉溶栓?

该患者在 7 时早起时发现偏瘫,2 小时后赶到了医院,看似在 3 小时治疗时间窗内。但是他的发病时间不是很肯定,实际发病时间可能在夜间任何一个时候,只能根据最后见证其无症状时间,即昨天晚上 10 时上床计算发病时间,到达医院已经离发病 11 小时了,失去了溶栓时间窗,不能溶栓。确定症状首发时间是非常重要,以便遵从目前《中国急性缺血性脑卒中诊治指南 2018》,在发病 4.5 小时内进行溶栓治疗。对于睡醒后发现由缺血性卒中导致的神经功能缺损的患者,则不适合行溶栓治疗。

缺血性卒中静脉溶栓时间窗及药物选择:至今为止,治疗脑梗死的有效药物只有静脉使用 rt-PA,目前国内外的急性缺血性卒中指南(《2018 美国卒中协会 / 美国心脏协会急性缺血性卒中患者早期管理指南》及《中国急性缺血性脑卒中诊治指南 2018》)均建议 4.5 小时内使用。此外,《中国急性缺血性脑卒中诊治指南 2018》指出 4.5~6 小时内推荐静脉使用尿激酶,对于无条件使用 rt-PA 的患者,发病 6 小时内可应用尿激酶。

知识点

发病 3 小时内可用 rt-PA 治疗的缺血性卒中患者入选和排除标准

适应证

1. 有缺血性卒中导致的神经功能缺损症状。

2. 症状出现 <3 小时。

3. 年龄≥18岁。

4. 患者或家属签署知情同意书。

禁忌证

1. 颅内出血(包括脑实质出血、脑室内出血、蛛网膜下腔出血、硬膜下/外血肿等)。

2. 既往颅内出血史。

3. 近3个月有严重头颅外伤史或卒中史。

4. 颅内肿瘤、巨大颅内动脉瘤。

5. 近期(3个月)有颅内或椎管内手术。

6. 近2周内有大型外科手术。

7. 近3周内有胃肠或泌尿系统出血。

8. 活动性内脏出血。

9. 主动脉弓夹层。

10. 近1周内有在不易压迫止血部位的动脉穿刺。

11. 血压升高。收缩压≥180mmHg,或舒张压≥100mmHg。

12. 急性出血倾向,包括血小板计数低于$100×10^9$/L或其他情况。

13. 24小时内接受过低分子量肝素治疗。

14. 口服抗凝药且INR>1.7或PT>15秒。

15. 48小时内使用凝血酶抑制剂或Xa因子抑制剂,或各种实验室检查异常(如APTT、INR、血小板计数、ECT、TT或Xa因子活性测定等)。

16. 血糖<2.8mmol/L或>22.22mmol/L。

17. 头颅CT或MRI提示大面积梗死(梗死面积>1/3大脑中动脉供血区)。

相对禁忌证

下列情况需谨慎考虑和权衡溶栓的风险与获益(即虽然存在一项或多项相对禁忌证,但并非绝对不能溶栓):

1. 轻型非致残性卒中。

2. 症状迅速改善的卒中。

3. 惊厥发作后出现的神经功能损害(与此次卒中发生相关)。

4. 颅外段颈部动脉夹层。

5. 近2周内严重外伤(未伤及头颅)。

6. 近3个月内有心肌梗死史。

7. 孕产妇。

8. 痴呆。

9. 既往疾病遗留较重神经功能残疾。

10. 未破裂且未经治疗的动静脉畸形、颅内小动脉瘤(<10mm)。

11. 少量脑内微出血(1~10个)。

12. 使用违禁药物。

13. 类卒中。

注:

APTT:活化的部分凝血酶原时间;CT:计算机断层扫描;INR:国际标准化比值;MCA:大脑中动脉;MRI:磁共振成像;NIHSS:美国国立卫生研究院卒中量表;ECT:蛇静脉酶凝结时间;TT:凝血酶时间;1mmHg=0.133kPa。

发病 4.5 小时内可用 rt-PA 治疗的缺血性卒中患者入选和排除标准

适应证

1. 缺血性卒中导致的神经功能缺损。

2. 症状持续 3~4.5 小时。

3. 年龄 ≥ 18 岁。

4. 患者或家属签署知情同意书。

禁忌证

同发病 3 小时内可用 rt-PA 治疗的缺血性卒中禁忌证。

相对禁忌证

在发病 3 小时内可用 rt-PA 治疗的缺血性卒中相对禁忌证基础上补充如下：

1. 使用抗凝药，INR<1.7，PT ≤ 15 秒。

2. 严重卒中（NIHSS 评分 >25 分）。

静脉使用 rt-PA 治疗急性缺血性卒中的观察和治疗方法

1. 用药　rt-PA 0.9mg/kg（最大剂量 90mg），60 分钟内输完。先将 10% 剂量用 1 分钟静脉注射。

2. 监护　患者收入重症监护病房或卒中单元进行监护；定期进行血压和神经功能检查，静脉溶栓治疗中及结束后 2 小时内，每 15 分钟进行 1 次血压测量和神经功能评估；然后每 30 分钟 1 次，持续 6 小时；以后每小时 1 次直至治疗后 24 小时；如收缩压 ≥ 180mmHg 或舒张压 ≥ 100mmHg，应增加血压监测次数，并给予降压药；如出现严重头痛、高血压、恶心或呕吐，或神经症状体征恶化，应立即停用溶栓药物并行头颅 CT 检查；鼻饲管、导尿管及动脉内测压管在病情许可的情况下应延迟安置；溶栓 24 小时后，给予抗凝药或抗血小板药物前应复查头颅 CT/MRI。

思路 3 : 该患者是否适合动脉取栓？

该例患者完成影像学评估后提示为弥散 - 灌注匹配（图 9-2），也就是表明核心梗死区域和低灌注区域相差不大。虽然患者为醒后卒中，发病 24 小时内，临床表现符合一侧大脑大动脉主干梗死，但是影像学提示缺血半暗带不明显，因此没有血管内介入指征。

CT 灌注及 MRI 灌注和弥散加权成像可为选择适合再灌注治疗（如静脉溶栓、血管内取栓及其他血管内介入方法）的患者提供更多信息，弥散 - 灌注不匹配（灌注成像显示低灌注区而无与之相应大小的弥散异常）提示可能存在缺血半暗带。对于发病 6 小时内的缺血性卒中患者，AHA/ASA 不推荐运用灌注检查来筛选，但对于距最后正常时间 6~24 小时的前循环大动脉闭塞患者，推荐常规进行包括 CT 灌注或 MRI 灌注成像在内的多模态影像，辅助评估、筛选是否进行血管内机械取栓治疗。

缺血性卒中血管内介入治疗的适应证

满足下列所有条件的患者应接受支架机械取栓治疗：卒中前改良 Rankin 评分（mRS 评分）0~1 分；缺血性卒中发病 4.5 小时内接受了 rt-PA 静脉溶栓治疗；梗死是由颈内动脉或近端 MCA（M1）段闭塞导致；年龄 ≥ 18 岁；NIHSS ≥ 6 分；ASPECT ≥ 6 分；能够在发病 6 小时内开始治疗（腹股沟穿刺）。

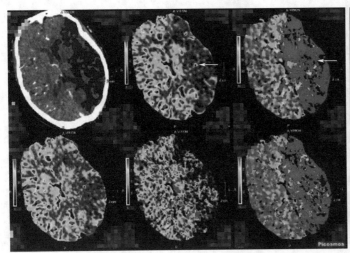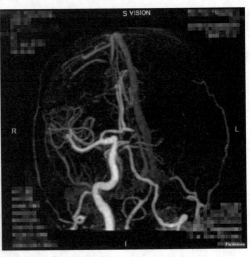

图 9-2　CTP 和 CTA 图像

左侧箭头所示为核心梗死区域,右侧箭头所示为低灌注区域。

思路 4：急性期治疗。

超溶栓时间窗患者,或时间窗内不适合溶栓或血管内治疗的患者,发病后尽早予阿司匹林 100~300mg/d 治疗,同时尽早启动强化他汀。

阿司匹林效果是肯定的,推荐在卒中后 24~48 小时内口服阿司匹林(初始剂量 325mg)。氯吡格雷在治疗急性缺血性卒中的有效性尚不肯定,可应用于不能耐受阿司匹林的患者。

针对本例患者急性期的血压升高,不适于马上启动降压治疗,应先排除精神躁动、疼痛等因素后 24 小时再评估。

知识点

缺血性卒中患者的血压管理方案

1. 高血压　约 70% 缺血性卒中患者急性期血压升高,原因主要包括病前存在高血压、疼痛、恶心呕吐、焦虑和躁动等。多数患者在卒中后 24 小时内血压自发降低。病情稳定无高颅压或其他严重并发症患者,24 小时后血压水平基本可反映其病前水平。目前针对卒中后早期是否应该立即降压、降压目标值、卒中后何时开始恢复原用降压药及降压药的选择等问题的研究进展不多,尚缺乏充分可靠的研究证据。

2. 卒中后低血压　卒中后低血压很少见,原因有主动脉夹层、血容量减少及心排血量减少等。应积极查明原因,给予相应处理。

处理原则：①缺血性卒中后 24 小时内血压升高的患者应谨慎处理,应先处理紧张焦虑、疼痛、恶心呕吐及颅内压增高等情况。血压持续升高至收缩压 ≥ 200mmHg 或舒张压 ≥ 110mmHg,或伴有严重心功能不全、主动脉夹层、高血压脑病的患者,可予降压治疗,并严密观察血压变化。可选用拉贝洛尔、尼卡地平等静脉药物,建议使用微量输液泵给予降血压药,避免使用引起血压急剧下降的药物。②准备溶栓及桥接血管内取栓者,血压应控制在收缩压 <180mmHg、舒张压 <100mmHg。对未接受静脉溶栓而计划进行动脉内治疗的患者,血压管理可参照该标准,根据血管开通情况控制术后血压水平,避免过度灌注或低灌注,具体目标有待进一步研究。③卒中后病情稳定,若血压持续 ≥ 140/90mmHg,无禁忌证,可于起病数天后恢复使用发病前服用的降压药或开始启动降压治疗。④卒中后低血压的患者应积极寻找和处理原因,必要时可采用扩容升压措施。可静脉滴注 0.9% 氯化钠溶液纠正低血容量,处理可能引起心排血量减少的心脏问题。

> **知识点**
>
> **缺血性卒中的抗血小板治疗**
>
> 　　对于不符合静脉溶栓或血管内取栓适应证且无禁忌证的缺血性卒中患者应在发病后尽早给应予口服阿司匹林150~300mg/d治疗,急性期后可改为预防剂量(50~300mg/d)。对于溶栓/血管内取栓治疗者,阿司匹林等抗血小板药物应在溶栓24小时后开始使用。对不能耐受阿司匹林者,可考虑选用氯吡格雷等抗血小板治疗。对于未接受静脉溶栓治疗的轻型卒中患者(NIHSS评分≤3分),在发病24小时内应尽早启动双重抗血小板治疗(阿司匹林和氯吡格雷)并维持21天,有益于降低发病90天内的卒中复发风险,但应密切观察出血风险。

　　问题3:急诊处理完毕后收入神经内科普通病房,下一步的处理措施是什么?

　　思路1:入院后检查情况的提示。

　　患者入院后进行血尿常规、血生化、凝血功能、同型半胱氨酸等检查,除LDL-C(4.8mmol/L),余均在正常范围。患者次日在病房检查经颅多普勒超声和颈部超声,发现左侧颈内动脉狭窄95%,局限性,狭窄远端血流速度减慢。虹吸部血流减慢,眼动脉血流方向由外向内流,压迫下颌动脉可见眼动脉血流下降;左侧后交通动脉开放,有高速血流伴涡流;左侧大脑中动脉血流减慢,脉动指数下降。

　　思路2:患者进行第二次血管评估的时限。

　　在患者到医院后应该1小时内完成第一阶段评估,并开始治疗,紧接着应该进入第二阶段的评估和处理:了解血管状态。血管状态决定了患者病情是否会继续恶化、可能的恢复程度、是否近期复发和是否容易发生出血转化等预后的决定因素。最好在24~48小时内完成血管评估。

　　思路3:该患者血管评估方法的选择。

　　由于患者在危重阶段,容易发生颅内压增高、并发症、继发其他重要器官损伤。做血管检查优先选择无创或者微创检查,故首选经颅多普勒超声和颈部血管超声。CTA和MRA结果准确,但也各有优缺点。

　　经颅多普勒超声和颈部血管超声的优点:无创、安全、便携和便宜。经颅多普勒超声主要反映管腔内血流状况,操作性强,可以在床旁或病房中完成,需要患者配合较少,适合于卒中患者的血管筛查。在有丰富临床经验和超声操作经验的医生检查下,可以获得可靠的血管信息。经颅多普勒超声还可以评估侧支循环情况、进行微栓子监测和TCD发泡试验。颈部血管超声可以直观地反映管壁斑块情况,准确评估颈动脉血管狭窄程度。目前三维超声的应用可以立体观察斑块形态,测量斑块体积。

　　经颅多普勒超声和颈部血管超声的缺点:经颅多普勒超声主要反映管腔内血流状况,间接反映血管结构,受颞部骨薄厚影响,不能直接反映血管壁情况,检查结果的准确性与操作医生的技术水平直接相关。

　　MRA和CTA可提供有关血管闭塞或狭窄信息。以DSA为参考标准,MRA发现椎动脉及颅外动脉狭窄的敏感度和特异度为70%~100%。MRA和CTA可显示颅内大血管近端闭塞或狭窄,但对远端或分支显示有一定局限。高分辨MRI一定程度上可显示大脑中动脉、颈动脉等动脉管壁特征,可为卒中病因分型和明确发病机制提供信息。DSA的准确性最高,仍是当前血管病变检查的金标准,但主要缺点是有创性和有一定风险。

　　问题4:通过第二阶段的血管状态评估结果,本例患者的发病机制是什么?

　　思路1:此例患者此前存在2次发作右侧肢体无力和感觉异常,是什么表现? 遇到此类情况应该如何处理?

　　此例患者此前存在2次发作右侧肢体无力和感觉异常,是TIA表现。TIA属于神经内科急诊范围,应该尽早收住院进一步检查和处理。TIA患者有50%以上可以发现血管狭窄,在我国人群中以大脑中动脉受累最多见。TIA应视同脑梗死评估和治疗。本例患者耽误了最有治疗价值的时机,以致造成了不可逆的脑梗死。

　　思路2:该患者的发病机制可能是什么?

　　此患者的发病机制应该考虑血管狭窄导致动脉-动脉源性栓塞。血管超声显示颈段颈内动脉狭窄非常可靠,结合TCD检查显示颅内侧支循环建立,可以肯定该患者颈内动脉有严重的狭窄,并且是引起之前TIA和此次脑梗死的原因。

局部血管闭塞结局的相关因素：①该血管供应的脑组织区域；②闭塞的性质；③闭塞速度；④闭塞持续时间；⑤侧支循环情况。须考虑这些因素之间的相互影响。若一侧颈内动脉狭窄95%，如果血栓形成发生在狭窄部位局部（即没有栓塞脑部），而闭塞的颈内动脉远端大脑半球的侧支循环建立充分，将不会出现缺血症状。相反，如果缺乏有效的侧支循环，即使血栓形成发生在局部，也可能导致整个颈内动脉供血区大面积梗死。如果侧支循环很差，那么灌注最差、最不耐受缺氧缺血的部位就会发生梗死。已经有证据显示，脑梗死发生前反复出现TIA者，相当于缺血耐受试验，可以减少脑梗死的容积。

当侧支循环建立充分，不会引起脑的灌注压下降。但是，还应该考虑其他因素，即动脉-动脉源性栓塞。95%狭窄处粗糙管壁处血小板活化形成白色血栓，栓子脱落到远端造成脑栓塞。栓子可能脱落到同侧大脑前动脉起始部，由于通过前交通动脉建立了充分的侧支循环，因而不会造成任何缺血梗死。如果栓子脱落到大脑中动脉起始部1小时后才自溶，大脑半球表面的脑膜侧支循环可以维持这段时间内部分皮层的血供，而源自大脑中动脉的豆纹动脉深穿支血供则完全被阻断，由于没有侧支血供，深部区域很快就发生不可逆的梗死。随着缺血时间的延长，脑表面侧支循环区域发展成缺血半暗带、低灌注，最终脆弱的侧支循环不再能代偿灌注，整个大脑半球就发生梗死。

血管闭塞也可能发生在之前并没有基础狭窄或其他局部病变的血管上。例如，心源性栓子造成的栓塞，颈内动脉狭窄造成远端动脉-动脉源性栓塞（如大脑中动脉闭塞）。有时血栓形成很难与栓塞鉴别，而低灌注则很容易识别。然而，考虑缺血的宏观机制非常重要。颈内动脉粥样硬化性闭塞很难通过溶栓再通，但是如果患者发生的是分水岭缺血，维持或升高血压治疗将有效。相反，心源性的新鲜红色栓子造成的大脑中动脉近端闭塞，溶栓将是一个行之有效的再通方法。

思路3：该患者本次卒中发作的责任血管。

颈部血管狭窄80%以上颅内侧支循环开放，Willis环是反应最快、最有效的侧支循环通路，眼动脉是连接颈外动脉和颈内动脉的通路。正常情况下颈内动脉压力大于颈外动脉，血流由内向外流，该患者的血流方向反向，提示颈内动脉狭窄已经引起颅内段脑灌注压力下降，低于颈外动脉，并且导致后循环向前循环供血，都提示颈部狭窄已经严重影响颅内灌注，应该是该次卒中的责任血管。

问题5：经过3周治疗，患者病情稳定，mRS评分2分。此时下一步干预方式是什么？

针对该例患者，经多学科讨论决定采取颈动脉内膜切除术。颈动脉内膜切除术和颈动脉支架术对有症状的颈动脉狭窄治疗效果相当，前者技术成熟，已经大量病例证实效果显著；后者技术较新，近年在我国更为普及。考虑到该患者颈动脉狭窄较长，适宜选择内膜切除术。

问题6：该例患者如何进行缺血性卒中的二级预防？

患者出院后坚持服用阿司匹林100mg，1次/d，抗血小板治疗、他汀类药物治疗（强化他汀类药物治疗，低密度脂蛋白控制在1.8mmol/L以下），控制血压（血压目标值130/80mmHg），戒烟。定期神经内科门诊随访；监测血压，控制血压平稳达标；观察卒中恢复情况，mRS评分评估残疾情况；定期检查血常规、肝肾功能、血糖、肌酶谱和尿便常规等，保证血脂、血糖等达标，同时监测有无他汀类药物、抗血小板药物不良反应发生（他汀类药物常见不良反应包括肝酶升高、肌酶升高，少数有肾功能损害；阿司匹林常见不良反应为肠道不良反应）。

知识点

缺血性卒中的预防

1. 危险因素控制 控制高血压、糖尿病、血脂异常，戒烟，改变生活方式。

2. 缺血性卒中二级预防三大基石 抗血小板、他汀类药物、降压治疗。

3. 对于动脉粥样硬化性缺血性卒中/TIA患者推荐强化他汀类药物治疗。

由于胆固醇水平增加是缺血性卒中/TIA的重要危险因素之一，其中低密度脂蛋白的升高与缺血性卒中的发生密切相关。因此对于缺血性卒中一级预防，常规检测血脂水平，若LDL-C>3.9mmol/L，应该进行生活方式改善，并启动他汀类药物治疗；LDL-C<3.9mmol/L但伴有颅内和/或颅外大动脉粥样硬化证据，推荐使用他汀类药物治疗以降低缺血性卒中/TIA的风险。伴有胆固醇增高的缺血性卒中/TIA患者，应该按照指南进行生活方式干预及他汀类药物治疗，目标LDL-C水平降至2.6mmol/L以下

或降幅达到 30%~40%;伴有冠心病 / 糖尿病 / 吸烟 / 代谢综合征 / 脑动脉粥样硬化,但无确切易损斑块或动脉源性栓塞证据或外周动脉疾病之一者,视为缺血性卒中 /TIA 极高危 II 类人群,应将 LDL-C 降至2.1mmol/L 以下或降幅大于 40%。基于 SPARCL 研究,对于非心源性栓塞的缺血性卒中患者,他汀类药物治疗不必考虑缺血性卒中亚型的不同。对动脉粥样硬化性缺血性卒中 /TIA 患者,无论是否伴有胆固醇水平升高,均推荐尽早启动强化他汀类药物治疗,建议将目标 LDL-C 控制在 2.1mmol/L 以下,或降幅大于 40%。

二、脑栓塞

脑栓塞(cerebral embolism)是指血液中各种栓子(包括血液中异常的固体、液体和气体)随血流进入脑动脉引起血流阻塞导致相应供血区脑组织发生缺血性坏死,造成相应的神经功能缺损。占缺血性卒中的 10%~20%。

(一)病因学及发病机制

1. **心源性** 心源性是脑栓塞中最常见的原因之一。引起脑栓塞常见的心脏病有瓣膜病性心房颤动和非瓣膜病性心房颤动、心脏瓣膜病、感染性心内膜炎、心肌梗死、心肌病、先天性心脏病、二尖瓣脱垂、心房黏液瘤和心脏手术等。其中心房颤动(尤其是非瓣膜病性),是导致心源性脑栓塞的最常见原因(图 9-3)。心脏瓣膜病最多见的是风湿性心脏病,其次是先天性心脏瓣膜发育异常。心肌梗死后存在节段性室壁运动不良也是较为常见的原因。各种因素引起局部血流缓慢、瘀滞或形成涡流,从而容易形成附壁血栓,再加上发生心律失常,容易使附壁血栓脱落。

2. **非心源性** 主动脉弓及其发出的头臂干、锁骨下动脉、颈动脉及其分支的动脉粥样硬化斑块局部内容物或附着物脱落,即动脉 - 动脉源性栓塞,也是常见原因,但通常将之归入大血管性卒中。少见的非心源性原因有癌细胞脱落、脂肪栓塞、寄生虫卵和感染性脓栓等。气栓可见于胸外科手术、潜水员和飞行员的减压病、气胸、气腹等情况。

3. **反常栓塞** 是指静脉系统的血栓通过心脏内或心脏外的异常交通从右心系统进入左心系统,从而引起缺血性卒中,又称"矛盾栓塞"。临床发现气体栓塞、脂肪栓塞和减压病都与反常栓塞有关。卵圆孔未闭,尤其是合并房间隔瘤时,易发生反常栓塞,常常是青年卒中或隐匿性卒中的重要原因。

4. **不明来源** 少数病例虽经检查却仍未找到栓子来源。

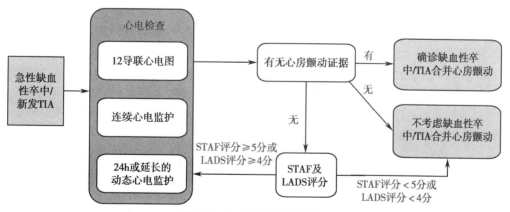

图 9-3 心房颤动的筛查流程
STAF 评分,心房颤动筛查评分;LADS 评分,L 表示左心房直径,A 表示年龄,
D 表示卒中 / 短暂性脑缺血发作,S 表示发病前 1 年吸咽。

(二)病理及临床表现特点

1. **病理** 类似动脉血栓性脑梗死的病理变化。在急性期,缺血区脑组织坏死并发脑水肿,严重时可致脑疝形成。陈旧性病灶中心可见神经细胞死亡、胶质细胞增生或囊腔形成。梗死灶可为贫血性梗死,较常见因病灶区内血管缺血坏死、血管再通和血流重建导致灶内出血而形成红色梗死(出血性梗死)。

2. **临床表现特点** 脑栓塞可发生在前循环,也可发生在后循环。以大脑中动脉供血区最常见。脑栓塞发生出血性梗死的概率远较脑血栓形成大,为 30%~50%。脑栓塞病变范围受栓子大小及侧支循环的影响。其起病状态可以是动态,也可以是静态,但从静态到动态时发病较多。发病急骤,在数秒至数分钟内即可达到高峰,而且多是起病当时最重,以后可以逐渐缓解。起病时可以出现癫痫发作和短暂性意识障碍,然后逐渐缓解。

知识点

脑栓塞的特征性表现及其机制

1. 起病快,迅速达到高峰,易造成大面积脑梗死,但可有部分自发缓解。脑栓塞脑组织病变范围受栓子大小及侧支循环的影响,由于栓子突然堵塞动脉引起供血区急性缺血,侧支循环不容易建立,缺血范围常较大,水肿重;同时局部酸中毒使血管扩张,栓子还可以部分自溶,因此栓子向远端移动,可使缺血范围缩小,症状减轻。

2. 受累部位不固定。由于栓子常为多发且易破碎,具有移动性,故脑栓塞常可为多灶性的(较小的栓子通常栓塞远端,近皮质或皮质下),可以同时发生在不同的动脉供血区(如前、后循环同时累及或双侧半球同时受累)。

3. 易发生出血性脑梗死。大面积的梗死易合并出血。较小的栓子栓塞多发生在近皮质处,较大栓子则栓塞在动脉主干部位。

(三) 诊疗环节

1. 详细询问起病情况及病情发展经过、相关病史,特别是基础心脏疾病,如心律失常、瓣膜病、心肌梗死等。

2. 体格检查时注意兼顾神经内科以外的内科体格检查,尤其是心脏,例如有无心脏杂音、脉搏短绌等。

3. 急诊阶段尽快完善第一阶段评估,包括常规实验室检查、床旁心电图和头颅 CT 检查,筛选适合的患者进行静脉溶栓或者血管内介入治疗。

4. 对于临床疑诊脑栓塞的患者,第二阶段评估的重点应在心脏疾病方面,如动态心电图、床旁心电监测和超声心动图等。另外,诸如经颅多普勒超声和颈部血管超声的血管评估也应该常规进行。怀疑反常栓塞时需要进行 TCD 发泡试验,如果发现右向左分流,进一步行经食管超声心动图,甚至胸部高分辨 CT 或 DSA,明确心内、心外右向左分流情况。

5. 不适合溶栓的脑栓塞患者应该考虑抗凝治疗,可以遵循"1-3-6-12 原则",但中 - 重度患者应该在合适的时机复查头部影像学检查后才予抗凝治疗。

6. 脑栓塞的治疗除了治疗脑梗死外,还要同时治疗原发疾病,例如控制或纠正心律失常、心功能不全等,减少或根除栓子来源,以防止再栓塞。

7. 心源性脑栓塞患者二级预防需要口服抗凝药治疗并预防卒中复发,若不能接受口服抗凝药治疗则需要抗血小板治疗。

8. 对于有其他非心源性栓子相关病史者,应进行针对性的个体化诊治。

脑栓塞诊疗流程见图 9-4。

临床病例讨论

患者,陈××,男性,82 岁。因"突发神志不清伴左侧肢体乏力 2 小时"急诊入院。2 小时前患者在公园唱歌时突然神志不清倒地,被旁人发现其呼之不应,左侧肢体完全不能活动,右侧肢体在疼痛刺激下有回缩反应。病程中无口吐白沫、肢体抽搐、恶心呕吐等。朋友即联系救护车送入医院急诊科。

既往史:高血压 20 余年,最高可达 180/98mmHg,平时未规律服用降压药。1 年前因"心悸、胸闷"于医院心内科住院治理,发现有"心房颤动",曾服用一段时间的抗凝药治疗(具体不详),后因合并牙龈出血停用。否认高脂血症、冠心病和糖尿病史。

体格检查:血压 220/110mmHg,心率 132 次 /min。心律不齐,第一心音强弱不等。浅昏迷,双侧瞳孔等大等圆,瞳孔对光反射灵敏,双眼向右侧凝视,压眶可见左侧鼻唇沟浅;左侧上下肢肌张力减低,肌力 1 级,右侧肢体可见自主活动;左侧腱反射减弱,右侧正常,左上肢 Hoffmann 征(+),左下肢 Babinski 征(+),左下肢 Chaddock 征(+);颈无抵抗,双侧 Kernig 征(−)。

辅助检查:头颅 CT 示脑萎缩,未见异常密度灶。血常规、肝肾功能、血糖、电解质正常。心电图正常。

患者入急诊后半小时病情有所缓解,体格检查:嗜睡状,双眼球向右凝视。左侧鼻唇沟浅,示齿口角右偏,伸舌左偏。左侧肌张力正常,左侧上肢肌力3级,左侧下肢肌力2级,左侧腱反射较右侧弱,左侧 Chaddock 征(+),右侧 Chaddock 征(−)。

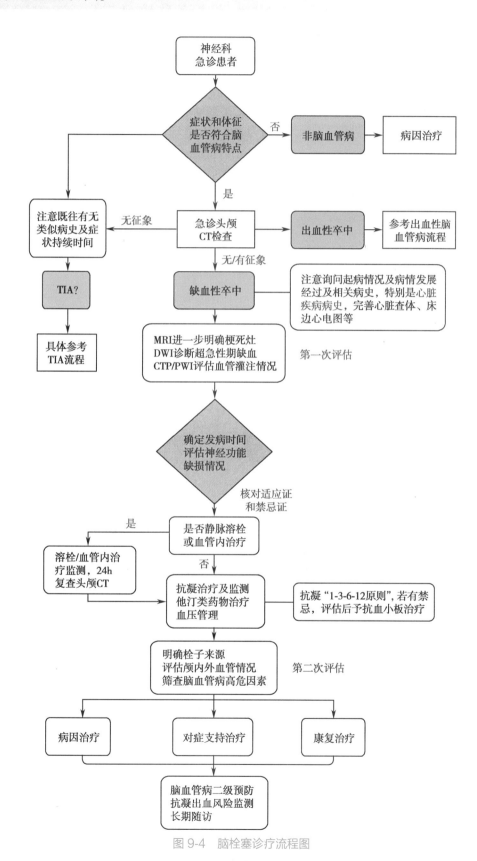

图 9-4　脑栓塞诊疗流程图

问题 1:该患者的初步诊断是什么?

思路 1:病史采集。

与前一病例不同,该患者动态起病,发病时间明确,发病后马上达到病情高峰。患者有心房颤动病史,因此需要注意追问心功能情况,例如有无双下肢水肿、尿少,平时活动耐量如何,有无夜间端坐呼吸等。心源性栓塞是最常见的脑栓塞,基础心脏病史的询问不容忽视,如有无风湿性心脏病、心肌梗死、先天性心脏病、心律失常和心功能不全等病史。随着人口老龄化,诸如心房颤动的心脏传导系统退行性变在老年人中发生率也越来越高。很多老年人卒中发病前并未被诊断过心房颤动。因此,急诊第一阶段评估时一定要注意询问患者平时有无阵发性心悸病史,注意心脏听诊和心电图检查。

本例患者的病例特点:老年男性,既往有高血压和心房颤动病史,未规律抗凝治疗;本次为动态中急性起病,病情马上达到高峰,以意识障碍和左侧肢体乏力为主要临床表现,病程中能自发有所缓解。

思路 2:体格检查。

患者体格检查提示如下:血压高,心房颤动心律。入急诊时为浅昏迷,双眼左侧凝视麻痹,左侧中枢性面舌瘫和肢体瘫痪。半小时后体格检查表现为病情有好转。

思路 3:定位诊断。

局限性神经功能缺损与栓塞动脉供血区的功能相对应。约 4/5 脑栓塞发生于颈内动脉系统,特别是大脑中动脉;1/5 发生在椎基底动脉系统。因为大脑中动脉是颈内动脉的延续,而其他颈内动脉的分支与颈内动脉由一定的角度发出,栓子不易进入。椎动脉相对较细,而且一侧椎动脉栓塞可不出现症状,因此后循环栓塞较少。

本例患者存在的左侧中枢性偏瘫定位于右侧皮质核束和皮质脊髓束;双眼向左侧凝视麻痹,定位于右侧额中回后部皮质侧视中枢。综合上述:面舌瘫和肢体瘫痪在同侧提示病变在脑桥中上部以上,结合凝视麻痹情况定位于右侧大脑半球,考虑为右侧大脑中动脉供血区。

思路 4:定性诊断和初步诊断。

患者老年男性,既往有高血压和心房颤动病史;本次动态中急性起病,病情在数分钟内达到高峰,半小时后有所缓解;病程中出现血压明显增高等颅内压增高的临床表现;根据临床特点和头颅 CT 诊断,定性诊断为缺血性脑血管病。结合既往明显的心房颤动病史,起病后马上达到疾病的高峰期,故初步诊断为:

1. 脑栓塞(右侧大脑中动脉供血区,心源性)。
2. 原发性高血压,3 级,很高危险组。
3. 高血压心脏病,心房颤动

问题 2:作为急诊接诊医生,下一步的处理措施是什么?

疑诊脑栓塞患者在第一阶段的评估除了与脑血栓形成相同外,同时需要重点评估心脏方面的情况,延长持续心电监测时间有助于提高心律失常的检出率。

问题 3:第一阶段诊治结束,诊断考虑脑栓塞。该患者是否能进行静脉溶栓 + 血管内介入治疗(桥接治疗)?

该患者有明确发病时间,到达医院距离发病时间只有 2 小时。头颅 CT 大致正常。应该进行溶栓治疗。患者高龄,选择溶栓需慎重,但不是禁忌证,仍然可以考虑 rt-PA 溶栓方案。但是要对患者的疗效和风险进行评估,与患者家属交代病情,签署知情同意书。该患者有溶栓指征但是出血风险大,疗效可能不好,依据如下:80 岁以上;意识障碍伴凝视麻痹,此征象可以作为相对溶栓禁忌证;收缩压大于 180mmHg;心房颤动造成大面积梗死。

经过影像学的评估,核心梗死区域不明显,与低灌注区域存在不匹配(图 9-5),有血管内治疗的适应证。患者在接受溶栓治疗后(给予 rt-PA 0.9mg/kg 静脉溶栓),立即给予血管内取栓治疗,术后 DSA 显示右侧大脑中动脉血管再通(图 9-6),后患者顺利转入重症监护病房处理。

问题 4:患者入院后进一步的处理措施是什么?

思路 1:进一步的检查与化验。

患者入院后进行血尿常规、血生化(肝肾功能、血糖、电解质、血脂)、凝血功能(包括 PT、APTT、INR、FIB、FDP、D- 二聚体)等化验检查均在正常范围。心电图显示持续性心房颤动心律。TCD 和颈部血管超声显示颅内外大血管正常。超声心动图示二尖瓣轻度反流、主动脉瓣钙化。头颅 MRI 显示大脑中动脉下支供血范围有新鲜梗死灶。

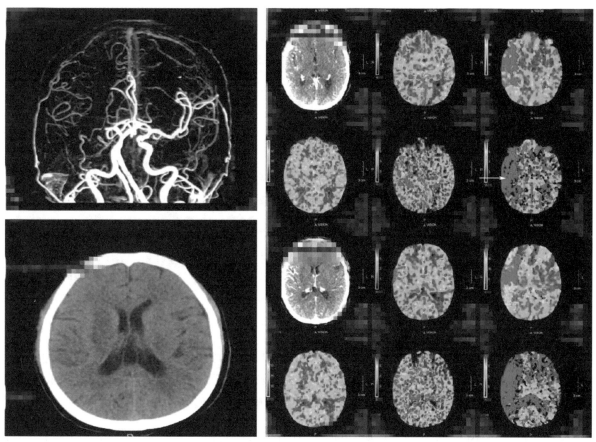

图 9-5　CTA、CT 和 CTP 图像,箭头处为低灌注区域

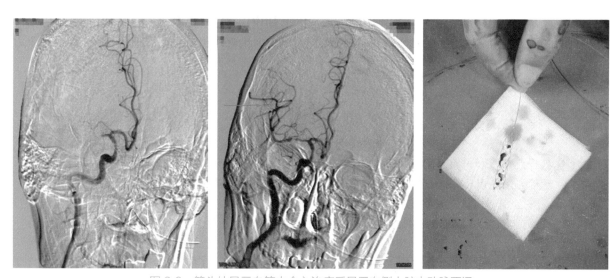

图 9-6　箭头处显示血管内介入治疗后显示右侧大脑中动脉再通

思路 2：针对脑栓塞的心脏功能评估。

常规包括超声心动图、24 小时动态心电图,旨在了解心脏结构情况、心功能、有无附壁血栓及心律失常。上述检查无异常发现,可进一步行 TCD 发泡试验明确有无右向左分流。存在右向左分流时继续进行经食管超声心动图、胸部高分辨 CT 肺动脉造影(CTPA)或 DSA 检查明确是心内分流(卵圆孔未闭 / 房间隔缺损)还是心外分流(如肺动静脉瘘等)。另外还需要注意凝血功能,积极寻找有无高凝状态因素或证据。系统性红斑狼疮、抗磷脂抗体综合征和恶性肿瘤也是形成栓塞的潜在诱因。对于反常栓塞患者应寻找静脉系统血栓形成证据。

知识点

心房颤动患者卒中风险评估

对于心房颤动(包括阵发性心房颤动)患者,应使用基于危险因素的方法评估卒中风险,主要有以下两个评估系统:

1. CHADS2 评分

充血性心脏衰竭(1分);高血压(1分);年龄≥75岁(1分);糖尿病(1分);卒中或短暂性脑缺血发作史(2分)。

结果判断:0、1、2、3、4、5、6分者年卒中发病率分别为1.9%、2.8%、4.0%、5.9%、8.5%、12.5%和18.2%。

2. CHA2DS2-VASc 评分

充血性心力衰竭/左心功能不全(1分);高血压(1分);年龄≥75岁(2分);糖尿病(1分);卒中或短暂性脑缺血发作史(2分);血管疾病(1分);年龄65~74岁(1分);性别为女性(1分)。

结果判断:CHA2DS2-VASc 评分对中低危患者可能有更好预测价值,1~6分时的年卒中发病率从1.3%直线上升至9.8%,但7、8、9分的年卒中发病率分别为9.6%、6.7%和15.2%。

思路3:患者下一步的治疗方案。

患者桥接治疗后24小时复查头颅CT未发现脑出血,颞叶低密度病灶,中线结构居中。患者意识清楚,吞咽功能评估无呛咳,未予留置胃管。同时给予脑保护、抑酸及补液、营养支持治疗等。急性期无应激性溃疡、肺部感染等并发症发生。患者病情稳定,每日经口进食量逐渐恢复到病前水平,逐渐停用补液、营养支持和抑酸等治疗。

患者入院时 NIHSS 评分17分,根据抗凝治疗的"1-3-6-12原则",该患者2周后复查头颅CT未见出血,给予华法林口服抗凝治疗,调整 INR 至 2.0~2.5 水平。具体如下:华法林初始剂量是 3mg,低分子量肝素与华法林重叠应用3天后停用,每天监测 PT INR。华法林选择下午给药,目的是便于根据每天化验结果及时调整华法林用量。为了减少药物相互作用,开始应用华法林后停用脑保护、改善循环等输液治疗。华法林口服第7~10天 INR 维持在目标范围,予出院。出院时患者左上肢肌力3级,左下肢肌力4级。

知识点

抗凝治疗的出血风险评估

抗凝治疗可增加出血风险,因此在治疗前及治疗过程中应注意对患者出血风险进行评估。目前有多种评估方法应用于临床,其中 HAS-BLED 评分系统被认为是最为简便可靠的方案。HAS-BLED 评分越高,出血风险越大。HAS-BLED 评分为 0~1 分时,大出血的年风险约为1%;评分为2、3、4、5分时,大出血的年风险分别为2%、4%、9%和13%。HAS-BLED 评分为 0~2 分者属于出血低风险患者;评分≥3分时为出血高危人群。需要指出的是,出血风险增高者发生血栓栓塞事件的风险往往也增高,这些患者接受抗凝治疗的净获益可能更大。因此不应将 HAS-BLED 评分增高视为抗凝治疗的禁忌证。

心房颤动患者出血风险评估(HAS-BLED 评分):

高血压(1分);肝脏功能异常(丙氨酸氨基转移酶3倍以上,胆红素2倍以上)(1分);肾功能异常(肌酐 >200mmol/L)(1分);卒中史(1分);出血事件(1分);INR 波动(1分);年龄超过65岁(1分);药物(抗血小板药物联用、非甾体抗炎药)(1分);酗酒(1分)。

知识点

脑栓塞患者抗凝治疗的启动时机

2016 年欧洲心脏病学会、欧洲卒中学会、欧洲心律失常协会一起发布了心房颤动的指南,重点讨论了该问题。既往的研究认为心源性卒中后 7~14 天抗凝,可明显增加症状性出血转化的风险,但同时能减少缺血性卒中复发的趋势。心源性卒中后早期抗凝的好处主要是减少复发,坏处主要是增加出血。因此,对于出血转化风险低者,越早抗凝越减少复发风险;对于出血风险高者,须等出血风险降低再抗凝。

目前临床上一般遵循"1-3-6-12 原则",具体如下(图 9-7):

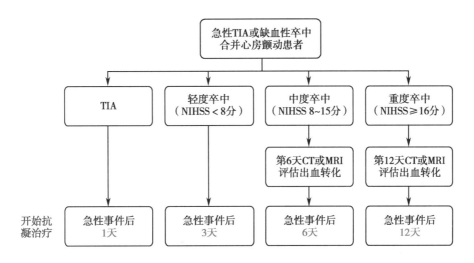

图 9-7 脑栓塞抗凝治疗的启动时机

同时还需要考虑一些相关因素,如年龄、基础疾病和既往出血病史等,中重度卒中患者抗凝前需要复查头颅影像学。

知识点

抗凝治疗药物的选择

对于伴有阵发性或持续性心房颤动的卒中或 TIA 患者,推荐应用华法林进行抗凝治疗(目标 INR 值为 2.5,范围 2.0~3.0)。对于伴有阵发性或永久性非瓣膜病性心房颤动患者,阿哌沙班、华法林和达比加群均可用于预防卒中复发。应根据患者所存在的危险因素、药品价格、耐受性、患者意愿、可能存在的药物相互作用以及其他临床特征(包括肾功能、已接受维生素 K 拮抗剂治疗、患者既往 INR 控制情况)对抗栓药物进行个体化选择。非瓣膜病性心房颤动患者选用利伐沙班预防卒中复发也是合理的。对于缺血性卒中或 TIA 患者,不推荐联合应用口服抗凝药(如华法林或一种新型口服抗凝药)和抗血小板药物。

但若患者合并临床冠状动脉疾病(特别是急性冠脉综合征或植入冠状动脉支架后)可以考虑联合用药。伴有心房颤动的缺血性卒中或 TIA 患者,若不能接受口服抗凝药治疗,推荐应用阿司匹林单药治疗;在阿司匹林治疗基础上加用氯吡格雷也可能是合理的。心脏金属瓣膜患者要终身服用抗凝药。

知识点

不同患者抗凝目标值

通常,在心房颤动患者中,国际标准化比值(INR)的目标值是2.5(2.0~3.0)。心脏金属瓣膜患者中,INR目标值是3.5(3.0~4.0)。对于大多数适应证,需要控制INR在2.5左右。心房颤动分析临床试验证实INR小于2.0不能够有效预防血栓栓塞,然而INR大于4.0出血风险会逐步增高。

知识点

口服抗凝药的种类及其特点

华法林:最常用,价格低廉,可以根据INR调整用量。开始使用3mg/d,3~5天后复查INR,根据其是否达标或超标,调整华法林用量。调整剂量后可以每2个月复查1次INR。缺点是容易受合并用药、饮食等因素影响抗凝效果,需要反复监测。

达比加群:Ⅱa因子直接抑制剂,国家药品监督管理局批准用于心房颤动预防卒中的新一代抗凝药。每次150mg,2次/d。不需要调整剂量。缺点是生物利用度低(8%)、无法监测个体抗凝效果。

利沙班:Xa因子直接抑制剂,口服,使用更方便,不需要调整剂量。目前,国家药品监督管理局没有批准其预防卒中的适应证。

阿哌沙班:Xa因子直接抑制剂,口服,使用方便,不需要调整剂量。目前在我国没有上市。

【问题5】该例患者如何进行缺血性卒中的二级预防?

患者出院后继续口服华法林3mg/d,定期复查凝血功能(主要看PT、INR),INR目标范围2.0~2.5。出院后第1次门诊随访时间是出院后2周。由于出院回家后饮食与住院期间饮食可能存在较大区别,因此出院后第1个月采取每1~2周复查1次PT、INR,INR基本维持在目标范围,之后每1~2个月复查1次PT、INR,同时复查血、尿、便常规(监测血常规的目的是通过看血红蛋白有无急剧下降来判断有无内出血;监测尿、便常规是为了及时发现泌尿系统、消化系统出血)。出院后患者经康复锻炼,半年后患者左上肢肌力恢复至4级,左下肢肌力5级,mRS评分2分。

知识点

华法林抗凝治疗注意事项

应用华法林治疗初期应每日监测1次INR。当INR达到目标值且华法林剂量相对固定后,每4周监测1次即可,稳定的患者最长可3个月监测1次。如在治疗过程中应用了可能影响华法林作用的药物或发生疾病,则应增加监测频度,并根据情况调整剂量。增强华法林抗凝作用的常用药物包括抗血小板药、非甾体抗炎药、奎尼丁、水合氯醛、氯霉素、丙米嗪和西咪替丁等。减弱华法林抗凝作用的常用药物包括苯巴比妥、苯妥英钠、维生素K、雌激素、利福平和螺内酯等。一些中药也可对华法林抗凝作用产生明显影响,故同时接受中药治疗时也应加强监测。一些食物如西柚、芒果、大蒜、生姜、洋葱、海带、花菜、甘蓝和胡萝卜等也可增强或减弱华法林的抗凝作用,应对患者进行指导。

三、腔隙性脑梗死

腔隙性脑梗死(lacunar infarction),常简称"腔梗"。从病理学的角度讲,腔隙是指深部梗死的坏死组织被清除后残留于脑组织内的小腔洞,病灶直径通常小于20mm。

(一)病因学及发病机制

腔隙性脑梗死最主要的原因是高血压小动脉病,以及其他原因导致的小动脉病。随着影像学技术的发展,影像学上也采用了腔隙性脑梗死和腔隙的概念,尤其是磁共振成像(MRI)技术的普及应用,对腔隙性脑梗死的认识得以拓展。影像学所见的腔隙性脑梗死可以表现出与之对应的临床症状,又称"腔隙性缺血性卒中(lacunar ischemic stroke)",是一种常见的缺血性卒中亚型,也可以没有可觉察的临床表现,称之为"静息性(silent)"。

(二)病理及临床表现特点

1. **病理** 腔隙性脑梗死主要的脑血管病理基础是小动脉病,包括微小动脉粥瘤、脂质透明样变和纤维素样坏死,这两者都最常见于高血压患者。腔隙性脑梗死主要位于基底节区,尤其是壳核、丘脑、内囊和脑桥,位于大脑前、中、后动脉和基底动脉的穿支供血区。豆纹动脉由 Willis 环及大脑前、中动脉主干发出,主要供应壳核、苍白球、尾状核、内囊。丘脑穿通动脉由 Willis 环后半部和大脑后动脉发出,主要供应中脑及丘脑。豆纹动脉和丘脑穿通动脉为管径 100~400μm 的小动脉。基底动脉旁正中分支管径在 40~500μm,供应脑桥。穿支动脉的共同特点是管径小,由大动脉主干直接发出,之间没有管径逐渐缩小的移行血管过渡,穿支与主干成直角发出,这些解剖特点决定了穿支易于受到血流冲击力的影响,导致小动脉病变、闭塞。

2. **临床表现特点** 腔隙性脑梗死常常表现为特定的临床综合征,如纯运动性卒中、纯感觉性卒中、共济失调性轻偏瘫、构音障碍 - 手笨拙综合征、感觉运动性卒中等,这些综合征被称为腔隙综合征(lacunar syndrome)。

腔隙性脑梗死所致的症状相对轻微,没有皮层受累的症状体征,如凝视、失语、抽搐和意识障碍等。腔隙综合征是指腔隙性脑梗死导致的特定症状或体征。常见的腔隙综合征最常见类型是纯运动性卒中,又称"纯运动性轻偏瘫",病灶常位于内囊、脑桥,也可以位于放射冠、豆状核、壳核、内囊前肢和尾状核、延髓锥体等部位。纯感觉性卒中的病灶常位于丘脑、丘脑皮质投射纤维和脑干感觉通路。腔隙综合征除上述几种常见类型外,还有若干其他表现。

腔隙性脑梗死的预后通常相对较好。急性期可存活,如果死亡,与其他并发症有关,而与腔隙性脑梗死无关。急性期并发症也较少出现。神经功能缺损在发病后数周内恢复较好,绝大多数可以生活自理。腔隙性脑梗死复发的比例约为四分之一,尤其高血压长期控制不佳者更易复发。腔隙状态作为腔隙综合征的一部分,是指多发腔隙性脑梗死的临床状态,表现为数次轻偏瘫之后出现的进行性神经功能下降,伴有构音障碍、平衡失调、尿失禁、假性延髓麻痹和表现为小碎步的步态障碍。多次复发还可以导致情感障碍、认知功能减退甚至血管性痴呆等。所以,出院后应该长期随访并关注认知功能。另外,腔隙性脑梗死作为脑小血管病的缺血表现,其缺血复发风险和脑出血风险共存,给临床带来了挑战。

知识点

影像学腔隙的临床意义

影像学发现的腔隙多数是由小的梗死病灶演变而来,代表着腔隙性脑梗死后的遗留改变,但是并不绝对。有学者建议,当推测腔隙为血管起源时采用"推测病因为血管起源的腔隙(lacune of presumed vascular origin)"一词,它也是小血管病的一种影像学标记。影像学发现的腔隙可能有既往相对应的卒中临床症状,而更多的是缺乏明确对应的临床症状。

知识点

脑小血管病的影像学标志

由于在体成像中脑小血管本身不可直视,目前是采用脑小血管病变导致的脑实质病变来反应脑小血管病本身,作为潜在的脑小血管病的标志。脑小血管病的影像学标志有新发腔隙性脑梗死、腔隙、脑白质病变(white matter lesion,WML)、扩大的血管周围间隙(dilated perivascular space,dPVS)、脑微出血(cerebral microbleeds,CMBs)和脑萎缩。腔隙性脑梗死患者头颅 MRI 上除新发腔隙性脑梗死灶之外,往往合并存在一项或多项其他改变,提示高血压小血管病患者中出血与缺血风险共存。影像学所见 WML 和 dPVS 均报告为多发腔隙性脑梗死或缺血灶,是临床常见的错误。

知识点

dPVS 影像学表现

PVS 是由于环绕在动脉、小动脉、静脉和小静脉周围的脑外液体间隙,自脑表面穿入脑实质形成的充满液体的间隙。正常的 PVS 在神经影像学检查不可见。dPVS 在 MRI 所有序列上的信号与脑脊液相同,边界清楚,沿着血管走行,成像平面平行于血管走行时呈线型,垂直于血管走行时呈圆形或卵圆形,常常以基底核下部最明显,也见于半球白质、中脑,直径通常小于 3mm。

(三) 诊疗环节

1. 详细询问患者发病时的症状学特征,注意是否符合腔隙综合征的临床表现。

2. 仔细询问既往史,尤其注意高血压的诊断、病程、用药和控制情况,以及有无其他脑血管病危险因素。

3. 进行系统全面的神经系统检查,判断是否符合某一种类型腔隙综合征的临床表现。

4. 进行头颅 CT 或 MRI 检查。对于急性脑血管病患者,由于大多数医疗机构不具备急诊 MRI 的条件,临床实践中只能选择进行急诊头颅 CT 检查,可以除外脑出血、较大面积的脑梗死以及其他需要和急性缺血性卒中鉴别的情况,如硬膜下血肿、脑肿瘤等。有条件者,尽快完善头颅 MRI 检查,包括常规序列和 DWI 序列,以确定病变部位、大小,是否符合腔隙性脑梗死的影像特征。

5. 有条件最好入院,或者在急诊尽快完成急性缺血性卒中的相关检查评估,包括脑血管检查、心脏检查、血液学检查。上述检查主要目的是进一步明确脑梗死的病因,确立腔隙性脑梗死的诊断。

6. 腔隙性脑梗死的急性期治疗与整体缺血性卒中的早期处理原则相同。包括卒中单元、抗血小板药物治疗、危险因素的控制、并发症或并发症的全面处理等。

7. 腔隙性脑梗死的二级预防同缺血性卒中的二级预防原则。包括控制危险因素、抗血小板治疗和他汀类药物治疗等。出院后仍需进行长期随访。重点强调血压控制。推荐单一抗血小板药物治疗。

8. 腔隙性脑梗死的预后通常相对较好。但是危险因素长期控制不佳已经导致严重小血管病变者,也易于复发。多次复发可以导致认知功能减退、情感障碍、步态障碍、平衡功能障碍、排尿障碍、假性延髓麻痹和血管性痴呆等。

9. 腔隙性脑梗死作为小血管病,既有缺血复发风险,又有脑出血风险。脑微出血和严重脑白质病变可以辅助识别脑出血高危患者,具体如何用于评估溶栓、抗凝、抗栓治疗的出血风险,对临床是个挑战,有待于更进一步的研究。

腔隙性脑梗死诊疗流程见图 9-8。

临床病例讨论

患者,张 ××,男性,67 岁,农民。因"突发右侧肢体无力 1 天"急诊就诊。患者于昨天清晨看报纸时突发自觉右侧肢体无力,右上肢持物不稳,报纸掉在地上,从椅子上起来时发现有下肢步态拖曳。患者当时独自在家,未就医。病程中无肢体麻木、头痛、头晕、言语不清、肢体抽、吞咽困难、饮水呛咳、视物重影、意识障碍等不适。今晨患者自觉症状无明显改变,呼 120 送至医院急诊。

既往史:高血压病史 10 年,最高可达 180/100mmHg,近 2 年开始服"硝苯地平缓释片 10mg,1 次 /d",血压可控制在 150/90mmHg 左右。有 2 型糖尿病史半年,空腹血糖 9.4mmol/L,未诊治。吸烟史 40 年,平均 20 支 /d。不饮酒。家族中无类似疾病史。

体格检查:T 36.5℃,P 70 次 /min,R 16 次 /min,BP 165/90mmHg。神志清晰,语言流利,眼球各方向活动充分,未见眼震、复视。双侧额纹对称,右侧鼻唇沟稍浅,示齿口角略左偏。伸舌轻度右偏。四肢肌张力正常,右侧上下肢肌力 4 级,左侧上下肢肌力 5 级。右侧上下肢腱反射活跃,右侧上肢 Hoffmann 征(+),右下肢 Babinski 征(+)。深浅感觉、共济运动正常。脑膜刺激征阴性。

急诊辅助检查:头颅 CT 未见明显异常。心电图示窦性心律,左心室高电压。血液学检查(包括血常规、肝功能、肾功能、电解质、凝血功能)均正常,随机血糖 10.3mmol/L。

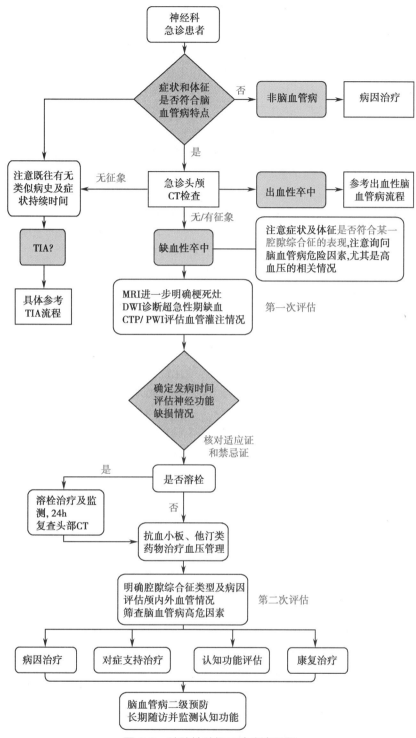

图 9-8 腔隙性脑梗死诊疗流程图

问题 1：本例患者的初步诊断是什么?

思路 1：病史采集。

要遵循适用于所有急性脑血管病的普遍原则。详细询问患者发病时的症状学特征,重点注意是否符合腔隙综合征的临床表现。询问既往史时重点关注高血压病程、用药和控制情况。应特别注意,腔隙性脑梗死往往在安静状态下起病,症状相对比较轻微,表现为多种不同的腔隙综合征。腔隙性脑梗死相对较少出现 TIA。

腔隙性脑梗死的危险因素以高血压、糖尿病和吸烟最为常见,突出的是高血压尤其是长期控制不佳的高血压。但是这些因素也见于大动脉粥样硬化性卒中。腔隙性脑梗死与心源性脑栓塞相比,高血压、糖尿病更为常见,心房颤动等心源性栓子来源的基础疾病较为少见。相对较年轻的患者还要注意询问家族史,对于家族史阳性的年轻患者,尤其是没有传统危险因素时,需要考虑少见原因的脑小血管病可能,如伴皮质下梗死和白质脑病的常染色体显性遗传性脑动脉病(CADASIL)等。

本例患者的病例特点如下:老年患者,静态起病,既往有高血压、糖尿病和吸烟史,以"突发右侧肢体无力1天"为主要临床表现,病情稳定不进展,无高颅压的临床症状。

思路2:定位诊断。

患者右侧中枢性面舌瘫,定位于左侧皮质延髓束。右侧上下肢中枢性偏瘫,考虑定位于左侧皮质脊髓束。综合考虑定位于左侧大脑半球。因为缺乏眩晕、眼震、复视、共济失调等脑干和小脑病变等后循环的表现,也支持大脑半球病变,故定位于前循环左侧大脑中动脉供血区。进一步分析,上下肢瘫痪程度比较一致,考虑病变可能位于纤维比较集中的内囊膝部和后肢。

思路3:定性诊断和初步诊断。

患者为老年男性,有高血压、糖尿病和吸烟等脑血管病危险因素,急性起病,迅速出现局灶性神经系统损害的表现,考虑急性卒中。因为安静状态下起病,症状相对轻,无头痛、呕吐、高颅压表现,定性诊断考虑为缺血性脑血管病。因为右侧中枢性轻偏瘫,符合腔隙综合征纯运动性卒中的临床表现,结合高血压、糖尿病和吸烟等危险因素,尤其是高血压长期控制不佳,有小动脉病变的病理生理基础,初步诊断如下:

腔隙性脑梗死(左侧大脑中动脉供血区,小血管性)。

1. 原发性高血压,3级,很高危险组。

2. 1型糖尿病。

思路4:该患者的鉴别诊断。

需考虑其他病因类型的缺血性卒中,如大动脉粥样硬化性脑梗死、脑出血和硬膜下血肿,表现为卒中样症状的卒中模拟病(stroke mimics),如癫痫发作后的Todd瘫痪、低血糖和脑肿瘤等。

问题2:收入院后的进一步处理原则是什么?

思路1:进一步完善脑结构影像学评估。

腔隙性脑梗死患者进行头颅CT检查,由于病灶体积小,或者与陈旧腔隙灶共存,CT往往不能显示或明确责任病灶,序列CT随访对比可能有助于发现责任病灶,但是头颅CT往往不能胜任。因此,不推荐使用CT评估腔隙性脑梗死和脑小血管病,除非可能用于大型的流行病学研究,或者不能进行MRI检查时。与CT相比,MRI有突出的优势,是目前检测腔隙性脑梗死和脑小血管病的最重要工具。推荐尽可能使用MRI评估腔隙性脑梗死。需要进行的MRI序列包括轴位DWI(ADC图)、FLAIR、T_2WI、T_1WI。有条件者最好进行磁敏感加权(SWI)序列,以评估脑微出血。由于DWI对很小的新发病变也非常敏感,表现为高信号,ADC值降低,对于发现新发腔隙性脑梗死病灶有其突出优势。DWI新发腔隙性脑梗死病灶直径上限可以达到约20mm,没有直径下限,极少数病例DWI会有假阴性。新发腔隙性脑梗死常见部位在基底节区,尤其是壳核、丘脑、内囊和脑桥。

思路2:辅助检查提供的信息。

缺血性卒中患者常规需要完善颅内外血管评估、心脏方面检查及化验检查。穿支小动脉闭塞的诊断需要排除大动脉粥样硬化、心源性栓塞及其他明确病因。

患者入院后行头颅MRI显示左侧内囊区新发梗死灶,表现为DWI高信号、T_1WI略低信号、T_2WI高信号、T_2 FLAIR高信号。同时,MRI显示深部和脑室周围白质病变,T_2WI和T_2 FLAIR斑片状高信号。颈部血管超声显示颈动脉内中膜增厚。TCD显示阻力指数升高。脑血管超声未见血管狭窄。头颅MRA未见血管狭窄。心脏超声显示左室壁增厚,主动脉瓣轻度反流,左室射血分数正常范围。血脂检查显示LDL-C 3.2mmol/L,甘油三酯1.8mmol/L;HbA1C 7.6%。

知识点

腔隙性脑梗死的临床评估

无论是作为症状的腔隙综合征,还是影像学发现的小深部梗死灶,并非意味着病因一定就是小动脉病所致腔隙性梗死,也可以见于大动脉主干病变、心源性以及其他原因导致的卒中,如动脉源性或心源性栓塞导致的小梗死灶、主干病变闭塞穿支开口等。所以有必要进行脑血管、心脏和其他检查。脑血管检查可以选择颈部血管超声、TCD,必要时进行 MRA 或 CTA。心脏检查选择心电图、心脏超声,必要时动态心电图。血液学检查包括血常规、血糖和血脂等。针对高血压的检查包括:血压监测;评估其他高血压靶器官损害表现,如心脏、肾脏损害;眼底动脉检查;心电图和心脏超声评估左室肥厚;尿常规和肾功能等。对于血压不稳定者,可选择 24 小时动态血压监测,有助于了解血压水平和动态血压变化。

如果未发现主干病变和心源性栓子来源的高危情况,进一步支持腔隙性脑梗死的诊断。如果有阳性发现,就要进一步分析哪种情况是最可能的病因。如果主干病变堵塞一支或多支穿支开口,也会造成深部梗死灶,但是不符合小动脉病变导致腔隙性脑梗死的概念。如果主干病变严重造成狭窄,通过血管检查容易发现;如果主干病变较轻并未造成狭窄,此时常规血管影像检测难以发现,高分辨磁共振斑块成像将有助于判断。

思路 3:治疗原则。

予口服肠溶阿司匹林 100mg、1 次 /d,氨氯地平 5mg、1 次 /d 控制血压,阿托伐他汀 10mg,每晚 1 次。同时服用口服降糖药并监测血糖。病情稳定好转,1 周后出院门诊康复并随访。

知识点

腔隙性脑梗死的急性期治疗原则

腔隙性脑梗死急性期治疗与整体缺血性卒中的早期处理原则相同,包括卒中单元、抗血小板药物治疗、危险因素的控制、并发症或并发症的全面处理等。有研究发现,中重度 WML、CMBs 会增加溶栓后出血风险,而腔隙性脑梗死患者常常并存 WML 和 CMBs,但是受时间窗的限制,临床实践中难以常规在溶栓前完成 MRI 和脑血管检查。总体而言目前腔隙性脑梗死的急性期治疗还是遵循指南进行。

知识点

腔隙性脑梗死的血压管理

重点强调血压控制,这对于预防脑梗死复发或脑出血都是最重要的措施。皮质下小卒中的二级预防(SPS3)研究中,3020 例缺血性皮质下小卒中患者接受降压治疗,收缩压靶目标分为两组,分别为 ≤ 130mmHg 和 130~150mmHg,随访 12 个月。靶目标 ≤ 130mmHg 组的缺血性卒中有非显著性降低,而出血性卒中有显著性降低。据此,2014 年 AHA/ASA 指南推荐对新发皮质下小卒中的患者,考虑将收缩压降至 130mmHg 以下。

但是急性期过度降压理论上可能会减少脑血流、扩大梗死面积,因此有观念认为卒中发病 2~3 周后再开始积极降压治疗。对于已经很严重的脑小血管病患者,存在脑血流自动调节障碍,强化降压可能会减少脑灌注、加重脑组织缺血,强化降压作为二级预防措施是否更为有效缺乏充分的研究证据。建议选用减少血压变异性的药物,如长效钙通道阻滞剂(CCB)、血管紧张素转换酶抑制剂(ACEI)和血管紧张素受体阻滞剂。β 受体阻滞剂减少了心率自动调节能力,会增加血压变异性,不推荐使用。降压过程中要注意监测,避免过度降压和直立性低血压。

知识点

腔隙性脑梗死的抗血小板药物治疗选择

腔隙性脑梗死的二级预防仍然需要使用抗血小板药物,尽管效果可能不如大动脉粥样硬化性卒中。SPS3 研究结果显示,与单用阿司匹林相比,阿司匹林联合氯吡格雷双重抗血小板治疗并不能减少卒中复发风险,反而增加出血风险 1.9 倍。因此推荐单一抗血小板药物治疗。可以选用的药物有阿司匹林、氯吡格雷、西洛他唑,西洛他唑可能是更好的选择。

(曾进胜 冯慧宇)

第三节 脑 出 血

脑出血(intracerebral hemorrhage,ICH)是指原发非外伤性脑实质出血,占所有脑血管病的24%。早期神经功能不稳定或恶化风险较高,3个月死亡率高达25%,是世界范围内致死致残的主要原因之一。

(一) 病因学及发病机制

脑出血的病因常见为以下几类:

1. **高血压脑出血** 占全部脑出血的70%~80%,常发生于壳核、丘脑、小脑和脑桥,以及大脑中动脉的分支豆纹动脉供血区和基底动脉旁正中分支供血区。以50岁以上患者多见,多数有高血压病史,无外伤、淀粉样血管病等证据。一般认为是由于长期持续的高血压引起小动脉或穿支动脉发生脂质玻璃样变性或纤维素样坏死,引起动脉壁疝出形成粟粒状动脉瘤,血液自动脉瘤壁破裂进入脑实质形成血肿。在没有高血压的老年患者中亦能发现相同的病理改变。

2. **脑淀粉样血管病** 常表现为反复发作的脑叶出血及认知功能障碍,是65岁以上老年人原发非高血压脑出血的常见原因,主要累及脑叶,如顶叶及枕叶。在梯度回波序列(GRE)或磁敏感加权成像(SWI)序列上可见皮质及皮质下多发点状含铁血黄素沉积微出血灶,确诊需行病理组织学检查。

3. **动脉瘤** 可经全脑血管造影确诊。

4. **血管畸形** 以动静脉畸形最常见,海绵状血管瘤次之。

5. **肿瘤** 有卒中发作的临床表现,有颅内原发肿瘤或全身肿瘤脑转移的征象,头颅CT或MRI显示颅内肿瘤或转移瘤伴出血的影像学改变。

6. **出血性梗死** 常见于大面积脑梗死后继发的出血转化。

7. **其他少见原因** 如溶栓或抗凝导致、血液病、血管炎、静脉窦血栓形成及药源性脑出血。

(二) 病理及临床表现特点

脑出血灶内早期为新鲜红色凝血块,出血周边是坏死脑组织、瘀点状出血性软化灶及炎性细胞浸润。患侧半球膨隆肿胀、脑沟变窄。血肿周围脑组织受压、水肿明显,颅内压升高,血肿较大时引起脑组织和脑室移位和变形,严重时可导致脑疝。急性期过后,血块逐渐吸收,含铁血黄素和坏死脑组织被吞噬细胞清除,胶质增生,小的出血灶形成胶质瘢痕,大的出血灶可形成出血残腔。

脑出血常表现为突发的局灶性神经功能缺损症状,多为急性动态起病,常伴头痛、恶心、呕吐、血压升高及不同程度的意识障碍。早期易出现症状恶化,50%的脑出血患者在发病24小时可出现血肿扩大,38%的血肿扩大发生在出血3小时内。因此,对脑出血患者的迅速诊断和周密管理至关重要。

(三) 诊疗环节

1. 病史询问及早期评估。

2. 急诊行头颅CT确诊。

3. 严重程度评估。

4. 病因分析。

5. 一般治疗。

6. 评估外科手术指征。

7. 神经系统并发症的防治。

(1)防治血肿扩大。

(2)降低高颅压。

(3)控制痫性发作。

8. 内科并发症的防治及早期康复。

9. 病因预防。

脑出血诊疗流程见图9-9。

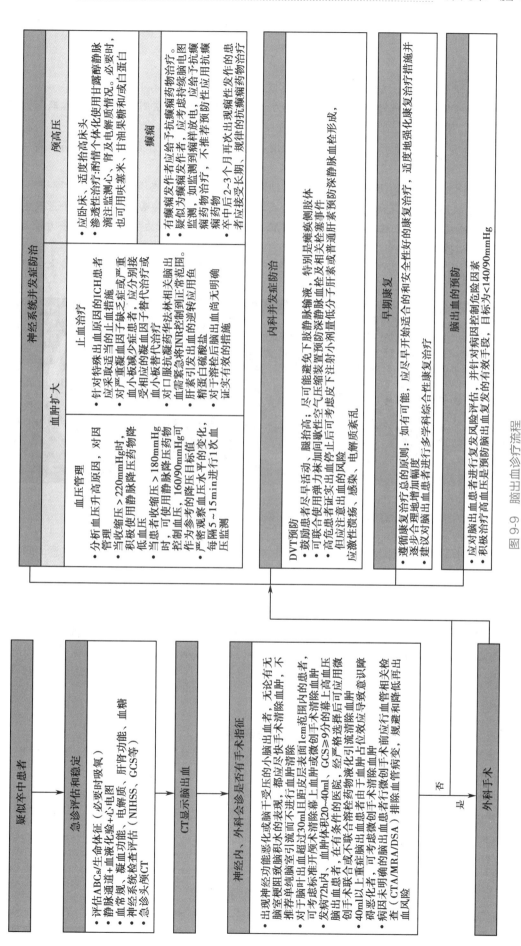

图 9-9　脑出血诊疗流程

NIHSS. 美国国立卫生研究院卒中量表；GCS. 格拉斯哥昏迷量表；ICH. 脑出血；INR. 国际标准化比值；DVT. 深静脉血栓形成；ABC. 指气道、呼吸、循环。

179

临床病例讨论

一、急诊就诊情况

患者,王××,女性,56岁。主因"突发左侧上下肢力弱伴左侧半身麻木1小时"来诊。

患者1小时前与人发生口角时突发左侧上下肢力弱,需扶墙行走,伴左侧头面部和肢体麻木,言语略不清晰。无头晕、头痛、恶心、呕吐,无吞咽困难和饮水呛咳。

既往史:高血压3年,平时血压最高180/110mmHg,未规律服用降压药。否认糖尿病、高血脂、吸烟和饮酒史。

体格检查:BP 185/100mmHg,P 77次/min,T 36.1℃,R 17次/min。神志清楚,轻度构音障碍。双侧瞳孔等大正圆,直径3mm,对光反射灵敏。左侧面部痛觉减退,左侧鼻唇沟浅,伸舌左偏。左侧半身痛觉减退,左侧偏身音叉振动觉减退。左侧上肢肌力3级,左下肢肌力2级,右上下肢肌力5级,左侧肌张力较右侧略低,未引出病理征。颈无抵抗。

辅助检查:急诊头颅CT示右侧丘脑高密度灶(图9-10)。心电图提示窦性心律,大致正常心电图。

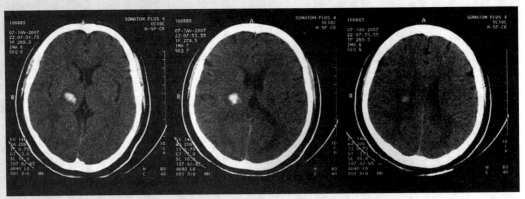

图9-10 头颅CT
显示右侧丘脑高密度影,轻度占位效应,周边有低密度影。

思路1:问诊时应特别注意询问患者的发病时间、症状、发病形式、诱因及年龄。特别注意询问有无外伤史、高血压史、卒中史、糖尿病史、服用药物史,以及合并的其他可能诱发出血的内科疾病,有助于鉴别诊断及寻找病因。

思路2:定位诊断。左侧面部及左侧偏身痛觉减退,定位于右侧丘脑皮质束。左侧中枢性面舌瘫,定位于右侧皮质延髓束。左侧上下肢肌力减退,定位于右侧皮质脊髓束,肌张力减低和病理征阴性,考虑为脑休克期。综合考虑为右侧大脑半球损害。结合头颅CT,定位于右侧丘脑。

知识点

脑出血的临床特点

脑出血常表现为突发的局灶性神经功能缺损症状,多为急性动态起病,常伴头痛、恶心、呕吐、血压升高及不同程度的意识障碍。早期易出现症状恶化,50%的脑出血患者在发病24小时可出现血肿扩大,38%的血肿扩大发生在出血3小时内。因此,对脑出血患者的迅速诊断和周密管理至关重要。

知识点

不同部位脑出血的临床特点

1. 基底核区出血 占脑出血的60%~70%,常见于壳核、丘脑和尾状核头等部位,是最常见的脑出血类型,主要由豆纹动脉破裂所致。壳核出血临床症状常表现为病灶对侧偏瘫、眼球向病灶侧同向偏视。尾状核出血相对少见,此部位血肿常破入脑室或临近的内囊和下丘脑,临床表现与蛛网膜下腔出血相似,多仅有头痛、呕吐、脑膜刺激征或精神行为异常而无明显瘫痪。当病灶很大时临床表现与壳核出血相似。丘脑出血导致对侧肢体显著感觉异常或轻偏瘫,网状激活系统受累时可出现意识水平下降或嗜睡,部分患者还可出现精神行为异常或失语。

2. 脑叶出血　占脑出血的5%~10%,常见于脑血管淀粉样变性、脑动静脉畸形和烟雾病等病因。血肿可累及单个或多个脑叶。临床可表现为偏瘫、癫痫、失语、头痛、尿失禁和视野缺损等。

3. 脑桥出血　约占脑出血的10%。是原发性脑干出血最常见的位置。病情多数危重,大于5ml的出血量即可出现昏迷、四肢瘫痪、呼吸衰竭等,还可出现应激性溃疡、中枢性高热,多数患者在发病后48小时内死亡,是极为凶险的一类脑出血。

4. 小脑出血　约占脑出血的10%,常表现为突发的眩晕,呕吐,枕、颈或前额疼痛,步态不稳。体格检查常可见眼球震颤、病变侧共济失调,但无肢体瘫痪等,出血量较大时可导致脑干及第四脑室受压引发脑脊液回流障碍导致意识障碍甚至脑疝。

5. 脑室出血　占脑出血的3%~5%,脑室内出血与蛛网膜下腔出血一样,表现为头痛、呕吐、颈部僵硬及意识下降。

思路3:定性诊断:患者为中老年女性,有高血压病史,血压控制不佳,有情绪激动的诱因,急性活动中起病,出现神经系统局灶定位体征,结合头颅CT的高密度灶,考虑为脑出血。病因考虑为高血压脑出血。

知识点

脑出血的病因

脑出血的病因常见为以下几类:

1. 高血压脑出血　占全部脑出血的70%~80%,常发生于壳核、丘脑、小脑和脑桥,以及大脑中动脉的分支豆纹动脉供血区和基底动脉旁正中分支供血区。以50岁以上患者多见,多数有高血压病史,无外伤、淀粉样血管病等证据。一般认为是由于长期持续的高血压引起小动脉或穿支动脉发生脂质玻璃样变性或纤维素样坏死,引起动脉壁疝出形成粟粒状动脉瘤,血液自动脉瘤壁破裂进入脑实质形成血肿。在没有高血压的老年患者中亦能发现相同的病理改变。

2. 脑淀粉样血管病　常表现为反复发作的脑叶出血及认知功能障碍,是65岁以上老年人原发非高血压脑出血的常见原因,主要累及脑叶,如顶叶及枕叶。在梯度回波序列(GRE)或磁敏感加权成像(SWI)序列上可见皮质及皮质下多发点状含铁血黄素沉积微出血灶,确诊需行病理组织学检查。

3. 动脉瘤　可经全脑血管造影确诊。

4. 血管畸形　以动静脉畸形最常见,海绵状血管瘤次之。

5. 肿瘤　有卒中发作的临床表现,有颅内原发肿瘤或全身肿瘤脑转移的征象,头颅CT或MRI显示颅内肿瘤或转移瘤伴出血的影像学改变。

6. 出血性梗死　常见于大面积脑梗死后继发的出血转化。

7. 其他少见原因　如溶栓或抗凝导致、血液病、血管炎、静脉窦血栓形成及药源性脑出血。

思路4:该患者的鉴别诊断。

①脑淀粉样血管病,也是脑出血的常见病因。但常出现脑叶出血,且无高血压病史。该患者的病史及出血部位均不符合脑淀粉样血管病的特点,此诊断可能性不大。②梗死后出血。患者活动中起病,发病当时头颅CT仅见高密度病灶,梗死后出血可能性不大。

思路5:患者在急诊首选的辅助检查是什么?

患者在急诊首选的辅助检查是头颅CT。

> 知识点
>
> ### 脑出血的影像学评估
>
> 　　头颅 CT 是疑似卒中患者首选的影像学方法。可迅速准确地明确脑出血的诊断,显示绝大多数脑出血的部位、出血量、占位效应、是否破入脑室或蛛网膜下腔及周围脑组织受损的情况。脑出血在 CT 上表现为圆形或卵圆形均匀高密度影,边界清楚。临床多用简易公式来估算血肿量[血肿量(ml)=$0.5 \times$ 最大面积长轴(cm)$\times$ 最大面积短轴(cm)$\times$ 层面数 $\times$ 层厚(cm)]。CT 还可以显示血肿周围的水肿和血肿的动态变化。CT 显示的水肿带为血肿围绕的一薄层的低密度晕环,代表水肿或渗出的血清。7~10 天后血肿的高密度值开始降低,从血肿周边向中心发展。经过 2 周至 2 个月后变成等密度,再以后变为低密度腔,常为卵圆形或裂隙状。

　　思路 6:判断患者病情严重程度。

　　脑出血患者的病情严重程度可从以下方面判断:

　　1. 出血部位　脑干出血和小脑出血预后较差,患者病情通常较重。

　　2. 出血量　幕上结构出血大于 30ml,小脑出血大于 10ml,均属于大量脑出血,具有手术指征,需要严密观察患者病情。

　　3. 脑水肿程度　如果脑水肿程度重,出现中线移位、脑干受压等,也属危重情况。

　　4. 患者方面　出现意识障碍,GCS 评分或 NIHSS 评分在患者发病后进行性加重,均提示患者病情进展,需要及时复查头颅影像学以正确判断病情。

　　5. 合并疾病　患者合并其他内科并发症,如应激性溃疡、肺部感染等,也会加重病情。

> 知识点
>
> ### 脑出血血肿扩大的评判
>
> 　　血肿扩大通常采用的定义为:头颅 CT 显示血肿体积较基线增加 33% 以上。50% 的脑出血患者在发病 24 小时出现血肿扩大,而 38% 的血肿扩大发生在出血 3 小时内。血肿扩大的机制尚不清楚,可能的原因有:破裂动脉持续出血或再出血、血肿周围组织的继发性出血。对比剂增强 CT 在急性期有可能显示高密度点征,提示血管壁完整性破坏、局部对比剂渗漏,是预测血肿扩大的影像学标志物。此外,血肿形状不规则提示血肿扩大的可能,近年来我国学者提出 CT 影像的"混杂征""黑洞征"及"岛征"等有助于预测血肿扩大。血肿扩大是临床病情恶化、残疾率和病死率增高的预测因素。

　　思路 7:除头颅 CT 以外,患者还需进行的辅助检查。

　　除完善头颅 CT 外,患者还需进行以下实验室检查以全面评估病情,制订下一步治疗方案。

　　1. 血常规　了解白细胞、血小板、血红蛋白水平,特别是血小板计数与脑出血病因密切相关。

　　2. 血生化　了解肝肾功能、血脂、血糖、尿酸和电解质水平,特别是血糖水平在脑出血急性期有可能升高,血脂过低也是脑出血的高危因素。

　　3. 凝血功能　了解出凝血时间,对于判断脑出血原因非常重要。

　　4. 心电图　脑出血急性期患者可能出现心率或心律的改变。

　　5. 胸部 X 线片　如果怀疑心脏或肺部疾病,或患者出现发热、怀疑吸入性肺炎时,需完善胸部 X 线检查。

　　6. 血气分析　对于重症患者或出现呼吸困难的患者需要进行此项检查。

　　7. 血管病变影像学检查　如果头颅 CT 提示脑出血同时合并蛛网膜下腔出血、颅内异常钙化、特殊部位或其他迹象提示血管病变,应尽快进行血管方面的检查。如果患者能耐受,应首选数字减影血管造影,如果患者不能耐受或受其他条件限制,可选择头颈 CTA 或 MRA。

　　8. 脑实质病变影像学检查　头颅 MRI 能够显示脑肿瘤、脑微出血、脑梗死等脑实质病变,对脑出血的病因分析提供依据。

不同影像学手段在脑出血评估中的作用

1. 头颅 CT　对出血非常敏感,在大部分医院急诊室均配备此设备,且检查时间短,是急诊诊断脑出血的首选检查。

2. 头颅 MRI　磁共振对出血性病变同样敏感,并且能够根据血肿成分的改变清晰地显示血肿的信号随时间演变的过程。脑出血后氧合血红蛋白依次转化为脱氧血红蛋白、正铁血红蛋白和含铁血黄素,MRI 信号演变过程可以分为超急性期、急性期、亚急性早期、亚急性晚期和慢性期,每一期均有特征性表现。头颅 MRI 梯度回波序列和磁敏感加权成像序列对于陈旧性出血的识别十分敏感。既往微小出血后遗留的含铁血黄素沉积,在梯度回波序列表现为小圆形无信号区,黑色小点状,最大直径不超过5mm。微出血在脑实质的集中分布情况,反映了小血管病变的分布和程度,如底节区多数微出血很可能是高血压性小动脉病变。脑叶多发微出血而底节很少受累预示着潜在的淀粉样变性脑血管病。不过考虑到设备、检查时间、费用以及患者病情等因素,上述检查可在患者病情平稳的前提下择期进行。

3. 其他检查　从影像学角度,如果合并蛛网膜下腔出血、血肿形状不规则、早期出现与血肿不成比例的水肿、不同寻常的出血部位以及其他异常结果的存在(如肿瘤),应怀疑继发性出血的可能。头颅 MRI/MRA/MRV 或者 CTA 对于继发性出血的原因都十分敏感。如果临床高度怀疑或无创性检查提示可能的血管病因,可考虑行全脑血管造影。

二、入院后进一步检查及治疗

患者血常规、凝血酶原时间、国际标准化比值(INR)、活化部分凝血激酶时间、肝肾功能、电解质和血糖,胸部 X 线片以及心电图检查均在正常范围。进行经颅多普勒超声及颈部血管超声检查,提示双侧颈总动脉内中膜增厚。进行头颅 MRI 检查,提示右侧丘脑亚急性血肿。梯度回波及磁敏感加权成像序列未发现微出血灶。给予持续心电监护,监测生命体征、出入量。安静卧床,定时翻身。给予 20% 甘露醇 125ml,1 次/12h,静脉注射,以及补液、抑酸、保持水电解质平衡等治疗。经过吞水试验,患者误吸风险低,给予半流食过渡到普食。患者入院后血压波动于 140~150mmHg/90~100mmHg,继续按原方案给予口服降压药治疗,监测血压,逐渐恢复正常。患者病情未加重,生命体征平稳,给予床旁肢体功能康复。

脑出血急性期治疗

脑出血急性期的治疗包括 5 个方面:
1. 一般对症支持治疗及监测。
2. 对有手术适应证的患者选择外科治疗。
3. 神经系统并发症的防治(血肿扩大、高颅压及痫性发作)。
4. 内科并发症的防治及早期康复。
5. 病因预防。

一般对症支持治疗及监测

应保持患者安静,卧床休息,减少探视尽量避免搬动等不良刺激;进行持续的神经功能状态和生命体征(血压、脉搏、血氧浓度和体温)监测,维持生命体征;保持呼吸道畅通,对昏迷患者,应将头偏于一侧,防止舌后缀并及时清理呼吸道分泌物,必要时气管切开,吸氧;有吞咽困难、消化道出血或意识障碍患者,宜禁食 24~48 小时,酌情安放胃管鼻饲,以保证营养和维持水和电解质平衡,加强护理。

思路 8：该患者下一步治疗计划。

脑出血的治疗包括内科治疗和外科治疗。对大多数患者来说，外科治疗效果不确切。对于本例患者，不具有手术适应证，应选择内科治疗。

知识点

脑出血外科手术指征

出现神经功能恶化或脑干受压的小脑出血患者，无论有无脑室梗阻致脑积水的表现，都应尽快手术清除血肿，不推荐单纯脑室引流而不进行血肿清除。对于脑叶出血超过 30ml 且距皮质表面 1cm 范围内的患者，可考虑标准开颅术清除幕上血肿或微创手术清除血肿。发病 72 小时内、血肿体积 20~40ml、GCS 评分≥9 分的幕上高血压脑出血患者，在有条件的医院，经严格选择后可应用微创手术联合或不联合溶栓药物液化引流清除。血肿 40ml 以上重症脑出血患者，由于血肿占位效应导致意识障碍恶化者，可考虑微创手术清除血肿。病因未明确的脑出血患者行微创手术前应行血管相关检查（CTA/MRA/DSA）排除血管病变，规避和降低再出血风险。

知识点

脑出血血肿扩大的防治

血肿扩大是脑出血后常见的神经系统并发症，容易导致患者症状恶化，引发不良预后，因此对脑出血后血肿扩大的早期监测与防治十分重要。

1. 止血治疗　脑出血后常规进行止血治疗目前缺乏充分的证据，但对于部分出血类型需要相对应的止血治疗。肝素相关脑出血的逆转使用鱼精蛋白硫酸盐；对口服抗凝药华法林相关脑出血需立即停服华法林，给予新鲜冷冻血浆或浓缩凝血酶原复合物，同时静脉应用维生素 K 纠正；新型口服抗凝药如凝血酶抑制剂及 Xa 因子抑制剂等造成的出血有特异性的逆转药物；对于溶栓后脑出血尚无明确证实的有效措施，必要时可考虑输注血小板（6~8IU）或含因子Ⅷ的冷沉淀物来快速纠正阿替普酶引起的系统性纤溶状态。

2. 血压调节　脑出血后高血压升高是血肿扩大及再出血的重要危险因素，由于其产生部分源自脑出血后颅内压升高引发的维持脑灌注压的反射性升高，因此可先行降低颅内压，之后根据血压情况进一步进行调控。当收缩压 >220mmHg 时，积极使用静脉降压药降低血压；当患者收缩压 >180mmHg 时，可使用静脉降压药控制血压，160/90mmHg 可作为参考的降压目标值。严密观察血压水平的变化，每隔 5~15 分钟进行 1 次血压监测。近年的研究显示，对于收缩压为 150~220mmHg 的 ICH 患者，快速将收缩压降至 140mmHg 很可能是安全的，可减少血肿扩大的体积，但尚无充分确凿的证据显示强化降压治疗能够改善 ICH 患者的临床转归。

知识点

高颅压治疗

脑出血后高颅压常由出血自身的占位效应、继发水肿以及出血破入后脑室继发的脑积水所导致。高颅压可影响脑灌注，引发脑疝，增加患者神经功能恶化风险，增加病死率，因此应积极治疗高颅压，目标是使脑灌注压维持在 50~70mmHg。

1. 一般措施　可通过将床头抬高约 30°，以增加颈静脉回流，降低颅内压。过度通气可有效地降低颅内压，可间断地应用于高颅压危象患者。对需要气管插管保持气道畅通或类似其他操作的患者可给予镇痛和镇静，降低脑颅内压。

2. 渗透性治疗 甘露醇是最常用的渗透性脱水剂,可快速降低颅内压,可使用20%甘露醇125~250ml,快速静脉滴注,1次/6~8h,维持渗透压在310~320mmol/L。但因其引发低血容量和高渗透状态,疗程不宜过长,建议5~7天,对冠心病、心力衰竭和肾功能不全者应慎用。甘油果糖,250~500ml,2次/d,脱水作用温和,无反跳现象,对肾功能影响小,常与甘露醇交替使用。呋塞米等利尿剂、人血白蛋白等,也可配合甘露醇等使用,增强脱水效果,此外还可考虑使用高渗盐水进行渗透性治疗,较甘露醇等有减少反跳、延长作用时间等优势,且对部分甘露醇治疗无效的难治性颅内压升高仍可能有效。

3. 外科治疗 手术治疗可减轻机械压迫及后期水肿,具体指征见前文知识点"脑出血外科手术指征"。

知识点

内科并发症的防治

1. 高血糖 43%的脑出血患者会发生高血糖,血糖增高会增加患者死亡率。卒中后高血糖与应激反应有关。脑出血患者急性期应监测血糖,必要时应用胰岛素使其控制在正常范围,但也应谨慎避免低血糖发生。

2. 痫性发作 脑出血可能引起癫痫发作,尤其是脑叶出血更易发生。痫性发作提示预后不良,有研究发现,脑叶出血患者短期应用抗癫痫药能够降低癫痫发生率,但缺乏随机对照试验证实。脑出血急性期如发生痫性发作,应首先应用静脉药物尽可能快地控制发作,可选药物包括苯二氮䓬类药物。在脑出血恢复期及后遗症期,癫痫也可能发作,则首选口服抗癫痫药长期治疗。急性期仅发作1次并控制后,可以不长期口服抗癫痫药。

3. 深静脉血栓和肺栓塞 对于瘫痪程度重、长期卧床的患者,应重视深静脉血栓及肺栓塞的预防。可早期行血D-二聚体检查,增高者进一步行彩色多普勒超声检查。对明确深静脉血栓或高危患者,在确认出血停止后可考虑给予小剂量低分子量肝素皮下注射,预防深静脉血栓形成,但应注意出血的风险。鼓励患者尽早活动,被动活动患肢,避免下肢静脉输液,特别是瘫痪侧肢体。可使用弹力袜及间断气压法预防深静脉血栓。

三、治疗转归及门诊随访

患者经甘露醇脱水降颅内压、控制血压治疗,病情稳定,患者左侧肢体肌力恢复至4级,血压正常,3周后复查头颅CT血肿吸收,转入康复医院继续康复治疗。口服降压药控制血压,预防再发脑出血。

知识点

脑出血的预后

脑出血的预后主要决定于血肿的位置及大小,其次是患者年龄、出血的原因、出血后并发症的发生和严重程度(如脑水肿、脑积水、颅内压升高)及系统并发症(包括肺栓塞、心肌梗死和肺炎)等。总体来说幕上出血及幕下出血的30天死亡率分别为58%、31%。与患者及其亲属估计预后、讨论可能的结局时,须注意脑出血的改善可能晚于脑梗死的改善,但有些患者血肿吸收后最终获得良好的恢复。

知识点

脑出血康复治疗原则

脑出血患者恢复的速度和程度因人而异。康复锻炼应在患者病情稳定的情况下尽早开始,急性期以被动活动患肢、床旁康复为主,随着病情稳定增加运动量。经数月康复锻炼后有半数幸存者仍生活不能自理。认知、心理治疗以及社会支持程度都会影响患者康复,应尽早开始多学科的康复治疗。

知识点

脑出血二级预防

对于高血压脑出血的患者,控制血压可降低脑出血的复发率,尤其是脑叶和半球深部的出血,建议将血压控制在 140/90mmHg 以下。避免过度饮酒。口服抗凝药会增加再次出血的风险,对未合并瓣膜性心房颤动的自发性脑叶出血不建议长期抗凝。抗血小板药物对脑出血复发的风险明显低于抗凝药。

第四节 蛛网膜下腔出血

蛛网膜下腔出血(subarachnoid hemorrhage,SAH)是颅内血管破裂后,血液流入蛛网膜下腔所导致的一种发病急骤、死亡率高的疾病,临床分为外伤性与非外伤性两类。非外伤性 SAH 又称"自发性 SAH",好发年龄为 40~60 岁(平均 ≥ 50 岁),女性多见。主要原因是颅内动脉瘤破裂所致,约占 85% 以上;50%~60% 患者在到医院之前或者发病后 1 个月内死亡;存活者 30% 遗留神经系统残疾。中脑周围的非动脉瘤出血约占 10%,预后良好,遗留残疾少。其余 5% 病例由其他原因引起,包括动静脉畸形、血管炎、肿瘤、硬脑膜动静脉瘘、硬脑膜静脉窦血栓形成、颈动脉或者椎动脉夹层动脉瘤、凝血疾病、药物因素及遗传因素等。

蛛网膜下腔出血的诊疗环节:

1. **症状特点** 发病形式特别,表现为突然发作的爆裂样头痛,77% 有恶心呕吐。

2. **体格检查** 意识障碍很常见,其中意识模糊或嗜睡为 30%,短暂性意识丧失占 1/3,昏迷 17%。多出现脑膜刺激征。约 64% 有神经系统局灶症状,包括一侧动眼神经麻痹、偏瘫、下肢瘫。眼底检查可见视网膜出血。

3. **辅助检查** 头颅 CT 检查明确诊断。在临床高度怀疑但是 CT 检查阴性结果时,行腰椎穿刺脑脊液检查协助诊断。

4. **明确诊断后尽快完成动脉瘤检查** DSA 是诊断金标准。CTA 特别是三维 CTA 诊断敏感性达 77%~97%,特异性达 87%~100%,可以作为筛查使用,或者作为不考虑介入检查时可选的检查手段。MRA 显示较大的动脉瘤敏感度为 85%~90%,特异性 90% 以上。

5. **重复血管检查** 在早期血管检查阴性患者,可以在 2~4 周后复查,有 2%~5% 患者可以发现新的动脉瘤。

6. **早期治疗** 以整体支持为主,镇静镇痛,绝对卧床,减少血管痉挛,适当补液。

7. **动脉瘤治疗** 可选择显微外科血管瘤钳夹或血管内弹簧圈栓塞。把握手术时机,尽快手术可以减少血管瘤再出血。

8. **并发症处理** 神经系统并发症很常见,包括血管痉挛(46%)、脑积水(20%)、再出血(7%)。再出血如果不进行血管瘤治疗,2 周内有 15%~20% 再出血,再出血后死亡率 50%~70%。20%~30% 血管痉挛患者引起发脑梗死,蛛网膜下腔出血后 3~14 天是高发期。脑积水见于 20% 患者,急性期常见于中脑导水管堵塞,慢性期则主要是脑脊液吸收障碍所致。3%~18% 病例发生抽搐,多在蛛网膜下腔出血后发病 24 小时内发生,其中 6%~15% 发展为长期癫痫。23% 患者发生肺水肿,可以是心源性或者神经源性肺水肿。低钠血症常很顽固,可以是低血容量盐耗低钠血症或者抗利尿激素分泌失调综合征(syndrome of inappropriate antidiuretic hormone,SIADH)引起,两者治疗原则不同,应该加以鉴别。

蛛网膜下腔出血诊疗流程见图 9-11。

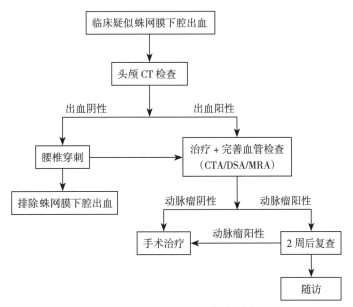

图 9-11 蛛网膜下腔出血诊疗流程

临床病例讨论

一、急诊就诊情况

患者,刘 ××,女,56 岁。因"突发剧烈头痛伴右侧肢体抽搐半天"就诊。

患者晚饭时与他人吵架,突然剧烈头痛,表述为"有生以来最剧烈的头痛",伴颈枕部发僵,不敢活动,约10 分钟后呕吐 1 次胃内容物。即联系 120 救护车,送往医院途中右侧上下肢抽动,不伴意识丧失及尿便失禁,约 1 分钟自行缓解。

既往史:发现高血压 2 年,一直服用"氨氯地平 5mg/d",血压控制在正常范围。每天服用"阿司匹林 100mg"。否认颅脑外伤史。既往时常头痛,但是都较该次头痛程度轻。

急诊体格检查:血压 180/100mmHg,神志清楚,强迫头位,两手紧抱头枕部。颈部明显抵抗。

思路 1:头痛是常见的临床主述,门诊中约 30% 患者是因为头痛来就诊,绝大多数是良性的。如果每个患者都进行留观和全面检查,会浪费大量人力和物力。但是该患者需进行详细鉴别,遗漏将会造成误诊。

知识点

突发剧烈头痛的重要鉴别

1. 偏头痛发作 头痛程度中到重度,可伴有先兆及恶心呕吐,畏光畏声等,有既往病史,强迫头位、脑膜刺激征少见。

2. 丛集性头痛 表现为单侧持续、剧烈、非搏动性头痛,伴有结膜充血、流涕、流泪、Horner 征等自主神经症状,发作有季节性,吸氧和类固醇激素治疗有效。

3. 枕大神经痛 多有上呼吸道感染症状,早起发病,疼痛剧烈,部位局限在枕后,闪电样加重,中间可有缓解。

4. 脑膜炎 可有剧烈头痛、脑膜刺激征。但是头痛发生相对缓慢,常常合并引起头痛的疾病的其他表现,如发热。

5. 痛性眼肌麻痹 头痛常表现为眼球后及眶周胀痛,头痛数天后可出现脑神经麻痹。

6. 蛛网膜下腔出血 头痛突发,患者常主述"头痛是有生以来最严重的一次"。

该病例需要考虑蛛网膜下腔出血,应该留观,紧急进行进一步检查和处理。

思路 2:如何评估该患者的病情严重程度及预测患者的预后?

通常判断 SAH 病情程度有五分法 Hunt-Hess 分级(表 9-1)和 GCS 评分。GCS 可能更为可靠。GCS 评分 15 分,14.8% 患者预后不好;GCS 评分 13~14 分,没有局灶体征者,29.4% 预后不好;GCS 评分 13~14 分,有局灶体征者,52.6% 预后不好;GCS 评分 7~12 分,58.2% 预后不好;GCS 评分 3~6 分,92.7% 预后不好。该患者 GCS 评分为 15 分,意识清楚,Hunt-Hess 分级为 Ⅱ 级,预后较好。

> 知识点
>
> **蛛网膜下腔出血疾病严重程度的判断**
> 1. 意识状态是判断预后最重要的参数,发病时出现意识障碍者预后不佳。
> 2. 头痛程度。
> 3. 颈抵抗程度。
> 4. 神经系统局灶体征。

表 9-1 蛛网膜下腔出血的 Hunt-Hess 分级

分级	临床表现
Ⅰ级	无症状,或者轻度头痛,轻度颈部僵硬
Ⅱ级	中度至严重的头痛,颈部僵直,脑神经麻痹
Ⅲ级	嗜睡,意识模糊,轻度局灶神经功能缺损体征
Ⅳ级	昏迷,偏瘫,早期去大脑状态
Ⅴ级	深昏迷,去大脑强直,濒死状态

思路 3:患者既往使用降压药、阿司匹林,是否需要继续服用。

入院时血压仍然偏高。高血压是蛛网膜下腔出血的危险因素。但是急性期血压过低容易发生血管痉挛。应该暂时停用降压药,但是要密切监测血压。

虽然没有资料显示使用阿司匹林会增加蛛网膜下腔出血,但是很多资料显示使用阿司匹林的患者一旦脑出血,出血量较大。该患者应该马上停用阿司匹林,且没有必要针对阿司匹林治疗。

二、入院后进一步检查和治疗情况

到达医院后,即刻进行头颅 CT 室检查。发病约 20 分钟的头颅 CT 检查示环池及侧裂池高密度影(图 9-12、图 9-13)。

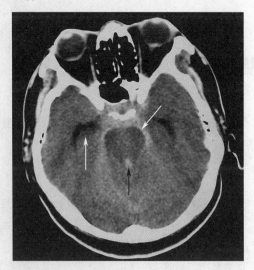

图 9-12 头颅 CT
显示脑干包围池周围充满高密度左侧较浓厚。另外可见中脑导水管也充满高密度影,导致脑积水,双侧颞叶的侧脑室下角扩张。

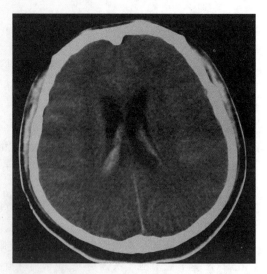

图 9-13 不同层面的 CT
显示脑皮层水肿,脑沟变窄同时有些部位充有血液信号。

患者 DSA 检查显示左侧颈内动脉靠近床突段宽颈动脉瘤,直径约 3.3mm。另外左侧后交通动脉也有一动脉瘤(图 9-14、图 9-15)。

该患者到达医院当天晚上进行手术治疗,手术中看见左侧颈内动脉发出后交通动脉部位囊样动脉瘤,部分瘤体镶嵌在床突内。手术咬开部分岩骨,暴露出全部动脉瘤瘤体,使用金属夹钳夹瘤体颈部。

次日早晨检查 TCD 发现右侧大脑中动脉血流明显增快,峰值血流速度达 160cm/s,4 小时后复查峰值血流速度增加达 200cm/s。即给予甘露醇脱水及尼莫地平静脉泵入。第 3 日晨复查 TCD 示血流速度维持在 200cm/s。患者呼之不应,压眶反应存在,对光反射灵敏,右侧鼻唇沟浅,口角左偏,右侧上肢活动减少,右下肢呈外旋位,右上肢平伸试验(+),右 Babinski 征(+),右 Chaddock 征(+)。继续治疗至第 10 日神志转清,第 4 周复查,头颅 CT 示高密度影有所吸收,左内囊区出现低密度灶。体格检查示右侧中枢性面舌瘫,右上肢肌力 4 级,右下肢肌力 0 级,肌张力低,右 Babinski 征(+),右 Chaddock 征(+)。

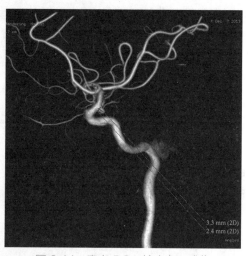

图 9-14 患者 DSA 检查 3D 成像

显示后交通动脉起始部宽颈动脉瘤,3.3mm × 2.4mm。

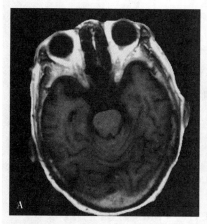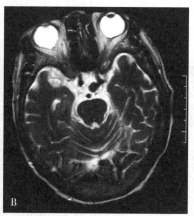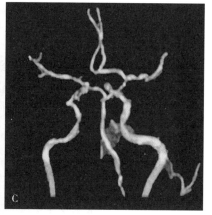

图 9-15 MRI 及 MRA

A. MRI T_1 显示左侧颈内动脉发出的后交通动脉起始部囊样动脉瘤,瘤体呈等信号;B. 显示动脉瘤与颈内动脉关系,瘤体呈流空信号,提示有血流通过;C. MRA 可以显示后交通动脉瘤,右侧大脑前动脉的 A1 段缺如。

住院第 3 日患者除了发生偏瘫以外,还表现出精神淡漠、嗜睡,偶有视幻觉、乏力,血压 96/60mmHg,血生化检查显示血钠 126mmol/L、血钾 3.6mmol/L。肝肾功能正常。尿量 2500ml/24h。即予静脉补液 4 000ml/24h,其中生理盐水 1 000ml,另外加入 50% 氯化钠 40ml。10mg 地塞米松入壶,2 次 /d。2 天后血钠 140mmol/L。精神明显好转。

思路 4：当怀疑蛛网膜下腔出血时,应该首选什么检查? 如何解释该患者发病早期的临床表现?

怀疑蛛网膜下腔出血时首选头颅 CT 检查。蛛网膜下腔的新鲜血液在 CT 影像中表现为高信号,具有非常高的特异性。头痛发作 24 小时内头颅 CT 敏感性最高。轻度出血在 24 小时内血液信号可能消失。严重的出血患者中,50% 以上 1 周后还可以看到血液信号。

该患者在发病早期发生抽搐,提示大脑皮层刺激病灶,CT 显示脑沟内填充血液信号,证实病变。患者的 CT 检查还显示中脑导水管中有血液信号,侧脑室急性扩张,特别是侧脑室下角明显扩张,解释了患者发病早期即出现脑组织水肿和高颅压症状。

知识点

蛛网膜下腔出血动脉瘤发生部位

CT 显示血液信号浓缩部位,常常提示动脉瘤所在部位。由于自发性动脉瘤破裂出血最好发的部位是颈内动脉末端后交通动脉发出处,以及大脑前动脉起始部。分布在前循环的颈内动脉末端、大脑前动脉起始部、大脑中动脉近端分叉处占 90%,基底动脉末端和椎动脉颅内段也是比较常见的部位。因此这些部位出现血液信号最为常见。

知识点

腰椎穿刺检查对蛛网膜下腔出血诊断的意义

腰椎穿刺曾经是蛛网膜下腔出血诊断的金标准,随着 CT 广泛应用和经验积累,其地位已经被现代影像学取代。但是,当 CT 检查阴性,临床又高度怀疑蛛网膜下腔出血时,腰椎穿刺检查结果有重要的参考价值。

脑脊液改变有 2 个特点:①蛛网膜下腔出血后 1~3 小时脑脊液就可以黄变,持续 2~3 周。分光光度计确定更为可靠。脑脊液含铁血黄素阴性有助于除外 SAH。②留取脑脊液时分 3 管,如果 3 管脑脊液都红染,支持蛛网膜下腔出血。而 3 管中脑脊液红细胞计数递减,提示穿刺损伤而不是 SAH,但是此方法可信度不高。

当出血量较少、少量渗血、出血时间较长,以及脊髓蛛网膜下腔出血等情况下,头颅 CT 都可能出现阴性,此时应该果断选取腰椎穿刺检查。

思路 5：明确蛛网膜下腔出血诊断后,应该尽快寻找出血的原因,特别要重视寻找动脉瘤。85% 以上非创伤性蛛网膜下腔出血是由于动脉瘤破裂所致,并且动脉瘤还是再次出血的潜在危险因素,另外多发性动脉瘤也不少见。因此,下一步应该要排除动脉瘤。现代影像学检查可明确。

知识点

常用的颅内动脉瘤检查方法

常用的颅内动脉瘤检查方法有 DSA、CTA 和 MRA,大的动脉瘤在 CT 和 MRI 检查中也可以发现。

1. DSA 检查是诊断颅内动脉瘤的金标准。此患者发生蛛网膜下腔出血,急性期需要预防再次出血,尽快明确动脉瘤,同时干预治疗,急性期患者生命不稳定,早期处理动脉瘤有一定风险,如增加心律失常、肺水肿和癫痫等,但是可以明显减少动脉瘤再次出血、血管痉挛,以及后续的并发症。现代蛛网膜下腔出血处理建议早期进行动脉瘤的干预。在条件允许的情况下,推荐首选 DSA 检查并同进行动脉瘤栓塞治疗。

2. CTA 通过表面成像和核心成像观察到血管内血流成像,也可以看到管壁成像,更容易显示动脉瘤。特别是 3D CTA 的技术应用,可以显著提高发现动脉瘤的概率,敏感性 77%~97%,特异性 87%~100%,可以成为一线检查。缺点是需要造影剂较多,不易与 DSA 近期重复使用。因此,在急性期考虑到检查和治疗同时进行时,首选 DSA。CTA 用于动脉瘤筛查更为合适。

3. MRA 可发现绝大多数直径大于 3mm 的动脉瘤。敏感性是 85%~90%,特异性超过 90%。但是对小的动脉瘤容易漏诊。其优点是不需要造影剂,很适宜于筛查和重复检查。更大的动脉瘤和瘤内血栓通过 CT 和 MRI 可以看到。本例患者在中脑环池周围高信号环绕,需要考虑非动脉瘤性、中脑环池的蛛网膜下腔出血,此类型占蛛网膜下腔出血的 10%,预后较好且很少有神经系统并发症。

知识点

颅内动脉瘤的常见发生部位见图 9-16,90% 的动脉瘤分布在 Willis 环的前循环部分。

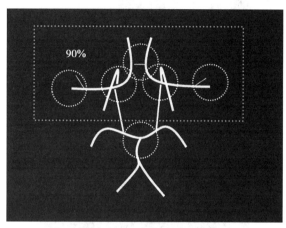

图 9-16　Willis 环动脉瘤分布示意图

知识点

非动脉瘤性蛛网膜下腔出血

原发性蛛网膜下腔出血最主要的原因是动脉瘤破裂,其他原因还包括静脉性出血、低颅压综合征、可逆性脑血管收缩综合征等,在未发现动脉瘤时需考虑鉴别。

思路 6:处理动脉瘤的时机和方式,选择治疗方法时要考虑的问题。

处理动脉瘤可采用外科夹闭或血管内栓塞等两种方法,目前最常用的是血管内介入弹簧圈栓塞。但是本病例动脉瘤呈宽颈,置放弹簧圈有困难。因此,采用了开颅动脉瘤钳夹术。该例患者的左侧后交通动脉瘤延伸到颈动脉床突段,给动脉瘤钳夹造成困难,常常需要咬开床突岩骨,完全暴露瘤体。

知识点

动脉瘤处理方法

对大部分动脉瘤性蛛网膜下腔出血患者而言,破裂动脉的外科夹闭或血管内栓塞应尽早进行,以降低再出血风险。动脉瘤的治疗应由多科会诊讨论(如有经验的脑血管外科和血管内科专家进行讨论),根据患者和动脉瘤的特点决定治疗方案。如果讨论认为既可以做血管内栓塞也可以做外科夹闭,那么应考虑血管内栓塞。无明确禁忌证,破裂动脉瘤栓塞或夹闭术后的患者应在术后进行造影复查。若复查发现临床症状明显的残留血管瘤,推荐再次进行栓塞或手术夹闭。对于伴有脑实质大量出血(50ml以上)大脑中动脉动脉瘤患者,更推荐行夹闭手术。而高龄(70 岁以上)、临床表现为低级别(世界神经外科联盟分级Ⅳ/ Ⅴ级)的动脉瘤性蛛网膜下腔出血及基底动脉尖部动脉瘤患者,则更推荐血管内栓塞。

知识点

多发性动脉瘤

在血管造影中发现多发性动脉瘤。无症状性动脉瘤破裂的风险取决于其大小及位置。未破裂动脉瘤的国际研究(ISUIA)提出,前循环动脉瘤(不包括后交通动脉瘤)5年累积破裂率分别为0%(<7mm)、2.6%(7~12mm)、14.5%(13~24mm)、40%(>25mm);相对的后循环及后交通动脉瘤的破裂风险分别为2.5%(<7mm)、14.5%(7~12mm)、18.4%(13~24mm)、50%(>25mm)。10%~15%患者在血管检查中可以发现多发动脉瘤,多无症状。图9-17显示尸解发现侧后交通动脉瘤。

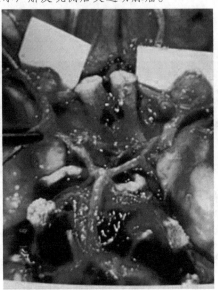

图9-17 尸体解剖

显示左侧大脑后动脉动脉瘤直径约4mm,另外左侧后
交通动脉有一无症状的动脉瘤,约2mm。

思路7:患者发病第三天临床症状再次加重,并出现了神经系统局灶体征,需要考虑再次出血、血管痉挛、脑疝。

患者在第三天出现意识障碍、右侧偏瘫,提示可能发生了脑梗死,应该复查头颅影像检查,加强使用钙通道阻滞剂。但是同时患者发生了血压下降,可以考虑扩容,甚至静脉给予升压药物,提高动脉血压等都是行之有效的治疗血管痉挛的方法。如动脉痉挛对高血压治疗没有反应,可酌情选择脑血管成形术和/或动脉内注射血管扩张剂治疗。患者4周后体格检查和复查CT证实了脑梗死。常规口服或静脉滴注尼莫地平,可有效防止动脉痉挛,常规用量是60mg/次,1次/4h。注意观察血压,在稳定血压的前提下使用。

知识点

血管痉挛的监测和治疗

血管痉挛在出血后的3~5天内开始出现,5~14天达到高峰,2~4周后逐渐缓解,严重时出现脑梗死。该患者应该考虑发生了严重的血管痉挛。

DSA判断血管痉挛的标准是:大脑中动脉主干或大脑前动脉A1段直径小于1mm,或大脑中动脉和大脑前动脉的远端支直径小于0.5mm。

常规监测TCD对预防和控制血管痉挛有重要意义,判断标准为:TCD平均流速超过120cm/s或2次检查增加20cm/s。

思路8:患者蛛网膜下腔出血急性期发生血压下降,发生了一系列水电解质改变,其中血钠下降明显、尿量增加,与蛛网膜下腔出血是否有关?与血管痉挛和脑梗死是否有关?

此病例的低钠血症符合盐耗综合征,给以补钠、扩容治疗,低钠血症得到缓解。

知识点

蛛网膜下腔出血患者低钠血症原因分析和治疗

低钠血症在严重的蛛网膜下腔出血中很常见,约占 1/3 患者,多在出血量大的危重患者。随后可以诱发和加重脑水肿、血管痉挛和脑梗死。严重的低钠血症可以引起抽搐,也是昏迷的重要原因。以往认为蛛网膜下腔出血引起的低钠 SIADH,需要严格控制进入的液体量。目前有研究显示,更常见的低钠血症是脑盐耗造成的。机制是水钠丢失所致,与心房钠肽、脑尿钠肽和 C 型尿钠肽水平紊乱及神经系统对肾功能直接作用相关。

知识点

低血容量盐耗低钠血症和抗利尿激素分泌失调综合征的鉴别

二者机制和治疗原则不同,关键点是尿钠分泌,鉴别要点如下:

1. 低血容量盐耗低钠血症 低血钠;血容量不足,中心静脉压下降,血清渗透压增高,尿素氮和肌酐升高,尿钠浓度升高,尿量增加,尿相对稀释。

尿钠分泌:尿钠浓度(mmol/L)×尿量(L/24h)高于钠摄入,提示钠负平衡。

2. 抗利尿激素分泌失调综合征 低血钠;血容量及中心静脉压升高或正常;血清渗透压下降,尿素氮和肌酐正常,尿钠升高,尿浓缩,尿量低。

尿钠分泌:尿钠浓度(mmol/L)×尿量(L/24h)等于钠摄入。

三、门诊随访情况

1 年后复查,家属诉患者渐出现反应迟钝,生活不能自理,大小便不能控制。体格检查:神志清楚,定向力可,理解力、计算力明显下降,记忆力减退。右侧中枢性偏瘫,右上肢屈曲痉挛,右下肢伸直,右侧踝阵挛(+),右下肢病理征(+)。复查头颅 CT 示侧脑室明显扩张,皮层变薄。

知识点

蛛网膜下腔出血的慢性并发症

正常压力脑积水是蛛网膜下腔出血的重要并发症,见于 10%~35% 患者,表现为步态不稳、小便失禁,认知功能下降,该患者的临床表现和头颅 CT 改变都符合该诊断。头颅磁共振示脑室扩大,皮质变薄外,还可以显示特征性的侧脑室旁白质高信号。正常压力脑积水是由于蛛网膜下腔出血造成脑脊液重吸收障碍造成。预防和治疗的关键在于急性期减少血液残留,脑室引流,或者腰椎穿刺引流,脑室 - 腹腔分流术。

知识点

蛛网膜下腔出血的预后

SAH 院前死亡率是 3%~26%,30 天内总死亡率是 45%~60%。不良预后的主要危险因素有入院意识水平、年龄、CT 出血量。超过 50% 的存活者报告记忆力、情绪及神经心理功能障碍。除此之外,50% 的存活者可以在发病 1 年后返回工作。迅速的体格检查及神经心理学评估对康复很重要。

(许予明 高 远)

【推荐阅读文献】

［1］中华医学会神经病学分会, 中华医学会神经病学分会脑血管病学组. 中国急性缺血性脑卒中诊治指南 2018. 中华神经科杂志, 2018, 51 (9), 666-682.

［2］中华医学会神经病学分会, 中华医学会神经病学分会脑血管病学组. 中国脑出血诊治指南 (2014). 中华神经科杂志, 2015, 48 (6): 435-444.

［3］中华医学会神经病学分会, 中华医学会神经病学分会脑血管病学组. 中国重症脑血管病管理共识 2015. 中华神经科杂志, 2016, 49 (3): 192-202.

［4］中华医学会神经病学分会, 中华医学会神经病学分会脑血管病学组. 中国蛛网膜下腔出血诊治指南 2015. 中华神经科杂志, 2016, 49 (3): 182-191.

［5］BARRETO AD, FORD GA, SHEN L, et a1. Randomized, multicenter trial of artss-2 (argatmban with recombinant tissue plasminogen activator for acute stroke). Stroke, 2017, 48 (6): 1608-1616.

［6］LI Q, ZHANG G, XIONG X, et al. Black hole sign on CT: a novel predictor for hematoma growth in patients with intracerebral hemorrhage. Stroke, 2016, 47(7): 1777-1781.

［7］WANG D, LIU J, LIU M, et a1. Patterns of stroke between university hospitals and non-university hospitals in mainland China: prospective multicenter hospital-based registry study. World Neurosurg, 2017, 98: 258-265.

［8］WANG W, JIANG B, SUN H, et a1. Prevalence, incidence, and mortality of stroke in China: results from a nationwide population based survey of 480 687 adults. Circulation, 2017, 135 (8): 759-771.

［9］WU S, WU B, LIU M, et al. Stroke in China: advances and challenges in epidemiology, prevention, and management. The Lancet Neurology, 2019, 18 (4): 394-405.

第十章 神经系统变性疾病

学习要求

1. 掌握运动神经元病分型、临床表现、诊断与鉴别诊断及治疗原则。
2. 掌握多系统萎缩的临床表现、影像学特征。
3. 了解运动神经元病的发病机制及肌电图特征。

第一节 概 述

神经系统变性疾病是一组原因不明、起病隐匿、损害中枢及周围神经的慢性进行性疾病,少数患者可有阳性家族遗传史。该类疾病常选择性损害某一解剖部位或具有特定功能系统的神经元,缓慢进展,呈长时程病程。主要表现为运动神经、自主神经和大脑皮质功能受损,临床治疗药物少,预后较差。例如肌萎缩侧索硬化主要累及皮质-脑干-脊髓的运动神经元和皮质脊髓束,亦有部分疾病同时损害多个系统,导致临床表现复杂,分类困难。影像学检查可无异常或仅有脑萎缩,亦可有特异性表现,该类患者实验室检查一般无特异性指标改变。神经系统变性疾病具有共同的病理改变:①中枢神经系统特定部位神经元变性脱失,伴有或不伴有继发性髓鞘脱失;②星形胶质细胞增生、肥大;③小胶质细胞增生;④无明显组织反应和炎性细胞浸润。一般认为神经系统变性疾病包括运动神经元病、各类痴呆、多系统萎缩、痉挛性截瘫、遗传性共济失调等,本章主要叙述运动神经元病及多系统萎缩。

第二节 运动神经元病

运动神经元病(motor neuron disease,MND)是一系列以上、下运动神经元损害为突出表现的慢性进行性神经系统变性疾病。年发病率为(1.5~2.7)/10万,患病率为(2.7~7.4)/10万,多数患者中年发病,病程为2~6年,少数患者病程较长,男性多于女性,(1.2~2.5):1。临床表现为上、下运动神经元损害的不同组合。多数患者同时累及上、下运动神经元,称为肌萎缩侧索硬化(amyotrophic lateral sclerosis,ALS);若单纯累及下运动神经元(脊髓前角细胞),称为进行性肌萎缩(progressive muscular atrophy,PMA);若单纯累及延髓运动神经核,称为进行性延髓麻痹(progressive bulbar palsy,PBP);若单纯累及上运动神经元(锥体细胞和锥体束),称为原发性侧索硬化(primary lateral sclerosis,PLS)。实际上,后三类中相当数量的患者随着病情发展,最终演变为ALS,它们或许是ALS的变异型。因此,MND主要指ALS。临床主要表现为进行性发展的骨骼肌萎缩、无力、甚至呼吸肌麻痹、延髓麻痹和锥体束征。

一、病因及发病机制

目前MND的病因和发病机制尚不完全清楚,根据研究提出多种假说。①遗传因素:多数ALS为散发,5%~10%有家族史。遗传方式可为常染色体显性或隐性。目前发现的基因突变包括超氧化物歧化酶1(*SOD1*)、TAR DNA结合蛋白基因(*TARDBP*)、*FUS*、*OPTN*、*ANG*、*UBQLN2*、*C9ORF72*等,在一些散发性ALS患者中也发现了与家族性ALS相同的基因突变。这些基因突变可以导致蛋白质异常,从而使神经元细胞凋亡。进行基因筛查可以使某些ALS患者获得早期诊断,也有助于寻找治疗ALS的靶点。②兴奋性氨基酸毒性:突触间隙兴奋性氨基酸水平升高,神经元去极化,钙离子过度内流,使运动神经元细胞内钙离子稳态被破坏,从而导致运动神经元的损害。③氧化应激:*SOD1* 主要生理功能就是清除氧自由基。现已发现 150 多种 *SOD1* 的突变与 ALS 发病相关,1%~4% 散发 ALS 和 20% 家族性 ALS 存在 *SOD1* 基因突变。④其他学说:如线粒体功能障碍、神经丝异常、细胞凋亡、环境因素等。

二、病理

ALS 主要侵犯脊髓前角细胞、延髓运动神经核、大脑皮质锥体细胞和锥体束。肉眼可见脊髓萎缩变细。①光镜下脊髓前角细胞变性脱失,以颈髓明显,胸腰髓次之;②大脑皮质运动区的锥体细胞也发生变性、脱失,ALS 患者的神经元细胞胞质内有一种泛素化包涵体,主要成分为 TDP-43,是 ALS 的特征性病理改变;③脊神经前根变细,轴索断裂,髓鞘脱失,神经纤维减少;④锥体束的变性自远端向近端发展,出现脱髓鞘和轴索变性,肌肉呈现失神经支配性萎缩。疾病晚期,体内其他组织如心肌、胃肠道平滑肌亦可出现变性改变。

> **知识点**
>
> ### 运动神经元病的易侵犯部位
>
> 脊髓侵犯部位以颈髓前角细胞变性脱失明显,胸腰髓次之;脑干运动神经核中舌下神经核变性最突出,疑核、三叉神经运动核、迷走神经背核和面神经核也有变性,动眼神经核较少被累及。

三、临床特点

(一) ALS 的临床特点

是最多见的 MND 类型,90% 以上为散发性,5%~10% 有家族史。发病年龄多数在 40~70 岁。约 75% 患者首发症状位于上肢。多数患者以"不对称的局部肢体无力"起病,如肩部无力、走路僵硬、跛行、易跌倒,手指活动(如持筷、开门、系扣不灵活)等。25% 患者以吞咽困难、构音障碍等症状起病。极少数患者以呼吸系统症状起病。随着病情的进展,逐渐出现肌萎缩、"肉跳"感(即肌束震颤),并扩展至全身肌肉。进入病程后期,全身运动系统均可受累,累及呼吸肌,出现呼吸困难、呼吸衰竭或其他并发症。约 10% 患者可有肢体远端感觉异常,但客观检查一般无异常。尿便障碍少见,5%ALS 患者出现认知功能障碍。

近年研究显示,额颞叶痴呆(frontotemporal dementia,FTD)与 ALS 在临床、影像、病理学和遗传特点上均存在重叠性。约 5%ALS 患者符合 FTD 的诊断标准,而 30%~50% 的 ALS 患者虽然未达到 FTD 诊断标准,但也出现了执行功能减退的表现。FTD 患者的临床表现包括注意力减退、执行功能障碍、计划及解决问题能力减退、流利性或非流利性失语、人格改变、易激惹、智能减退等高级皮层功能障碍,但记忆力通常不受累或受累轻微。

(二) PMA 的临床特点

成年起病,男性较多。隐袭起病,进行性加重,但进展较 ALS 慢,存活时间较长,部分患者可长达 10 年以上。首发症状为双上肢远端的肌萎缩无力,或从单侧肢体开始。少数从下肢远端开始,逐渐累及肢体近端肌肉以及颈部肌肉,伴有肌束震颤。累及延髓支配肌肉出现舌肌萎缩,吞咽困难,晚期出现呼吸肌受累。许多患者临床仅见下运动神经元受累,诊断符合 PMA,但尸检可见锥体束病变,单纯 PMA 尸检仅占 5%。

(三) PBP 的临床特点

隐袭起病,脑干运动神经核受累主要表现为构音不清、吞咽困难、饮水呛咳、咀嚼无力、舌肌萎缩伴肌束震颤。若同时损害皮质脑干束,出现强哭强笑,下颌反射亢进,吸吮反射阳性。随着病情进展也会出现肢体的上、下运动神经元受累体征。而肌电图检查很可能在早期即出现肢体神经源性损害的表现。该类型病情进展快,多在 1~2 年内死于呼吸肌麻痹或肺部感染。

(四) PLS 的临床特点

PLS 多在 40 岁后发病,起病隐袭,进展非常缓慢。主要表现皮质脊髓束受累的症状、体征,下肢重于上肢。疾病后期皮质延髓束受累出现假性延髓麻痹,存活时间长,可长达 20 年。患者若临床表现仅见锥体束损害,而肌电图发现广泛下运动神经元损害征象,仍应诊断 ALS,单纯 PLS 较少见。

四、ALS 的诊断标准

根据中年以后隐袭起病,慢性进展性病程,临床主要表现为上、下运动神经元损害所致肌无力、肌萎缩、束颤、延髓麻痹及锥体束征的不同组合,无感觉障碍,肌电图呈神经源性损害,脑脊液、影像学一般无异常可以确诊。2012 年中华医学会神经病学分会发表了《中国肌萎缩侧索硬化诊断和治疗指南》,其诊断标准包括两个方面。

(一) ALS 诊断的基本条件

1. 病情进行性发展。通过病史、体格检查或电生理检查,证实临床症状或体征在一个区域内进行性发展,或从一个区域发展到其他区域。

2. 临床、神经电生理或病理检查证实有下运动神经元受累的证据。

3. 临床体格检查证实有上运动神经元受累的证据。

4. 排除其他疾病。

(二) ALS 的诊断分级

1. **临床确诊 ALS** 通过临床或神经电生理检查,证实在 4 个区域中至少有 3 个区域存在上、下运动神经元同时受累的证据。

2. **临床拟诊 ALS** 通过临床或神经电生理检查,证实在 4 个区域中至少有 2 个区域存在上、下运动神经元同时受累的证据。

3. **临床可能 ALS** 通过临床或神经电生理检查,证实仅有 1 个区域存在上、下运动神经元同时受累的证据,或者在 2 个或以上区域仅有上运动神经元受累的证据。已经行影像学和实验室检查排除了其他疾病。

五、治疗

目前 MND 仍是一种无法治愈的疾病,但适当的治疗可以改善患者的生活质量,尽可能延长生存期。治疗中除使用延缓病情发展的药物外,强调应给予包括营养管理、呼吸支持和心理治疗等的综合治疗。

延缓病情发展的药物:①利鲁唑(riluzole),化学名为 2- 氨基 -6(三氟甲氧基)- 苯并噻唑,其作用机制包括稳定电压门控钠通道的非激活状态、抑制突触前谷氨酸释放、激活突触后谷氨酸受体以促进谷氨酸的摄取等。该药是目前唯一经多中心临床研究证实可以在一定程度上延缓病情发展的药物。常见不良反应为疲乏和恶心,个别患者可出现丙氨酸氨基转移酶升高,需注意监测肝功能。当病程晚期患者已经使用有创呼吸机辅助呼吸时,不建议继续服用。②依达拉奉,自由基清除剂依达拉奉在一定条件下可以延缓疾病的进程。③其他药物。虽然在动物实验中,有多个药物在 ALS 的治疗中显示出一定的疗效,如肌酸、大剂量维生素 E、辅酶 Q_{10}、碳酸锂、睫状神经营养因子、胰岛素样生长因子、拉莫三嗪等,但在针对 ALS 患者的临床研究中均未能证实有效。

六、运动神经元病的诊疗环节

1. 详细询问患者的临床病史,包括肌肉无力、萎缩的发生、发展过程,有无肌肉跳动、肢体痉挛、吞咽困难、构音障碍,有无呼吸费力、憋气,还应注意有无感觉障碍、尿便障碍。

2. 询问患者既往史,如脊髓灰质炎、颈椎病等病史,家族遗传史,重金属等接触史。

3. 体格检查时重点关注上、下运动神经元受累的体征。下运动神经元受累体征包括肌肉无力、萎缩和肌束震颤。肌肉范围包括舌肌、面肌、咽喉肌、颈肌、四肢肌肉、背部肌及胸腹肌。上运动神经元受累体征包括肌张力增高、腱反射亢进、阵挛、病理征阳性等。

4. 临床疑诊 MND 的患者应进行神经电生理检查,发现进行性失神经和慢性失神经的表现,排除周围神经疾病。包括同芯针肌电图和神经传导测定,并注意有无神经传导阻滞现象。有条件者可行单纤维肌电图和经颅磁刺激运动诱发电位检查。

5. 临床疑诊 MND 的患者应进行神经影像学检查,如头颅和脊髓的 MRI,主要是排除由于颅底、脑干、脊髓或椎管结构性病变导致的上、下运动神经元损害的疾病。

6. 临床疑诊 MND 的患者应进行血液和脑脊液相关检查,排除临床表现类似 MND 的疾病或合并 MND 的其他疾病。血液学检查包括血常规、生化、肌酸激酶、血沉(ESR)及风湿免疫学指标、甲状腺功能、蛋白电泳、神经节苷脂（GM-1）抗体、肿瘤标志物等；脑脊液检查包括常规、生化、神经节苷脂（GM-1）抗体、寡克隆区带等。

7. 诊断为 MND 的患者应进行功能评分、呼吸功能、吞咽功能、营养状况和心理状态等评估。

8. 诊断为 MND 的患者应使用延缓病情发展的药物，还要给予营养管理、呼吸支持、心理治疗及对症治疗。

运动神经元病临床诊断流程见图 10-1。

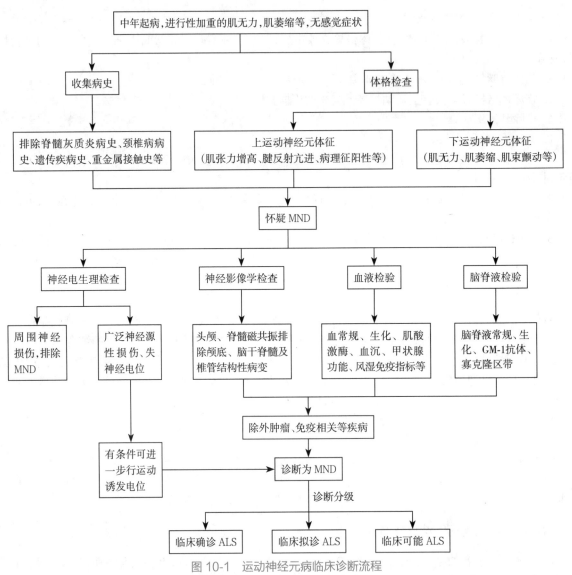

图 10-1 运动神经元病临床诊断流程
MND. 运动神经元病；ALS. 肌萎缩侧索硬化。

临床病例讨论

（一）门诊就诊情况

患者，陈××，男性，46岁，工人，高中文化。主因"进行性双上肢无力1年，加重伴言语不清半年"于2016年1月12日就诊。

该患者于1年前无明显诱因出现左手握拳无力，后自觉逐渐加重，左上肢抬举困难，持物费力；3个月后出现右上肢无力，伴有双上肢肌肉跳动，偶双下肢颤动。半年前开始言语不清、饮水呛咳，并发现双上肢变细、手部肌萎缩。病程中无肢体麻木、疼痛，无呼吸困难。饮食、睡眠尚可，尿便正常，发病后体重减轻约2.5kg。

既往体健，无颈椎病、脊髓灰质炎等病史，无颈部外伤史，无家族遗传病史。

体格检查：T 36.5℃，P 74次/min，R 18次/min，BP 120/78mmHg。一般内科体格检查未见异常。神清，

构音障碍。计算力、记忆力及定向力均正常。双眼球各方向运动自如,无眼震,双侧瞳孔等大等圆,对光反射灵敏。双侧面部痛觉对称存在,张口下颌不偏。双侧额纹对称,双侧鼻唇沟对称。悬雍垂居中,双侧软腭上抬力弱,咽反射减弱,伸舌居中,双侧舌肌萎缩,可见束颤。转颈耸肩力可,但颈前屈力弱,双上肢肌张力增高,双侧肩带肌、上臂肌肉、双侧大、小鱼际肌、骨间肌均萎缩,左侧肢体明显,左侧肢体可见肌束震颤。左上肢近端、上臂肌力 2⁺ 级,右上肢近端、上臂肌力 3⁺ 级,双手分指并指力弱。双下肢肌张力略增高,双下肢肌肉无萎缩,双下肢肌力 5⁻ 级。双下肢共济运动正常。双侧肢体痛觉、音叉振动觉、关节位置觉正常。双上肢腱反射(+++),双下肢膝腱反射(+++),跟腱反射(++),踝阵挛(+)。双侧 Hoffmann 征(+),双侧 Babinski 征、Chaddock 征均(+)。颈软,Kernig 征(−)。

辅助检查:头颅 MRI 未见异常,颈椎 MRI 可见第 4~5、5~6 颈椎间盘轻度膨出,脊髓信号未见异常。肌电图示左、右侧拇短展肌、右侧胸 12 椎旁肌及左侧胸锁乳突肌可见纤颤电位,左、右侧拇短展肌、左侧第一骨间肌、右侧胸 12 椎旁肌及左侧胸锁乳突肌运动单位减少,运动单位电位时限增宽、波幅增高,多相波增多。左侧拇短展肌、左侧第一骨间肌大力收缩时呈巨大电位。神经传导测定示左侧正中神经波幅下降,余运动和感觉神经传导速度正常。

思路 1:问诊时应特别注意肌肉无力、萎缩的发生、发展过程,有无肌肉跳动、肢体痉挛、吞咽困难、构音障碍,有无呼吸费力、憋气,还应注意有无感觉障碍、尿便障碍。还应注意既往史、家族史的收集。体格检查时应特别注意是否有肌力下降、肌萎缩、肌束震颤、延髓麻痹体征、锥体束征、感觉障碍。

知识点

MND 患者的病史询问

对于 MND 来说,病史是证实疾病进行性发展的主要依据。MND 往往隐袭起病,早期症状不明显,而被忽视。疾病进展也很缓慢,到就诊时常常已经出现明显的肌萎缩、无力,并产生功能障碍。因此对病史应当积极追问。MND 早期症状包括说话含混不清、上肢举起重物力量减弱、用手捏持物品无力、下肢单足站立力弱、足下垂而易绊倒、肌肉跳动。症状发展开始常不对称,从一个区域发展至另一个区域。

思路 2:患者的诊断应从定位诊断入手。患者为中年男性,隐袭起病,病情进行性发展。言语不清,伴有饮水呛咳,体格检查可见构音障碍、双侧软腭上抬力弱、咽反射减弱、颈前屈力弱、双侧舌肌萎缩伴束颤,考虑脑干运动神经核损害;双上肢近端、远端肌肉、手部肌萎缩,肌力减退,考虑脊髓前角(颈段)运动神经元损害;双下肢肌张力增高,膝腱反射活跃,跟腱反射亢进,双侧下肢病理征阳性,考虑双侧锥体束损害;肌电图显示胸锁乳突肌、上肢肌肉、胸段椎旁肌神经源性损害,且神经传导速度正常,考虑脑干运动神经核、颈段和胸段脊髓前角细胞损害。综合定位为上、下运动神经元损害,可临床诊断 ALS。

思路 3:MND 根据累及上运动神经元和 / 或下运动神经元的不同,可分为 ALS、PMA、PBP 和 PLS 等类型。不同类型临床表现不完全相同,但随着疾病进展,多数病例可发展成为 ALS。

知识点

连枷臂综合征和连枷腿综合征

十余年前,又命名了两种 ALS 的变异型疾病,称为连枷臂综合征(flail arm syndrome,FAS)和连枷腿综合征(flail leg syndrome,FLS)。FAS 主要表现为对称性双上肢近端肌萎缩和无力,而下肢和延髓支配区域无或仅轻度受累。由于上肢近端的三角肌、冈上肌、冈下肌、胸锁乳突肌和小圆肌等明显萎缩,导致双侧上肢呈现特征性姿势,即肩部下沉,上臂、前臂和手旋前。病程进展可累及上肢远端和手部肌肉。FLS 以对称性双下肢远端肌肉无力、萎缩为主要表现,而其他区域无或仅轻度受累。FAS 和 FLS 具有相对良性的病程,被认为是 ALS 的一种良性变异型。

思路4：在 ALS 的诊断中强调要除外脊髓性肌萎缩、肯尼迪病（脊髓延髓性肌萎缩）、青少年上肢远端肌萎缩（平山病）、脊髓灰质炎后综合征、遗传性痉挛性截瘫等疾病。

知识点

脊髓性肌萎缩的临床特点

脊髓性肌萎缩（spinal muscular atrophy，SMA）是一组因 *SMN1* 基因缺失导致的常染色体隐性或显性遗传病，病理表现为脊髓前角细胞或脑干运动神经核的变性、丢失。临床表现为下运动神经元受累，即肌张力低下、肌无力和肌萎缩，近端重于远端。根据发病年龄及病程可分为 SMA-Ⅰ（婴儿型，Werdnig-Hoffmann 病）、SMA-Ⅱ（中间型）和 SMA-Ⅲ（少年型，Kugelberg-Welander 病）、SMA-Ⅳ（成人型）。SMA 通过基因检测可明确诊断。

知识点

肯尼迪病的临床特点

肯尼迪病（Kennedy disease），又称"脊髓延髓性肌萎缩（spinal and bulbar muscular atrophy，SBMA）"，是一种成年发病的 X 连锁隐性遗传性神经肌肉疾病。该病于 1968 年首先由 Kennedy 报告，患者往往 30~50 岁起病，缓慢进展。由于主要累及脑干和脊髓下运动神经元，突出表现为肢体近端肌肉和延髓支配肌肉的萎缩、无力和肌束震颤。常以下肢近端无力为首发症状，但进展缓慢，多年后仍保持独立行走能力。其致病基因定位于 XqⅡ-12，是由于雄性激素受体（androgen receptor，*AR*）基因 1 号外显子 CAG 序列重复突变所致。化验血肌酸激酶常升高，甚至可达正常值的 10 倍。肌电图表现为神经源性损害，*AR* 基因 1 号外显子 CAG 序列重复数超过 40 即可明确诊断。

知识点

平山病的临床特点

平山病（Hirayama disease，HD），即青少年上肢远端肌萎缩，是日本学者平山惠造在 1959 年首先报道的一种良性自限性的运动神经元疾病，发病机制不明。青春期（10~20 岁）隐袭起病，男性为多。临床以局限于前臂远端和手部为主的肌萎缩伴肌无力为特点，伴寒冷麻痹和手指伸展时有肌束震颤，症状多为一侧，部分患者为双侧症状，但仍以一侧为主，无明显感觉异常。症状可进行性发展，但绝大多数在 5 年内停止发展。肌电图示萎缩肌肉呈神经源性损害，神经传导速度（NCV）正常。对侧同名的无萎缩肌肉也可出现神经源性改变。颈椎 MIR 示颈段脊髓萎缩（下颈段为主），颈髓前后径变扁平，屈颈时脊髓前移，硬脊膜外腔增宽，其内可见流空血管影。

知识点

脊髓灰质炎后综合征的临床特点

脊髓灰质炎后综合征（post-poliomyelitis syndrome，PPS），是指儿时患过急性脊髓灰质炎的患者，其运动功能稳定若干年后再次出现新的神经肌肉症状，表现为原来受累或未受累的肌肉出现新的无力、萎缩、疲劳或疼痛等症状，多数发生于急性脊髓灰质炎后 20~30 年。肌电图呈现广泛前角细胞损害。本病病程缓慢，不累及上运动神经元，预后一般较好。

遗传性痉挛性截瘫的临床特点

遗传性痉挛性截瘫（hereditary spastic paraplegia, HSP）以进行性双下肢肌张力增高、无力和剪刀步态为主要表现，为一遗传性疾病，主要为常染色体显性遗传，而常染色体隐性和 X 连锁遗传较少见。根据临床表现可分为单纯型和复杂型。单纯型仅表现为进行性下肢无力、痉挛、膀胱功能障碍。复杂型除上述症状外还伴有癫痫、痴呆、锥体外系异常和周围神经病等。HSP 借助阳性家族史，发病年龄较小，基因检测异常等与 PLS 相鉴别。

（二）入院后进一步检查情况

患者入院后进行血液学检查，血常规、血生化、血沉及风湿免疫学指标、甲状腺功能、蛋白电泳、神经节苷脂（GM-1）抗体、肿瘤标志物等均正常；脑脊液检查常规、生化、神经节苷脂（GM-1）抗体、抗脑组织抗体、寡克隆区带等均在正常范围；胸部 CT 未见明显异常。

思路 5：MND 患者入院后的常规检查应关注哪些项目？

目前诊断 MND 除了神经电生理检查外，缺乏可靠的生物学标志。辅助检查主要是除外其他疾病，进一步确定 MND 的诊断。

（1）血液学检查，包括：血常规、血生化、血沉及风湿免疫学指标、甲状腺功能、蛋白电泳、神经节苷脂（GM-1）抗体、肿瘤标志物、同型半胱氨酸、维生素 B$_{12}$、叶酸等，除外免疫性、肿瘤性等类似 MND 的疾病。

（2）脑脊液检查，包括：常规、生化、神经节苷脂（GM-1）抗体、抗脑组织抗体、寡克隆区带、病理细胞学除外多灶性运动神经病等免疫性、肿瘤性疾病等。

（3）胸部 X 线片、CT，必要时行全身 PET-CT 筛查肿瘤性疾病。

（4）脑与脊髓 MRI 检查：不仅有助于除外颈椎病、腰椎病以及肿瘤性病变，还可在部分 MND 患者中发现，T$_2$、FLAIR 和 DWI 像中显示沿着皮质脊髓束及中央和额叶皮层有明显的高信号。其他 MRI 技术包括弥散张量成像、磁共振波谱等新技术主要用于研究。

肌萎缩侧索硬化与副肿瘤综合征的鉴别诊断

少部分 MND 患者可伴有恶性肿瘤，称为副肿瘤性 MND 或 ALS 综合征，其发病机制可能是肿瘤导致的远隔效应或肿瘤产生的副蛋白导致的免疫反应。涉及肿瘤类型包括小细胞肺癌、乳腺癌、卵巢癌、淋巴瘤、生殖细胞瘤和胸腺肿瘤等。临床表现或与典型 ALS 相同，或仅有下运动神经元受累表现，还可伴有其他神经系统症状。副肿瘤性 MND 或 ALS 综合征常先以 MND 症状引起注意而就诊，因此，对拟诊 MND 的患者应完善肿瘤标志物、抗脑组织抗体及其他辅助检查，排除合并肿瘤的可能。

肌萎缩侧索硬化应与颈椎病鉴别

颈椎病中、下部颈椎间盘突出可造成相应的神经根和脊髓受压，产生上肢的下运动神经元损害和下肢的上运动神经元损害，上肢肌萎缩，下肢腱反射活跃，Babinski 征阳性。与 ALS 表现相似。但延髓支配肌肉不受累，且上肢有根性疼痛等感觉症状，肌电图中胸锁乳突肌和胸段椎旁肌不出现神经源性损害，上肢同一节段肌肉的肌电图正常、异常并存，因此易与 ALS 鉴别。当 ALS 合并较严重的脊髓病时，往往忽视 ALS 的存在，而进行颈椎手术，导致术后病情不缓解或加重，应当引起重视。

思路 6 :MND 患者的基因检测。

遗传因素是 ALS 的病因及发病机制之一,有约 5% 的 ALS 患者具有阳性家族史。目前发现的基因突变包括 *SOD1*、*TARDBP*、*FUS*、*OPTN*、*ANG*、*UBQLN2*、*C9ORF72* 等。在一些散发性 ALS 患者中也发现了与家族性 ALS 相同的基因突变。所以,对 ALS 患者进行基因检测有利于遗传学诊断及亲属的遗传咨询。而遗传学研究,也会为寻找该病的发病机制及可能的治疗手段提供有力的帮助,因此有条件时可给予基因检测。

思路 7 :MND 患者神经电生理检查的意义。

《中国肌萎缩侧索硬化诊断和治疗指南》指出:当临床考虑为 ALS 时,需进行神经电生理检查,以确认临床受累区域为下运动神经元病变,并发现临床未受累区域也存在下运动神经元病变,同时排除其他疾病。神经电生理检查是临床体格检查的延伸。2006 年的 Awaji-shima 肌萎缩侧索硬化共识标准明确指出下运动神经元损害的电生理标准,与临床表现具有相等诊断价值。这些为 MND 的确诊和早期诊断提供了依据。

神经电生理检查主要包括神经传导测定和同芯针肌电图检查。前者主要用来诊断或排除周围神经疾病,若仅有上肢不对称性肌萎缩时,还要行运动神经传导阻滞检查以除外 MMN。下运动神经元病变的判断主要通过同芯针肌电图检查。肌电图可以证实进行性失神经或慢性失神经的表现。

(1)进行性失神经的表现:主要包括纤颤电位、正锐波。当所测定肌肉同时存在慢性失神经的表现时,束颤电位与纤颤电位、正锐波具有同等临床意义。

(2)慢性失神经的表现:包括运动单位电位的时限增宽、波幅增高,通常伴有多相波增多;大力收缩时运动单位募集减少,波幅增高,严重时呈单纯相。

(3)当同一肌肉肌电图检查表现为进行性失神经和慢性失神经共存时,对于诊断 ALS 有更强的支持价值。

(4)肌电图诊断 ALS 时的检测范围:应对 4 个区域均进行肌电图测定。其中脑干区域可选择测定一块肌肉,如胸锁乳突肌、舌肌、面肌或咬肌。胸段可选择胸 6 水平以下的脊旁肌或腹直肌进行测定。在颈段和腰骶段应至少测定不同神经根和不同周围神经支配的 2 块肌肉。其他电生理检查如运动诱发电位虽有助于发现 ALS 患者的上运动神经元受累情况,但是其敏感性较低。

思路 8 :该患者下一步治疗包括:口服利鲁唑 50mg,2 次 /d;自由基清除剂依达拉奉;维生素 B_1、大剂量维生素 B_{12} 及其他神经营养药物;同时加强营养,摄入高蛋白、高能量、富含维生素的食物,适当的康复锻炼;针对患者的焦虑,给予抗焦虑药及其他心理治疗。

(三)门诊随访期情况

患者经检查确诊为 ALS,嘱患者坚持服用利鲁唑及其他神经营养药物。6 个月后患者吞咽困难进一步加重,经门诊指导给予软食、半流食仍不能满足营养供给,遂给予鼻饲饮食。出现夜间憋气,平卧不能,肺功能检查用力肺活量为 65%,开始使用无创双水平正压通气。患者在出院近 18 个月时呼吸无力现象加重,咳嗽无力,呼吸道分泌物过多不能排除,行气管切开术,给予呼吸机辅助呼吸,给予加强营养、抗感染及对症治疗,在住院 1 个月后因肺部感染死亡。

思路 9 :如何保证 ALS 的营养状况?

(1)当患者能够正常进食时,应均衡饮食,吞咽困难时宜采用高蛋白、高能量饮食以保证营养摄入。

(2)对于咀嚼和吞咽困难的患者应改变食谱,进食软食、半流食,少食多餐。

(3)当患者吞咽困难明显、体重下降、脱水或存在呛咳误吸风险时,应尽早行胃造瘘,以保证营养摄取,稳定体重,延长生存期。

思路 10 :MND 患者的其他症状治疗措施。

目前还缺乏治愈 MND 的方法,但早期服用利鲁唑、尽早使用无创呼吸机 BiPAP、适时给予前列腺素 E 等可以延长患者的生命。同时,对于 MND 患者的其他症状也要给予对症治疗,如疼痛、失眠、流涎、便秘和痛性痉挛等。按摩、理疗、协助患者进行肢体锻炼都对患者有益。心理支持和细致全面的护理对提高患者生存质量、延长生存期也非常重要。

第三节　多系统萎缩

多系统萎缩（multiple system atrophy，MSA）是一组成年期发病、散发性的神经系统变性疾病。临床主要表现为不同程度的自主神经功能障碍、帕金森综合征、小脑性共济失调和锥体束征等症状和体征的重叠与组合。由于起病时累及各系统的先后顺序和严重程度不同，临床表现各不相同。但随着疾病的发展，最终出现多个系统损害的病理和临床表现。MSA 多于中年或老年前期起病，国外流行病学调查显示，50 岁以上人群中 MSA 的年发病率为（3~5）/10 万，平均发病年龄 54.2 岁（31~78 岁）。

一、病因学、病理改变及发病机制

（一）病因学及病理改变

MSA 的病因尚不明确。其病理学标志是在神经胶质细胞胞质内出现嗜酸性包涵体，包涵体的核心成分为 α- 突触核蛋白（α-synuclein），因此被归为突触核蛋白病（synucleinopathy）。病变主要累及纹状体 - 黑质系统、橄榄 - 脑桥 - 小脑系统和脊髓的中间内、外侧细胞柱和 Onuf 核。

（二）发病机制

目前认为 MSA 的发病机制可能有两条途径：①原发性少突胶质细胞病变假说，即先出现以 α- 突触核蛋白阳性包涵体为特征的少突胶质细胞变性，导致神经元髓鞘变性脱失，激活小胶质细胞，诱发氧化应激，进而导致神经元变性死亡。②神经元本身 α- 突触核蛋白异常聚集，造成神经元变性死亡。α- 突触核蛋白异常聚集的原因尚未明确，可能与遗传易感性和环境因素有关。MSA 患者很少有家族史，全基因组单核苷酸多态性关联分析显示，单核苷酸多态性与患病风险有关。环境因素的作用尚不明确，有研究提示职业（如有机溶剂、塑料单体和添加剂暴露，重金属接触，从事农业工作）和生活习惯可能增加 MSA 发病风险。

二、临床表现

（一）主要临床表现

MSA 首发症状多为自主神经功能障碍、帕金森综合征和小脑性共济失调，少数患者也以肌萎缩起病。以往，MSA 包括纹状体黑质变性（striatonigral degeneration，SND）、橄榄体脑桥小脑萎缩（olivopontocerebellar atrophy，OPCA）和夏伊 - 德拉格综合征（Shy-Drager syndrome，SDS）三种类型。目前 MSA 主要分为两种临床亚型，其中以帕金森综合征为突出表现的临床亚型称为 MSA-P 型，以小脑性共济失调为突出表现者称为MSA-C 型。

1. 自主神经功能障碍（autonomic dysfunction）往往是首发症状，也是最常见的症状之一，主要累及泌尿生殖系统和心血管系统。在疾病早期阶段，泌尿生殖系统症状突出，表现为尿频、尿急、尿失禁、夜尿频多、膀胱排空障碍和性功能障碍等，男性患者出现的勃起功能障碍可能是最早的症状，女性则为尿失禁；心血管系统受累主要表现为直立性低血压，反复发作的晕厥、眩晕、乏力，头颈痛亦常见；其他症状还包括吞咽困难、便秘、瞳孔大小不等、哮喘、呼吸暂停和呼吸困难、泌汗及皮肤调节功能异常等。

知识点

MSA 患者的尿动力学异常

尿动力学检查是一种检查下尿路功能、评价排尿障碍的方法。MSA 患者的尿动力学异常表现为逼尿肌 - 尿道外括约肌协同功能障碍、膀胱残余尿 >100ml、逼尿肌过度活跃伴收缩功能受损（充盈期逼尿肌过度活跃、排尿期逼尿肌活动减少）。MSA 患者早期表现为逼尿肌反射亢进，随病程进展，逐渐发展为膀胱排空不全。

知识点

MSA 患者的直立性低血压

MSA 患者低血压主要包括直立性低血压、排尿后低血压、餐后低血压,均可伴有晕厥发生。直立性低血压是由于肌肉交感神经活动对于头位倾斜的反应。排尿后低血压主要是由于基线血压低水平,膀胱充盈时血压和心率均较正常人增加幅度低,而膀胱排空后则会有大幅度且持续时间较长的血压下降,导致血压明显降低,甚至导致晕厥。餐后低血压是由于肌肉交感神经活动对口服葡萄糖无反应。

---

2. 帕金森综合征(Parkinsonism)是 MSA-P 亚型的突出症状,也是其他亚型的常见症状之一。MSA 的帕金森综合征主要表现为运动迟缓,伴肌强直和震颤,双侧同时受累,但可轻重不同。抗胆碱能药物可缓解部分症状,多数对左旋多巴治疗反应不佳,1/3 患者有效,但维持时间不长,且易出现异动症等不良反应。

3. 小脑性共济失调(cerebellar ataxia)是 MSA-C 亚型的突出症状,也是其他 MSA 亚型的常见症状之一。临床表现为进行性步态和肢体共济失调,从下肢开始,下肢表现突出,并有明显的构音障碍和眼球震颤等小脑性共济失调表现。检查可发现下肢受累较重的小脑病损体征。当合并皮质脊髓束和锥体外系症状时常掩盖小脑体征。

(二)其他临床表现

1. 20% 的患者出现轻度认知功能损害。

2. 常见吞咽困难、发音障碍等症状。

3. 睡眠障碍,包括睡眠呼吸暂停、睡眠结构异常和快速眼动睡眠行为障碍等。

4. 其他锥体外系症状如肌张力障碍、腭阵挛和肌阵挛,手和面部刺激敏感的肌阵挛是 MSA 的特征性表现。

5. 部分患者出现肌萎缩,后期出现肌张力增高、腱反射亢进和 Babinski 征阳性,视神经萎缩。少数有眼球向上或向下凝视麻痹。

知识点

MSA 患者的多导睡眠图

多导睡眠图是诊断快速眼动睡眠行为障碍(REM sleep behavior disorder,RBD)的重要检查手段,表现为在快速眼动睡眠(REM)期颏肌肌张力增高或出现大量动作电位,肢体活动显著增多,这些表现与临床反复出现的肢体和躯干运动相一致,常伴有情感性发声。还可出现 REM 比例增加,REM 中肌肉弛缓状态消失,非快速眼动睡眠(NREM)3、4 期比例增加。

知识点

支持诊断的临床特征

(1)口面肌张力障碍。

(2)不同程度的颈部前屈。

(3)严重躯干前屈可伴 Pisa 综合征(属躯干肌张力障碍的一种类型,躯干向身体一侧强直性弯曲,伴轻度后旋,缺乏其他伴随的肌张力障碍症状)。

(4)手或足挛缩。

(5)吸气性叹息。

(6)严重的发音困难(主要表现为发音的发展速度低于相应年龄水平,发音延迟或发音错误)。

(7)严重的构音障碍(主要表现为咬字不清、说话含糊,声响、音调、速度、节律异常和鼻音过重等言语听觉特性的改变)。

（8）新发或加重的打鼾。

（9）手足冰冷。

（10）强哭强笑。

（11）肌阵挛样姿势性或动作性震颤。

三、诊疗环节

1. 详细询问发病年龄,缓慢起病、进行性发展的病程特点及家族史。

2. 从自主神经功能不全、帕金森综合征、小脑性共济失调三组综合征入手,详细了解患者主要症状表现及各系统症状出现的先后及发展变化。

（1）自主神经功能障碍:尿失禁伴男性勃起功能障碍,或直立性低血压。

（2）帕金森综合征:运动迟缓伴强直,震颤或姿势反射障碍,对左旋多巴类药物反应不良。

（3）小脑功能障碍:步态共济失调,伴小脑性构音障碍、肢体共济失调或小脑性眼动障碍。

3. **直立试验**　测量平卧位和直立位的血压和心率,站立 3 分钟内血压较平卧时下降 ≥ 30/15mmHg,且心率无明显变化者为阳性(直立性低血压)。

4. **头颅 MRI**　发现壳核、脑桥、小脑中脚和小脑等有明显萎缩,第四脑室、脑桥小脑角池扩大。高场强(1.5T 以上) MRI 的 T_2 加权像可见壳核背外侧缘条带状弧形高信号、脑桥基底部"十字征"和小脑中脚高信号(图 10-2)。^{18}F- 脱氧葡萄糖 -PET(^{18}F-FDG-PET)显示纹状体或脑干低代谢。

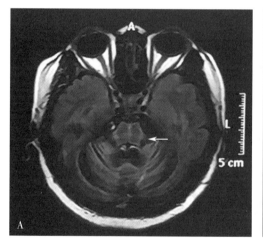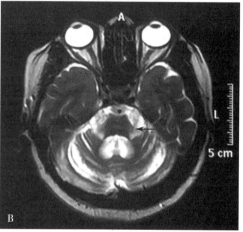

图 10-2　MRI 示脑桥基底部"十字征"

A. FLAIR;B. T_2 加权像。

知识点

MSA 患者的头颅 MRI 表现

头颅 MRI 有助于 MSA 的诊断,其主要异常征象包括:①幕下结构的异常,常表现为脑干形态变细,小脑体积变小,沟裂增宽加深,半球小叶变细变直成枯树枝状,脑池及脑室扩大,脑桥、小脑中脚以及小脑 T_2WI 对称性高信号。"十字征"是在 T_2WI 上脑桥十字形异常高信号,其出现机制可能与脑桥核及脑桥横行纤维变性,胶质增生致含水量增加,而由齿状核发出构成小脑上脚的纤维和锥体束未受损有关。②基底核区的异常,表现为壳核萎缩,壳核背外缘 T_2WI 低信号或外侧缘缝隙样高信号,这种"壳核裂隙征"很可能由萎缩的壳核和外囊间形成组织间隙导致,或者由铁沉积和反应性小胶质增生和星形胶质增生导致。这种改变不对称,临床上有助于早期 MSA,特别是 MSA-P 型的诊断。但需要注意的是,MRI 结果正常并不能排除 MSA 的诊断。

5. **膀胱功能评价** 有助于早期发现神经源性膀胱功能障碍。

(1)尿动力学试验可发现逼尿肌反射兴奋性升高,尿道括约肌功能减退,疾病后期出现残余尿增加。

(2)膀胱超声有助于膀胱排空障碍的诊断。

6. **肛门括约肌肌电图** 早期可出现神经源性损害,可用于辅助诊断,以及与 PD 等疾病的鉴别。

7. **多导睡眠图** 可发现睡眠呼吸暂停、快速眼动睡眠行为障碍等异常。

8. 对于病程短、进展迅速、症状不典型的患者需进一步检查排除肿瘤等疾病。

MSA 临床诊断流程见图 10-3。

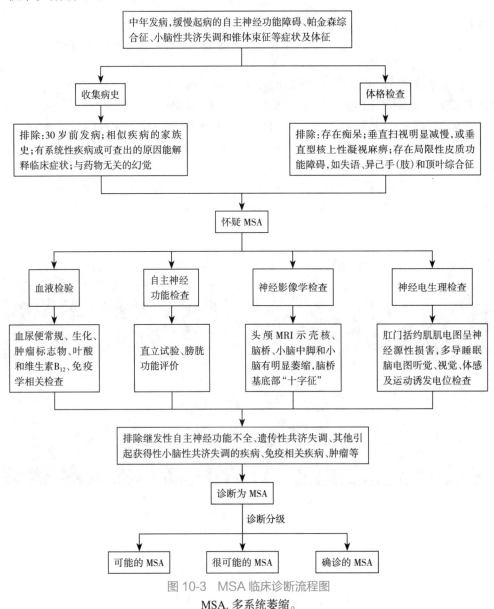

图 10-3 MSA 临床诊断流程图

MSA. 多系统萎缩。

临床病例讨论

一、门诊就诊情况

患者,李××,女性,53 岁。主因“尿频、尿急 2 年,步态不稳伴头晕 16 个月”于 2016 年 5 月 31 日神经内科门诊就诊。

患者 2 年前无明显诱因逐渐出现尿频、尿急,偶尔出现尿失禁。16 个月前患者出现步态不稳,伴有头晕,易跌倒,逐渐加重。病程中伴有双手动作笨拙,持物不稳,穿衣解扣略费力,写字困难,偶有饮水呛咳。近日家属发现患者言语不清,经常尿失禁,起床时患者自觉头晕,眼前发黑,全身无力,持续数分钟后缓解。

既往史及家族史:否认高血压、糖尿病、心脏病病史,否认家族遗传病史。5年前患者开始出现睡眠差,易噩梦。

体格检查:T 36.6℃,P 88次/min,R 18次/min,BP卧位128/84mmHg、立位92/63mmHg。神志清楚,构音障碍,眼球运动自如,未引出眼震。双侧额纹面纹对称,伸舌居中,四肢肌力5级,肌张力呈铅管样增高,双上肢腱反射对称存在,双下肢腱反射活跃(+++),双侧Babinski征(+)。深浅感觉无异常。双侧指鼻、轮替、跟膝胫试验不稳准,行走步基宽,不能走直线。Romberg征(+)。

辅助检查:头颅CT示双侧大脑半球对称,中线结构居中。脑实质及密度无明显异常改变。幕上脑室扩大,脑沟、脑裂略增宽。小脑半球脑沟增宽,桥前池、桥小脑脚池扩大。

思路1:首诊问诊要点。

病史问诊时应特别注意发病的年龄,起病的形式,主要症状出现的先后及演变过程,以及既往史、个人史、家族史的收集。

思路2:定位诊断。

患者尿急、尿失禁,体位变化时出现头晕,立卧位血压相差36/21mmHg,定位于自主神经系统。构音障碍,双侧指鼻、轮替、跟膝胫试验不稳准,行走步基宽,不能走直线,Romberg征(+),定位于小脑。四肢肌张力铅管样增高定位于锥体外系。双下肢腱反射活跃(+++),双侧Babinski征(+),定位于双皮质脊髓束。

思路3:定性诊断。

患者53岁女性,隐袭起病,缓慢进展,逐渐加重,否认家族史。先后出现自主神经系统、小脑、锥体外系、皮质脊髓束多个神经结构受损表现,以自主神经系统及小脑损害更为突出,考虑MSA-C型诊断可能性大。临床诊断可参照2008年修订的Gilman诊断标准。

知识点

诊 断 标 准

1. 可能的MSA　散发、进展性,成年(30岁以上)起病,并具备以下特征:

(1)具有以下两项之一

1)左旋多巴反应不良性帕金森综合征(运动迟缓,伴肌强直、震颤或姿势不稳)。

2)小脑功能障碍(步态共济失调,伴小脑性构音障碍、肢体共济失调或小脑性眼动障碍)。

(2)至少有下列1项自主神经功能不全的表现

1)无其他病因可以解释的尿急、尿频或膀胱排空障碍,勃起功能障碍(男性)。

2)直立性低血压(但未达到"很可能的"MSA的诊断标准)。

(3)至少有1项下列表现

1)可能的MSA-P或MSA-C:①Babinski征阳性,伴腱反射活跃;②喘鸣。

2)可能的MSA-P:①进展迅速的帕金森症状;②对左旋多巴不敏感;③运动症状发作3年内出现姿势不稳;④小脑功能障碍;⑤运动症状发作5年内出现吞咽困难;⑥MRI表现为壳核、小脑中脚、脑桥或小脑萎缩;⑦^{18}F-FDG-PET表现为壳核、脑干或小脑低代谢。

3)可能的MSA-C:①帕金森症状;②MRI表现为壳核、小脑中脚或脑桥萎缩;③^{18}F-FDG-PET表现为壳核、脑干或小脑低代谢;④SPECT或PET表现为黑质纹状体突触前多巴胺能纤维去神经改变。

2. 很可能的MSA　散发、进展性,成年(30岁以上)起病,并具备以下特征:

(1)具有以下两项之一

1)左旋多巴反应不良性帕金森综合征(运动迟缓,伴肌强直、震颤或姿势不稳)。

2)小脑功能障碍(步态共济失调,伴小脑性构音障碍、肢体共济失调或小脑性眼动障碍)。

(2)至少有1项以下自主神经功能障碍的表现

1)尿失禁(不能控制膀胱排尿,男性合并勃起功能障碍)。

2)直立性低血压(站立3分钟收缩压下降≥30mmHg和/或舒张压下降≥15mmHg)。

3. 确诊的MSA　需经脑组织尸检病理学证实在少突胶质细胞胞浆内存在以α-突触核蛋白为主要成分的嗜酸性包涵体,并伴有橄榄体脑桥小脑萎缩或黑质纹状体变性。

知识点

MSA 的排除标准

1. 病史

(1) 30 岁以前发病。

(2) 有相似疾病的家族史。

(3) 有系统性疾病或可查出的原因能解释临床症状。

(4) 与药物无关的幻觉。

2. 体格检查

(1) 存在痴呆(DSM-Ⅳ标准)。

(2) 垂直扫视明显缓慢,或垂直性核上性凝视麻痹。

(3) 存在局限性皮质功能障碍,如失语、异己手(肢)综合征和顶叶综合征。

3. 实验室检查 有代谢、分子遗传和影像学证据支持由其他病因所致。

思路 4:该患者的鉴别诊断。

(1) 遗传性共济失调:是一组以慢性进行性共济失调为特征的遗传变性病,有明显的家族遗传史,且发病年龄较早(平均 28~39 岁),平均病程较长,约 14.9 年。分子遗传学基因检测有助于诊断。

(2) 其他引起获得性小脑性共济失调的疾病:慢性酒精中毒、多发性硬化、原发或转移性小脑肿瘤、副肿瘤综合征(亚急性小脑变性)和小脑扁桃体下疝等。

(3) 继发性自主神经功能不全:自主神经功能不全可继发于糖尿病、淀粉样变性病、多巴胺 β-羟化酶缺乏症、药物中毒和吉兰-巴雷综合征等。

(4) 纯自主神经功能不全:只表现为自主神经功能不全,缺乏其他系统受损症状体征。

知识点

MSA 的鉴别诊断

疾病早期,特别是临床上只表现为单一系统症状时,各亚型需要排除各自的相关疾病。在症状发展完全,累及多系统后,若能排除其他疾病则诊断不难。

1. MSA-P 应与下列疾病相鉴别

(1) 帕金森病:症状体征发展多不对称,静止性震颤明显,左旋多巴疗效好。中晚期可出现自主神经功能不全表现,但症状不如 MSA 突出。

(2) 进行性核上性麻痹:是一种少见的神经系统变性疾病,以姿势不稳、运动障碍、垂直性核上性眼肌麻痹、假性延髓麻痹和轻度痴呆为主要临床特征。双眼向上及向下凝视麻痹是该病特征性表现。

(3) 皮质基底节变性(corticobasal degeneration,CBD):有异己手(肢)综合征、失用、皮质感觉障碍、不对称性肌强直、肢体肌张力障碍、对刺激敏感的肌阵挛等有鉴别价值的临床表现。

(4) 脆性 X 相关震颤/共济失调综合征:有明显的智力障碍,且基因检测可以发现 *FMRI* 基因 5′ 非翻译区存在 CGG 三核苷酸重复序列前突变改变,可与 MSA 鉴别。

2. MSA-C 应与多种遗传性和非遗传性小脑性共济失调相鉴别。

3. MSA 继发性自主神经功能损害需与原发和继发性自主神经功能损害鉴别。

二、入院后进一步诊治情况

1. 一般检查 血尿便常规、血生化、血肿瘤标志物、血叶酸和维生素 B_{12}、免疫相关检查等常规检查,均未见异常。尿动力学检查提示膀胱顺应性降低,逼尿肌收缩功能受损。

2. 影像学检查 头颅 MRI 检查可见中脑、脑桥、延髓及小脑萎缩(图 10-4)。

3. 神经电生理检查　肌电图提示双下肢神经源性损害,神经传导速度未见异常。肛门括约肌肌电图提示神经源性损害。多导睡眠图显示快速眼动睡眠期患者出现发作性肢体舞动,在床上翻滚、叫喊,该期颏肌肌张力增高,出现大量肌电活动。

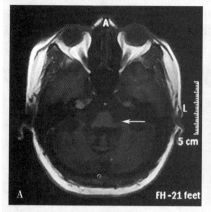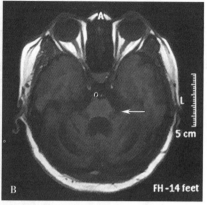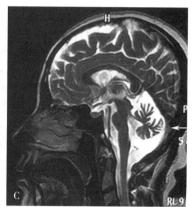

图 10-4　头颅 MRI 示脑桥、延髓及小脑萎缩
A、B. T$_1$ 加权像;C. T$_2$ 加权像。

知识点

MSA 患者的周围神经损害

　　MSA 是中枢神经系统变性病,但部分患者合并有周围神经损害表现,肌电图和神经传导速度检测可以出现异常,表现为神经源性损害,波幅下降,潜伏期延长,传导速度多数正常或轻度减慢,提示轴索损害为主。MSA 患者出现周围神经损害的机制仍不清楚,可能的解释有:①神经变性不仅累及中枢神经系统,可能还有周围神经受累;②自主神经功能障碍继发的周围神经营养障碍。

　　思路 5 :拟诊为 MSA 的患者入院后需进行哪些辅助检查?
　　辅助检查的主要目的是进一步明确诊断,评估疾病的严重程度,发现亚临床损害。
　　(1)一般检查:血尿便常规、血生化、血肿瘤标志物、血叶酸和维生素 B$_{12}$、免疫相关检查、血清铜、铜蓝蛋白和 24 小时尿铜等。
　　(2)直立试验:测量平卧位和直立位的血压和心率,站立 3 分钟内血压较平卧时下降 ≥ 30/15mmHg,且心率无明显变化者为阳性(直立性低血压)。
　　(3)尿动力学检查。
　　(4)影像学检查
　　1)头颅 MRI:头颅 MRI 主要表现为壳核、小脑、脑桥萎缩。T$_2$WI 示脑桥十字形增高影(“十字征”)、壳核尾部低信号伴外侧缘裂隙状高信号(裂隙征)为 MSA 相对特异的影像学表现。高场强(1.5T 以上)MRI T$_2$加权像可见壳核背外侧缘条带状弧形高信号、脑桥基底部“十字征”和小脑中脚高信号。
　　2)功能影像检查:①部分患者的脑桥基底部磁共振质子波谱(^{1}H-MRS)可显示 N- 乙酰天冬氨酸 / 肌酸(NAA/Cr)值显著降低。②PET 检查可发现中枢神经系统纹状体、黑质、橄榄、脑桥和小脑等多处出现葡萄糖代谢减低区。SPECT 检查可发现黑质纹状体突触前多巴胺能纤维失神经改变。
　　(5)神经电生理检查:肛门括约肌肌电图、肌电图及神经传导速度,视觉、听觉、体感及运动诱发电位,多导睡眠图。
　　(6)量表评估:目前评估 MSA 的严重程度及监测病情变化多采用欧洲多系统萎缩研究组(EMSA-SG)于 2004 年建立的统一多系统萎缩评估量表(unified multiple system atrophy rating scale,UMSARS),主要包括病史回顾、运动检查、自主神经功能检查和整体失能程度评分。

思路 6：患者 5 年前开始出现睡眠差、多噩梦。入院后行多导睡眠图显示患者快速眼动睡眠期肌张力增高，出现大量肌电活动。提示患者患有快速眼动睡眠行为障碍（REM sleep behavior disorder，RBD）。

知识点

MSA 患者的快速眼动睡眠行为障碍（RBD）

RBD 是指以丧失 REM 期肌肉弛缓并出现与梦境相关的复杂运动为特征的发作性疾病。RBD 的临床特征是在 REM 期出现面部和肢体的各种不自主运动，伴梦语，表现为各种复杂的异常行为，动作比较粗暴猛烈，如拳打脚踢、翻滚、跳跃、呼喊、反复坠床，并对同床者造成伤害。发作后部分患者回忆做噩梦，梦的内容充满暴力与不快，十分生动。发作时的行为异常通常与梦境内容相关。发作可使 1/3 的患者出现自伤和伤人。

知识点

RBD 和突触核蛋白病

RBD 已经成为神经系统变性疾病（突触核蛋白病）的一个明确危险因素，此类疾病主要包括帕金森病、路易体痴呆、多系统萎缩。多个睡眠中心研究显示：至少 40%~65% 的 RBD 患者出现睡眠症状后 10 年左右会发展为某一亚型的突触核蛋白病。因此，RBD 作为突触核蛋白病的一种前驱标志物，对于症状前期进行神经保护性治疗具有重要意义。

思路 7：MSA 目前尚无特异性治疗方法，主要是针对自主神经障碍、帕金森综合征和小脑性共济失调的对症治疗。该患者诊断为 MSA-C，制订下一步治疗计划。

（1）MSA 目前无特异性治疗方法，起病后病情持续进展，预后不良，需向家属及患者阐明疾病的发展、治疗效果及预后并进行适当的心理疏导。

（2）穿弹力袜及高盐饮食，治疗直立性低血压。

（3）丁螺环酮 5mg，每日 2~3 次，治疗小脑性共济失调。

（4）试用多巴丝肼改善锥体外系症状。

（5）氯硝西泮 1mg 睡前服用，治疗 RBD。

知识点

MSA 患者自主神经功能障碍的治疗

针对 MSA 患者自主神经功能障碍的治疗包括：

（1）直立性低血压的治疗：首选非药物治疗，如弹力袜、高盐饮食、夜间抬高床头等。如无效，可选用药物治疗，包括：①血管 α 受体激动剂盐酸米多君 2.5mg，能迅速升高血压（30~60 分钟），每日 2~3 次，最大剂量是 40mg/d，忌睡前服用（以免卧位高血压）；② 9-α 氟氢可的松 0.1~0.6mg/d，口服，也有改善低血压的效应；③另外有麻黄碱、非甾体抗炎药如吲哚美辛等。然而鉴于后两类药物副作用较多，不推荐用于 MSA 患者的直立性低血压的常规治疗。

（2）泌尿功能障碍的治疗：曲司氯铵（20mg，2 次 /d）、奥昔布宁（2.5~5mg，2~3 次 /d）、托特罗定（2mg，2 次 /d）能改善早期出现的逼尿肌痉挛症状。

知识点

MSA 患者帕金森综合征和小脑性共济失调的治疗

针对 MSA 患者帕金森综合征可试用多巴丝肼治疗。尽管多巴丝肼治疗 MSA 患者运动障碍的疗效较差,但研究表明其有效性仍在 40%~60%,与治疗帕金森病相比,其疗效较短暂,易出现症状波动、异动症等不良反应。此外,多巴胺受体激动剂及单胺氧化酶抑制剂疗效同样有限,帕罗西汀可能有助于改善患者的运动功能,双侧丘脑底核高频刺激对少数 MSA-P 亚型患者可能有效。有小脑性共济失调的 MSA 患者可试用丁螺环酮治疗。

知识点

RBD 的治疗

RBD 的治疗首选氯硝西泮(睡前 0.5~2mg),其能明显减少 RBD 患者的行为症状,但是却并不能恢复 REM 期的肌肉弛缓状态。而褪黑激素能改善 RBD 患者的临床症状,并且能部分恢复 REM 期的肌肉弛缓状态。这提示氯硝西泮和褪黑激素可能作用于 RBD 病理生理机制的不同环路。当服用氯硝西泮的患者出现日间过度睡眠、认知功能损害、阻塞性睡眠呼吸暂停等不良反应时可考虑换用褪黑激素。此外,其他一些药物如胆碱酯酶抑制剂和多巴胺能药物对于 RBD 的治疗效果仍存在争议。

思路 8 :MSA 的预后如何?

诊断为 MSA 的患者多数预后不良。从首发症状进展到合并运动障碍(锥体系、锥体外系和小脑性运动障碍)和自主神经系统功能障碍的平均时间为 2 年(1~10 年);从发病到需要协助行走、轮椅、卧床不起和死亡的平均间隔时间各自为 3 年、5 年、8 年和 9 年。晚期患者因咽喉肌麻痹致饮水呛咳、吞咽困难、睡眠呼吸暂停和夜间喘鸣等,导致误吸、吸入性肺炎、发绀、呼吸道阻塞,长期卧床者合并压疮、肺部感染和尿路感染,危及生命。研究显示,MSA 对自主神经系统、黑质纹状体系统的损害越轻,患者的预后越好。

三、门诊随访情况

患者出院后治疗方案:多巴丝肼 125mg、3 次 /d,氯硝西泮 1mg,睡前口服,白天穿弹力袜。随访半年,起床时头晕症状减轻,睡眠略有改善。步态不稳及尿失禁症状无明显改善。

思路 9 :MSA 目前无特异性治疗方法,患者起病后病情持续进展,逐渐丧失生活自理能力,家庭护理及功能训练对于延长患者的生存期及提高生活质量至关重要。

知识点

MSA 患者的非药物治疗

1. 安全防护　①需注意观察患者睡眠时的呼吸次数、是否出现鼾声增强、喘鸣发作以及有无睡眠呼吸暂停综合征等,严重者给予气管插管或切开;②体位性症状的防护,避免外伤及骨折;③预防饮水呛咳和吞咽困难导致的误吸。

2. 物理疗法　防治直立性低血压的首选方法,可使用抬高患者头和躯干位置、训练患者适应体位变换时的血压波动、穿弹力袜等方法。

3. 饮食指导　高钠、高钾饮食,每日饮水 2~2.5L,记录出入量,根据实际情况酌情调整,以保持稳定的血压和循环血量。

4. 排尿异常　尿失禁者需注意护理,尿潴留患者需进行尿量评估,根据病情进行间歇性导尿或永久性膀胱造瘘。

5. 心理疏导　MSA 患者病程长,生活质量差,容易对生活失去信心,产生抑郁情绪,需加强心理疏导,增强患者治疗的信心与勇气,对患者治疗中的进步给予及时鼓励。

（李国忠　钟　镝）

【推荐阅读文献】

［1］贾建平,陈生弟. 神经病学. 8 版. 北京 : 人民卫生出版社 , 2018.

［2］唐北沙 , 陈生弟. 多系统萎缩诊断标准中国专家共识. 中华老年医学杂志 , 2017, 36 (19): 1055-1060.

［3］中华医学会神经病学分会肌电图与临床神经电生理学组 , 中华医学会神经病学分会神经肌肉病学组. 中国肌萎缩侧索硬化诊断和治疗指南 . 中华神经科杂志 , 2012, 45(7): 531-533.

［4］GILMAN S, WENNING GK, LOW PA, et al. Second consensus statement on the diagnosis of multiple system atrophy. Neurology, 2008, 71(9): 670-676.

［5］WENNING GK, STEFANOVA N. Recent developments in multiple system atrophy. J Neurol, 2009, 256(11): 1791-1808.

第十一章　中枢神经系统感染性疾病

学习要求

1. 掌握单纯疱疹病毒性脑炎临床表现、影像学、实验室检查、诊断(定位、定性)与鉴别诊断以及治疗原则。

2. 掌握病毒性脑膜炎、化脓性脑膜炎、结核性脑膜炎、隐球菌性脑膜炎和脑囊虫病临床表现、脑脊液改变、鉴别诊断以及治疗原则。

3. 了解神经梅毒、朊病毒病、艾滋病的临床表现、重要辅助检查与鉴别诊断。

第一节　概　　述

中枢神经系统感染是各种生物性病原体,包括病毒、细菌、衣原体、支原体、立克次体、真菌、螺旋体、原虫、蠕虫和朊病毒等引起脑实质、脊髓、脑脊髓膜及血管的急性或慢性炎症性疾病。从病理学角度看,各种病原生物感染所致神经系统的疾病以脑膜炎、脑炎和脊髓炎最为经典。神经系统特别是脑的病原生物感染常常是一种急性疾病,一般在数小时至数日内造成最严重的神经系统功能障碍,以致危及生命。即使幸存,患者也会经历旷日持久的后遗症康复过程。然而,某些病原生物,特别是病毒不仅造成急性的、预后良好的自限性神经系统疾病,也可引起迁延数月至数年并最终死亡的慢性进行性疾病。许多病毒具有在人体内持续存留数月、数年,甚至数十年的独特能力,并且许多宿主虽有病毒持续性感染,然而并未发病。朊病毒和朊病毒病的发现是后者最好的证明。由于新型病原体的不断出现,导致神经系统感染性疾病表现为突发性、复杂性、难治性和高危性等特点,常给临床诊断和治疗带来困难,被称为 20 世纪瘟疫的艾滋病、埃博拉病毒病、朊病毒病、尼帕病毒病和猪疱疹病毒病等就是典型的代表。

总之,随着分子生物学研究的突飞猛进,新技术的开发与应用,特别是二代测序技术的应用,使病原生物学的诊断进入新的阶段。

第二节　病　毒　感　染

一、单纯疱疹病毒性脑炎

单纯疱疹病毒性脑炎(herpes simplex encephalitis,HSE)是单纯疱疹病毒(herpes simplex virus,HSV)引起的急性中枢神经系统感染。常侵犯大脑颞叶、额叶及边缘系统,引起脑组织出血坏死性病变,故又称"急性坏死性脑炎"或"出血性脑炎"。人群间密切接触是 HSV 唯一的传染途径,原发感染多在儿童或青春期,无明显症状,病毒有潜伏特性。本病男女发病率无差异,有学者认为 20 岁以下和 40 岁以上是两个发病高峰,生活贫困地区发病率较高。本病占已知病毒性脑炎的 20%~68%,占全部脑炎的 5%~20%。

HSV 是嗜神经的双链 DNA 病毒,属于疱疹病毒科,分为 1 型(HSV-1)和 2 型(HSV-2),近 90% 的 HSE 由 HSV-1 引起。HSV-1 原发感染常局限于口咽部,通过呼吸道飞沫或分泌物直接接触传播给易感者,病毒在口咽部黏膜复制,然后沿三叉神经分支经轴索逆行至三叉神经节并潜伏。当机体免疫力低下或受到非特异性刺激时,潜伏病毒活化,病毒经三叉神经分支到达基底部脑膜,引起颞叶和额叶坏死。另约 25% HSV-1 引起的 HSE 由病毒直接经嗅球和嗅束直接侵入脑叶或病毒感染口腔后经三叉神经入脑引起脑炎。HSV-2

感染经生殖器传播,复制后潜伏于骶部神经节。绝大多数新生儿 HSE 系 HSV-2 引起,产妇分娩时生殖道分泌物接触胎儿是新生儿感染的主要原因。HSV-2 也可引起青年人的无菌性脑膜炎。

单纯疱疹病毒性脑炎的诊疗环节:

1. 详细询问患者的症状(如发热、头痛、精神行为异常、癫痫发作等)及相关病史(尤其口唇或生殖器疱疹史)。

2. 体格检查时关注意识及精神状况、脑膜刺激征、病理征等神经系统定位体征。可进一步行头颅 MRI 或 CT、脑电图、脑脊液检查以寻找颅脑感染损伤的证据。

3. 对于明确诊断病毒性脑炎的患者进一步行病原学检查(急性期脑脊液 HSV-IgM 检测,急性期与恢复期行脑脊液 HSV-IgG 检测,急性期行脑脊液 PCR 检测 HSV 核酸,必要时可行脑活体组织检查)。

4. 诊断明确后即刻开始抗病毒治疗,应用阿昔洛韦或更昔洛韦抗病毒治疗(首选阿昔洛韦,对耐药株可选更昔洛韦),也可进行免疫、中药等对症支持治疗。

临床病例讨论

一、急诊就诊情况

患者,李××,男性,48 岁。主因"头痛 10 天,发热 1 周"收入院。患者住院前 10 天开始出现头痛、恶心,不伴呕吐。入院前 1 周开始发热,体温最高达 39.0℃,伴咳嗽、咽痛,头痛呈持续性钝痛,以额顶部明显。于急诊就诊。

体格检查:T 36.4℃,P 72 次/min,R 16 次/min,BP 130/70mmHg,神清,语利,双瞳孔等大等圆,对光反射存在,无眼震及复视。面纹对称,伸舌居中,四肢肌力 5 级,腱反射对称,病理征(−)。颈抵抗。

辅助检查:头颅 CT 扫描未见异常。血常规、凝血功能均正常。脑脊液初压 210mmH$_2$O,脑脊液白细胞计数 105×10^6/L,中性粒细胞百分比 65%,单核细胞百分比 35%,潘氏试验阴性,蛋白 5g/L,糖 4.7mmol/L,氯化物 135mmol/L。脑脊液标本涂片找细菌、墨汁染色及抗酸染色均阴性。行脑脊液 PCR 检查,结果待归。

急诊留观期间患者抱怨闻到"臭鸡蛋味",并在床上小便。患者与护士发生争吵,扬言要"打护士"。事后,患者称有人叫他这样做。

思路 1:问诊时应注意患者感染的前驱症状、发热持续时间以及热型。

知识点

单纯疱疹病毒性脑炎的前驱期表现

HSE 前驱期可为 1~14 天,表现头痛、头晕、肌痛、恶心和呕吐及咽喉痛、全身不适等上呼吸道感染症状。早期最常见症状为发热(体温可达 40℃)和头痛。

思路 2:定位诊断。患者头痛定位于脑膜的血管神经等痛觉敏感结构;脑膜刺激征阳性定位于脑膜;幻嗅(闻到"臭鸡蛋味")、易激惹及精神症状定位于颞叶及边缘系统。

知识点

单纯疱疹病毒性脑炎的精神症状

HSE 精神症状极常见,如反应迟钝、呆滞、激动不安、言语不连贯、定向障碍、错觉、幻觉、妄想及行为怪异。意识障碍表现为意识模糊、嗜睡、昏睡、谵妄,随疾病进展可出现昏迷。

思路 3:定性诊断。患者中年男性,急性起病,前驱发热病史。体格检查有脑膜及脑实质均受累表现。腰椎穿刺脑脊液检查示脑脊液压力、细胞数轻度增高;糖和氯化物正常;无细菌、隐球菌及结核分枝杆菌感染证据,首先考虑病毒性脑炎。

单纯疱疹病毒性脑炎的脑脊液改变

部分 HSE 病例脑脊液细胞学早期以中性粒细胞为主,常见少量红细胞,偶见脑脊液黄变,提示出血性病变。5% 病例发病数日内脑脊液正常,再次复查出现异常。

二、入院后进一步诊治情况

2 天后将患者收入院,发现患者口唇部出现疱疹,并且出现神志恍惚,时有谵语,躁动不安。同时,脑脊液 PCR 回报 HSV 核酸阳性。患者查体不合作,神经系统检查除有脑膜刺激征外,左侧 Babinski 征阳性。望日凌晨出现呼吸急促,面色青紫,意识不清,双眼上翻,四肢强直 - 阵挛样抽搐,肌张力增高,持续约 2 分钟自行缓解。发作时牙关紧闭,咬破舌头,并伴有尿失禁。行头颅 MRI 平扫＋增强显示:右侧额叶、颞叶、岛叶、脑桥以及左侧颞叶长 T_1 长 T_2 信号病灶,病灶水肿明显并有强化及中线移位(图 11-1)。

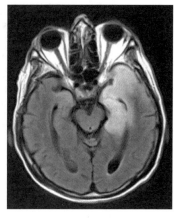

图 11-1　头颅 MRI 示左侧
颞叶异常信号

随后患者出现癫痫持续状态。予其阿昔洛韦 500mg 静脉滴注、1 次 /8h 抗病毒治疗;丙戊酸钠注射液持续 24 小时静脉泵入控制癫痫发作;地塞米松 20mg 静脉滴注、1 次 /d 减轻炎症反应及脑水肿;甘露醇 125ml 静脉滴注、1 次 /6h 降颅内压等治疗,并行物理降温、鼻饲、气管插管及呼吸机辅助通气等对症支持治疗,癫痫持续状态得到有效控制。当时体格检查:T 36.8℃,P 96 次 /min,R 26 次 /min,BP 135/70mmHg,神清,言语欠流利,查体欠合作,双瞳孔等大等圆,对光反射存在,无眼震及复视。面纹对称,伸舌居中,四肢可动,腱反射对称,病理征(−)。颈抵抗。简易精神状态检查(MMSE):14/30 分。MoCA:视空间 / 执行能力 1/5 分,命名 2/3 分,注意力 3/6 分,语言 1/3 分,抽象能力 0/2 分,延迟回忆 0/5 分,定向力 3/6 分,总分 10/30 分。病情相对稳定,出院后继续予患者丙戊酸钠缓释片及奥卡西平抗癫痫治疗;改善脑功能药物(茴拉西坦,2 粒,3 次 /d);促进脑部血液循环(银杏叶片,2 片,3 次 /d)等对症治疗,定期神经内科门诊随诊。

思路 4 :HSE 的鉴别诊断。带状疱疹病毒性脑炎、肠道病毒性脑炎、巨细胞病毒性脑炎、急性播散。

单纯疱疹病毒性脑炎的鉴别诊断

HSE 神经系统损害症状包括偏瘫、失语、偏身感觉障碍、偏盲、眼球偏斜、眼睑下垂、不自主运动及共济失调等。部分患者出现去皮质或去大脑强直状态。常有癫痫发作、脑膜刺激征及高颅压表现,严重者可发生脑疝。死亡率较高,可遗留后遗症。应鉴别以下疾病:

1. 带状疱疹病毒性脑炎　较 HSE 少见,患者多有胸腰部带状疱疹史。临床表现为意识模糊和局灶性脑损害症状体征,预后较 HSE 好。MRI 无脑部出血性坏死改变,血清和脑脊液可检出相应抗原、抗体及病毒核酸。

2. 肠道病毒性脑炎　夏秋季多见,有前驱胃肠道症状。临床表现为发热、意识障碍、癫痫发作及肢体瘫痪。血清和脑脊液可检出相应抗体及病毒核酸。

3. 巨细胞病毒性脑炎　亚急性或慢性病程,常见于免疫功能低下患者。临床表现为头痛、意识模糊、记忆力减退、情感障碍和局灶神经系统受累体征。部分患者可有弥漫性或局灶性白质异常。脑脊液 PCR 可检出病毒核酸。

4. 急性播散性脑脊髓炎(acute disseminated encephalomyelitis,ADEM)　常见于病毒感染或疫苗接种后,引起脑和脊髓急性脱髓鞘改变,可有意识障碍和精神症状。出现脑膜、脑干、小脑和脊髓受累体征。头颅 MRI 可见丘脑受累为特异性影像学表现。

5. 感染中毒性脑病 常见于急性细菌感染早期或高峰期,是机体对细菌毒素过敏反应发生的脑水肿,多见于发生败血症、肺炎及菌痢患者。神经系统症状与原发病同时出现,表现发热、恶心、呕吐、谵妄和脑膜刺激征。脑脊液压力增高、细胞数不多、糖和氯化物正常,蛋白轻度增高。通常不遗留后遗症。

6. 抗 N-甲基-D-天冬氨酸受体(N-methyl-D-aspartate receptors,NMDAR)脑炎 患者临床可表现为显著的精神行为异常、癫痫发作、记忆受损、运动障碍、语言障碍、意识障碍、中枢性低通气和自主神经功能障碍等。一些患者可伴有卵巢畸胎瘤或肺癌、乳腺癌、睾丸肿瘤、胸腺瘤等其他肿瘤。近来发现HSV 感染与抗 NMDAR 脑炎有密切关系。有研究报道,约 27% 的 HSE 患者发生自身免疫性脑炎,抗神经元抗体通常在 HSE 治疗后的 2 个月内出现。

思路 5:该患者入院后积极完善脑脊液相关检查、头颅 MRI 等辅助检查,明确诊断,积极予以抗病毒、脱水降颅内压及控制癫痫发作等治疗。但患者病情较重,进展迅速,病情恶化。由此可知,HSE 患者入院后应积极完善相关辅助检查进一步明确诊断,以便及时制订明确的治疗方案而改变患者预后状态。

知识点

单纯疱疹病毒性脑炎患者的关键辅助检查

1. 脑脊液 HSV 特异抗体检测 ①间接免疫荧光法检测 HSV 特异性 IgM;② ELISA 检测 HSV 特异性 IgG,病程中 2 次或 2 次以上抗体滴度呈 4 倍以上增高可协助确诊。上述抗体通常出现于发生HSE 后 1~2 周,持续到 1 个月内。血清 /CSF 滴度比值 <40:1,提示抗体为鞘内合成。

2. 脑脊液 PCR 诊断 HSE 特异性及敏感性较高,可早期诊断。HSE 发病 1~2 天内 PCR 可为阴性,应在 3 天后复查,发病 2 周内送检。

3. 脑电图 发病 1 周内可出现异常。主要表现为颞叶为中心弥散性高幅慢波以及一侧或两侧同时出现棘波或慢波。多数 HSE 病例与有病灶部位一致的异常波。周期性同步放电出现于发病 2 周内,最具诊断价值。

4. 头颅 MRI 起病初期病灶无强化,T_1WI 为低信号,T_2WI 为高信号。当出血时两个序列为混合信号,常合并占位效应及水肿。亚急性期可见脑回状、结节状和软脑膜强化。

知识点

单纯疱疹病毒性脑炎的神经病理学表现

1. 以颞叶和额叶受累为著,可累及邻近边缘叶,双侧半球病变常不对称。早期脑实质呈充血、出血及软化急性炎症改变,脑膜浑浊、充血。约 2 周后发生坏死和液化。

2. 镜下改变包括皮质及皮质下出血坏死、血管周围淋巴套袖、细胞核内出现嗜伊红考德里(Cowdry)A 型包涵体以及小胶质细胞围绕神经元的"噬神经元现象"。

思路 6:HSE 的治疗计划。患者脑脊液 PCR 显示 HSV 核酸阳性,表明存在病毒感染,积极予以患者阿昔洛韦抗病毒治疗;头颅 MRI 显示脑实质大面积受累,病灶水肿明显并有强化及中线移位,随即予以患者地塞米松减轻炎症反应及脑水肿,并予以甘露醇脱水降颅内压治疗;出现癫痫发作时,及时予以患者丙戊酸钠注射液静脉泵入控制症状。可见该病的治疗方案主要包括抗病毒治疗、免疫治疗及对症治疗。

知识点

单纯疱疹病毒性脑炎的具体治疗方案以及预后

1. 抗病毒治疗

(1) 阿昔洛韦(acyclovir): 为首选用药,可抑制病毒 DNA 合成,常用剂量为 10mg/kg,1 次 /8h,静脉滴注,连用 14~21 天。早期治疗可改善预后,临床疑诊而不能行病原学检查时可行诊断性治疗。不良反应包括注射处皮肤红斑、胃肠功能紊乱、皮疹、血尿及转氨酶一过性升高。

(2) 更昔洛韦(ganciclovir): 对 HSV 突变株敏感,剂量为 5~10mg/kg,1 次 /12h,静脉滴注,连用14~21 天。不良反应包括剂量相关性肾功能损害及骨髓抑制,停药后可恢复。

(3) 近年发现对阿昔洛韦耐药的 HSV 株,这类患者可用膦甲酸钠治疗,膦甲酸钠用量 40mg/kg,每8 小时或 12 小时 1 次,连用 14 天。

2. 免疫治疗

(1) α- 干扰素: 为广谱抗病毒活性糖蛋白,剂量 $60 \times 10^6 IU/d$,肌内注射,连续 30 天。

(2) 干扰素诱生因子: 如聚肌胞等,可使人体产生足量内源性干扰素。

3. 对症治疗

(1) 降温、控制癫痫、镇静治疗。

(2) 减轻脑水肿: 颅内压增加可用脱水药。严重脑水肿主张早期、大量、短程应用皮质激素,如甲泼尼龙 500mg/d 或地塞米松 20mg/d 冲击治疗,连用 3~5 天。

(3) 支持治疗: 维持水电解质平衡,保证能量供应,保持呼吸道通畅,预防尿路感染、坠积性肺炎和压疮,康复治疗。

4. 预后　本病以往病死率高达 60%~80%,应用阿昔洛韦后,死亡率降至 30% 左右。早期应用抗病毒药物、年龄在 30 岁以下以及意识障碍较轻患者预后较好。本病的严重后遗症包括痴呆、癫痫、失语、偏瘫等,后期应予以患者语言及肢体功能等康复训练。

二、病毒性脑膜炎

病毒性脑膜炎(viral meningitis)由各种病毒感染引起的软脑膜(软膜及蛛网膜)弥漫性炎症,主要表现为发热、头痛及脑膜刺激征,是临床最常见的无菌性脑膜炎,呈良性经过,且为自限性。夏秋季是本病的高发季节,热带及亚热带地区发病率终年很高。儿童多见,成人也可罹患。90% 的病毒性脑膜炎由肠道病毒经粪 -口传播引起。肠道病毒属 RNA 病毒,分 60 余种亚型,包括柯萨奇病毒、埃可病毒及脊髓灰质炎病毒,虫媒病毒、HSV-1 及 HSV-2 也可引起。该病患者多有病毒感染前驱症状。美国每年发生病毒性脑膜炎患者数超过其他病原体导致脑膜炎患者总数,我国尚缺乏有关的流行病学资料。

病毒性脑膜炎的诊疗环节:

1. 详细询问患者发病时的症状及相关病史(尤其病前感染史)。

2. 体格检查时重点关注脑膜刺激征。

3. 临床考虑脑膜炎的患者行头颅 MRI 或 CT 除外颅内占位性病变后,行腰椎穿刺化验脑脊液。

4. 对于明确诊断病毒性脑膜炎的患者进一步行病原学检查(急性期脑脊液病毒 IgM 阳性;脑脊液 PCR检测到病毒核酸),以利于下一步的针对性治疗。

5. 诊断明确后即刻开始抗病毒治疗。

6. 诊疗过程中注意患者的意识水平和脑膜刺激征。

临床病例讨论

一、急诊就诊情况

患者,张 ××,女性,20 岁。患者入院前 1 周无明显诱因出现头痛,为头顶及后枕部疼痛,较剧烈,有时向背部放射,并伴恶心呕吐。曾自测体温 38.5℃。入院前 2 天急诊就诊,头颅 CT 扫描检查未见异常。考虑"中枢神经系统感染不除外"。建议腰椎穿刺检查,患者拒绝。急诊给予甘露醇 125ml 静脉滴注后,头痛有所缓解,自动离院。入院前1天,患者头痛加重,再次急诊入院。

入院体格检查:T 37.5℃,P 82次/min,R 18次/min,BP 110/70mmHg,神清,语利,双瞳孔等大等圆,对光反射存在,无眼震及复视。面纹对称,伸舌居中,四肢肌力5级,腱反射对称,病理征(-),颈抵抗阳性,下颌距胸3横指,Kernig征阳性。

初步检查:头颅CT扫描未见异常。血常规、凝血功能及生化常规基本正常。腰椎穿刺脑脊液初压为210mmH_2O,脑脊液细菌涂片、抗酸染色及墨汁染色均呈阴性。脑脊液白细胞计数106×10^6/L,多核细胞10%,单核细胞90%,蛋白5.14 g/L(1.5~4.5g/L),脑脊液糖及氯化物正常。

思路1:问诊时应注意患者感染的前驱症状、发热持续时间以及热型。

> ### 知识点
>
> #### 病毒性脑膜炎的前驱期表现
> 病毒性脑膜炎前驱期可表现头痛、头晕、肌痛、恶心、呕吐以及腹泻。早期最常见症状为发热和头痛。

思路2:定位诊断:患者头痛定位于脑膜的血管、神经等痛敏结构;脑膜刺激征阳性定位于脑膜。

> ### 知识点
>
> #### 病毒性脑膜炎的病原学特点
> 90%的病毒性脑膜炎由肠道病毒经粪-口传播引起。肠道病毒属RNA病毒,分60余种亚型,包括柯萨奇病毒、埃可病毒及脊髓灰质炎病毒等,虫媒病毒、HSV-1及HSV-2也可引起。患者常有腹泻病史。目前二代测序检查对大多RNA病毒不敏感。

思路3:定性诊断。患者青年女性,急性起病,前驱发热腹泻病史。体格检查有脑膜受累表现。腰椎穿刺脑脊液检查:脑脊液压力、细胞数及蛋白轻度增高;糖和氯化物正常;无细菌、隐球菌及结核分枝杆菌感染证据。首先考虑病毒性脑膜炎。

> ### 知识点
>
> #### 病毒性脑膜炎的脑脊液改变
> 病毒性脑膜炎脑脊液压力可轻度增高,脑脊液细胞数在(10~1 000)×10^6/L,早期以多形核细胞为主,8~48小时后以淋巴细胞为主。蛋白轻度升高,糖和氯化物正常。

二、入院后进一步诊治情况

追问病史,患者住院前8天在外地出差时出现腹泻,持续2天,未发现脓血便,自行服用"黄连素"后缓解。

患者住院后头颅MRI平扫未见脑实质异常信号灶,增强后可见大脑镰、小脑幕不均匀强化,脑桥、延髓前方脑膜强化符合脑膜炎表现(图11-2)。20%甘露醇125ml,1次/8h,静脉滴注7天;同时应用阿昔洛韦750mg静脉滴注,1次/8h,连用14天;并口服利巴韦林0.15g/次,3次/d,连用7天。用药第3天,患者体温降至正常。14天时复查腰椎穿刺,压力150mmH_2O,脑脊液白细胞计数29×10^6/L,均为单核细胞,脑脊液蛋白30.6mg/dl(15~45mg/dl),脑脊液涂片查脑膜炎双球菌、新型隐球菌均阴性。脑脊液柯萨奇病毒B组Ⅱ型IgM抗体阳性。脑电图示右侧颞部慢波变化较显。复查头颅MRI增强扫描,示大脑镰、小脑幕不均匀强化及脑桥、延髓前方脑膜强化,均较前强化程度减轻,患者颈抵抗及头痛症状消失。出院1个月电话随访,患者无任何不适。

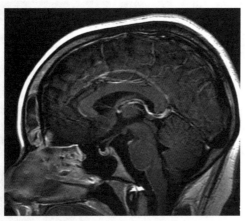

图 11-2 患者头颅 MRI 软脑膜明显强化

思路 4：该病需与化脓性脑膜炎、结核性脑膜炎及隐球菌性脑膜炎相鉴别。见表 11-1。

表 11-1 常见脑膜炎的脑脊液鉴别诊断

脑脊液指标	病毒性脑膜炎	化脓性脑膜炎	结核性脑膜炎	隐球菌性脑膜炎
压力 /mmH₂O	正常或稍高	200~400	200~400	>200
外观	清晰或浑浊	浑浊或呈脓性	无色透明或微黄,毛玻璃样,静置后可有薄膜形成	微浑或淡黄色
白细胞计数	(10~500)×10⁶/L, 通常 <200×10⁶/L	(1 000~2 000)×10⁶/L	(25~100)×10⁶/L, 少数达 500×10⁶/L	(10~500)×10⁶/L
细胞分类	以淋巴细胞为主,早期少数病例以中性粒细胞为主	早期中性粒细胞百分比 >90%,中期以淋巴单核细胞为主,晚期以淋巴单核细胞及吞噬细胞为主	早期以中性粒细胞为主,中后期以淋巴细胞为主	以淋巴细胞为主
蛋白含量	<1g/L	1~5g/L,部分可 >10g/L	1~2g/L(如有梗阻可更高)	增高
糖含量	正常,个别病例晚期糖含量降低	糖含量极低,或消失,通常低于 2.2mmol/L	糖含量晚期 <2.75mmol/L	0.83~1.94mmol/L (150~350mg/L)
氯化物含量	正常	大多正常	明显降低	正常
病原学	组织培养(+),细菌培养(−),涂片(−)	涂片或培养(+)	涂片可(+),培养或接种阳性率低	墨汁染色检出率为30%~50%

思路 5：如何进一步确诊病毒性脑膜炎。患者腹泻后出现发热、头痛、恶心、呕吐,体格检查可见颈抵抗,头颅 MRI 可见软脑膜轻度强化,脑脊液白细胞计数及蛋白含量均升高,无细菌感染证据,首先考虑病毒性脑膜炎诊断。脑脊液柯萨奇病毒 B 组 Ⅱ 型 IgM 抗体阳性,支持诊断。由此可知,确诊该病除了临床表现外,还需要进一步完善病原学诊断、头颅 MRI 等相关检查。

知识点

病毒性脑膜炎的重要辅助检查

1. 病原学诊断　间接免疫荧光法检测病毒特异性 IgM,脑脊液 PCR 对病毒特异性及敏感性较高,合并急性肠道病毒感染者可从咽拭子及粪便中分离培养病毒。病毒分离和组织培养是本病的唯一可靠诊断方法,但技术上限制和耗时过长使临床难以广泛应用。

2. 头颅 MRI　软脑膜强化为主要表现,而脑实质多无异常。

> 知识点
>
> **病毒性脑膜炎的诊断依据**
>
> 1. 病毒感染的症状。
> 2. 急性或亚急性起病,以脑膜刺激症状为主的临床表现,如头痛、呕吐、颈项强直等。
> 3. 脑脊液淋巴细胞轻度增高,蛋白含量轻度增高,糖和氯化物含量正常。

思路 6：病毒性脑膜炎的治疗原则。本病为自限性疾病。病初腹泻,应用药物对症止泻治疗。该患者明确诊断为"病毒性脑膜炎"后,即刻予以患者阿昔洛韦 500mg 静脉滴注,每 8 小时 1 次,连用 14 天,并口服利巴韦林 0.15g/ 次,3 次 /d,连用 7 天。患者颈抵抗及头痛症状消失,痊愈出院。由此病例可知,抗病毒治疗是其中一个重要的选择。

> 知识点
>
> **病毒性脑膜炎的具体治疗措施**
>
> 1. 头痛严重者可予以镇痛药。
> 2. 癫痫发作时可首选卡马西平或丙戊酸钠处理。
> 3. 脑水肿一般不常见,可应用 20% 甘露醇静脉滴注。
> 4. 抗病毒治疗(阿昔洛韦 500mg 静脉滴注,每 8 小时 1 次,连用 14 天,并口服利巴韦林 0.15g/ 次,3 次 /d,连用 7 天)可缩短病程并减轻症状。
> 5. 目前临床针对肠道病毒感染应用或试验性应用的药物主要是免疫球蛋白和抗微小核糖核酸病毒药普来可那立(pleconaril)。目前两者的研究资料均有限。静脉注射免疫球蛋白(intravenous immune globulin,IVIg)能增高抗病毒抗体滴度,可作为新生儿以及免疫功能受损患者的预防性用药。普来可那立通过阻止病毒脱衣壳及阻断病毒与宿主细胞受体结合,达到抑制病毒复制的目的,口服生物活性较好。普来可那立的早期研究结果较好,但最近的研究结果并未显示理想的临床效应。

三、抗 N- 甲基 -D- 天冬氨酸受体(NMDAR)脑炎

自身免疫性脑炎(autoimmune encephalitis,AE)泛指一类由自身免疫机制介导的脑炎,典型的临床表现有记忆力下降、癫痫发作、精神异常和认知功能障碍等。AE 可分类为抗细胞内抗原相关和抗细胞膜表面或抗突触抗原相关的 AE。AE 合并相关肿瘤者,称为副肿瘤性 AE。

抗 N- 甲基 -D- 天冬氨酸受体(N-methyl-D-aspartate receptors,NMDAR)脑炎是近年来发现的一种机体针对神经元表面 NMDAR 的 NR1 亚单位产生特异性 IgG 抗体所致的最常见的自身免疫性脑炎。国外流行病学调查发现,在自身免疫性脑炎中,抗 NMDAR 脑炎发病率仅次于急性播散性脑脊髓炎。患者临床可表现为显著的精神行为异常、癫痫发作、记忆受损、运动障碍、语言障碍、意识障碍、中枢性低通气和自主神经功能障碍等。一些患者可伴有卵巢畸胎瘤或肺癌、乳腺癌、睾丸肿瘤和胸腺瘤等其他肿瘤。

(一)自身免疫性脑炎的诊疗环节

1. 首先询问患者发病时的首发症状及伴随症状,儿童患者以癫痫发作为主,中青年患者则以精神行为异常较普遍,部分患者可有前驱低热。

2. 本病尤其需要与病毒性脑炎相鉴别。

3. 由于抗 NMDAR-IgG 多为鞘内合成,部分患者血清抗 NMDAR-IgG 可为阴性,但脑脊液抗 NMDAR-IgG 阳性率为 100%,行腰椎穿刺化验脑脊液抗 NMDAR-IgG 十分关键。脑脊液压力多正常,白细胞多轻度升高。糖和氯化物正常,部分患者脑脊液蛋白含量轻度增高。脑脊液细胞学早期以中性粒细胞为主、中期淋巴单核细胞占优势、晚期出现巨噬细胞。

4. 脑电图可表现为棘波、棘 - 慢波或全导广泛高幅慢波。部分重症患者可出现极端 δ 刷(extreme δ brush)。

5. 治疗过程中,需行胸腹盆联合 CT 平扫,除外卵巢畸胎瘤、睾丸肿瘤及胸腺瘤等伴随肿瘤。必要时行

全身 PET-CT 检查,一旦发现肿瘤,应积极创造条件予以切除。

6. 除外禁忌证,即刻开始免疫球蛋白联合大剂量激素冲击治疗,有条件的单位可行血浆置换治疗。对以上一线免疫治疗反应欠佳的不合并肿瘤患者,可尝试包括环磷酰胺及利妥昔单抗在内的二线免疫治疗;由于部分重症患者合并中枢性低通气,需及时行气管插管及呼吸机辅助通气。

(二)抗 NMDAR 脑炎与病毒性脑炎的鉴别诊断

由于抗 NMDAR 脑炎与病毒性脑炎在临床表现(如癫痫、精神异常)上极为类似,建议拟诊病毒性脑炎患者均应行抗 NMDAR-IgG 筛查。二者的鉴别可参考表 11-2。

表 11-2　抗 NMDAR 脑炎与病毒性脑炎的临床及影像学鉴别要点

项目	抗 NMDAR 脑炎	病毒性脑炎
体温	初期可有低热(体温 <38℃)	常伴高热(体温 >38℃)
影像学	1/3 患者有头颅 MRI 异常,病变多位于海马、胼胝体等边缘系统,罕见强化及占位性病变	多数病灶位于颞叶及岛叶。强化及占位性病灶较常见,头颅 CT 可发现部分病灶内出血
不自主运动	口面部运动障碍(如做鬼脸、咀嚼、用力长闭口)、舞蹈样动作、肌张力姿势障碍	少见
自主神经症状	表现为血压计心率不稳定、中枢性低通气、泌涎增多较特异	合并脑疝时常有循环呼吸受累

知识点

自身免疫性脑炎疾病谱

常见的自身免疫性脑炎抗体谱(表 11-3):

NMDAR 抗体;AMPAR(α- 氨基 -3- 羟基 -5- 甲基 -4- 异唑丙酸受体)抗体;VGKC complex 抗体;LGI1(leucine-rich glioma-inactivated protein 1)抗体;Caspr2 抗体,Contactin2 抗体;GAD(谷氨酸脱羧酶)抗体;GABABR 抗体;DPPX(dipeptidyl peptidase-like protein 6)抗体等。

表 11-3　自身免疫性脑炎抗体谱的区别

项目	NMDAR	LGI-1	CASPR2	AMPAR	GABA$_B$R
抗原靶点	NMDAR-NRI	LGl-1	CASPR2	AMPAR	GABA$_B$R
发病年龄	0.6~85 岁(中位龄 21 岁)	30~80 岁(中位年龄 60 岁)	46~77 岁(中位龄 60 岁)	38~87 岁(中位年龄 60 岁)	24~75 岁(中位年龄 62 岁)
女:男	4:1	1:2	1:4	9:1	1:1
临床表现	前驱症状、精神症状、癫痫发作、记忆下降、运动障碍	边缘叶脑炎、面臂肌张力障碍性癫痫	Morvan 综合征、脑炎、神经性肌强直	边缘叶脑炎、精神症状	边缘叶脑炎
MRI T$_2$ FLAIR 颞叶内侧高信号	25%	>80%	40%	90%	70%
CSF:细胞增多或寡克隆区带阳性	95%(发病时 80% 的患者出现该脑脊液改变)	40%	25%	90%	90%
肿瘤	10%~50% 存在年龄相关性卵巢畸胎瘤	<10%(肺癌、胸腺癌)	20%(肺癌、胸腺癌)	70%(肺癌、乳腺癌、胸腺癌)	60%(肺癌)
其他	脑电图90%异常,30% 出现 δ 刷	低钠血症(60%)	边缘叶脑炎	容易复发	癫痫发作及癫痫持续状态
疾病的相对比例	55%	30%	4%	4%	5%

注:NMDAR,N- 甲基 -D- 天冬氨酸受体;LGl-1,富亮氨酸胶质瘤失活 1 蛋白;CASPR2,正接触蛋白相关蛋白 -2;AMPAR,α- 氨基 -3 羟基 -5 甲基 -4 异唑受体;GABA$_B$R,γ- 氨基丁酸 B 型受体。

> 知识点
>
> **抗 NMDAR 脑炎患者的预后及复发**
>
> 1. 目前认为急性期抗 NMDAR 脑炎抗体滴度与患者预后无明显相关性。早期诊断、尽早行免疫治疗及肿瘤切除是神经功能恢复的关键。本病死亡率低于 10%,主要死因是呼吸衰竭及长期卧床所致重症感染。
>
> 2. 20%~25% 的抗 NMDAR 脑炎患者可存在复发,主要发生于未合并肿瘤者、激素冲击疗法减量期或免疫治疗不规范患者。可考虑使用硫唑嘌呤或麦考酚酸酯进行免疫抑制治疗。
>
> 3. 对于 18 岁以上的患者,即使神经系统功能恢复,也要定期(至少每 2 年 1 次)进行肿瘤筛查。

第三节　细 菌 感 染

一、化脓性脑膜炎

化脓性脑膜炎(purulent meningitis)是蛛网膜下腔的急性化脓性感染,炎症反应累及脑膜和蛛网膜下腔,是中枢神经系统化脓性感染中最常见的疾病。常见致病菌包括脑膜炎双球菌、流感嗜血杆菌、肺炎链球菌和 B 族链球菌等。

化脓性脑膜炎的临床症状可以表现为急性起病,迅速进展;也可以是亚急性起病,逐渐恶化。典型三联症包括发热、头痛和颈项强直。腰椎穿刺检查脑脊液压力增高,白细胞计数以中性粒细胞增多为主,蛋白增高,葡萄糖含量下降或葡萄糖脑脊液 / 血清 <0.4。革兰氏染色或细菌培养用于明确病原菌。对于合并皮肤瘀点的患者要高度怀疑脑膜炎双球菌感染,可对皮肤瘀点活检标本行革兰氏染色以显示病原菌。

化脓性脑膜炎的诊疗环节:

1. 详细询问患者发病时的症状及相关病史。
2. 体格检查时重点关注脑膜刺激征。
3. 临床考虑脑膜炎的患者行头颅 MRI 或 CT 除外颅内占位性病变后,行腰椎穿刺化验脑脊液。
4. 对于明确诊断化脓性脑膜炎的患者进一步行病原学检查,以利于下一步的针对性治疗。
5. 诊断明确后即刻开始抗感染治疗,能穿透血脑屏障的抗生素应作为首选。
6. 诊疗过程中注意患者的意识水平和脑膜刺激征。

临床病例讨论

患者,田××,男性,39 岁。于 13 天前无明显诱因发热(体温达 39℃),伴轻咳,曾呕吐数次,吐出胃内容物,非喷射性,无意识障碍,伴轻度头痛。曾查血常规白细胞计数 14×10⁹/L,中性粒细胞百分比 81%,住院按"上呼吸道感染"治疗好转出院,但于 2 天前再次发热,体温达 39℃以上,伴头痛,呕吐 2 次,以"发热待查"收入院。病后患者精神萎靡,尿、便正常,既往体健。

体格检查:T 38.4℃,P 60 次/min,R 24 次/min,BP 90/60mmHg,神清,精神差,巩膜无黄染,双瞳孔等大等圆,对光反射存在,无眼震及复视。面纹对称,伸舌居中,四肢肌力 5 级,腱反射对称,病理征(−)。颈抵抗,Kernig 征(+),Brudzinski 征(+)。

辅助检查:血红蛋白 112g/L,白细胞计数 29.6×10⁹/L,中性粒细胞百分比 77%,淋巴细胞百分比 20%,单核细胞百分比 3%,血小板计数 150×10⁹/L。腰椎穿刺:压力 180mmH₂O,微混浊。脑脊液常规:细胞总数 5 760×10⁶/L,白细胞计数 360×10⁶/L,多形核细胞百分比 86%。脑脊液生化:糖 2.5mmol/L,蛋白 1.3g/L,氯化物 110mmol/L。

思路 1:问诊时要注意起病的速度,伴随症状,有无头痛、恶心、呕吐等高颅压症状。既往史、个人史有无特殊,有无疫区、疫水接触史。

知识点

化脓性脑膜炎的前驱期表现

对于感染性疾病,要注意发热的程度、类型、伴随症状、诊治经过等。化脓性脑膜炎起病初期可能仅表现为发热和轻度头痛,要进行详细的神经系统检查,尤其是脑膜刺激征。

思路 2:定位诊断。患者头痛、脑膜刺激征阳性,定位于脑膜。

知识点

脑膜刺激征检查

软脑膜和蛛网膜的炎症,或蛛网膜下腔出血,使脊神经根受到刺激,导致其支配的肌肉反射性痉挛,从而产生一系列阳性体征,统称为脑膜刺激征。

颈强直:患者仰卧,双下肢伸直,检查者轻托患者枕部并使其头部前屈。如颈有抵抗,下颌不能触及胸骨柄,则表明存在颈强直。颈强直程度可用下颌与胸骨柄间的距离(几横指)表示。

Kernig 征:患者仰卧位,检查者托起患者一侧大腿,使髋、膝关节各屈曲成约 90° 角,然后一手固定其膝关节,另一手握住足跟,将小腿慢慢上抬,使其被动伸展膝关节。如果患者大腿与小腿间夹角不到 135° 就产生明显阻力,并伴有大腿后侧及腘窝部疼痛,则为阳性。

Brudzinski 征:患者仰卧,双下肢伸直,检查者托其枕部并使其头部前屈。如患者双侧髋、膝关节不自主屈曲,则为阳性。

思路 3:定性诊断。患者急性起病,表现为高热、头痛;体格检查有脑膜受累的体征;脑脊液细胞数增多,以多核细胞为主,蛋白含量增高;因此首先考虑化脓性脑膜炎。

知识点

化脓性脑膜炎的诊断要点

化脓性脑膜炎患者的血白细胞在发病早期即可增高,随着病程的进展,单纯的抗感染治疗可能效果不理想,且头痛症状有可能进一步加重。因此,对化脓性脑膜炎的患者要及早行腰椎穿刺检查以明确诊断。患者的诊断主要依据病史(发热、头痛、不同程度的意识障碍),结合体征(脑膜刺激征)和脑脊液检查结果。尤其是脑脊液涂片找细菌和 / 或脑脊液培养明确有细菌者可明确诊断;对于脑脊液检查结果不典型改变的患者,要结合血常规(白细胞和中性粒细胞明显升高)、既往治疗经过以及胸部 X 线片等检查综合考虑,必要时可行诊断性治疗。

思路 4:化脓性脑膜炎的鉴别诊断。患者主要表现为头痛、发热、呕吐,体格检查可见脑膜刺激征阳性,考虑脑膜受累;脑脊液细胞数及蛋白含量升高,考虑中枢神经系统感染。应与以下疾病鉴别:①病毒性脑膜炎;②结核性脑膜炎;③隐球菌性脑膜炎(鉴别要点见表 11-1)。

知识点

化脓性脑膜炎的脑脊液改变

化脓性脑膜炎是中枢神经系统常见的化脓性感染,急性起病,快速进展,主要表现为发热、头痛和颈项强直。腰椎穿刺检查脑脊液压力增高,外观混浊或呈脓性,细胞数明显升高,以中性粒细胞增多为主,蛋白增高,糖和氯化物降低。脑脊液涂片革兰氏染色阳性率在 60% 以上,细菌培养阳性率在 80% 以上。

思路 5 :化脓性脑膜炎的治疗。根据患者临床表现、脑脊液检查等,明确诊断为"化脓性脑膜炎"后,予以患者抗感染治疗,以能穿透血脑屏障的抗生素作为首选,同时予以支持、对症治疗,包括降低颅内压,缓解脑水肿。

知识点

化脓性脑膜炎的具体治疗方案

未确定病原菌时,头孢曲松或头孢噻肟常为首选用药。病原菌为肺炎球菌或脑膜炎球菌时,首选青霉素。肺炎球菌对青霉素耐药时,可考虑头孢曲松,必要时联合万古霉素,2 周为 1 疗程。脑膜炎球菌对青霉素耐药者,选用头孢噻肟或头孢曲松,可与氨苄西林或氯霉素连用。对铜绿假单胞菌引起的脑炎可用头孢他啶,其他革兰氏阴性菌脑膜炎可用头孢曲松、头孢噻肟或头孢他啶,疗程常为 3 周。对病情较重且没有明显激素禁忌证的患者可考虑应用激素,通常给予地塞米松 10mg 静脉滴注,连用 3~5 天。高颅压者可脱水降颅内压,高热者使用物理降温或使用退热剂,癫痫发作者给予抗癫痫药以终止发作。

二、结核性脑膜炎

结核性脑膜炎(tuberculous meningitis,TBM)的患者通常亚急性起病,以头痛、颈项强直、低热及意识障碍为主要表现,可有后组脑神经受累症状。由于炎症反应产生浓稠的分泌物,可以填满基底池而出现脑神经受损等定位体征。致病菌为结核分枝杆菌,其原发感染可由血行播散至脑膜。腰椎穿刺检查显示颅内压增高,脑脊液以淋巴细胞增多为主(10~500/μl),蛋白增高(1~5g/L),葡萄糖水平下降(1.1~2.2mmol/L),传统的抗酸染色(+)。脑脊液涂片阳性率较低,结核分枝杆菌培养阳性是诊断的金标准,但阳性率仅为 50%,PCR 扩增细菌的 DNA 虽然阳性率高,但同样存在敏感性高、特异性差的缺点。近年来发展的改良抗酸染色方法提高了结核诊断的敏感性,值得进一步探讨。

尽管结核性脑膜炎诊断相对困难,但由于其高死亡率,一旦怀疑此诊断即应开始经验性抗结核治疗,而不必等待阳性的脑脊液结果。如果治疗有效,则更支持结核性脑膜炎的诊断。

临床病例讨论

患者,孙 ××,女性,30 岁,外地务工人员。患者 2 个月前无明显诱因出现发热,体温波动在 37~37.5℃,伴咳嗽、咳痰,间断头痛,无恶心、呕吐,无意识障碍及抽搐发作,未予重视。7 天前头痛加重,伴恶心、呕吐、食欲缺乏、乏力。

体格检查:T 37.2℃,P 100 次 /min,R 18 次 /min,BP 110/70mmHg。神清,语利,表情淡漠,脑神经检查未见异常,四肢可见自主活动,双侧病理征阴性,颈强直,Kernig 征(+),Brudzinski 征(+)。

辅助检查:外周血白细胞计数 $4.09×10^9$/L,中性粒细胞百分比 77.5%,淋巴细胞百分比 13.3%,红细胞计数 $8.74×10^{12}$/L,血钾 5.37mmol/L,血钠 138.7mmol/L,血氯 101.2mmol/L。胸部 X 线片:双肺纹理增粗;肺部 CT 示两肺广泛斑点状阴影,呈粟粒状分布;脑部 CT 示右侧额叶见小斑片样低密度影。头颅 MRI 示颅内硬脑膜广泛增厚强化,脑膜非特异性炎症改变(图 11-3)。垂体饱满,中脑及乳头体下移,小脑扁桃体下缘下移。脑脊液检查提示:无色,微混,白细胞计数 $100×10^6$/L,以淋巴细胞为主,蛋白定量 1.58g/L,葡萄糖定量 3.51mmol/L,氯化物 112.8mmol/L。痰找结核分枝杆菌 3 次阴性。

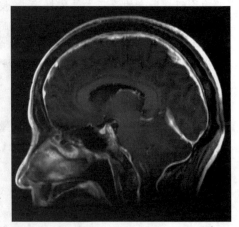

图 11-3　患者头颅 MRI 示颅内硬脑膜广泛增厚强化

思路 1 :问诊时要注意发病的速度,伴随症状,有无发热、盗汗、头痛,既往史中有无结核感染症状,个人史,疫苗接种史,有无疫区疫水接触史。

知识点

结核性脑膜炎的前驱期表现

对于感染性疾病,要注意发热的程度、类型、伴随症状、诊治经过等。结核性脑膜炎患者既往可以有其他部位的结核感染的病史,尤其是低热、盗汗、疲劳和慢性咳嗽等也应注意询问。

思路2:定位诊断。患者脑膜刺激征阳性,定位于脑膜。表情淡漠,结合影像学表现定位于额叶。

思路3:定性诊断。患者为外地务工人员,疫苗接种可能不完善;亚急性病程,表现为低热、食欲缺乏、乏力等结核中毒症状;体格检查有脑膜受累的体征;胸部CT两肺广泛斑点状阴影,呈粟粒状分布,不除外肺部结核的表现;脑脊液有压力增高、淋巴细胞及蛋白含量增高;因此,首先考虑结核性脑膜炎。因患者影像学还有额叶的病灶,亦不能除外脑实质有受累的可能性。

知识点

结核性脑膜炎患者应注意内科检查

结核性脑膜炎患者通常合并其他部位结核感染的证据,有时因症状不特异,未引起患者的重视。因此,对怀疑结核性脑膜炎的患者应做详细的内科体格检查及必要的辅助检查以明确诊断。

思路4:结核性脑膜炎的鉴别诊断。该患者主要表现为发热、头痛、恶心、呕吐、食欲缺乏、乏力,体格检查可见脑膜刺激征阳性,考虑中枢神经系统感染性疾病。脑膜受累,应与以下疾病相鉴别:①病毒性脑膜炎;②化脓性脑膜炎;③隐球菌性脑膜炎(鉴别要点见表11-1)。患者存在低热、食欲缺乏、乏力等结核中毒症状,肺CT可见广泛粟粒状斑点影,结合患者脑脊液淋巴细胞及蛋白含量增多,考虑诊断"结核性脑膜炎"。

知识点

结核性脑膜炎的脑脊液改变

结核性脑膜炎亚急性起病,以头痛、低热、意识障碍为主要表现。体格检查脑膜刺激征阳性,可以合并脑神经受损的定位体征。腰椎穿刺检查显示颅内压增高,脑脊液以淋巴细胞增多为主($10\sim500/\mu l$),蛋白增高($1\sim5g/L$),葡萄糖水平下降($1.1\sim2.2mmol/L$),抗酸染色(+)。

思路5:结核性脑膜炎的辅助检查。

患者肺CT可见双肺广泛粟粒样斑点影,脑脊液压力升高、淋巴细胞及蛋白含量均升高,支持结核性脑膜炎的诊断。为进一步明确诊断,血及脑脊液检查可进一步完善抗酸杆菌染色、结核菌素试验、结核分枝杆菌PCR、痰找结核分枝杆菌、结核感染T细胞试验、抗结核抗体等检查。

知识点

结核性脑膜炎的诊断方法

脑脊液标本涂片抗酸染色方法简便、可靠,缺点是敏感性差,结核分枝杆菌检出率不到1/5。脑脊液结核分枝杆菌培养是诊断结核感染的"金标准"。结核分枝杆菌培养需要活菌,对营养要求高,生长缓慢($4\sim8$周),易受抗结核药物影响,耗时长、阳性率低(1/10)。BACTEC自动快速检测结核分枝杆菌系统加快了细菌培养和药敏试验的速度(1周),但此法易受菌量、菌活力和试验环境等因素影响,阳性率(7.9%)并未提高。近年,改良抗酸染色的方法及二代测序明显提高了该病诊断的敏感性。

知识点

结核性脑膜炎的诊断研究进展（2009 南非会议国际专家共识）

1. 临床入选标准　存在以下一项或多项结核性脑膜炎的症状或体征：

头痛、易激惹、呕吐、发热、颈强直、癫痫、局部神经损害表现、意识改变、昏睡。

2. 结核性脑膜炎分层诊断

(1) 确定的结核性脑膜炎：满足 A 或 B 标准的所有条件。

A. 满足临床入选标准同时至少符合以下条件的 1 项：脑脊液中镜检到抗酸杆菌；脑脊液中分离培养到结核分枝杆菌；PCR 法检测到结核分枝杆菌。

B. 有疑似症状或体征及脑脊液改变，同时在其与结核病组织学改变一致的脑或脊髓中镜检到抗酸杆菌，或肉眼可见的脑膜炎（尸检时）。

(2) 高度可能的结核性脑膜炎：满足临床入选标准且总诊断得分 ≥ 10 分（无脑成像结果时）或者总诊断得分 ≥ 12 分（有脑成像结果时），同时排除一些鉴别诊断，总得分中至少有 2 分来自脑脊液或脑显像。

(3) 可能的结核性脑膜炎：满足临床入选标准且总诊断得分为 6~10 分（无脑成像结果时）或者总诊断得分 6~11 分（有脑成像结果时），同时排除一些鉴别诊断。当未做腰椎穿刺或脑显像时，可能的结核性脑膜炎不能被诊断或排除。

(4) 非结核性脑膜炎：已确定为其他诊断，尚未得到结核性脑膜炎的诊断或双重感染的一些其他明确体征。

知识点

结核性脑膜炎诊断评分标准

1. 临床表现　该层最大得分 6 分。

(1) 症状持续大于 5 天。（4 分）

(2) 疑似结核的全身症状：体重下降（或儿童体重增长不良）；盗汗；持续性咳嗽大于 2 周。（一项或多项表现 2 分）

(3) 近期（过去 1 年内）有肺结核接触史或结核菌素试验、γ 干扰素释放试验（IGRA）阳性（仅限于 10 岁以下儿童）。（2 分）

(4) 局灶神经损害表现（不包括脑神经麻痹）。（1 分）

(5) 脑神经麻痹。（1 分）

(6) 意识改变。（1 分）

2. 脑脊液　该层最大得分 4 分。

(1) 外观清亮。（1 分）

(2) 细胞数 10~500/μl。（1 分）

(3) 淋巴细胞增多（50%）。（1 分）

(4) 蛋白 >1g/L。（1 分）

(5) 脑脊液糖 / 血糖 <50% 或脑脊液糖绝对浓度 <2.2mmol/L。（1 分）

3. 脑显像　该层最大得分 6 分。

(1) 脑积水。（1 分）

(2) 脑基底膜增厚。（2 分）

(3) 脑结核瘤。（2 分）

(4) 脑梗死。（1 分）

(5)脑基底部高密度影。(2分)

4. 其他部位结核证据　该层最大得分4分。

(1)胸部X线片显示可疑的活动性结核灶。(结核体征2分,粟粒型结核4分)

(2)CT/MRI/超声证实中枢神经系统外结核。(2分)

(3)其他标本(如痰、淋巴结、胃内容物、尿液、血)中检测到抗酸杆菌或分离培养出结核分枝杆菌。(4分)

(4)中枢神经系统外的标本结核核酸扩增试验(NAAT)检测到结核分枝杆菌。(4分)

(5)需排除的鉴别诊断:化脓性脑膜炎、病毒性脑膜脑炎、梅毒性脑膜炎、脑型疟疾、寄生虫引起的或嗜酸性粒细胞增多性脑膜炎(血管圆线虫、棘颚口线虫、弓蛔虫、囊虫)、脑弓形虫病、细菌性脑脓肿(脑成像表现出占位性损害)、恶性肿瘤(如淋巴瘤)。

思路6:结核性脑膜炎是一种严重的中枢神经系统感染性疾病,病死率高,由于早期的临床特征及脑脊液改变均不典型,病原学检查检出率低,所以结核性脑膜炎的诊断率低。因此,一旦怀疑结核性脑膜炎的诊断即应开始抗结核治疗,以免贻误病情。

知识点

结核性脑膜炎的治疗方案

本病治疗应遵循早期给药、合理选药、联合用药及系统治疗原则。抗结核药物宜选择渗透力强、脑脊液浓度高的杀菌剂,治疗过程中要观察毒副作用,尽可能避免毒副作用相同的药物联用。

目前常用的治疗药物有异烟肼、利福平、吡嗪酰胺、链霉素和乙胺丁醇等。WHO建议应至少选择三种药物联合治疗,常用异烟肼、利福平和吡嗪酰胺,轻症患者治疗3个月后可停用吡嗪酰胺,再继续用异烟肼和利福平7个月。耐药菌株可加用第四种药如链霉素或乙胺丁醇。利福平不耐药菌株,总疗程9个月已足够;利福平耐药菌株需连续治疗18~24个月。

儿童不易了解视神经毒性作用,不选择乙胺丁醇;妊娠妇女因考虑对胎儿前庭蜗神经影响不选用链霉素。对晚期严重病例,高颅压、脑积水严重、椎管有阻塞以及脑脊液糖持续降低或蛋白持续增高者,可考虑应用鞘内注射,注药前,宜放出与药液等量脑脊液。

治疗过程中应经常复查脑脊液以监测抗结核药物在现行治疗水平的疗效。治疗开始后的2~3个月应进行1次神经影像学检查,以后每3~6个月进行1次,以验证病变恢复的情况。对结核瘤的治疗通常需要2年以上。

思路7:该患者明确诊断后,予以规范抗结核治疗,辅以脱水降颅内压治疗,预后较好,由此可知及时有效的治疗的重要性。在治疗过程中注意积极脱水降颅内压、支持对症治疗,同时重点要防止并发症的发生。

知识点

脱水降颅内压的措施

1. 20%甘露醇5~10ml/kg快速静脉注射,必要时4~6小时一次。

2. 必要时脑室穿刺引流,每日不超过200ml,持续2~3周。

3. 若无禁忌可应用肾上腺皮质激素　肾上腺皮质激素能抑制炎性反应;减轻动脉内膜炎,减轻中毒症状及脑膜刺激征;能降低颅内压,减轻脑水肿、防止椎管的阻塞。为抗结核药物的有效辅助治疗。一般早期应用效果较好。可选用泼尼松每日1~2mg/kg口服,疗程6~12周,病情好转后4~6周开始逐渐减量停药。

思路8:在治疗结核性脑膜炎时应注意有无混合感染、有无其他部位结核灶、有无基础疾病及个体差异等问题。

第四节　隐球菌性脑膜炎

　　隐球菌性脑膜炎(cryptococcal neoformans meningitis)是由新型隐球菌感染脑膜和脑实质所致的中枢神经系统的亚急性或慢性炎性疾病,少数可急性发病,是中枢神经系统最常见的真菌感染。新型隐球菌为条件致病菌,是一种土壤真菌,易于在干燥的碱性和富含氮类物质的土壤(如鸽子和其他鸟类粪便的土壤)中繁殖。新型隐球菌主要侵犯人体肺脏和中枢神经系统。主要通过呼吸道侵入肺部,也可经皮肤、黏膜或肠道侵入人体。当机体免疫力下降时,经血行播散进入中枢神经系统,也有少数病例是由鼻腔黏膜直接扩散到脑。隐球菌性脑膜炎常合并全身性疾病,如恶性肿瘤、长期应用激素或免疫抑制剂、全身慢性消耗性疾病、免疫缺陷性疾病如艾滋病等。

（一）临床表现

　　隐球菌性脑膜炎临床表现多样化,根据受累部位不同,又分为以下四种临床类型:脑膜炎型、脑膜脑炎型、肉芽肿型和囊肿型。其临床表现主要有以下特点:

　　1. **起病形式**　多隐袭起病,病程迁延。

　　2. **全身症状**　早期有不规则低热,体温一般为 37.5~38℃,或表现为轻度间歇性头痛,后逐渐加重。

　　3. **颅内压增高**　表现为头痛、恶心、呕吐、搏动性耳鸣、复视、黑矇及视力下降,病情严重者可有意识障碍。

　　4. **脑膜刺激征**　颈项强直、Kernig 征、Brudzinski 征阳性。

　　5. **脑神经受累**　约 1/3 患者有脑神经受累。视神经、动眼神经、展神经、面神经及听神经等受累为主,其中以视神经受累最常见。

　　6. **脑实质受损症状**　精神异常、癫痫发作、偏瘫、共济失调和意识障碍等。

（二）诊断

　　本病的诊断依据为:①亚急性或慢性起病,患者头痛,伴有低热、恶心、呕吐和脑膜刺激征表现。②腰椎穿刺检查提示有颅内压增高、脑脊液淋巴细胞轻到中度升高,蛋白升高,糖明显降低;脑脊液涂片墨汁染色(图 11-4)或其他检查方法发现隐球菌或其抗原、抗体。③影像学检查发现有脑膜增强反应和脑实质内的局限性炎性病灶。具备上述条件即可诊断。对于疑似病例,需进行病原学的反复多次检验,以提高隐球菌检出率,减少误诊。

　　隐球菌性脑膜炎需与其他真菌性脑膜炎、结核性脑膜炎、细菌性脑膜炎、病毒性脑膜炎和脑膜癌病等相鉴别。与隐球菌性脑膜炎最易混淆的是结核性脑膜炎。两者的临床表现、脑脊液常规生化检查极为相似,临床需仔细鉴别。

（三）治疗

　　隐球菌性脑膜炎治疗包括抗真菌药物治疗和对症治疗两部

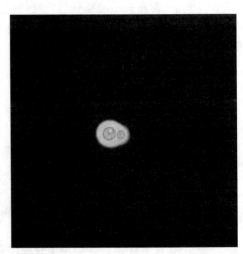

图 11-4　脑脊液涂片墨汁染色

分。治疗目标:消除或减轻临床症状,如发热、头痛、精神症状、脑膜刺激征、高颅压及脑神经异常;治愈感染,清除脑脊液中隐球菌;预防中枢神经系统后遗症,如脑神经瘫痪、听力丧失和失明。

(1)目前抗真菌药物包括大环多烯类、三唑类、核苷类似物及丙烯胺类,具体详见表11-4。

表 11-4　常用抗真菌药物及副作用

类别	药名	作用机制	副作用
大环多烯类	两性霉素 B	首选药物,与真菌细胞膜中的麦角固醇结合,干扰细胞代谢,杀死真菌细胞	严重的肝肾毒性、寒战、高热及静脉炎、低钾血症等
	两性霉素 B 脂质体	直接结合在真菌感染部位,提高了对真菌麦角固醇的亲和力	减少了肾毒性
三唑类	氟康唑	抑制麦角固醇的合成,使敏感真菌细胞膜失去完整性和活性,最终导致与膜相关的细胞功能发生改变	不良反应少
	伊曲康唑	与氟康唑相同	不良反应少
核苷类似物	5-氟胞嘧啶(5-FU)	抑制真菌细胞核酸的合成	抑制骨髓造血
丙烯胺类	特比萘芬	特异性的抑制角鲨烯环氧化酶,阻止麦角固醇合成,导致胞膜脆性增加而破裂,细胞死亡	不良反应少

(2)药物治疗方案

1)HIV 阴性隐球菌性脑膜炎的抗真菌治疗方案:①诱导治疗。两性霉素 B 0.5~1mg/(kg·d)静脉注射联合 5-氟胞嘧啶 100mg/(kg·d)口服,至少 8 周;对于肾功能受损或易发生肾肾功能受损的患者,使用两性霉素 B 脂质体剂型,如两性霉素脂质体 3~4mg/(kg·d)静脉给药或两性霉素脂质复合物 5mg/(kg·d)静脉给药,代替两性霉素 B 治疗至少 2 周。鞘内注射两性霉素 B 可以提高抗真菌治疗的疗效,但需要注意避免并发症的发生。②巩固治疗。氟康唑 200~400mg/d,至少 12 周,或伊曲康唑 200~400mg/d,至少 12 周。

对于有明显肾脏疾病的免疫正常和免疫抑制患者,在诱导治疗阶段可应用两性霉素 B 脂质体代替两性霉素 B。对于无法耐受氟康唑的患者,可应用伊曲康唑代替。

2)HIV 阳性隐球菌性脑膜炎的抗真菌治疗方案

HIV 阳性患者治疗中主要注意事项包括:避免抗真菌治疗与高效联合抗病毒治疗药物之间的相互作用;降低或尽可能减少免疫重建综合征发生的风险;治疗时需观察患者 CD4$^+$T 淋巴细胞计数;除特殊情况外,一般推荐所有 HIV 感染的病例需要终身抗真菌治疗以预防复发。

3)器官移植患者隐球菌性脑膜炎的抗真菌治疗方案:①诱导治疗。两性霉素脂质体 3~4mg/(kg·d)或两性霉素脂质复合物 5mg/(kg·d)联合氟胞嘧啶 100mg/(kg·d)口服,至少 2 周。或者单用两性霉素脂质体 3~4mg/(kg·d)或两性霉素脂质复合物 5mg/(kg·d)治疗 4~6 周。②巩固治疗。氟康唑 400~800mg/d,至少 8 周。③维持治疗。氟康唑 200~400mg/d,每日 1 次维持治疗 6~12 个月。

(3)并发症的治疗

1)颅内压增高的治疗:处理高颅压的方法有药物治疗(如糖皮质激素、利尿剂和甘露醇等)和脑脊液引流(对于各种顽固性高颅压有效,如通过连续的腰椎穿刺间断引流脑脊液、腰椎置管引流和脑室腹腔分流)。腰椎穿刺间断引流脑脊液是目前最为有效、快速的降颅内压方法,而药物降颅内压的长期效果不明显。腰椎引流术的危险性主要见于极少数伴有肉芽肿损害和阻塞性脑积水的病例。

2)颅内隐球菌肉芽肿的治疗:绝大部分脑实质的肉芽肿损害对抗真菌治疗反应良好,肉芽肿所致水肿可予糖皮质激素治疗。直径≥3cm 而容易切除的隐球菌肉芽肿可考虑外科手术治疗。

所有患者在治疗期间必须严密监测颅内压,定期进行真菌学指标的监测。并注意监测两性霉素 B 等药物的副作用。对于长期应用泼尼松等激素的病例,尽可能减少泼尼松用量至 10mg/d,可提高抗真菌疗效。

第五节 螺旋体感染性疾病

常见疾病有神经梅毒（neurosyphilis）、莱姆病（Lyme disease）、钩端螺旋体病（leptospirosis）。

一、神经梅毒

神经梅毒（neurosyphilis）指梅毒螺旋体感染所致的大脑、脑膜或脊髓损害的一组临床综合征，是晚期（Ⅲ期）梅毒的全身性损害的重要表现。感染途径有两种，后天感染是通过性行为传播所致，先天梅毒则是通过胎盘传播给胎儿。一般为螺旋体感染人体后 3~18 个月侵袭中枢神经系统。病理可见到间质型和主质型两种类型。间质型主要有急性脑膜炎、动脉及动脉周围的炎性浸润、梅毒性树胶肿（肉芽肿）。主质型改变则以神经细胞的脱失、脱髓鞘等为主。

（一）临床表现

根据病理改变及临床表现，主要分为五种：无症状型神经梅毒、梅毒性脑膜炎、脑血管型梅毒、脊髓痨和麻痹性痴呆。

（二）诊断

根据患者接触史及先天梅毒感染史、神经系统受损临床表现及实验室检查证据，可确诊神经梅毒。

1. 脑脊液常规检查 压力增高，细胞数增多，可达 $100 \times 10^6/L$ 左右，淋巴细胞为主；蛋白升高（0.5~1.5g/L），糖含量减低或正常，氯化物正常。

2. 血、脑脊液免疫学检查 由于分离病原体困难，临床常检测螺旋体抗原和抗体。血清学阳性只能表明以前接触过梅毒螺旋体，脑脊液阳性才提示可能为神经梅毒。检测的方法包括高效价血清 VDRL 反应（venereal disease research laboratory）、快速血浆反应素试验（rapid plasma regain test，RPR）、密螺旋体发光抗体吸附试验（fluorescent treponemal antibody-absorption test，FTA-ABS）和梅毒螺旋体凝集试验（treponema pallidum hemagglutination assay，TPHA）。血及脑脊液的后两种免疫学检测，联合脑脊液细胞数对神经梅毒诊断的特异性和敏感度较高。

3. 影像学检查 头颅 CT 可见多发大小不等的低密度病灶。头颅 MRI T_2 高信号，提示脑缺血坏死及脑树胶肿所致。颈动脉及分支血管造影呈弥漫不规则狭窄，狭窄动脉近端瘤样扩张，串珠样或腊肠状，狭窄动脉远端小动脉梗死。

（三）治疗

青霉素 G 为治疗梅毒的首选药物，每日 480 万 IU，静脉注射，10 天为一个疗程，间隔两周，再重复 1 次，总量 9 600 万 IU。再用苄星青霉素 240 万 IU，肌内注射，每周 1 次，共 3 周。在青霉素治疗的前一天，口服泼尼松 5~10mg，4 次/d，连续 3 天，可有效防止治疗过程中由于大量螺旋体死亡而导致的青霉素过敏反应，即赫氏反应。治疗后的 1、3、6、12、18、24 个月，复查血及脑脊液，2 年后每年复查血和脑脊液，如有阳性发现，脑脊液细胞数仍不正常、血清或脑脊液特异抗体滴度未见降低或呈 4 倍增加者，重复治疗，直至 2 次脑脊液常规及生化正常，梅毒试验阴性。

如青霉素过敏，可用头孢曲松、四环素、多西环素、米诺环素等替代，但能否治愈报道甚少。

二、莱姆病

莱姆病（Lyme disease）是由伯氏疏螺旋体感染导致的一种螺旋体虫媒传染病。本病通过被感染的中间媒介蜱传播。该病有一定的地域性特点，多有野外工作和活动史。人体在被感染的蜱叮咬后，伯氏疏螺旋体经过 3~30 天的潜伏期后进入血液，诱发机体异常免疫反应，出现神经、心脏、皮肤、关节等多系统损害。

（一）临床表现

临床表现可分为三期：

第Ⅰ期：为游走性红斑即全身感染期。四肢近端、大腿、腋窝、腹股沟可出现游走性环形红斑。可有发热、头痛及全身肌肉痛表现。此期脑脊液多正常，故不视为莱姆病。

第Ⅱ期：为心脏、神经系统并发症期。心脏为房室传导阻滞最常见。神经系统表现常以脑膜炎并发脑神经或周围神经病及神经根痛为主要表现。

第Ⅲ期:为关节炎期。神经系统主要表现为慢性脑脊髓炎、痉挛性截瘫、共济失调、慢性轴索性多神经根神经病、轻微精神异常或痴呆。

(二)诊断

诊断莱姆病主要依据流行病学史,临床在游走性红斑后出现神经系统等损害,血清脑脊液检查发现特异性抗体支持本病诊断。

1. 脑脊液常规检查 感染初期正常。数周后出现白细胞升高,以淋巴细胞为主,蛋白轻度升高。可有CSF-IgG指数升高,检测出寡克隆区带。

2. 病原学相关抗体检查 通过酶联免疫吸附试验和免疫荧光方法检测血液及 CSF 抗伯氏疏螺旋体抗体明显 IgG、IgM 升高。早期以 IgM 升高为主,后期以 IgG 升高为主,可维持数年。

此外,本病影像学检查多数正常,慢性期可有 CT 或 MRI 脑部多灶性病变及脑室周围损害。

由于莱姆病为多系统损害疾病,需要与内科造成皮肤、关节及心脏损害的疾病相鉴别。神经系统方面需与脑膜炎、各种原因脑神经麻痹、多发性硬化等疾病相鉴别。

(三)治疗

目前多采用第三代头孢菌素进行治疗,同时注意神经系统外损害的辅助治疗。

莱姆病神经系统损害数周或数月后多数恢复正常,少数可达几年,这期间可反复发作,预后良好。

三、钩端螺旋体病

钩端螺旋体病(leptospirosis)是钩端螺旋体引起以神经系统损害为突出表现的一组临床综合征。该病传染源多为带钩端螺旋体的野生鼠类、家禽和家畜等,污染河流湖泊后,人群接触到感染的水源和土壤后,经皮肤、消化道、呼吸道和生殖系统进入人体,病菌可直接损伤血和脏器系统,同时膳食的非特异性免疫反应导致间接损害。病理可见毛细血管损害,主要为颈内动脉末端、大脑前中后动脉的起始端、椎基底动脉的颅内段及其分支的近心端血管内膜增厚,外中膜少量炎性细胞浸润,造成大小不等出血灶、梗死灶及不同程度脑萎缩;脑白质可见髓鞘变性、脱失;脑膜也可增厚,炎性细胞浸润。

(一)临床表现

临床分三个阶段:早期(钩端螺旋体血症期)、中期(钩端螺旋体血症极期及后期)、后期(后发症期或恢复期)。

1. 早期(钩端螺旋体血症期) 发生在感染初期,表现为发热、头痛和周身乏力,可有眼球结膜充血、腓肠肌压痛和浅表淋巴结肿大三体征。一般持续 1~3 天。

2. 中期(钩端螺旋体血症极期及后期) 病后 4~10 天,脑膜炎症状为主,表现为头痛、呕吐和脑膜刺激征。甚至出现意识障碍、瘫痪、抽搐发作、呼吸衰竭等脑实质损害表现。

3. 后期(后发症期或恢复期) 钩端螺旋体血症已消失,大部分患者完全恢复,部分患者可出现神经系统并发症,主要包括两种类型。

(1)后发脑膜炎型:多在急性期 2 周后发病,为变态反应所致。患者可再次出现脑膜炎及高颅压症状。脑脊液有淋巴细胞增多、蛋白升高等表现,可检出抗钩端螺旋体 IgM 抗体及抗原 - 抗体复合物。

(2)钩端螺旋体脑动脉炎型:是钩端螺旋体感染最多见且严重的神经系统并发症。多于急性期退热后 2 周至 5 个月发病。主要引起多发性脑动脉炎,患者表现为肢体瘫痪、失语等,还可诱发癫痫。

(二)诊断

根据流行病学资料,出现菌血症状、多脏器受损表现及神经系统症状、体征,通过特异性血及脑脊液检测,甚至分离出螺旋体,结合影像学,可以做出诊断。其辅助检查包括:

1. 血液检查 中性粒细胞和嗜酸性粒细胞增高,血沉轻度加快,血小板聚集力增加。补体试验、显凝试验阳性,钩端螺旋体培养阳性。

2. 脑脊液检查 高颅压型有颅内压增高,部分患者脑脊液中白细胞计数升高。伴有出血者,可见红细胞。钩端螺旋体免疫试验阳性,IgM 升高。

3. 病原体检测 对患者的血液、尿液、脑脊液检查,在暗视野中可直接查找到钩端螺旋体,或培养及动物接种分离出钩端螺旋体。

4. 影像学检查 头颅 CT 或 MRI 可见脑梗死、脑萎缩或蛛网膜下腔出血改变。脑血管造影可见脑底大动脉及椎基底动脉颅内段狭窄,附近可见异常血管网。

此病需与各类型脑炎、感染相关性脑动脉炎等相鉴别。

（三）治疗

早期可用青霉素治疗,至少1周。同样可能出现赫氏反应,建议首剂青霉素之前或同时应用激素,预防赫氏反应发生。若青霉素过敏,可用庆大霉素、四环素、多西环素等。对于脑膜炎和变态反应性脑损害,可以应用激素治疗。脑梗死患者可以给予血管扩张剂等药物。同时对症治疗,如抗高热、抽搐,脱水降颅内压等。

本病预后较好,脑动脉炎型经过1~2个月治疗,约1/3患者有后遗症表现。

第六节　脑囊虫病

脑囊虫病(cerebral cysticercosis)系猪肉绦虫的幼虫(囊虫或囊尾蚴)寄生于脑内引起的一种疾病,是我国中枢神经系统最常见的寄生虫病。

人既是猪肉绦虫的终宿主(猪肉绦虫病),也是中间宿主(囊虫病)。囊虫病是因食入猪肉绦虫卵所致。吞食猪肉绦虫卵为主要传播途径。

囊尾蚴引起脑病变的发病机制主要有:①囊尾蚴对周围脑组织的压迫和破坏;②作为异种蛋白引起的脑组织变态反应与炎症;③囊尾蚴阻塞脑脊液循环通路引起颅内压增高。

病灶可累及脑实质、脑室、脑膜或同时受累,多呈圆形。脑实质内囊虫多位于大脑灰白质交界区。位于脑室内囊虫可单发或多发,可造成颅内压增高及脑积水。累及脑膜者多散在于软脑膜和蛛网膜下腔,造成粘连,影响脑脊液循环。

临床症状极为复杂多样,主要取决于虫体寄生的位置、范围、数量、囊尾蚴生活状态、周围组织反应的改变、血液循环及脑脊液循环障碍的程度。通常有三大症状:癫痫、颅内压增高及精神障碍。脑囊虫病经正规诊断治疗,多可痊愈。

临床病例讨论

一、门诊就诊情况

患者,吴××,男性,47岁,辽宁人。主因"发作性意识丧失伴肢体抽搐2年,加重2周"于2010年1月17日入院。患者2年前无明显诱因出现双眼向右侧注视,随后意识丧失,口吐白沫,四肢抽搐,无尿便失禁。持续约10分钟后自行缓解。此后又有类似发作2~3次,未予诊治。入院前2周类似症状发作频繁,每天发作2~3次,持续2~15分钟可自行缓解,并出现头痛、头晕、乏力和手指麻木等症状。发作期及发作间期体温正常。当地头颅CT检查提示颅内多发低密度病灶伴水肿。为进一步诊治,就诊笔者所在医院门诊。

既往史:患者20年前曾食用"米猪肉"。33年前在当地医院行阑尾炎切除手术。

门诊体格检查:患者神志清楚,较淡漠,无构音障碍,高级皮层功能尚正常,但反应较迟钝。脑神经检查大致正常,四肢肌力、肌张力正常,肌力5级,共济运动正常,步态正常。感觉检查大致正常,腱反射对称存在,双侧Pussep征可疑阳性。下颏距胸3横指,左侧Kernig征(+)。患者背部、双小腿可扪及数个直径0.5~1.0cm皮下结节,质韧,无压痛,与周围组织无粘连。

思路1:根据患者在流行病区域居住,曾有进食"米猪肉"史,临床表现慢性不明原因癫痫发作、智能减退,体格检查发现脑膜刺激征、皮下扪及圆形或椭圆形结节,头颅CT示多发病灶伴周围水肿,应考虑脑囊虫病可能。但需进一步与低分化胶质瘤、转移瘤、结核性或隐球菌性脑膜炎等相鉴别。

知识点

脑囊虫病的流行病学特点

从世界分布看,脑囊虫病常见于热带和不发达地区,如墨西哥、中南美洲、东南亚、中国和印度。在我国以东北、华北、山东等地区多见,西北地区及云南省次之,长江以南少见。多见于青壮年。男多于女,男女比例为(2~5):1。人既是猪肉绦虫的终宿主(猪肉绦虫病),也是中间宿主(囊虫病)。囊虫病是因食入猪肉绦虫卵所致。食用"米猪肉"是感染囊虫病的方式之一。

思路 2：体格检查时除了注意患者是否有脑实质局灶体征、脑膜刺激征、与周围组织无粘连的皮下结节外，还应使用检眼镜检查眼底除外视网膜下囊虫，囊虫包囊通常位于黄斑区。

知识点

囊虫病的分型

经由多种途径进入胃的绦虫卵，在十二指肠中孵化成囊尾蚴，钻入肠壁经肠膜静脉进入体循环和脉络膜而进入脑实质、蛛网膜下腔和脑室系统，称为囊虫病脑型，约占全部囊虫病的 80%。此外，囊尾蚴还可以进入随意肌和视网膜、玻璃体等部位，引起肌肉和眼部损害，分别称为皮肌型和眼型。

思路 3：定位诊断：患者癫痫发作，发作间期表现为反应迟钝、淡漠，定位于双侧大脑皮层；双侧 Pussep 征可疑阳性定位于双侧皮质脊髓束；脑膜刺激征定位于脑膜。此外尚有皮下肌肉受累表现。

知识点

脑囊虫病的影像学表现

脑囊虫病头颅 CT 的典型影像有单发或多发圆形低密度灶，0.5~1.5cm 大小，可见头节，或多发高密度灶，大小同前；强化后呈单或多结节或点环状病灶。脑表面或脑池内葡萄状囊肿，脑室内为囊性病灶。

头颅 MRI 对本病诊断有非常重要的意义，可清晰反映囊虫所在部位、病程和数量。根据囊虫部位不同，脑囊虫病头颅 MRI 可分为脑实质型、脑室型、脑膜型和混合型四种。

活动期囊虫病灶 MRI 表现为脑实质内多个散在分布的小圆形或卵圆形长 T_1 长 T_2 囊状信号，囊壁较薄，囊壁内偏于一侧可见点状头节，FLAIR 像头节显示清晰，Gd-DTPA 增强扫描见囊壁及头节轻度增强；蜕变死亡期囊虫病灶，表现为稍长 T_1 稍长 T_2 异常信号，增强后明显环状增强，病灶周边可见水肿区无增强，此期头节消失，囊壁变厚，周围水肿加剧。

二、入院后进一步辅助检查情况

入院后患者体格检查无明显变化。血常规白细胞计数 $8.6×10^9$/L，嗜酸性粒细胞百分比 8.5%，尿、便常规正常，便找虫卵（-）。血生化正常。血清肿瘤标志物（-）。腰椎穿刺：压力 300mmH$_2$O，无色透明，潘氏试验（+）；白细胞计数 $40×10^6$/L，红细胞计数 0，单个核细胞百分比 70%，多个核细胞百分比 30%，蛋白 1 010mg/L，氯化物 123mmol/L，糖 3.5mmol/L。血清和脑脊液巨细胞病毒、单纯疱疹病毒 1 型 /2 型、风疹病毒、柯萨奇病毒 B 型抗体（-），血弓形虫 DNA 低于检测下限。血清结核抗体及结核确诊试验（-）。血清和脑脊液囊虫酶标（+）。血清包虫抗体、弓形虫抗体、广州管圆线虫抗体均（-）。头颅 MRI 增强扫描见图 11-5。

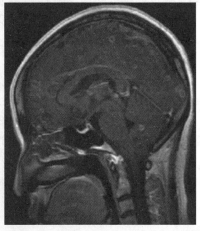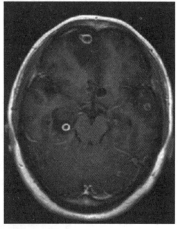

图 11-5　头颅 MRI 增强扫描示活动期囊虫病灶

思路 4 ：确诊脑囊虫病需要哪些辅助检查?

血、尿、便常规;便找虫卵;腰椎穿刺;脑脊液常规、生化;血清脑脊液囊虫抗体检测;皮下结节活检。脑电图、头颅磁共振平扫及增强检查。此外尚需行结核、肿瘤及其他寄生虫相关检查除外其他病变可能。

知识点

脑囊虫病实验室检查特点

1. 血常规　寄生虫感染多导致血嗜酸性粒细胞升高,可达 15%~50%。

2. 便找虫卵　脑囊虫病部分患者可同时合并猪肉绦虫病,便检可找到绦虫虫卵。

3. 腰椎穿刺检查　脑囊虫病患者颅内压可升高;脑脊液白细胞计数正常或轻度升高,一般不超过 $100 \times 10^6/L$,嗜酸性粒细胞可能升高;蛋白正常或轻度升高;糖和氯化物多无明显改变。

4. 血清及脑脊液囊虫免疫学检测　ELISA、间接血凝试验及补体结合试验检测血清和/或脑脊液囊虫 IgG 抗体对诊断本病有定性意义。以 ELISA 法敏感性和特异性最高。

5. 皮下结节活检证实为囊虫是囊虫病确诊依据之一。

思路 5 ：本患者的鉴别诊断。

1. 原发性癫痫及其他原因所致的继发性癫痫。

2. 多发囊虫病变应与多发性脑转移瘤、多发腔隙性脑梗死及中枢神经系统结核鉴别;此外,还需与某些少见良性病变如颅内多发性海绵状血管瘤、扩大的脑血管周围间隙等疾病鉴别。

3. 脑膜脑炎型脑囊虫病应与结核性、病毒性及真菌性脑膜脑炎鉴别。

知识点

我国脑囊虫病诊断标准

1. 有相对应的临床症状和体征,如癫痫发作、颅内压增高、精神障碍等脑部症状和体征,基本上排除需与之鉴别的其他疾病。

2. 免疫学检查阳性(血清和/或脑脊液囊虫 IgG 抗体或循环抗原 CAg 阳性);脑脊液常规生化正常,或有白细胞增高,特别是嗜酸性粒细胞增多。

3. 头颅 CT 或 MRI 显示囊虫影像改变。

4. 皮下、肌肉或眼内囊虫结节,经活检病理检查证实为囊虫者。

5. 患者来自绦囊虫病流行区,粪便有排绦虫节片或食“米猪肉”史,可作为诊断的参考依据。

凡具备 4 条以上者即可确诊;或者具备 1、2、3 或 1、2、5 或 1、3、5 条者亦可确诊。

思路 6 ：予该患者完善相关检查,依据我国脑囊虫病诊断标准明确诊断后,予以患者阿苯达唑 15mg/(kg·d),连服 10 天,常规驱囊虫治疗,患者预后良好。在治疗过程中应注意并发症的处理及药物副反应情况。

知识点

脑囊虫病药物治疗

1. 首选阿苯达唑　该药为广谱抗蠕虫药物。作用机制可能与其抑制虫体原的吸收和抑制丁烯二酸还原酶有关。疗效确切,显效率达 85% 以上,副反应轻,为目前治疗脑囊虫病的首选药物。现多采用多疗程治疗,常用剂量为每日 15~20mg/(kg·d),连服 10 天。脑型患者 3~5 个疗程,疗程间隔 2~3 个月。

2. 吡喹酮　广谱抗蠕虫药物,对囊虫亦有良好的治疗作用。常用的总剂量为 180mg/kg,3~5 天分服,每日量分 2~3 次。服药后囊虫可出现肿胀、变性及坏死,导致囊虫周围脑组织炎症反应及过敏反应,严重者甚至发生颅内压增高危象。

---

3. 甲苯达唑　常用的剂量为 200mg,3 次 /d,连续 3 天,常见的不良反应有腹痛、腹泻、皮肤瘙痒和头痛等。

知识点

杀虫治疗过程中应注意的问题

1. 在杀虫治疗过程中有发生脑疝的可能,脑囊虫病患者必须住院治疗。

2. 囊虫病合并猪肉绦虫病者,通常先驱绦治疗,以免发生严重反应而影响囊虫病的治疗。

3. 杀虫治疗前务必检查有无眼囊虫病,如有眼囊虫病,务必先行眼科手术摘除囊虫,因杀虫治疗过程中囊虫死亡所引起的过敏、免疫反应可致失明。

4. 为了减免杀虫治疗过程中囊虫在体内大量死亡所引起的过敏反应,应酌情应用肾上腺皮质激素等。

5. 根据病情脱水降低颅内压治疗,如发生严重颅内压增高,除及时停用抗囊虫药物及脱水、抗过敏处理外,还可行减压术,以防止颅内压增高危象。

（王佳伟）

【推荐阅读文献】

［1］王得新 . 神经病毒学 - 基础与临床 . 2 版 . 北京：人民卫生出版社 , 2012.

［2］王得新 . 神经病毒病疑难病例解析 . 北京：人民卫生出版社 , 2014.

［3］王维治 . 神经病学 . 2 版 . 北京：人民卫生出版社 , 2013.

［4］胡维铭 , 王维治 . 神经内科主治医生 1000 问 . 4 版 . 北京：中国协和医科大学出版社 , 2011.

［5］刘磊 , 宋兆慧 , 郭晶等 . 国人 45 例抗 N- 甲基 -D- 天冬氨酸受体脑炎病例分析 . 中华神经科杂志 , 2014, 47 (7): 474-481.

［6］赵钢 , 杜芳 . 结核性脑膜炎的临床诊断思路 . 中国现代神经疾病杂志 , 2013, 13 (1): 1-4.

［7］MARAIS S, THWAITES G, SCHOEMAN JF, et al. Tuberculous meningitis: a uniform case definition for use in clinical research. Lancet Infectious Diseases. 2010, 10 (11): 803-812.

［8］中华医学会神经病学分会 . 中国自身免疫性脑炎诊治专家共识 . 中华神经科杂志 , 2017, 50 (2) 91-98.

第十二章　中枢神经系统炎性脱髓鞘疾病

学习要求

1. 掌握多发性硬化、视神经脊髓炎的临床表现。
2. 掌握多发性硬化、视神经脊髓炎的诊断(定位、定性)与鉴别诊断。
3. 熟悉多发性硬化、视神经脊髓炎的发病机制。

第一节　概　　述

中枢神经系统(central nervous system,CNS)髓鞘形成异常或获得性损害引发的一类疾病称为中枢神经系统脱髓鞘疾病,包含两大类:一类为髓鞘脱失型,此类又进一步分为免疫介导的炎性脱髓鞘疾病和继发于其他疾病的脱髓鞘疾病,后者包括中毒、系统性疾病、营养障碍、其他自身免疫性疾病、已知病毒感染等导致髓鞘脱失致病。而目前神经内科临床所说的脱髓鞘疾病,通常指免疫介导的炎性脱髓鞘疾病,如多发性硬化、视神经脊髓炎等,本章重点讨论这一部分内容。此类疾病以侵犯中青年人为主、临床表现多样、病因及发病机制至今不明确、致残率高、目前治疗措施有限,因而在神经病学中占有十分独特的地位。另一类为髓鞘形成异常型,比较罕见,均系遗传因素导致生命早期髓鞘磷脂不正常所致,统称为脑白质营养不良,如异染性脑白质营养不良、肾上腺脑白质营养不良等,其临床表现各具特点,但多具发育迟滞、智能进行性减退、惊厥、锥体系及锥体外系广泛受累表现,确诊有赖于病理、酶学及基因检测。

第二节　多发性硬化

多发性硬化(multiple sclerosis,MS)是一种中枢神经系统炎性脱髓鞘疾病,由异常免疫功能介导,迄今其确切病因及发病机制不详,多认为与遗传及环境因素相关。

一、病因及发病机制

(一) 可能的病因

1. **遗传因素**　以白色人种多见,位于第 6 号染色体上的主要组织相容性复合物(MHC)是 MS 的重要遗传决定因素之一,与 *HLA-DR* 基因位点相关。

2. **环境因素**　与日照时长、体内活性维生素 D 水平、纬度、卫生状况相关。

(二) 可能的发病机制

目前普遍认为可能的发病机制之一为分子模拟(molecular mimicry)学。

二、病理及临床表现特点

(一) 病理特点

1. **急性期**　中枢神经系统内白质多发散在少突胶质细胞膜破坏、髓鞘脱失,病灶周围见炎症细胞浸润,病灶多位于小静脉周围。

2. **晚期**　少突胶质细胞大量丢失,星形胶质细胞反应性增生,形成硬化斑,可伴有轴突损伤、神经元凋亡破坏。病变可累及大脑、视神经、脊髓、脑干和小脑,病变严重或病程晚期可合并皮质萎缩。

（二）临床表现特点

MS 主要临床特点是病灶空间多发（dissemination of lesions in space, DIS）和病灶时间多发（dissemination of lesions in time, DIT），其临床表现因受累部位不同而成多样化。本病发病年龄多在 20~40 岁，男女患病比例约为 1:2，以急性/亚急性起病多见。MS 分为以下四种亚型：复发缓解型 MS（relapsing-remitting MS, RR-MS）、继发进展型 MS（secondary progressive MS, SP-MS）、原发进展型 MS（primary progressive MS, PP-MS）和进展复发型 MS（progressive-relapsing MS, PR-MS）。

多发性硬化的临床分型（表）

三、诊疗环节

1. 发病年龄多在 20~40 岁，女性多见，以急性/亚急性起病多见。问诊时注意询问本次发病是否为首次发病、首次发病的症状、症状持续时间、是否经过诊疗、诊疗情况如何；在病程中是否存在复发缓解现象，若有，应注意询问患者两次发作的间隔时间是否超过 30 天，每次发病时的症状是否持续 24 小时以上。

2. 注意患者有无潜在的神经系统功能受损的表现，如视神经、大脑、小脑、脑干及脊髓损害的症状及体征，对患者的症状和体征进行综合分析，并根据扩展残疾状态量表（expanded disability status scale, EDSS），对患者的残疾严重程度进行评分。

EDSS 评分量表（表）

3. **磁共振成像（MRI）检查**　中枢神经系统白质内散在大小不一的圆形、类圆形及椭圆形的 T_1 低信号、T_2 高信号 FLAIR 像呈高信号；颅内病灶常分布于侧脑室周围、近皮层或皮层下及胼胝体；位于侧脑室周围的病灶长轴与侧脑室长轴成垂直关系称为"手指征"或 Dawson finger 征；脊髓病灶多位于脊髓周边；视神经 MRI 可见视神经水肿、增粗及脱髓鞘所致的双轨征；病程长的患者多数可伴脑室系统扩张、脑沟增宽等脑萎缩征象；MRI 增强扫描，如在急性期可呈现病灶斑片状或环形强化。部分患者在急性期后，由于神经元细胞坏死，病灶在 T_1 像呈现低信号类圆形黑洞征（black hole）。

4. **诱发电位检查**

（1）视觉诱发电位（VEP）：80% 的 MS 患者有 VEP 的异常，表现为 P100 的潜伏期延长，波幅降低。

（2）脑干听觉诱发电位（BAEP）：通常表现为第 V 波的潜伏期延长，波幅降低。

（3）体感诱发电位（SEP）：注意有无脊髓丘脑束损害的表现，从而反应有无脊髓的损害。

5. **脑脊液（CSF）检查**　可为 MS 的诊断及鉴别诊断提供重要依据。

（1）CSF 单个核细胞（MNC）数：轻度增高或正常，一般在 $15 \times 10^6/L$ 以内，约 1/3 急性起病或恶化的病例可轻至中度增高，通常不超过 $50 \times 10^6/L$。约 40%MS 病例 CSF 蛋白轻度增高。

（2）IgG 鞘内合成检测：MS 的 CSF-IgG 增高主要为中枢神经系统内合成所致。

1）CSF-IgG 指数：是 IgG 鞘内合成的定量指标，约 70% 以上 MS 患者增高，测定这组指标也可计算中枢神经系统 24 小时 IgG 合成率，其意义与 IgG 指数相似。

2）CSF-IgG 寡克隆区带（oligoclonal bands, OB）：是 IgG 鞘内合成的定性指标，OB 阳性率可达 95% 以上。应同时检测 CSF 和血清，只有 CSF 中存在 OB 而血清中缺如，才视为 OB 的检出具备诊断意义。且 OB 检测需用等电聚焦法检测方视为有效。

6. 对无症状和体征不典型但影像上高度怀疑 MS 的患者，应进一步行 AQP4 抗体、MOG 抗体及其他自身免疫疾病相关抗体等的检测，从而与视神经脊髓炎及其谱系疾病、MOG 脑脊髓炎及其他系统性疾病并发中枢神经系统脱髓鞘病变等相鉴别。

临床病例讨论

一、门诊就诊情况

患者，张××，女，23 岁。因"反复右肢麻木乏力、头晕、视物成双 6 余年"于 2019 年 3 月 3 日就诊于门诊。

6 余年前患者无明显诱因出现右下肢及右侧躯干皮肤发热感伴右下肢乏力，当时活动不受限，不伴视力下降、视物成双、尿便失禁等，行头颅磁共振提示左侧额叶、颞叶深处缺血灶，颈髓磁共振提示 $C_7 T_1$ 脊髓内异常信号，诊断为"急性脊髓炎"予"激素（具体药物及剂量不详）"治疗以后好转出院。5 余年前患者无明显诱因突发视物旋转、头晕不能单独站立及行走、视物成双，行头颅 MRI 提示"左侧侧脑室及右侧侧脑室后角 T_2 高信号，左侧中脑大脑脚及桥臂上缘见斑片状 T_2 高信号"，诊断为"多发性硬化"，予以"激素"治疗后好转出院。出院后一直坚持使用"IFN-β1b",治疗期间无临床发作。本次入院前 1 个月余,因自身原因停用"IFN-β1b",入院前 3 天出现为右脚掌和手掌发麻,门诊就诊。无发热、尿便失禁,无胸腹部束带感。

既往史、个人史及家族史无特殊。

神经系统检查:神志清楚,言语清晰,查体合作。对答切题。记忆、理解、计算无下降。粗测双眼视力稍下降,矫正后视力改善不明显,双眼瞳孔直接光反射迟钝,双眼球各项活动可,无复视及眼震。粗侧双耳听力正常。双侧额纹对称,双侧鼻唇沟无明显变浅。口角无歪斜,伸舌居中,咽弓上抬可,双侧咽反射正常。颈软。上、中、下腹壁反射消失,右手手指肌力稍差,夹纸试验阳性,余四肢肌力 5 级,四肢肌张力适中,双侧反跳试验阳性。右侧胸 3 水平以下、左侧颈 3 水平以下痛觉过敏。双上肢肱二头肌反射(+++)、肱三头肌反射(+++)、桡骨膜反射(+++),双上肢 Rossolimo 征(+),双侧 Hoffmann 征(+),右侧掌颌反射(+)。双下肢膝反射(+++)、跟腱反射(++++),双下肢踝阵挛不持续阳性。右下肢 Babinski 征可疑阳性,Chaddock 征(+),左下肢 Pussep 征可疑(+)。脑膜刺激征阴性。

辅助检查:头颅 MRI 示"双侧半卵圆中心、皮层下白质、侧脑室旁、胼胝体体部散在卵圆形、类圆形 T_1 低信号、T_2 高信号、FLAIR 高信号病灶;大脑皮层萎缩,脑沟加深,蛛网膜下腔增宽"。首次脑脊液检查提示 OB 阳性,IgG 指数增高。

思路 1:门诊就诊患者需要重点询问哪些问题,体格检查要着重哪些体征?

问诊时应注意询问是否是首次发病,其症状表现如何;若不是首次发病,则首次发病的年龄、症状如何,病程中有几次发作,是否经过诊疗,治疗后是否有缓解,缓解后有无遗留不适或残疾,两次发作间隔时间是否大于 30 天,每次发作的症状是否超过 24 小时,此次发作的症状如何。注意询问有无诱因,如近期感染史、疫苗接种史和特殊用药史。育龄期女性应询问近期是否有妊娠、分娩及流产史。

知识点

MS 多发于青壮年女性;中枢神经系统病灶部位多发散在,临床表现多样,多以运动系统受累首发,其次为感觉障碍、视神经受累等;此病 80% 以上呈复发缓解。

思路 2:根据此患者的症状和体征,病灶应定位于何处?

(1)视神经:患者双眼视力稍下降,矫正后视力改善不明显,双眼瞳孔直接光反射迟钝。

(2)双侧大脑半球:肢体麻木乏力、腱反射活跃、传导束型感觉障碍,提示皮质脊髓束、脊髓丘脑束受累;且头颅 MRI 见到双侧大脑半球白质、皮层下白质及胼胝体体部病灶。

(3)小脑、脑干:既往视物旋转、头晕、复视,提示小脑脑干受累。

(4)脊髓

1)纵向定位:①高节段颈髓(C_3),双上肢肱二头肌反射(+++)、肱三头肌反射(+++)、桡骨膜反射(+++),双上肢 Rossolimo 征(+),双侧 Hoffmann 征(+),左 C_3 以下感觉异常;②胸髓,上、中、下腹壁反射消失,双下肢膝反射(+++)、跟腱反射(++++),双下肢踝阵挛不持续阳性,右 T_3 以下感觉异常。

2)横向定位:①脊髓丘脑束,右侧胸 3 水平节段以下、左侧颈 3 水平节段以下痛觉过敏;②锥体束,右下肢 Babinski 征可疑阳性,Chaddock 征(+),左下肢 Pussep 征可疑(+)。

(5)皮质脑干束:右侧掌颌反射(+)。

知识点

神经定位诊断的基础

熟悉神经解剖结构和各个通路的生理功能,以及损害后的症状和体征,是进行神经定位诊断的基础和关键。当神经系统检查发现中枢神经系统多个部位损害时,首选 MRI 检查。

思路 3:根据病史、临床表现,此患者应优先考虑哪种疾病?

（1）青年，女性，年龄界于 20~40 岁，急性或亚急性起病。

（2）患者病程呈复发缓解，具体表现为肢体麻木无力、共济失调，且患者发作间隔时间大于 30 天，每次发作持续时间超过 24 小时。

（3）体格检查发现锥体束、脊髓丘脑束、小脑及脑干的损害，既往头颅 MRI 提示侧脑室周围、胼胝体、脑干、颈髓可见 T_1 低信号、T_2 高信号，本次体格检查发现脊髓损害的体征。

（4）既往脑脊液 OB 阳性，IgG 指数增高。

（5）5 余年前开始 IFN-β1b 治疗后，临床发作次数明显减少，且本次发作神经功能缺损临床表现轻，证实治疗有效。

综上所述，该患者具备空间多发和时间多发的特点，疾病修饰治疗（disease modifying therapy，DMT）有效，高度拟诊 RR-MS。

知识点

MS 诊断线索

1. MS 的诊断需满足　病程呈复发缓解或缓慢进行性发展；症状、体征、辅助检查提示病灶多发且位于中枢神经系统多个部位；不能以其他疾病解释。

2. 诊断标准符合 1983 年 Poser（表 12-1）和 2017 年 McDonald 标准（表 12-2）。

3. 临床孤立综合征（clinically isolated syndrome，CIS）指首次发病，症状持续 24 小时以上，排除其他原因所致的中枢神经系统多发炎性脱髓鞘疾病。

4. 2017 年 McDonald MS 诊断标准修订内容指出：

（1）CIS 患者，如已有 MRI 证实患者中枢神经系统内新旧病灶共存，即提示患者存在时间多发性，MS 诊断成立。

（2）若 CIS 患者 CSF 检测提示 OB 阳性，可视为存在时间多发性，则 MS 诊断成立。

（3）幕下综合征或脊髓综合征的患者，若 MRI 发现症状性病灶，则可用于证实患者存在 DIS 及 DIT。

（4）如出现皮质病灶，可证实 DIS。

（5）视神经受累、影像学进展、神经电生理改变及脑脊液指标有助于 MS 诊断。

5. 随着影像学技术的不断发展，MS 影像学诊断标准在不断更新。

表 12-1　Poser（1983 年）诊断标准

诊断分类	诊断标准（符合其中一条）
临床确诊 MS（clinical definite MS，CDMS）	①病程中两次发作和两个分离病灶临床证据 ②病程中两次发作，一处病变临床证据和另一部位亚临床证据
实验室检查支持确诊 MS（laboratory supported definite MS，LSDMS）	①病程中两次发作，一个病变临床证据，脑脊液 OB/IgG（+） ②病程中一次发作，两个分离病灶临床证据，脑脊液 OB/IgG（+） ③病程中一次发作，一处病变临床证据和另一病变亚临床证据，脑脊液 OB/IgG（+）
临床可能 MS（clinical probable MS，CPMS）	①病程中两次发作，一处病变临床证据 ②病程中一次发作，两个不同部位病变临床证据 ③病程中一次发作，一处病变临床证据和另一部位病变亚临床证据
实验室检查支持可能 MS（laboratory supported probable MS，LSPMS）	①病程中两次发作，脑脊液 OB/IgG（+） ②两次发作需累及中枢神经系统不同部位，须间隔至少 1 个月，每次发作需持续 24 小时

表 12-2　2017 年 McDonald 诊断标准

临床表现	诊断 MS 附加证据
≥ 2 次临床发作	无
≥ 2 次临床发作；1 个病灶（并且有明确的历史证据证明以往的发作涉及特定解剖部位的一个病灶）	无
≥ 2 次临床发作；具有 1 个病变的客观临床证据	通过不同中枢神经系统部位的临床发作或 MRI 检查证明空间多发性
1 次发作；存在 1 个病变的客观临床证据	通过不同中枢神经系统部位的临床发作或 MRI 检查证明了空间多发性，并且通过额外的临床发作，或 MRI 检查证明了时间多发性或具有脑脊液寡克隆区带的证据
提示 MS 的隐匿的神经功能障碍进展（PPMS）	疾病进展 1 年（回顾性或前瞻性确定），同时具有下列 3 项标准的 2 项：①脑病变的空间多发证据；MS 特征性病变区域（脑室周围、皮质 / 近皮质或幕下）内 ≥ 1 个 T_2 病变；②脊髓病变的空间多发证据：脊髓 ≥ 2 个 T_2 病变；③脑脊液阳性（等电聚焦电泳显示寡克隆区带）

思路 4：该患者拟诊疾病应与哪些疾病相鉴别？

MS 影像学诊断标准（表）

MS 是一个排除性诊断，必须排除其他可能导致中枢神经系统白质病变的疾病后，方可根据诊断标准及指南进行诊断。

（1）视神经脊髓炎：存在 DIT 与 DIS，临床症状与影像表现与 MS 类似，需鉴别（详见下节叙述）。

（2）Leber 遗传性视神经病：是一种由于线粒体 DNA（*mtDNA*）基因突变引起的母系遗传性眼病，本病好发于中青年男性，发病高峰年龄为 15~35 岁。以双眼同时或先后发病，视力急性或亚急性下降，视神经乳头周围毛细血管扩张，神经纤维层水肿，但无荧光素渗漏为临床特点。

（3）感染性视神经炎：如梅毒性视神经炎，该病可累及包括视神经在内的中枢神经系统，呈现多发性特征，但一般缺乏 DIT 及 DIS 证据。该病可检出特异性梅毒抗体阳性，可与 MS 鉴别。

案例讨论 梅毒性视神经炎（文档）

（4）急性播散性脑脊髓炎（acute disseminated encephalomyelitis，ADEM）：是广泛累及脑和脊髓白质的急性炎症性脱髓鞘疾病，通常发生在感染后、出疹后或疫苗接种后。其病理特征为多灶性、弥散性髓鞘脱失。该病好发儿童和青壮年，多为散发，无季节性，感染或疫苗接种后 1~2 周急性或亚急性起病，患者常突然出现高热、头痛、头昏、全身酸痛，严重时出现痫性发作、昏睡和深昏迷等全脑受损所致的脑病表现；脊髓受累可出现受损平面以下的四肢瘫或截瘫；锥体外系受累可出现震颤和舞蹈样动作；小脑受累可出现共济失调。早期足量的糖皮质激素冲剂治疗（甲泼尼龙 500~1 000mg/d 或地塞米松 20mg/d，连用 3~5 天，以后依次减量）是 ADEM 的主要治疗措施，如糖皮质激素疗效不佳可考虑静脉注射免疫球蛋白或血浆置换疗法。

知识点

MS 和 ADEM 的鉴别要点

1. MS 女性高发，ADEM 发病无性别差异。

2. ADEM 发病前常见"感冒样"症状。

3. ADEM 大多呈单相病程，少数呈复发型；80% 以上的 MS 病程呈缓解复发。

4. MS 患者 MRI 以白质病变为主，少见灰质病灶，且随时间推移见新病灶；ADEM 患者 MRI 灰白质同时受累，严重者可合并点片状出血灶。

5. MS 患者 CSF 中罕见细胞增多，寡克隆区带常呈阳性；ADEM 患者 CSF 细胞呈不同程度增多，颅内压可轻中度升高，寡克隆区带仅一过性阳性。

6. 大多数 ADEM 患者激素治疗反应良好。

（5）需与 MS 鉴别的其他白质病变

1）其他中枢神经系统炎性脱髓鞘疾病：如视神经脊髓炎、桥本脑病、神经白塞病、神经系统结节病、狼疮脑病等。

2）脑血管病：如多发腔隙性脑梗死、CADASIL、各种原因造成的血管炎、脊髓硬脊膜动静脉瘘和动静脉畸形等，需通过活检、血管造影等鉴别。

3）感染：包括莱姆病、HIV、结核、梅毒、Whipple 病、热带痉挛性截瘫等，可结合病史、其他系统伴随表现、病原学检查、脑脊液实验室检验结果等进行鉴别。

4）代谢性/中毒性：脑桥中央髓鞘溶解、Wernicke 脑病、亚急性脊髓联合变性、放射性脑病、缺氧性脑病、CO 中毒、药物中毒等。

5）先天和遗传性疾病：脑白质营养不良，脊髓小脑变性，弗里德赖希共济失调（Friedreich 共济失调），阿诺德 - 基亚里畸形（Arnold-Chiari 畸形），线粒体病如线粒体脑肌病伴高乳酸血症和卒中样发作（MELAS）、亚急性坏死性脑脊髓病（Leigh 病），可通过临床特点和基因检测协助诊断。

6）肿瘤相关：原发中枢神经系统淋巴瘤、大脑胶质瘤病、脊髓肿瘤等。

7）其他：可逆性后部白质脑病及可逆性胼胝体变性综合征等。

二、入院后进一步诊治情况

检验指标：提示抗链球菌溶血素"O"升高，血抗核抗体谱提示抗 PM-Scl 抗体弱阳性、抗 EB 病毒核抗原抗体（IgG 类）阳性、抗 EB 病毒衣壳抗原抗体（IgG 类）阳性、抗 EB 病毒衣壳抗原高亲和力抗体（IgG 类）阳性，淋巴细胞亚群分析：$CD8^+$ 及 $CD16^+CD56^+$（NK）降低，$CD4^+$ 及 $CD19^+$（B）升高，CD4/8 升高。其余检查未见异常。

影像学检查：复查头颅 MRI 平扫 + 增强、颈椎 MRI 平扫 + 增强、胸椎 MRI 平扫 + 增强及眼眶 MRI 平扫 + 增强，其结果见图 12-1。

EDSS 评分 1.0 分。

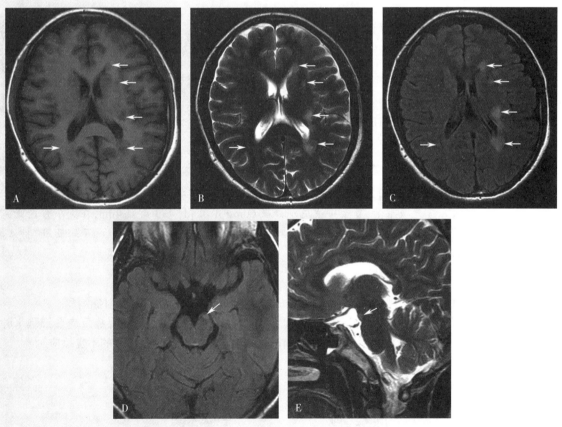

图 12-1　多发性硬化 MRI 表现

A. T_1 像：左侧侧脑室前、后角及体部白质和右侧顶枕叶交界处层下白质类圆形低信号，如箭头所示；

B. T_2 像：左侧侧脑室前、后角及体部白质和右侧顶枕叶交界处皮质下白质类圆形高信号，如箭头所示；

C. FLAIR 像：左侧侧脑室前、后角及体部白质和右侧顶枕叶交界处皮质下白质类圆形高信号，如箭头所示；

D. 桥臂矢状位：左侧大脑脚边缘斑片状 FLAIR 像高信号，如箭头所示；E. 桥臂矢状位：脑桥腹侧上缘与大脑脚交界处点片状 T_2 高信号，如箭头所示。

思路 5：此患者病灶空间和时间多发是何表现？

(1)空间多发性：患者行头颅 MRI 检查提示双侧半卵圆中心、皮层下白质、侧脑室旁、胼胝体体部、中脑大脑脚及桥臂、视神经颅内段、视交叉及视束都可见脱髓鞘病灶，MRI 上病灶呈空间多发的特点。颅内及脊髓多发病灶导致患者上运动神经元损伤，表现为肢体的无力麻木及病理征阳性，视神经的多发病灶导致患者视力模糊及双眼瞳孔直接光反射迟钝，提示视觉传入障碍，视神经受损。

(2)时间多发性：患者在病程中临床症状反复发作的表现，本次发作距上次发作时间有 5 余年，此次发作持续时间超过 24 小时，且头颅 MRI 平扫发现黑洞征现象，增强扫描显示双侧视神经颅内段及视交叉见轻度条片状强化提示患者处于疾病活动期。

根据患者的症状、体征、辅助检查及影像学检查，患者具有 DIS 及 DIT 的特点，排除其他疾病后，确诊为RR-MS。

知识点

在排除其他病因所致中枢神经系统内反复多发散在白质脱髓鞘病灶后，需依据国际通行的 MRI 标准对中枢神经系统内病灶进行仔细比对验证。

思路 6：MS 的患者入院后除一般检查外，还需进一步做哪些检查以明确诊断？

(1)免疫相关检查：抽血查 AQP4-IgG、MOG-IgG、自身免疫相关抗体、甲状腺功能及相关抗体、抗中性粒细胞胞质抗体、抗环瓜氨酸抗体、类风湿因子、心磷脂抗体、抗链球菌溶血素 "O" 等。

(2)淋巴细胞亚群分析。

(3)传染病筛查。

(4)脑脊液检查：脑脊液细胞数、生化、寡克隆区带、IgG 合成指数、AQP4-IgG 及 MOG-IgG。

(5)影像学检查：①头颅 MRI 平扫＋增强；②脊髓 MRI 平扫＋增强；③眼眶 MRI 平扫＋增强。

相关检查检测指标
及其评判标准和
意义(文档)

(6)神经电生理检查：包括 VEP、BAEP、SEP 等诱发电位的检查。

(7)量表评估：EDSS 评分。

三、治疗

本患者处于疾病复发的急性期，签署糖皮质激素治疗知情同意书后予甲泼尼龙琥珀酸钠 0.5g 静脉滴注，1 次/d，连用 3 天，依次每 3 天减半量，直至甲泼尼龙口服 60mg，1 次/d，每 3 天减 4mg，在 1 个月内减完；同时尽早重新开始疾病免疫修饰药物(DMD)治疗，患者在住院第 10 天签署知情同意后，开始服用"特立氟胺14mg/次/d"重启 DMT。

思路 7：目前针对 MS 患者的治疗措施有哪些？

MS 的治疗包括急性期治疗、疾病修饰治疗(disease modifying therapy，DMT)和对症治疗。

(1)急性期治疗：糖皮质激素、免疫球蛋白、血浆置换。急性期治疗目的是减轻炎症反应及细胞水肿，需视患者情况选用具体药物，一般急性期治疗以激素为首选，同时要注意预防药物所致的不良反应。

MS 急性期具体
治疗(文档)

糖皮质激素使用的
禁忌证和不良反应

(2)DMT：MS 患者的主要治疗是在疾病缓解期给予疾病修饰治疗。目标在于抑制和调节免疫，控制炎症，减少复发次数，减轻复发程度；另一方面起到一定的神经保护和神经修复的作用。

目前 DMD 包括一线、二线及三线药物：

1）一线药物：β- 干扰素（interferon-β，IFN-β）、特立氟胺（teriflunomide）、芬戈莫德（fingolimod）、醋酸格拉默（glatiramer acetate，GA）、富马酸二甲酯（dimethyl fumarate，DMF）。

2）二线药物：阿伦单抗（alemtuzumab）、那他珠单抗（natalizumab）、利妥昔单抗（rituximab）。

3）三线药物：米托蒽醌（mitoxantrone）、环磷酰胺（cyclophosphamide，CTX）。

MS 和 CIS 患者
DMT 的治疗指南
（文档）

（3）对症支持治疗：对于神经精神系统症状较重的患者，可选择相应的药物进行对症治疗。疲劳是 MS 常见的症状之一，常用金刚烷胺或莫达非尼 100~200mg 口服，早晨服用。行走困难的 MS 患者，可使用达方吡啶，10mg 口服，2 次 /d，间隔 12 小时服用。膀胱储尿功能障碍者，可选用抗胆碱药物如索利那新、托特罗定等。尿液排空功能障碍者，可间断导尿，3~4 次 /d。对于阵发性疼痛，卡马西平或苯妥英钠可能有效；而对慢性疼痛、痛性痉挛，可选用巴氯芬或替扎尼定治疗。加巴喷丁和阿米替林对感觉异常如烧灼感、紧束感、瘙痒感可能有效。MS 患者出现抑郁症状，可应用选择性 5- 羟色胺再摄取抑制剂类药物。

> **知识点**
>
> 1. 确诊 MS 患者急性期大剂量糖皮质激素短期冲击治疗，以迅速控制炎症反应、减轻细胞水肿。
>
> 2. 确诊 MS 患者应早期进行 DMD 治疗，以减少复发、延缓病程进展、减轻免疫炎性反应、保护神经元细胞，多数患者需终身使用 DMD 治疗。

四、门诊随访

患者出院至今，一直服用"特立氟胺"，每隔 1 个月到门诊复诊 1 次。2019 年 5 月 9 日，患者于门诊复诊，诉出院至今无特殊不适，神经系统检查阴性。复查淋巴细胞亚群百分比加绝对计数：CD8$^+$、CD16$^+$CD56$^+$（NK）、CD4$^+$ 及 CD19$^+$（B）降低；血常规、凝血功能、肝肾功能未见明显异常。建议患者适当增加日照，保持心情愉快，适量运动，作息规律，避免感染性疾病发生。

思路 8：MS 患者要求随访哪些指标？

（1）每个月复查血常规、血生化、肝肾功能 + 电解质、维生素 D、淋巴细胞亚群分析、血沉、C 反应蛋白。

（2）每 3 个月复查甲状腺功能、自身免疫相关抗体、EB 病毒抗体及 JC 病毒抗体。

（3）MRI 的复查

1）高危 CIS 患者（如首次 MRI 显示 ≥ 2 个卵圆形病灶）每 6~12 个月复查 1 次。

2）低危 CIS 患者（如头颅 MRI 正常）和 / 或具有可疑头颅 MRI 特征的不确定的临床孤立综合征（如 RIS）每 12~24 个月复查 1 次。

3）在转换疾病修饰治疗方案后约 6 个月，行增强 MRI。

4）DMT 期间每 1~2 年进行增强 MRI。

5）血清 JC 病毒抗体阴性患者每 12 个月监测 1 次 MRI。

6）血清 JC 病毒抗体阳性患者或行那他珠单抗治疗 ≥ 18 个月的患者，每 3~6 个月监测 1 次 MRI。

7）若出现症状再发或新发症状，则门诊随诊。

> **知识点**
>
> 患者于门诊复诊时，应注重询问患者有无再发或新发症状，如有无视力、视野和色觉的异常，有无肢体无力、麻木、共济失调、病理征及感觉的异常等。体格检查时注意有无新发的异常体征，并根据患者的症状和体征，进行详细的 EDSS 评分。

第三节　视神经脊髓炎

　　视神经脊髓炎（neuromyelitis optica，NMO）是免疫介导的主要累及视神经和脊髓的中枢神经系统炎性脱髓鞘疾病。水通道蛋白4抗体（aquaporin4 IgG，AQP4-IgG），是 NMO 较为特异的免疫标志物，目前作为诊断 NMO 的特异性生物指标之一，又称"NMO-IgG"。发病年龄多在 5~50 岁，平均年龄 39 岁，女：男比例（5~10）：1。多见于东亚人群，主要表现为反复发作的单侧或双侧的视神经炎和急性横贯性脊髓炎，二者可同时或相继发生，结合脑和脊髓 MRI 以及 AQP4-IgG 血清学检测结果可做出临床诊断。NMO 的疾病修饰治疗与 MS 不同，多数 MS 的疾病修饰药物对 NMO 无效。与 MS 相比，NMO 临床表现重，致残率高，预后较差。临床上应重视 NMO 的特殊性，正确诊断，尽早给予恰当的治疗。

　　NMO 病理改变主要是白质脱髓鞘及炎症细胞浸润，中枢神经系统实质可呈现坏死甚至囊性病变。

　　诊疗环节：

　　1. 发病年龄多在 5~50 岁，女性多见，以急性/亚急性起病。问诊时注意询问本次发病是否为首发，首次发病的症状及持续时间，是否经过诊疗，诊疗情况如何。如此次发病非首次发作，应详细询问发作间隔是否超过 30 天，每次发作症状是否超过 24 小时。

　　2. 体格检查时注意患者有无潜在异常体征，如：视力、视野和色觉的异常；有无肢体肌力、感觉及共济运动的异常；有无脊髓受累的根性刺激症状及后索受累的莱尔米特（Lhermitte）征等。

　　3. MRI 检查

　　（1）脊髓 MRI 特征表现为脊髓长节段纵向延伸炎性脱髓鞘病灶，病变节段超过 3 个连续椎体节段，病灶位于脊髓中央，多侵犯颈髓及胸髓，急性期见病灶处脊髓肿胀，增强扫描可见强化，颈髓病变可向上延伸到延髓，后期可见脊髓萎缩。

　　（2）视神经 MRI 急性期见受累视神经肿胀增粗、脱髓鞘病灶表现为"轨道征"，T_2 加权像、FLAIR 像和视神经压脂像病灶表现为高信号，增强见病灶强化，后期可见视神经萎缩。

　　（3）超半数患者最初头颅 MRI 未见异常，随着病程进展，头颅 MRI 可见非特异性脱髓鞘病灶。

　　4. 诱发电位检查

　　（1）视觉诱发电位（VEP）：多表现为 P100 波幅降低及潜伏期延长，严重者引不出波形。

　　（2）体感诱发电位（SEP）：注意有无脊髓丘脑束损害的表现。

　　（3）脑干听觉诱发电位（BAEP）：部分患者可出现异常。

　　5. 光学相干断层扫描（OCT）　部分患者可见视网膜神经纤维层变薄。

　　6. 眼底检查　急性期可见视神经乳头水肿，慢性期可见是乳头苍白萎缩。

　　7. 脑脊液检查

　　（1）CSF 单个核细胞（mononuclear cell，MNC）：轻度增高或正常，一般大于 10×10^6/L，约 1/3 急性期 CSF 白细胞计数大于 50×10^6/L，但很少超过 500×10^6/L。部分患者 CSF 中性粒细胞增高，甚至可见嗜酸性粒细胞；CSF 寡克隆区带（OB）阳性率 <20%，CSF 蛋白多明显增高，可大于 1g/L。

　　（2）血清及 CSF AQP4-IgG：AQP4-IgG 是 NMO 特有的生物免疫标记物，具有高度的特异性，目前公认的检测方法是 CBA 法。

　　（3）血清其他自身免疫抗体检测：部分 NMO 患者可合并其他自身免疫抗体阳性，如血清抗核抗体（ANAs）、抗 SSA 抗体、抗 SSB 抗体、抗甲状腺抗体等。

　　诊断流程见图 12-2。

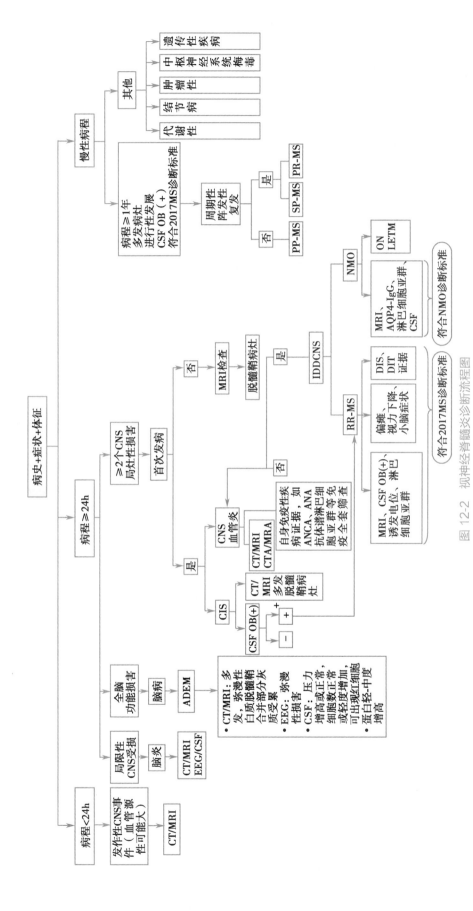

图 12-2 视神经脊髓炎诊断流程图

AQP4-IgG. 水通道蛋白 4 抗体;MS. 多发性硬化;CNS. 中枢神经系统;EEG. 脑电图;CSF. 脑脊液;OB. 寡克隆区带;EP. 诱发电位;PP-MS. 原发进展型 MS;SP-MS. 继发进展型 MS;ADEM. 急性播散性脑脊髓炎;CIS. 临床孤立综合征;IDDCNS. 中枢神经系统炎性脱髓鞘疾病;DIS. 病灶空间多发;DIT. 病灶时间多发;RR-MS. 复发缓解型 MS;NMO. 视神经脊髓炎;ON. 视神经炎;LETM. 长节段横断性脊髓炎。

临床病例讨论

一、门诊就诊情况

患者,李××,女,45 岁。因"进行性右侧肢麻木、无力 6 天"于 2012 年 4 月就诊于门诊。

6 天前,患者受凉后出现右侧头枕部、面部瘙痒,随即出现右侧面部、耳后、颈部、右上肢麻木不适,2 天后出现右上肢力弱、持物不稳、抬举困难,未引起患者重视。4 天前上述症状进行性加重,发展到躯干,胸部、腹部、右下肢麻木不适,下肢行走时感力弱,发病以来未解大便,小便较发病前困难。为明确诊治来诊。

既往史:入院前 1 年,突发双眼视物异常(具体情况描述不清),1 天后出现红肿、失明,外院就诊考虑"视神经炎",经治疗右眼恢复如常,左眼仅存光感。

个人史:无过敏史,发病前均无特殊用药史。

家族史:家族中无遗传病史及类似病史。

神经系统检查:意识清楚,应答切题,言语清晰。右眼瞳孔直径 2.5mm,光反射存在,左眼瞳孔直径 5mm,直接光反射消失,间接光反射存在,双眼球活动自如,余脑神经检查未见明显异常。曲颈时由颈背部向下有 Lhermitte 征可疑,右上肢肌力 4⁻级,右下肢 4 级,左侧上下肢肌力 5 级,四肢肌张力适中;右侧头部痛觉减退,颈 2 以下痛觉减退,双上肢腱反射(+++),双下肢腱反射(++++),髌震挛(+),双上肢霍夫曼征(+),右上肢 Rossolimo 征(+),余病理征未引出。

思路 1:本患者有哪些临床表现提示拟诊 NMO?

中年女性患者,1 年前发生双侧视神经炎,本次以右侧肢体麻木、无力为主要临床表现,体征提示左侧视神经及颈胸段脊髓病变,患者先后发生视神经炎及脊髓炎,故首先考虑 NMO 可能。

知识点

1. NMO 多为中青年起病,平均发病年龄 39 岁,多见于女性。

2. 部分患者病前可有受凉、上呼吸道感染及消化道感染等病史。

3. 病史问诊时应注意发病的年龄、性别,有无诱因,主要症状及演变过程,两次发作间隔时间及每次发作症状持续时间,以及既往史、个人史、家族史的收集。育龄期女性应询问近期是否有妊娠、分娩及流产史。

思路 2:如何进行定位诊断?

1. **左侧视神经**　患者出现左眼视力下降,体格检查左眼直径 5mm,直接光反射消失,间接光反射存在。

2. **脊髓**　6 天前出现右侧肢乏力及大小便潴留,至今仍有右侧头部、颜面部、颈部、上肢、下肢及躯干痛觉减退。

(1)纵向定位:①C₂ 以下痛觉减退;②四肢腱反射活跃至亢进;③病初即出现大小便潴留。因此纵向定位于脊髓,考虑颈段及上胸段受累可能性大。

(2)横向定位:脊髓丘脑束、皮质脊髓束、脊髓侧角和脊髓后索。

知识点

Lhermitte 征

Lhermitte 征是脊髓后索受激惹的一种征象,表现为颈部前曲时,自颈背部延脊柱向下放射的一种异常针刺样、触电样不适感。在中枢神经系统炎性脱髓鞘疾病中多见。

思路 3:该患者应如何进行定性诊断?

1. 中青年女性,急性起病。

2. 本次发作表现为急性脊髓炎。

3. 1 年前曾患"视神经炎",现左眼仅存光感。

综上,首先考虑 NMO。

知识点

1. 视神经炎及延续性长节段脊髓炎是诊断 NMO 必备临床表现,其诊断根据 2006 版 Wingerchuk 诊断标准(表 12-3)。

2. 随着中枢神经系统炎性脱髓鞘疾病表现的多样化,有部分患者有颅内及脊髓的脱髓鞘病灶,但不符合 MS 的诊断标准,根据 2006 版 NMO 诊断标准,NMO 诊断条件不能完全满足,故在 2007 年 Wingerchuk 引入视神经脊髓炎谱系疾病(neuromyelitis optica spectrum disorders,NMOSD)的概念。2015 年国际 NMO 诊治委员会根据大量文献及研究制定了 NMOSD 诊断标准。

表 12-3　2006 版 Wingerchuk 诊断标准

项目	诊断标准
1. 必要条件	(1)视神经炎
	(2)急性脊髓炎
2. 支持条件	(1)髓 MRI 异常病灶 ≥ 3 个椎体节段
	(2)头颅 MRI 不符合 MS 诊断标准
	(3)血清 AQP4-IgG 阳性

注:具备全部必要条件和支持条件中的任意 2 条,即可诊断 NMO。

NMOSD 临床与影像特征及诊断标准(表)

思路 4 :NMO 需与哪些疾病进行鉴别?

对于早期 NMO 或临床、影像特征表现不典型的病例,应该充分进行实验室及其他相关检查,注意与其他疾病相鉴别。

1. **MS**　NMO 主要与进行鉴别诊断(表 12-4)。

2. **感染性脊髓炎**　艾滋病、结核、梅毒。

3. **脊髓压迫性疾病**　髓外压迫:椎间盘病变,髓外占位;髓内压迫:中枢神经系统淋巴瘤及其他肿瘤。

案例讨论 HIV 相关脊髓损害(文档)

4. **其他原因所致视神经病变**　Leber 遗传性视神经病、缺血性视神经病变、其他感染性视神经损害。

表 12-4　NMO 与 MS 的鉴别要点

项目	NMOSD	MS
种族	非白色人种	白色人种
发病年龄中位数	39 岁	29 岁
严重程度	中重度多见	轻度多见
早期功能障碍	早期可致盲或截瘫	早期功能正常
临床病程	>90% 为复发型,无继发进展过程	85% 为复发缓解型,最后半数发展成继发进展型,15% 为原发进展型
血清 AQP4-IgG 阳性	70%~80%	<5%
CSF 寡克隆区带阳性	<20%	>70%~95%
IgG 指数	多正常	多增高

续表

项目	NMOSD	MS
CSF 细胞	多数患者白细胞计数 >10×10⁶/L,部分患者白细胞计数大于 50×10⁶/L,可见中性粒细胞,甚至嗜酸性粒细胞	多数正常,少数轻度增多,白细胞计数 <10×10⁶/L,以淋巴细胞为主
脊髓 MRI	脊髓 >3 个椎体节段,急性期多明显肿胀、亮斑样强化,轴位呈中央对称横惯性损害;缓解期脊髓萎缩、空洞	<2 个椎体节段,轴位多呈非对称性部分损害,脊髓病变短节段、非横惯性、无肿胀、无占位效应
头颅 MRI	延髓最后区、第三和第四脑室周围、下丘脑、丘脑病变,皮质下或深部较大融合的白质病变,胼胝体病变较长较弥散(>1/2 胼胝体)、沿椎体束走行对称较长病变	脑室旁(直角征)、近皮质、圆形、类圆形病变、小圆形开环样强化

注:NMOSD,视神经脊髓炎谱系疾病;MS,多发性硬化;AQP4-IgG,水通道蛋白 4 抗体;CSF,脑脊液。

知识点

NMO 和 MS 一样,都应属于排除性诊断,必须排除其他病因所致视神经炎和脊髓炎,并符合 NMO 诊断标准方可考虑。一味地将表现为视神经炎、脊髓炎的患者诊断为 NMO 可能延误诊断、耽误对因治疗。

二、入院后进一步诊治情况

入院后患者进一步检查。血清 AQP4-IgG 抗体阳性;血清 EB 病毒抗原抗体阳性;血清维生素 D₃ 降低;T 淋巴细胞亚群提示:CD3⁺CD4⁺ 升高,CD19⁺ 升高;眼眶 MRI 示:左眼视神经明显增粗(图 12-3);颈椎 MRI 示:延髓下段至 C₆ 脊髓呈 T₂ 高信号,该段脊髓增粗,病灶位于脊髓中央,延髓下段背侧可见线样征(图 12-4);胸椎 MRI 示:T₄~T₆ 异常信号(图 12-5)。EDSS 评分:4.5 分。

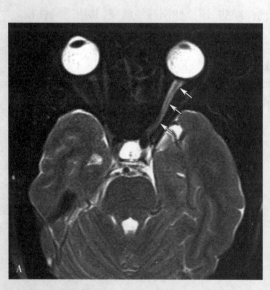
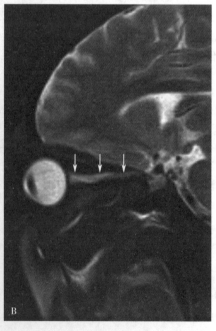

图 12-3 眼眶 MRI

A.视神经压脂像轴位:左侧视神经全长高信号呈双轨征,如箭头所示;B.视神经压脂像矢状位:左侧视神经增粗、信号增高,如箭头所示。

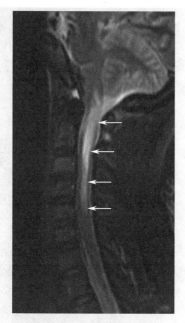

图 12-4　颈椎 MRI

延髓下段至 C_6 连续高信号，该段脊髓增粗，病灶位于脊髓中央，如箭头所示。

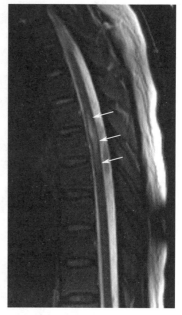

图 12-5　胸椎 MRI

$T_6 \sim T_8$ 节段连续高信号、病灶位于脊髓中央，该段脊髓蛛网膜下腔增宽，如箭头所示。

思路 5：拟诊 NMO 患者入院后，除一般检查外还需完善哪些检查以帮助确诊？

1. 脑脊液常规、生化、AQP4-IgG、MOG-IgG、寡克隆区带（OB）等。

2. T 淋巴细胞亚群、自身免疫相关抗体、血清 AQP4-IgG 及 MOG-IgG、甲状腺功能及抗体等。

3. 头颅、视神经及脊髓 MRI 平扫加增强。

4. 视觉、听觉、体感及运动诱发电位。

5. 视敏度、OCT 检查、眼底检查。

6. EDSS 量表评估。

入院后进一步检查及其意义（文档）

思路 6：如何制订本例患者的治疗方案？ 2015 年国际 NMO 诊断小组（IPND）制定的 NMOSD 诊断标准推荐 NMO 患者有哪些治疗措施？

排除糖皮质激素禁忌证，患者签署知情同意书后，给予大剂量甲泼尼龙冲击治疗，同时行康复治疗。甲泼尼龙 1g/d，加入生理盐水 500ml，静脉滴注 3~4 小时，连用 3 日后，减量为 500mg/d，3 日后减量为 250mg/d，3 日后减量为 125mg/d，治疗 3 日后停药；改为口服泼尼松片 60mg/d，出院后每周减量 5mg，定期复诊。当激素逐渐减量至 30mg/d 时，视病情变化，酌情减量或长期维持治疗，如患者同意且病情允许可规律使用序贯治疗药物，如硫唑嘌呤、吗替麦考酚酯、利妥昔单抗等。

知识点

NMO 治疗策略

1. NMO 急性发作期的药物治疗

（1）大剂量糖皮质激素减轻炎性反应及细胞水肿，调节过强的免疫应答反应，是 NMO 急性发作期的首选用药。目前多用甲泼尼龙冲击治疗，以后逐渐减量并小剂量维持以减轻急性期症状、缩短病程、改善残疾程度和防治并发症。

（2）对甲泼尼龙冲击疗法反应差的患者，可大剂量使用静脉注射免疫球蛋白（intravenous immunoglobulin，IVIg）或血浆置换（plasma exchange，PE）。

（3）对激素治疗反应差及因自身原因不能使用 IVIg 或 PE 的患者，可选择激素联合其他免疫抑制剂如环磷酰胺治疗。

2. NMO 的序贯治疗　NMO 疾病缓解期治疗目的为预防复发,延缓残疾累积,需继续序贯治疗。序贯治疗一线药物包括硫唑嘌呤、吗替麦考酚酯、利妥昔单抗;二线药物包括环磷酰胺、他克莫司、米托蒽醌。在选用药物时,应结合患者的经济条件和意愿,充分考虑药物不良反应,选择恰当的药物进行治疗。

3. 对症治疗药物参见 MS 对症治疗药物。

思路 7 :NMO 患者的预后如何?

本病预后较差,多数 NMO 年复发率高于 MS,导致严重残疾。

思路 8 :NMO 患者随访时需注意什么?

1. 继续小剂量服用糖皮质激素,根据病情调节药物剂量。

2. 如患者使用序贯治疗药物,需在医生指导下坚持使用,切忌擅自增减药物。

3. 除了药物治疗,康复治疗也同样重要。对伴有肢体、吞咽等功能障碍的患者,应早期在专业医生的指导下进行相应的功能康复训练;在应用大剂量激素治疗时,避免过度活动,以免加重骨质疏松及股骨头负重。当激素减量到小剂量口服时,可鼓励适度活动,进行相应康复训练。

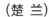

药物用法(文档)

(楚　兰)

【推荐阅读文献】

［1］程先华,杨沫,魏世辉,等. Leber 遗传性视神经病变的临床特点. 眼科, 2017 (05): 343-346.

［2］贾建平,陈生弟. 神经病学. 8 版. 北京:人民卫生出版社, 2018.

［3］吴卫平. 视神经脊髓炎与多发性硬化的早期鉴别. 中国神经免疫学和神经病学杂志, 2011, 18(4): 232-235.

［4］吴卫平,胡学强. 多发性硬化诊断和治疗中国专家共识(2011 版). 中华神经科杂志, 2012, 45(4): 274-280.

［5］张华,侯世芳,殷剑. 磁共振中央静脉征对多发性硬化诊断的意义. 中国神经免疫学和神经病学杂志, 2017 ,24(2): 92-93.

［6］中国免疫学会神经免疫学分会,中华医学会神经病学分会神经免疫学组,中国医师协会神经内科医师分会神经免疫专业委员会. 中国视神经脊髓炎谱系疾病诊断和治疗指南. 中国神经免疫性和神经病学杂志, 2016, 23(3): 155-166.

［7］FILIPPI M, ROCCA M A, CICCARELLI O, et al. MRI criteria for the diagnosis of multiple sclerosis: MAGNIMS consensus guidelines. Lancet Neurol, 2016, 15 (3): 292-303.

［8］MEALY MA, WINGERCHUK DM, PALACE J, et al. Comparison of relapse and treatment failure rates among patients with neuromyelitis optica: multicenter study of treatment efficacy. JAMA Neurol, 2014, 71(3): 324-330.

［9］MONTALBAN X, GOLD R, THOMPSON A J, et al. ECTRIMS/EAN guideline on the pharmacological treatment of people with multiple sclerosis. Mult Scler, 2018, 24 (2): 96-120.

［10］POLMAN CH, REINGOLD SC, BANWELL B, et al. Diagnostic criteria for multiple sclerosis: 2010 revisions to the McDonald criteria. Ann Neurol, 2011, 69(2): 292-302.

［11］SATO D, CALLEGARO D, LANA-PEIXOTO MA, et al. Treatment of neuromyelitis optica: an evidence based review. Arq Neuropsiquiatr, 2012, 70(1): 59-66.

［12］TRABOULSEE A, SIMON JH, STONE L, et al. Revised recommendations of the consortium of MS centers task force for a standardized MRI protocol and clinical guidelines for the diagnosis and follow-up of multiple sclerosis. AJNR Am J Neuroradiol, 2016, 37(3): 394-401.

［13］TREBST C, JARIUS S, BERTHELE A, et al. Update on the diagnosis and treatment of neuromyelitis optica: recommendations of the Neuromyelitis Optica Study Group (NEMOS). J Neurol, 2014, 261(1): 1-16.

［14］UZAWA A, MORI M, KUWABARA S. Neuromyelitis optica: concept, immunology and treatment. J Clin Neurosci, 2014, 21(1): 12-21.

［15］WINGERCHUK DM, LENNON VA, PITTOCK SJ, et al. Revised diagnostic criteria for neuromyelitis optica. Neurology, 2006, 66(10): 1485-1489.

第十三章　运动障碍性疾病

学习要求

1. 掌握帕金森病的发病机制、临床表现、诊断(定位、定性)与鉴别诊断,以及治疗原则。
2. 了解肌张力障碍的发病机制、临床表现、分类、诊断与鉴别诊断、治疗原则。

第一节　概　　述

运动障碍性疾病(movement disorders)是一类表现为随意运动调节功能障碍的疾病,大多与基底神经节病变有关。运动障碍性疾病的主要症状可分为三类:运动迟缓、肌张力增高或降低、异常不自主运动(震颤、舞蹈症、手足徐动症、肌张力障碍等)。一般没有瘫痪,感觉和共济运动均正常。根据临床特点,运动障碍性疾病通常可分为肌张力增高-运动减少综合征和肌张力降低-运动过多综合征。前者以运动减少为特征,代表性疾病是帕金森病(Parkinson disease,PD);后者主要表现为异常不自主运动,代表性疾病是亨廷顿病(Huntington disease,HD)。

运动障碍性疾病的诊断相对复杂,疾病诊断的第一步是识别患者的症状属于何种运动障碍征象,然后再根据患者的症状,结合体格检查和辅助检查判断出患者是何种疾病。

一、运动障碍性疾病的主要症状

运动迟缓、肌张力异常详见本章第二节,常见的异常不自主运动如下:

1. **震颤(tremor)**　身体一个或多个部位不自主的、节律性的抖动。四肢和头部在没有支撑的情况下表现出轻微的震颤,称为生理性震颤。生理性震颤通常不可见或轻微,可因疲劳或焦虑而增强,而病理性震颤通常可见且持续。震颤可分为以下几种常见类型:

(1)静止性震颤(resting tremor):静息状态下发生,低频率(4~6Hz),紧张时加重,随意运动时减轻,睡眠时消失。通常发生在肢体远端,拇指和示指呈"搓丸样"(pill-rolling)动作是静止性震颤的典型表现,常见于 PD。

静止性震颤(视频)

(2)姿势性震颤(postural tremor):当身体受累部分处于与重力对抗的特定位置时出现的震颤,如双手平举时出现的震颤,常见于特发性震颤、生理性震颤。

(3)小脑性震颤(cerebellar tremor):低频率(小于 5Hz),多为意向性,部分为姿势性,接近目标时震颤加剧,通常由多种原因引起的小脑及小脑连接纤维病变所致。

(4)Holmes 震颤(Holmes tremor):又称"红核震颤""中脑震颤",低频率(3~5Hz),多表现为姿势性、意向性、静止性。病因常为脑干红核附近的获得性损伤,基础病变位于丘脑时常有肌张力障碍和本体感觉异常。

姿势性震颤(视频)

(5)肌张力障碍性震颤(dystonic tremor):肌张力障碍受累区域出现的小于 7Hz、不规则幅度的抖动。

(6)体位性震颤(orthostatic tremor):高频率,13~18Hz,双侧下肢受累,站立时明显,行走时改善。通常是用肌电图来确认震颤频率。

(7)任务特异性震颤(task-specific tremor):仅仅在执行特定任务的时候出现,如书写、弹琴等,可以伴随任务特异性肌张力障碍。

（8）等距性震颤（isometric tremors）：在肌肉收缩对抗静止物体时发生，如握拳或抓住检查者的手指时。

（9）功能性震颤（functional tremors）：又称"心因性震颤"，症状多变，震颤突发骤止，受累区域、震颤频率等波动幅度大，可自发性缓解。可能有多种病因，需要寻找潜在的精神疾病。

动作性震颤（视频）

2. 肌张力障碍（dystonia） 是一种不自主的运动障碍，其特征是持续性或间歇性的肌肉收缩，导致异常的重复运动和/或姿势异常。这种异常的不自主刻板化、模式化运动有助于区别舞蹈症。详见本章第三节。

3. 舞蹈症（chorea） 为突发、快速、不规则、无目的、不对称的如同舞蹈样的动作，通常运动幅度较大，病因常为纹状体、丘脑底核及广泛性脑损伤，如亨廷顿病、小舞蹈症；年轻女性突发的舞蹈样动作要排除系统性红斑狼疮；急性偏侧肢体的舞蹈样动作可见于糖尿病性偏侧舞蹈症。

4. 抽动（tics） 是一种不自主的突发、快速、重复、无目的的单一或多部位肌肉抽动，伴或不伴发声抽动，通常会因压力、焦虑和疲劳而加剧，睡眠时消失。

5. 肌阵挛（myoclonus） 突然发生的、短促的肌肉急速的不自主收缩。可出现在休息时，行动诱导或感官、视觉、听觉或情绪暗示等可激发。病变部位可在皮层、皮层下、脑干和脊髓。病因：①原发性，如肌阵挛性肌张力障碍；②继发性，如急性缺氧、代谢性脑病，药物如抗焦虑抑郁药、抗帕金森病药和抗癫痫药等。

6. 投掷症（ballismus） 为一侧肢体大幅度、猛烈的投掷样动作，累及肢体近端，通常为受累肢体对侧丘脑底核的急性病变所致。

7. 手足徐动症（athetosis） 其特征是不能维持手指或脚趾于一种姿势，手腕及手指做缓慢交替性的伸屈动作。手足徐动症的动作速度通常比舞蹈症要慢，但有时很难区分，又称"舞蹈手足徐动症（choreoathetosis）"。多见于肝性脑病、抗精神病药引起的迟发性运动障碍、亨廷顿病和肝豆状核变性等。

二、运动障碍性疾病的体格检查和辅助检查

在区分患者运动障碍的症状后，还需通过体格检查、辅助检查等进一步明确诊断。

1. 症状的识别和神经系统检查对运动障碍性疾病的诊断有着重要作用，甚至在某些情况下可能仅靠症状和体格检查就能诊断，例如 PD。

2. 常规神经系统检查需特别注意高级皮层功能检查，眼球运动检查、角膜色素环（K-F 环）、视网膜检查（有无视网膜色素变性）、小脑性共济失调、自主神经功能以及周围神经检查等。

3. 影像学检查有助于运动障碍性疾病的诊断和鉴别诊断，如头颅 CT 可清晰显示颅内钙化有助于特发性基底节钙化（Fahr 病）的诊断；脑 MRI 可显示壳核萎缩和壳核"间隙征"，有助于多系统萎缩 - 帕金森症型（MSA-P）的诊断；脑 MRI 扫描轴位脑桥 T_2 加权像上的交叉样高信号，即"十字征"，是诊断多系统萎缩 - 共济失调型（MSA-C）较特征性的表现等。影像学检查鉴别帕金森病和帕金森叠加综合征，MRI 通常优于 CT。

4. 神经电生理检查可以客观、量化地记录震颤的存在，可以测量震颤频率，结合相应的临床资料，多数震颤可以明确诊断。

5. 基因检测能够明确遗传性运动障碍性疾病的病因甚至亚型，例如亨廷顿病、肝豆状核变性、遗传性帕金森综合征和遗传性肌张力障碍等；但基因诊断不能脱离临床诊断，首先需要通过症状和体格检查获得倾向性的临床诊断。

第二节　帕金森病

帕金森病（Parkinson disease，PD）是一种常见的中老年神经系统变性疾病，病理上以黑质多巴胺能神经元变性、纹状体神经递质多巴胺含量明显降低以及神经元内出现嗜酸性包涵体，即路易体（Lewy body）为主，临床上表现为静止性震颤、肌强直、运动迟缓和姿势平衡障碍等运动症状，以及嗅觉减退、睡眠障碍、认知减退、自主神经功能失调、抑郁等非运动症状，且使用左旋多巴治疗有效。流行病学研究显示，我国 65 岁以上人群中的 PD 患病率为 1.7%，随年龄增长其患病率上升，给社会和家庭带来沉重的经济和精神负担。

帕金森病的诊疗环节：

1. 根据临床症状和对多巴胺能药物治疗的反应诊断帕金森病。根据帕金森综合征特征性的三大临床表现（运动迟缓、肌强直和静止性震颤）确认患者是否为帕金森综合征，结合对多巴胺能药物治疗后是否有显

著应答、症状波动、剂末现象以及左旋多巴诱导的异动症等诊断帕金森病。此外,姿势平衡障碍也是常见的临床表现。

2. 警惕 PD 早期的临床表现。运动症状的临床表现容易识别,常表现为运动迟缓,一侧肢体的震颤或是僵硬,有些患者可以表现为肢体或关节疼痛及不灵活,体格检查发现肢体肌张力增高;一些非运动症状不易识别,尤其是出现在早期的症状:如嗅觉减退、快速眼动睡眠行为障碍(RBD)等。

3. 对于症状不典型或难以明确病因的患者,需要通过辅助检查进一步鉴别诊断原发性帕金森病、帕金森叠加综合征和继发性帕金森综合征(Parkinsonian syndrome)。帕金森叠加综合征对左旋多巴治疗反应不佳,包括多系统萎缩(multiple system atrophy,MSA)、进行性核上性麻痹(progressive supranuclear palsy,PSP)、皮质基底节变性(corticobasal degeneration,CBD)、路易体痴呆(dementia with Lewy body,DLB)等。继发性帕金森综合征多是由药物、感染、中毒、卒中和外伤等明确病因所致。多种药物可诱发药物性帕金森综合征,最常见的药物包括用于治疗精神疾病的传统抗精神病药(吩噻嗪类和丁酰苯类),停用药物后一般症状可逆。此外,许多遗传变性病也能够引起帕金森综合征,如肝豆状核变性(hepatolenticular degeneration,HLD)、亨廷顿病(Huntington disease,HD)、脊髓小脑性共济失调(spinocerebellar ataxia,SCA)等。

4. 明确 PD 诊断后应尽早进行治疗。对帕金森病的运动症状和非运动症状采取全面综合的治疗,包括药物治疗、手术治疗、运动疗法、心理疏导及照料护理等。药物治疗为首选,且是整个治疗过程中的主要治疗手段,手术治疗则是药物治疗的一种有效补充。目前应用的治疗手段,无论是药物或手术治疗,只能改善患者的症状,并不能阻止病情的发展,更无法治愈。因此,治疗不仅要立足当前,并且需要长期管理,以达到长期获益。

5. 患者一旦开始用药,即进入漫长的治疗与随访期。在治疗与随访期中应当注意:①患者有无良好的依从性,是否规律用药;②有无药物不良反应,如复方左旋多巴容易诱发恶心、呕吐、低血压;非麦角类多巴胺受体激动剂容易引起嗜睡、幻觉、冲动控制障碍等;③是否出现了运动并发症,包括疗效减退、剂末恶化、开-关现象和异动症等。一旦出现上述药物副作用或运动并发症,需要及时调整药物治疗方案,并叮嘱患者遵守医嘱、按时服药。

6. 重视 PD 的非运动症状。非运动症状包括感觉障碍、精神障碍和自主神经功能障碍等,需给予积极、相应的治疗,其中抑郁可以发生在运动症状出现前和出现之后,是影响患者生活质量的主要原因之一,同时也会影响帕金森病药物治疗的疗效。因此,对 PD 的治疗不仅需要关注改善患者的运动症状,而且要重视改善患者的焦虑、抑郁等精神障碍,治疗上以有效的心理疏导和药物治疗并重,从而达到更满意的治疗效果。

7. 早期药物治疗疗效显著,但长期治疗的疗效明显减退,或出现严重的运动波动及异动症者可考虑手术治疗。需要强调的是手术可以明显改善运动症状,但不能根治疾病,术后仍需应用药物治疗,但可相应减少剂量。手术需严格掌握适应证,帕金森叠加综合征是手术的禁忌证。手术对肢体震颤和/或肌强直有较好的疗效,但对躯体性中轴症状如姿势平衡障碍则无明显疗效。手术方法主要包括神经核毁损术和脑深部电刺激(deep brain stimulation,DBS),DBS 因其相对微创、安全和可调控性而作为主要选择。

8. 康复与运动疗法对 PD 症状的改善乃至对延缓病程的进展可能都有一定的帮助。除了专业性的药物治疗以外,科学的护理对维持患者的生活质量也是十分重要的。科学的护理往往对于控制病情、改善症状起到一定的辅助治疗作用,同时也能够有效地防止误吸或跌倒等可能意外事件的发生。

知识点

2016 年中国帕金森病诊断标准

诊断的首要核心标准是明确帕金森综合征,其定义为:出现运动迟缓,并且至少存在静止性震颤或肌强直这两项主征的一项。

诊断标准将帕金森的诊断分为两步:第一,明确诊断患有帕金森综合征;第二,在此基础上,诊断该患者的帕金森综合征表现是否由帕金森病(PD)引起的。当明确诊断为帕金森综合征后,按照以下标准进行诊断:

1. 临床确诊 PD 需要具备:

(1) 不符合绝对排除标准。

(2) 至少两条支持性标准,且

(3) 没有警示征象。

2. 诊断为很可能 PD 需要具备:

(1) 不符合绝对排除标准。

(2) 如果出现警示征象(red flags)需要通过支持性标准来抵消:

1) 如果出现 1 条警示征象,必须需要至少 1 条支持性标准。

2) 如果出现 2 条警示征象,必须需要至少 2 条支持性标准。

注:该分类下不允许出现超过 2 条警示征象。

3. 支持性标准

①对多巴胺能药物治疗具有明确且显著的有效应答;②出现左旋多巴诱导的异动症;③临床体格检查记录的单个肢体静止性震颤(既往或本次检查);④存在嗅觉丧失或心脏间碘苄胍(MIBG)闪烁显像法显示存在心脏去交感神经支配。

4. 绝对排除标准　出现下列任何一项即可排除 PD 诊断:①明确的小脑异常,如小脑性步态、肢体共济失调或者小脑性眼动异常(持续凝视诱发的眼震、巨大的方波急跳、超节律扫视);②向下的垂直性核上性凝视麻痹,或者选择性的向下的垂直性扫视减慢;③在发病的前 5 年内,诊断为很可能的行为变异型额颞叶痴呆或原发性进行性失语;④发病超过 3 年仍局限在下肢的帕金森综合征的表现;⑤采用多巴胺受体阻滞剂或多巴胺耗竭剂治疗,且剂量和时间过程与药物诱导的帕金森综合征一致;⑥尽管病情至少为中等严重程度,但对高剂量的左旋多巴治疗缺乏可观察到的治疗应答;⑦明确的皮质性的感觉丧失(如在主要感觉器官完整的情况下出现皮肤书写觉和实体辨别觉损害),明确的肢体观念运动性失用或者进行性失语;⑧功能神经影像学检查突触前多巴胺能系统正常;⑨明确记录的可导致帕金森综合征或疑似与患者症状相关的其他疾病,或者基于整体诊断学评估,专业评估医生感觉可能为其他综合征,而不是 PD。

5. 警示征象　①在发病 5 年内出现快速进展的步态障碍,且需要规律使用轮椅。②发病 5 年或 5 年以上,运动症状或体征完全没有进展,除非这种稳定是与治疗相关的。③早期出现的球部功能障碍:发病 5 年内出现严重的发音困难或构音障碍(大部分时候言语难以理解)或严重的吞咽困难(需要进食较软的食物,或鼻胃管、胃造瘘进食)。④吸气性呼吸功能障碍:出现白天或夜间吸气性喘鸣或者频繁的吸气性叹息。⑤在发病 5 年内出现严重的自主神经功能障碍,包括:a. 直立性低血压——在站起后 3 分钟内,收缩压下降至少 30mmHg 或舒张压下降至少 15mmHg,且患者不存在脱水、其他药物治疗或可能解释自主神经功能障碍的疾病。b. 在发病 5 年内出现严重的尿潴留或尿失禁(不包括女性长期或小量压力性尿失禁),且并不是简单的功能性尿失禁。对于男性患者,尿潴留不是由于前列腺疾病引起的,且必须与勃起障碍相关。⑥在发病 3 年内由于平衡损害导致的反复(>1 次 / 年)摔倒。⑦发病 10 年内出现不成比例的颈部前倾(肌张力障碍)或手足挛缩。⑧即使是病程到了 5 年也不出现任何一种常见的非运动症状,包括睡眠障碍(保持睡眠障碍性失眠、日间过度嗜睡、快速眼动睡眠行为障碍),自主神经功能障碍(便秘、日间尿急、症状性直立性低血压)、嗅觉减退、精神障碍(抑郁、焦虑、或幻觉)。⑨其他原因不能解释的锥体束征,定义为锥体束性肢体无力或明确的病理性反射活跃(包括轻度的反射不对称以及孤立性的跖趾反应)。⑩双侧对称性的帕金森综合征。患者或看护者报告为双侧起病,没有任何侧别优势,且客观体格检查也没有观察到明显的侧别性。

帕金森病诊断流程见图 13-1。

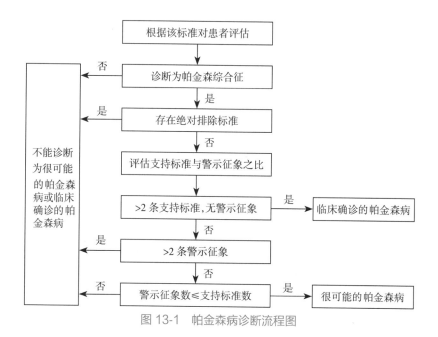

图 13-1 帕金森病诊断流程图

临床病例讨论

一、门诊就诊情况

患者,赖××,男性,56 岁。因"左手震颤伴不灵活 3 年余"入院。患者于 3 年前开始出现左手震颤,静止时出现,紧张时加重,持物时可消失,伴左手活动不灵活,如穿衣系纽扣,系鞋带等动作变慢。半年后开始出现左下肢行走拖步,1 年后发展至右下肢,自感双下肢沉重感,僵硬感,行走缓慢,左手震颤加重,伴夜间翻身稍困难,声调变低,朋友诉其面部表情呆滞。患者曾在当地医院就诊,曾诊断"脑梗死"或"帕金森综合征",但均未规律服药(具体药物不详),为求进一步诊治入院。患者诉记忆力好,计算力好,饮食尚可,诉有 5 年以上嗅觉下降,经常闻不到很明显的香臭味;小便正常,夜尿 1~2 次 / 晚,便秘 10 余年,3~4 天 1 次大便,有时需药物通便;睡眠差,入睡困难,多梦,家属诉其睡觉时偶尔会大喊大叫,双脚乱踢;体重无明显变化。

既往史:无高血压、糖尿病史;无脑炎病史;平素未服用药物等。

个人史:无长期外地居住史,无化学药品接触史,无烟酒不良嗜好。

婚育史:已婚,子女身体健康。

家族史:否认家族遗传病病史。

体格检查:T 36.8℃,P 72 次 /min,R 20 次 /min,BP 128/70mmHg,心肺听诊无异常。

神经系统检查(未服药状态):神志清晰,面具脸,皮肤湿润汗多,油脂面,高级皮层功能正常,查体合作;双侧视力、视野粗测正常,双侧瞳孔等大等圆,直接、间接对光反射灵敏,眼球运动自如,无眼球震颤;面部感觉对称、正常,双侧额纹对称、等深,眼裂等大,闭目有力、无露白,双侧鼻唇沟对称、等深;口角无偏斜,构音清,饮水无呛咳,悬雍垂居中,双侧软腭上抬正常,咽反射正常,头颈部位置居中,伸舌居中;肌肉无萎缩、束颤、压痛,左上肢可见静止性震颤,四肢肌力 5 级;指鼻试验、跟膝腱试验稳准,Romberg 征阴性,轮替运动及对指运动幅度减小、频率变慢;四肢肌张力呈齿轮样增高,左侧明显;步态:行走时双脚拖步,双臂摆动减少;双侧深、浅感觉对称、正常;双侧腱反射正常,双侧病理征阴性;颈无抵抗,脑膜刺激征阴性。回拉试验:阴性。"火箭"征:阴性。

思路 1:根据患者目前的症状和体征,进行定位、定性诊断。

1. 定位诊断 从症状出发,患者以左上肢静止性震颤起病,逐渐波及左下肢及右侧肢体,伴运动迟缓;神经系统检查发现面具脸,四肢肌张力增高,轮替运动变慢,无共济障碍和锥体束征,定位:锥体外系。

2. 定性诊断 中年男性,隐匿起病,缓慢进展,考虑神经变性病。

该患者的临床特征中"运动迟缓,伴静止性震颤和肌强直"符合明确的帕金森综合征,有嗅觉减退及神经系统检查中发现单个肢体静止性震颤等 2 条支持性标准,无绝对排除标准,没有警示征象,考虑临床确诊

PD。患者症状累及双侧肢体,但无平衡障碍,PD病情 Hoehn-Yahr 分级 2 级。

3. 帕金森综合征主要症状的定义

(1)运动迟缓:是指运动的减慢以及在动作持续过程中幅度及速度(运动过程中的犹豫和停顿)的下降。MDS- 统一帕金森病评估量表(MDS-UPDRS)评分系统中的手指拍打试验、手运动、轮替运动、脚趾和足部拍打试验可以用于运动迟缓的评估。尽管运动迟缓也可累及声音、面部肌肉、轴向运动及步态运动等方面,只有肢体的运动迟缓症状可进行明确记录并作为帕金森综合征的诊断标准。

运动迟缓(视频)

(2)肌强直:强直的评定需要患者处于放松姿态下以大关节、下肢及颈部的被动活动情况来判断。强直指的是铅管样抵抗,即在关节被动运动时肌张力保持均匀一致的增高,而并非单纯的无法放松的状态(即有别于痉挛或伸展过度)。强直特指铅管样抵抗,不伴有铅管样抵抗而单独出现的齿轮样强直不满足强直的最低判定标准。

面具脸(视频)

(3)静止性震颤:静止性震颤指的是在完全静息状态的肢体上出现的频率为 4~6Hz 的震颤,在运动启动过程中可被抑制。在整个访视和检查过程中均可对静止性震颤进行评估。仅有运动性震颤或姿势性震颤并不能构成帕金森综合征的诊断。

4. 帕金森病病情分级(改良 Hoehn-Yahr 分级量表)

0 级:无任何症状和体征。

1 级:一侧肢体受累症状。

1.5 级:一侧肢体受累症状,伴有躯体肌肉受累症状。

2 级:双侧肢体受累症状,无平衡障碍。

2.5 级:双侧肢体轻度受累,伴有轻度平衡障碍(姿势稳定性试验,后拉双肩后可自行恢复)。

3 级:双侧肢体中度受累,伴有明显的姿势不稳,患者的许多功能受限,但生活能自理,转弯变慢。

4 级:双侧肢体严重受累,勉强能独立行走或站立。

5 级:卧床或生活在轮椅上(帕金森病晚期)。

5. PD 的鉴别诊断

(1)帕金森叠加综合征:帕金森叠加综合征包括多系统萎缩(MSA)、进行性核上性麻痹(PSP)和皮质基底节变性(CBD)等。MSA 是成年期缓慢发病、进行性发展、散发性的神经系统变性疾病,临床表现为不同程度的自主神经功能障碍(尿失禁伴男性勃起功能障碍,或直立性低血压)、对左旋多巴类药物反应不良的帕金森综合征、小脑性共济失调和锥体束征等症状。可分为两种临床亚型,以帕金森综合征为突出表现的临床亚型称为 MSA-P 型,以小脑性共济失调为突出表现者称为 MSA-C 型。但不论以何种神经系统的症状群起病,当疾病进一步进展都会出现两个或多个系统的神经症状群。与 PD 的鉴别点在于,MSA 患者多有直立性低血压,肛门括约肌肌电图往往出现失神经改变。高场强(1.5T 以上)MRI T_2 相可见壳核背外侧缘条带状弧形高信号、脑桥基底部"十字征"和小脑中脚高信号。^{18}F-FDG-PET 显示纹状体或脑干低代谢。

PSP 可出现少动和强直等锥体外系症状,但该病特征性表现为垂直性核上性眼肌麻痹(尤其是下视困难)、颈部过伸、早期出现姿势不稳、向后跌倒等,而且常伴有假性延髓麻痹和智力迟钝,强握和模仿动作等额叶综合征。

CBD 多见于中老年人。患者皮质和基底节功能均出现障碍,可表现为不对称性的局限性肌张力增高、面部的反射性肌阵挛、失用、异己手(肢)现象、失语或构音障碍、皮质性感觉缺失、痴呆等,对复方多巴制剂常无效。

路易体痴呆(DLB)是以波动性认知功能障碍、视幻觉和帕金森综合征为"三主征"的一种神经系统变性病,以在皮质中广泛存在路易体为病理特征的神经变性疾病。其中,DLB 的认知功能障碍以注意力和警觉障碍波动最明显;视幻觉往往出现患者熟悉的人物或动物等鲜明生动的幻觉形象。DLB 的运动障碍表现为强直少动,很少出现典型的静止性震颤,对左旋多巴的治疗反应通常较差。

(2)继发性帕金森综合征:通过仔细询问病史及相应的实验室检查,多可鉴别此类由药物、感染、中毒、卒中、外伤等明确病因所致的综合征。①药物性:多种影响颅内多巴胺能系统药物是最常见的导致继发性帕金森综合征的原因,包括吩噻嗪类和丁酰苯类等用于治疗精神疾病的传统抗精神病药、治疗呕吐的药物(异丙嗪、甲氧氯普胺等)以及氟桂利嗪、利血平、锂剂等。②中毒性:一氧化碳、1- 甲基 -4- 苯基 -1,2,3,6- 四氢吡啶（MPTP）、农药、重金属（如锰、汞等）中毒可出现强直、震颤等症状，此类中毒性帕金森综合征多有明确的接触史，可通过详细的病史询问鉴别。③血管性：多由脑血管病变，如多发性腔隙性脑梗死、基底核腔隙状态、淀粉样血管病和皮质下动脉硬化性脑病等引起，患者可有肌张力增高、动作缓慢、慌张步态、表情呆板等帕金森样症状。而鉴别点在于此类患者多有高血压、糖尿病、卒中病史，临床典型症状为双下肢运动障碍、起步困难等，并常伴有锥体束征、假性延髓麻痹、痴呆等体征，但多无静止性震颤。

（3）其他需要与帕金森病鉴别的疾病包括亨廷顿病、肝豆状核变性、特发性震颤、遗传性脊髓小脑性共济失调和多巴反应性肌张力障碍等。

二、入院后进一步检查情况

患者入院后完善相关检查，血常规、血液生化、铜蓝蛋白、甲状腺功能均正常，神经心理评估未见明显异常，认知功能测评在正常人范围；匹兹堡睡眠质量指数量表显示睡眠质量一般，多导睡眠图示快速眼动睡眠行为障碍，头颅 MRI 未见异常；患者临床确诊帕金森病，并开始药物治疗。

思路 2：针对该患者的首选治疗。

该患者中年起病，病情处于早期，且伴快速眼动睡眠行为障碍，建议予多巴胺受体激动剂（如普拉克索），联合小剂量左旋多巴治疗，可加用 MAO-B 抑制剂，即优化的小剂量多种药物（体现多靶点）的联合应用，力求达到最佳疗效、维持时间更长而运动并发症发生率最低的目标。

1. 帕金森病的药物治疗原则　用药原则应该以达到有效改善症状、提高工作能力和生活质量为目标。提倡早期诊断、早期治疗，不仅可以更好地改善症状，而且可能会达到延缓疾病进展的效果。应坚持"剂量滴定"以避免产生药物的急性副作用，力求实现"尽可能以小剂量达到满意临床效果"的用药原则，避免或降低运动并发症尤其是异动症的发生率。治疗应遵循循证医学的证据，也应强调个体化特点，不同患者的用药选择需要综合考虑患者的疾病特点（是以震颤为主，还是以强直少动为主）和疾病严重程度、有无认知障碍、发病年龄、就业状况、有无共病、药物可能的副作用、患者的意愿、经济承受能力等因素，尽可能避免、推迟或减少药物的副作用和运动并发症。进行抗帕金森病药治疗时，特别是使用左旋多巴时，不能突然停药，以免发生撤药恶性综合征。

2. 早期帕金森病的治疗策略（图 13-2）　根据临床症状严重度的不同，可以将帕金森病的病程分为早期和中晚期，即将 Hoehn-Yahr 分级 1~2.5 级定义为早期，3~5 级定义为中晚期。

一旦早期诊断，即应尽早开始治疗，争取掌握疾病的修饰时机，对今后帕金森病的整个治疗成败起关键性作用。早期治疗可以分为非药物治疗（包括认识和了解疾病，补充营养，加强锻炼，坚定战胜疾病的信心以及社会和家人对患者的理解、关心与支持）和药物治疗。一般疾病初期多予单药治疗，但也可采用优化的小剂量多种药物（体现多靶点）的联合应用，力求达到最佳疗效、维持时间更长而运动并发症发生率最低的目标。

药物治疗包括疾病修饰治疗药物和症状性治疗药物。疾病修饰治疗药物除了可能的疾病修饰作用外，也具有改善症状的作用；症状性治疗药物除了能够明显改善疾病症状外，部分也可能兼有一定的疾病修饰作用。

疾病修饰治疗的目的是延缓疾病的进展。目前，临床上可能有疾病修饰作用的药物主要包括单胺氧化酶 B 型（MAO-B）抑制剂和多巴胺受体（DR）激动剂等。

首选药物原则：

（1）早发型患者，在不伴有智能减退的情况下，可有如下选择：①非麦角类 DR 激动剂；②MAO-B 抑制剂；③金刚烷胺；④复方左旋多巴；⑤复方左旋多巴 + 儿茶酚 -O- 甲基转移酶（COMT）抑制剂。首选药物并非按照以上顺序，需根据不同患者的具体情况而选择不同方案。对于震颤明显而其他抗帕金森病药疗效欠佳的情况下，可选用抗胆碱能药，如苯海索。

（2）晚发型或伴智能减退的患者，一般首选复方左旋多巴治疗。随着症状的加重，疗效减退时可添加 DR 激动剂、MAO-B 抑制剂或 COMT 抑制剂治疗。尽量不应用抗胆碱能药物，尤其针对老年男性患者，因其具有较多的副作用。

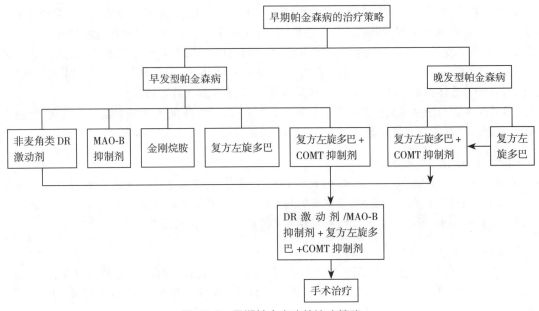

图 13-2 早期帕金森病的治疗策略

DR. 多巴胺受体;MAO-B. 单胺氧化酶 B 型;COMT. 儿茶酚 -O- 甲基转移酶。

三、门诊随访情况

该患者予以普拉克索联合左旋多巴 / 苄丝肼治疗,随着肢体抖动及肌强直症状加重,逐步增加普拉克索和左旋多巴 / 苄丝肼的剂量,以达到最大程度地控制症状和避免产生不良反应。但患者在左旋多巴 / 苄丝肼及普拉克索等药物加量后出现恶心和腹胀反应。同时,患者出现情绪低落、兴趣减少,睡眠质量进一步恶化,入睡困难,伴早醒、不易再入睡等。

思路 3 :该患者出现了何种情况,应当如何处理?

考虑患者的恶心和腹胀反应与药物加量有关,因而建议患者服用左旋多巴 / 苄丝肼的同时服用一些小饼干(非高蛋白饮食),同时加用甲氧氯普胺。患者的情绪低落、兴趣减少、睡眠差、有负罪感等症状,考虑伴发抑郁状态,可增加 DR 激动剂剂量,如普拉克索,在改善运动症状同时,也可改善抑郁症状。另外,加强心理疏导,必要时加用选择性 5- 羟色胺再摄取抑制剂(SSRI)治疗。PD 患者可以出现包括抑郁、焦虑在内的多种非运动症状。这些非运动症状同样可以导致患者生活质量的严重下降,甚至自杀。所以在处理运动症状的同时,也要重视及时处理非运动症状。

1. 帕金森病患者常见的非运动症状

(1)精神症状:抑郁、焦虑、冷漠、缺乏快感、注意力缺陷、幻觉、错觉、痴呆、强迫行为及冲动控制障碍。

(2)睡眠障碍:不宁腿综合征(restless leg syndrome,RLS)、周期性肢体运动(periodic limb movement,PLM)、快速眼动睡眠行为障碍、白日嗜睡、失眠。

(3)自主神经系统症状:便秘、膀胱功能障碍(尿频、尿急、夜尿)、潮热多汗、直立性低血压、性功能障碍、流涎、味觉减退。

(4)感觉症状:疼痛、感觉异常、嗅觉减退。

(5)其他症状:疲劳、油脂面容。

2. 抗帕金森病药物常见的不良反应和注意事项

(1)复方左旋多巴:包括复方左旋多巴常释剂(即左旋多巴 / 苄丝肼,商品名为美多芭)和控释剂(即左旋多巴 / 卡比多巴,商品名为息宁)。不良反应包括:①早期不良反应包括胃肠道不良反应,如恶心、呕吐;心血管不良反应包括直立性低血压和心律失常;不可突然停用这类药物,否则可以诱发恶性综合征。左旋多巴 / 苄丝肼可以增高眼压。②精神异常:如失眠、幻觉、妄想和短暂性定向力障碍。③长期服用出现运动并发症。

(2)DR 激动剂

1)麦角类 DR 激动剂可诱发肺间质纤维化和心瓣膜病,目前少用。

2）非麦角类 DR 激动剂（如普拉克索等）不良反应：幻觉为最常见的不良反应；过度嗜睡、睡眠发作（应当告知患者尽量避免危险工作如高空作业，驾驶等）；直立性低血压；冲动控制障碍，如病理性赌博、病理性购物、性欲亢进、暴食症、刻板行为等。

（3）MAO-B 抑制剂（司来吉兰、雷沙吉兰）

1）避免与 SSRI 类药物合用，以防诱发 5- 羟色胺综合征。

2）警惕与酪胺类食物合用，以避免诱发高血压。

（4）COMT 抑制剂（恩他卡朋、托卡朋）

1）运动障碍、恶心、尿色异常、腹泻或便秘、头晕、腹痛、失眠、口干、疲乏、幻觉等。

2）托卡朋有可能导致肝功能损害，须严密监测肝功能，尤其在用药前 3 个月。

（5）苯海索：口干，幻觉等精神症状，眼压增高，尿潴留，认知功能减退。

（6）金刚烷胺：踝部水肿和网状青斑、幻觉等精神症状、充血性心力衰竭。

患者开始服药后 2 年，逐渐感到药物疗效减退，初期服药后药效可维持 4~5 小时，现仅持续 2~3 小时，疗效减退时感到肢体僵硬，上肢抖动，剂末时四肢僵硬显著，行动困难。门诊加用恩他卡朋与左旋多巴 / 苄丝肼同服，疗效减退现象较前明显改善。服药 5 年后即病程第 8 年，患者服药后半小时后出现头部及四肢舞蹈样动作，颈部晃动，幅度大，无法控制；持续约 2 小时后逐渐缓解。舞蹈样动作缓解后，患者即感到四肢僵硬，运动显著迟缓。

思路 4：该患者出现了何种情况？

随着病情进展及长期多巴胺能药物治疗，该患者出现运动并发症，包括症状波动（剂末现象和开 - 关现象等）和异动症。尽管左旋多巴一直被认为是治疗原发性帕金森病的最佳药物，但是大约 75% 的患者（年轻患者比例可能更高）在服用左旋多巴制剂 2~5 年后会出现症状波动以及异动症等运动并发症。运动并发症的常见类型如下：

（1）剂末现象（wearing-off phenomenon）和开 - 关现象（on-off phenomenon）：在运动症状波动方面最常见的是剂末现象，即一种通常可以预见的运动或非运动症状的再发，出现于下次预定给药之前，给予抗帕金森病药通常可以改善。药物的疗效逐渐减退，每次服药后药效维持时间较以往缩短。随着 PD 的进展逐渐出现不可预测的"开 - 关现象"，症状在"开期"和"关期"之间波动，"关期"变得突如其来不可预测。

（2）异动症（abnormal involuntary movement，AIM）：又称"运动障碍（dyskinesia）"，绝大部分服用左旋多巴的患者会发生异动症。主要可累及头部、颈部及肢体，表现为不自主粗大的舞蹈样或肌张力障碍样动作。常见的异动症类型有：

1）剂峰异动症：多发生在用药后的 1~2 小时。

2）清晨足部肌张力障碍：主要见于晨醒，表现为足部痉挛。

3）双相性异动症：即在转为"开期"状态时出现异常不自主运动，然后疗效出现，在转为"关期"状态时再次出现异常不自主运动。

思路 5：如何处理该患者的运动并发症？

针对该患者，酌情减少每次左旋多巴 / 苄丝肼的用量，增加服药次数，缓慢增加普拉克索的剂量，同时加用金刚烷胺，使这位患者的症状波动和异动症有明显的好转。

异动症（视频）

知识点

中国帕金森病指南推荐的运动并发症处理原则及循证级别

1. 症状波动的治疗（图 13-3）　症状波动主要包括剂末现象、开 - 关现象。对剂末现象的处理方法为：①不增加服用复方左旋多巴的每日总剂量，而适当增加每日服药次数，减少每次服药剂量（以仍能有效改善运动症状为前提），或适当增加每日总剂量（原有剂量不大的情况下），每次服药剂量不变，而增加服药次数；②由常释剂换用控释剂，以延长左旋多巴的作用时间，更适宜在早期出现剂末恶化，尤其发生在夜间时为较佳选择，剂量需增加 20%~30%；③加用长半衰期的 DR 激动剂，其中普拉克索、罗匹尼罗为 B 级证据,卡麦角林、阿扑吗啡为 C 级证据,溴隐亭不能缩短"关期",为 C 级证据,若已用 DR 激动剂而疗效减退可尝试换用另一种 DR 激动剂;④加用对纹状体产生持续性 DA 能刺激的 COMT 抑制剂,其中恩托卡朋为 A 级证据,托卡朋为 B 级证据;⑤加用 MAO-B 抑制剂,其中雷沙吉兰为 A 级证据,司来吉兰为 C 级证据;⑥避免饮食(含蛋白质)对左旋多巴吸收及通过血脑屏障的影响,宜在餐前 1 小时或餐后 1.5 小时服药,调整蛋白饮食可能有效;⑦手术治疗主要为丘脑底核为靶点的 DBS 可获裨益,为 C 级证据。对开 - 关现象的处理较为困难,可以选用口服 DR 激动剂,或可采用微泵持续输注左旋多巴甲酯或乙酯或 DR 激动剂(如麦角乙脲等)。

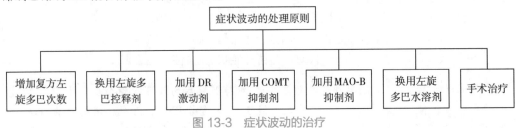

图 13-3　症状波动的治疗

2. 异动症的治疗(图 13-4)　对剂峰异动症的处理方法为:①减少每次复方左旋多巴的剂量;②若患者是单用复方左旋多巴,可适当减少剂量,同时加用 DR 激动剂,或加用 COMT 抑制剂;③加用金刚烷胺(C 级证据);④加用非典型抗精神病药如氯氮平;⑤若使用复方左旋多巴控释剂,则应换用常释剂,避免控释剂的累积效应。

对双相异动症(包括剂初异动症和剂末异动症)的处理方法为:①若在使用复方左旋多巴控释剂应换用常释剂,最好换用水溶剂,可以有效缓解剂初异动症;②加用长半衰期的 DR 激动剂或延长左旋多巴血浆清除半衰期的 COMT 抑制剂,可以缓解剂末异动症,也可能有助于改善剂初异动症。微泵持续输注 DR 激动剂或左旋多巴甲酯或乙酯可以同时改善异动症和症状波动。对晨起肌张力障碍的处理方法为:睡前加用复方左旋多巴控释片或长效 DR 激动剂,或在起床前服用复方左旋多巴常释剂或水溶剂;对"开期"肌张力障碍的处理方法同剂峰异动症。手术治疗方式主要为 DBS,可获裨益。

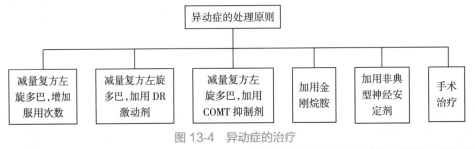

图 13-4　异动症的治疗

思路 6:患者病程 8 年余,异动症严重程度逐渐增加,反复调整药物效果不佳,异动症消失即进入严重的"关期"。患者经济情况良好,没有其他系统性疾病,肌肉无萎缩,关节无变形,无明显认知功能障碍。此时,考虑到患者目前处于 PD 中晚期,出现严重的运动并发症,且药物疗效逐渐减退,药物调整困难,可以考虑 DBS,靶点可以选择双侧丘脑底核。

知识点

DBS 治疗帕金森病的适应证

1. 原发性 PD。
2. 服用复方左旋多巴曾经有良好疗效。
3. 疗效已明显下降或出现严重的运动波动或异动症,影响生活质量。
4. 除外痴呆和严重的精神疾病。
注意:任何帕金森叠加综合征、继发性帕金森综合征均非手术适应证。

第三节　肌张力障碍

肌张力障碍(dystonia)患病率约为33/100 000,是仅次于帕金森病和特发性震颤的常见运动障碍性疾病。2013年学界对肌张力障碍的最新定义为:一种由肌肉不自主间歇或持续性收缩所导致的异常重复运动和/或异常姿势的运动障碍性疾病;肌张力障碍的运动通常具有扭曲样、模式化特点,可伴有震颤;随意动作可诱发或加重不自主动作及异常姿势,常常伴有"溢出"(overflow)现象。

肌张力障碍的诊疗环节:

1. 肌张力障碍"三步走"诊断思路

(1)判断患者是否属于肌张力障碍

1)从定义上来说,肌张力障碍最具特征性的、最引人注目的表现是"受累肌肉收缩引起的扭曲、不自主的动作而导致的异常姿势或异常重复运动"。肌张力障碍受累肌群比较恒定,异常运动的模式化、特定条件下加重的特点使其有别于肌阵挛时单一、电击样的抽动样收缩,也不同于舞蹈症变换多姿的收缩。

2)疲劳、应激或情绪紧张可以加重肌张力障碍症状;放松、安静状态或入睡可以明显减轻症状。

3)缓解技巧或策略(感觉诡计)是肌张力障碍独有的特征,指的是肌张力障碍的症状可以因某种感觉刺激而显著减轻的现象。例如,有些痉挛性斜颈的患者常用手托住下颌或一侧面部而使症状缓解。肌张力障碍还可以伴有以下特点:镜像运动(mirror dystonia)、"溢出"现象、伴有肌张力障碍性震颤。镜像运动指用非受累侧做出肌张力障碍类似动作或姿势时,可诱发出肌张力障碍严重侧的肌张力障碍表现。如书写痉挛患者非受累侧手进行书写时,可诱发出肌张力障碍受累严重侧手部书写痉挛表现。"溢出"现象指伴随的非肌张力障碍受累部位的无意识肌肉收缩,如下肢肌张力障碍患者行走时伴有前臂旋前、腕部屈曲。

(2)判定肌张力障碍的临床类型:病史询问和体格检查能为判断患者肌张力障碍的临床类型提供依据。可按照发病年龄、累及身体部位、时间规律、有无合并其他运动障碍或其他神经系统症状分为不同的临床类型。临床上常见的几个肌张力障碍临床综合征有早发全身型单纯肌张力障碍、成年病的局灶型或节段型单纯型肌张力障碍、肌张力障碍-帕金森综合征、肌阵挛肌张力障碍等。

(3)寻找肌张力障碍的病因:考虑为遗传性或特发性肌张力障碍的患者,可以通过基因检测明确病因和分型。获得性肌张力障碍患者,可以通过影像学、脑脊液或外周血检查进一步明确原因。

2. 肌张力障碍的治疗　肌张力障碍治疗策略的制定主要依据病因学分类及临床特征。原则上应根据患者的具体情况,权衡利弊,可选择口服药物治疗、肉毒毒素注射治疗、手术治疗、一般支持治疗及理疗等综合措施,实现运动功能的最大改善。

(1)对于单纯型的全身型或阶段型肌张力障碍的患者,尤其儿童或青少年时期发病并伴随帕金森症状的患者,推荐左旋多巴治疗以排除多巴反应性肌张力障碍。如果左旋多巴治疗无明显效果,可以采用抗胆碱能药物如苯海索治疗。其他药物还包括丁苯那嗪、巴氯芬、氯硝西泮。对于药物治疗无效或患者不能耐受治疗的单纯性的全身型或阶段型肌张力障碍患者可以考虑脑深部电刺激(deep brain stimulation,DBS)治疗。

(2)局灶型肌张力障碍,如眼睑痉挛、痉挛性斜颈和节段型肌张力障碍[如梅格斯(Meige)综合征]宜选择局部肉毒毒素注射治疗。

(3)对于发作性肌张力障碍的患者,推荐卡马西平、丙戊酸钠、氯硝西泮等抗惊厥药物治疗。

(4)病因治疗,尤其对于继发性肌张力障碍的患者,如迟发性运动障碍宜停用相应的抗精神病药。

(5)物理治疗、康复治疗等个体化的综合治疗。

临床病例讨论

一、门诊就诊情况

患者,黄××,女,41岁。因"双眼睁眼困难3年,加重伴口角、头颈部不自主向左倾斜2年"就诊。患者于入院前3年出现双眼睁眼困难,伴眨眼频繁、眼干,光照及情绪紧张时加重,无晨轻暮重,无伴视物模糊、重影,无伴言语含糊、饮水呛咳。就诊当地医院,诊断为"眼睑痉挛",予以肉毒毒素局部注射治疗,当时治疗后症状可有改善,疗效可维持4~5个月。之后,患者症状逐渐加重,眨眼较前更为频繁,2年前开始出现口角、下颌不自主运动,表现为不自主吐舌头、张口及咬嘴唇,伴颈部不自主向左侧扭动,头部向左侧倾斜,伴有头部抖动,自述用手触摸左侧下颌时颈部扭转可稍缓解。患者定期至门诊行眼周及颈部肉毒毒素局部注射治疗,半年前出现肉毒毒素治疗效果减退,疗效仅能维持2个月余。自觉智能无减退,记忆力、计算力与发病前相仿,无伴动作迟缓、肢体震颤。

既往史:无特殊异常。

个人史:无烟酒嗜好,出生史无特殊异常,其母孕期无特殊异常。

家族史:家族无遗传疾病史。

体格检查:心、肺听诊无特殊异常。肝脾无肿大,无皮肤色素沉积。

神经系统检查:认知功能正常,简易精神状态检查(MMSE)评分30分;计算力、理解力、定向力正常,眼球各向运动正常,无眼震,裂隙灯下未见K-F环;脑神经检查基本正常;颈肌肌张力增高;四肢肌力5级,四肢肌张力正常;双上肢肱二头肌、肱三头肌反射(++);双侧膝反射(++),双侧病理征(−);四肢深浅感觉正常;双侧指鼻、跟膝胫试验稳准;可见颈部向左侧倾斜姿势,伴有头部震颤。

思路1:该患者属于何种运动障碍性疾病的症状学现象?

任何运动障碍性疾病的诊断第一步都应从识别症状学现象开始。显然,该患者表现为双眼眨眼过度、睁眼困难,遇强光刺激症状加重,伴有颈部不自主运动导致的头颈部异常姿势。眼部及颈部的症状及加重因素都较为模式化,有"感觉诡计"特征,症状学范畴属于肌张力障碍。需要注意,肌张力障碍既是一种疾病名称,也是一种症状。

思路2:对该患者的定位诊断。

该患者颈部肌张力增高,且有肌张力障碍的表现,无锥体束征、共济失调、智能减退、感觉缺失等其他神经系统定位体征,定位在锥体外系。

知识点

肌张力障碍的分类

2013年以后学界普遍接受以临床特征及病因两大主线为基础的新分类法。临床特征按下列因素进行分类:发病年龄、累及身体部位、时间模式和变异性、伴随症状。病因学则按有无神经退行性或结构性病理病变、遗传性或获得性进行分类。

1. 临床特征分类

(1)按发病年龄分类:分为婴儿期(出生到2岁)、儿童期(3~12岁)、青少年期(12~20岁)、成人早期(21~40岁)及成人晚期(大于40岁)。1岁以内出现的肌张力障碍高度提示为遗传代谢性疾病;2~6岁出现的肌张力障碍,尤其在伴有运动发育迟滞的情况下,需要考虑脑瘫可能;多巴反应性肌张力障碍多在6~14岁发病;而散发性局灶型肌张力障碍多在50岁以后发病。

(2)按累及身体部位分类:肌张力障碍累及的身体部位分为上面部或下面部、颈部、喉部、躯干、上肢或下肢,可累及一种或多种部位。

1)局灶型:仅有一个身体部位受累,如眼睑痉挛、口下颌肌张力障碍、痉挛性斜颈、痉挛性构音障碍及书写痉挛等。

2)节段型:肌张力障碍累及2个或2个以上相邻部位的肌群,如Meige综合征。

3)多灶型:肌张力障碍累及2个以上非相邻部位的肌群。

4)全身型:肌张力障碍累及躯干及至少2个其他身体部位,如 *DYT1* 基因突变导致的全身扭转性肌张力障碍、多巴反应性肌张力障碍等。

5)偏身型:肌张力障碍累及半侧身体。偏身肌张力障碍绝大多数都是继发于对侧大脑半球,尤其是基底核病变,可以找到明确的病因如脑血管病、脑肿瘤、脑炎后遗症等。

(3)时间模式:肌张力障碍疾病过程可分为稳定型和进展型。而从变化性角度,可分为持续型、动作特异型、昼夜波动型及发作性肌张力障碍。

1)持续型:该型肌张力障碍全天严重程度变化不大。

2) 动作特异型:在做特定动作或任务时才出现的肌张力障碍。

3) 昼夜波动型:肌张力障碍严重程度存在昼夜波动,其出现、严重程度及症状表现存在昼夜规律。

4) 发作性:为突发的自限性的肌张力障碍发作,通常被运动或非运动触发因素所诱发,发作间期完全正常。

(4) 按是否伴有其他运动障碍症状或其他神经系统症状分类:按是否伴有其他运动障碍表现可分为单纯型肌张力障碍及伴有其他运动障碍症状的复杂型肌张力障碍。单纯型肌张力障碍指肌张力障碍为仅有的运动症状(除外可伴随震颤),而复杂型肌张力障碍合并有其他运动障碍表现,如肌阵挛、帕金森综合征等。伴有认知障碍或精神症状等非运动症状,或其他系统损害,对于肝豆状核变性等变性疾病的判别有重要临床意义。

2. 病因学分类

(1) 按病理改变分类:分为神经退行性病变、结构性病变及非退行性和结构性病变三类。

(2) 遗传性、获得性或特发性:遗传性肌张力障碍指已证实为基因改变致病的肌张力障碍,目前已命名的 DYT 基因有 20 余个,包括常染色体显性遗传、常染色体隐性遗传、X 连锁隐性遗传和线粒体基因突变。获得性肌张力障碍指由已知的特定病因继发的肌张力障碍,这些病因包括围生期大脑损伤、颅内感染、脑血管病、颅脑外伤、中毒、药物及精神性因素(心因性)等。特发性肌张力障碍指未知病因的肌张力障碍,包括散发性和家族性;多数常见成年起病的单纯型局灶型或节段型肌张力障碍属于特发性肌张力障碍。

知识点

几种需要掌握的肌张力障碍临床综合征

(1) 早发单纯型全身型肌张力障碍:多为儿童期起病,逐渐进展为全身型肌张力障碍。可为遗传性,亦可为家族性或散发性。其中 DYT1 基因三联密码子 GAG 缺失导致的 Torsin A 蛋白功能障碍为最常见的病因,为常染色体显性遗传,外显率约 30%;90% 的 DYT1 基因突变肌张力障碍患者腿部最先受累。编码 THAP1 蛋白的 DYT6 基因突变导致的肌张力障碍为另一种较为常见的早发全身型单纯型肌张力障碍,为常染色体显性遗传,外显率约为 60%。

(2) 成年发病的单纯型局灶型或节段型肌张力障碍:眼睑痉挛、痉挛性斜颈、口下颌肌张力障碍及书写痉挛为最常见的局灶型肌张力障碍,通常 50 岁以后起病,通常为散发性、特发性。眼睑痉挛为眼轮匝肌痉挛性收缩引起,通常伴有皱眉肌及降眉间肌的收缩;起病通常较为隐匿,表现为眼干或眼部刺激症状,逐渐出现过度眨眼,尤其是在强光刺激下。口下颌肌张力障碍累及下颌肌肉,表现为明显的张口或闭口障碍,通常会同时累及舌面部、喉部肌肉。痉挛性斜颈可累及颈部不同肌肉,导致头部、颈部及肩部异常的姿势、头部水平转动障碍及头部肌张力障碍性震颤。痉挛性构音障碍是一种任务特异型肌张力障碍,影响发音肌肉的外展或内收,从而影响发音。书写痉挛亦为一种任务特异型肌张力障碍,多在 30~50 岁发病。

(3) 肌张力障碍 - 帕金森综合征:这类综合征通常为遗传性、复杂型的,且伴有帕金森综合征,甚至是锥体束征或认知障碍、精神障碍等其他神经系统损害表现。其中多巴反应性肌张力障碍(DYT5)为常染色体显性遗传,儿童期起病,女性多于男性,有步态异常、昼夜波动现象(晚间重,睡眠后减轻)、帕金森综合征表现,可有锥体束征;小剂量左旋多巴具有戏剧性疗效。快速起病肌张力障碍 - 帕金森症(DYT12)为常染色体显性遗传,青少年或成年起病,数小时至数日发展成为全身性肌张力障碍,发展一定时间后进入平稳阶段,为帕金森综合征。肌张力障碍 - 帕金森病综合征还包括肝豆状核变性、Parkin 及 PINK1 基因突变相关的帕金森综合征等。

(4) 肌阵挛肌张力障碍(DYT11):常染色体显性遗传,儿童、青少年、成年起病,进展缓慢,主要表现为上肢和颈部的肌阵挛,上肢和腿部局灶型肌张力障碍也可见,对酒精反应好,发展一定时间后进入稳定阶段。

思路 3:对该患者进行临床特征分类。

患者起病时首先仅累及上面部,当时属于局灶型肌张力障碍;随病情进展,肌张力障碍累及上面部、下面部及颈部三个相邻身体区域,发展为节段型肌张力障碍。此外,通过神经系统检查,发现患者没有锥体束征、共济失调、智能减退、感觉缺失等其他神经系统定位体征,属于单纯型肌张力障碍。因此患者为成人晚期起病的单纯型阶段型肌张力障碍。

思路4:通过体格检查,对于这位肌张力障碍患者的初步病因学分类。

对于区分肌张力障碍的原因,病史资料及神经系统检查非常重要,可帮助神经内科医师初步判别患者有无结构性或神经退行性病变、区分遗传性或获得性病因。

患者既往无脑血管病、颅内感染、颅脑损伤等病史,无家族史,初步考虑获得性肌张力障碍可能性较小,散发性或遗传性可能性较大。进一步明确患者病因分类需完善头颅 MRI、基因检测等检查。

知识点

肌张力障碍的鉴别诊断

1. 全身扭转性肌张力障碍应当与僵人综合征、破伤风、心因性肌张力障碍相鉴别。

2. 眼睑痉挛应当与眼干燥症、眼部感染造成的瞬目增多鉴别。口下颌肌张力障碍应当与颞下颌关节病变及各种口腔原因造成的张口困难鉴别。痉挛性斜颈应当与食管裂孔疝伴痉挛性斜颈(Sandifer 综合征)、先天性胸锁乳突肌挛缩鉴别;此外,也需与 Arnold-Chiari 畸形、先天性颈椎融合、颈部感染、后颅窝肿瘤等造成的强迫头位相鉴别。肢体局灶性肌张力障碍应当与 Satoyoshi 综合征、Isaacs 综合征、类风湿关节炎造成的关节畸形等疾病相鉴别。

3. 发作性肌张力障碍应当与癫痫部分性发作、发作性共济失调、抽动症等相鉴别。

知识点

指南推荐的肌张力障碍的诊断策略

1. 对于发病年龄小于30岁的特发性或遗传性全身型肌张力障碍患者,推荐 *DYT1* 基因检测和相关遗传咨询。对于发病年龄大于或等于30岁的患者,家族中若有早发的患者,也应行 *DYT1* 基因的检测。

2. 早期发病肌张力障碍或累及颅颈节段肌张力障碍建议行 *DYT6* 基因检测。排除 *DYT1* 基因突变后的早期发病全身型肌张力障碍也推荐进行 *DYT6* 基因检测。

3. 对于早发、诊断不明的肌张力障碍患者,应当进行左旋多巴诊断性治疗,排除多巴反应性肌张力障碍,同时可行 *DYT5* 基因检测。

4. 对于肌阵挛累及上肢或颈部的患者,尤其呈常染色体显性遗传者,应检测 *DYT11* 基因,排除肌阵挛性肌张力障碍。

5. 对于发作性肌张力障碍的患者,应行 *DYT8*、*DYT9*、*DYT10* 基因检测。

6. 有家族史的肌张力障碍家系中,无症状的个体不建议行 *DYT1* 基因检测。

7. 对于成年发病、诊断明确的原发性肌张力障碍的患者,不推荐常规的头颅影像学检查;筛查和排除继发性或症状性肌张力障碍推荐头颅影像学检查,特别是肌张力障碍症状累及广泛的儿童或青少年患者;除非怀疑脑内钙化,头颅 MRI 的价值优于头颅 CT。突触前膜多巴胺能 DAT 或 ^{18}F-DOPA 扫描有利于鉴别多巴反应性肌张力障碍和早发型帕金森病。

二、入院后进一步诊治情况

血常规、肝肾功能、凝血常规检查均正常范围。血沉、抗链球菌溶血素"O"抗体、血钙、铁、铁结合力、铜蓝蛋白、血乳酸、丙酮酸、甲状腺功能、抗核抗体、抗核提取物抗体、腰椎穿刺脑脊液常规与生化、视听诱发电位检查未见异常。外周血涂片未见棘红细胞。脑电图正常。头颅 MRI 正常,颈椎 MRI 未发现颈椎畸形或占位病变。急性左旋多巴药物试验阴性。该患者最终诊断为单纯型节段型肌张力障碍。

思路5：肌张力障碍患者入院后的常规检查。

1. 肌张力障碍病因十分复杂,建议首先根据病史和体征得出倾向的初步诊断,否则病因筛查需要完善大量检查,医疗成本效益低下。

2. 常规检查包括头颅CT、MRI,有助于发现颅内病变;必要时肌电图和肌肉活检有助于排除线粒体肌病;血清铜蓝蛋白测定有助于排除肝豆状核变性;血常规、血沉、抗核抗体等检查排除自身免疫性疾病引起的获得性肌张力障碍。

思路6：该患者的诊断及鉴别诊断分析。

患者临床特征分类为成年晚期发病的单纯型节段型肌张力障碍,病史、体征及头颅MRI、外周血液及脑脊液检查未发现获得性病变的因素,考虑为特发性或遗传性可能(非获得性)。成年晚期发病的单纯型局灶型或节段型肌张力障碍多为特发性,因此该例患者未行基因检测。同时,抗核抗体检查正常可排除干燥综合征,颈椎MRI未发现异常可排除颈椎畸形、颈部脓肿、占位病变等继发的头颈强迫体位。

知识点

肌张力障碍的治疗选择原则

1. 局灶型肌张力障碍　肉毒毒素局部注射为局灶型肌张力障碍的一线治疗。

(1)眼睑痉挛:肉毒毒素、苯海索、氯硝西泮、劳拉西泮。

(2)口下颌肌张力障碍:肉毒毒素、苯海索、巴氯芬。

(3)痉挛性斜颈:肉毒毒素、苯海索、氯硝西泮、劳拉西泮、丁苯那嗪、卡马西平、巴氯芬。

(4)书写痉挛:可选择苯海索、巴氯芬药物口服或肉毒毒素注射。

2. 节段型和全身型肌张力障碍　多巴反应性肌张力障碍首选左旋多巴。节段型肌张力障碍可考虑肉毒毒素注射治疗。其他可选药物包括苯海索、氯硝西泮、劳拉西泮、巴氯芬、卡马西平、丁苯那嗪;鞘内巴氯芬注射适用于严重全身型肌张力障碍,对轴性肌张力障碍患者尤为适用;口服药物治疗等非手术疗法无效的单纯型全身型或节段型肌张力障碍患者可考虑脑深部电刺激治疗。

3. 存在明确病因的肌张力障碍　需考虑病因治疗。与肝豆状核变性相关的肌张力障碍综合征可用D-青霉胺或硫酸锌促进铜盐排泄;药物诱发的患者可及时停用诱发药物并应用拮抗剂治疗;食管裂孔疝伴痉挛性斜颈在胃部手术及病因治疗后斜颈及异常运动可完全消失。

肌张力障碍患者治疗选择流程见图13-5。

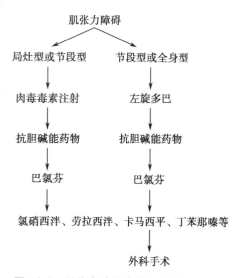

图13-5　肌张力障碍患者治疗选择流程图

思路7：已经明确了该患者为单纯型节段型肌张力障碍,患者治疗方案如何选择？

患者起病时仅有眼睑痉挛表现,为局灶型肌张力障碍,宜首先选择肉毒毒素局部注射治疗。随着病情进展,患者发展为节段型肌张力障碍,左旋多巴药物试验提示患者对左旋多巴药物不敏感,继续选择眼轮匝肌、口轮匝肌及颈部肌肉肉毒毒素局部注射治疗。起初患者仍有满意疗效,近半年出现肉毒毒素治疗效果减退,疗效维持时间缩短。此时,可考虑加用抗胆碱能药物或巴氯芬治疗。尚可考虑加用物理和支持治疗,可能缓解一定的临床症状,而且能够改善患者的日常生活能力。

三、门诊随访情况

该患者在随后的门诊随访中肉毒毒素局部注射治疗效果更差,疗效仅能维持1个月余,睁眼困难症状加重,影响行走及日常生活,颈部异常姿势亦更为明显,诉有肩颈部疼痛。逐渐增加了苯海索及巴氯芬的用量,症状改善仍不明显。该患者经济条件可。

思路 8：该患者出现了对肉毒毒素注射及口服药物治疗效果不佳,下一步治疗方案如何调整?

患者为对口服药物治疗及肉毒毒素治疗疗效差的单纯型节段型肌张力障碍,症状严重,无伴明显认知障碍,无合并精神症状,经济条件许可,可考虑苍白球内侧核或丘脑底核 DBS 手术治疗。

知识点

《肌张力障碍脑深部电刺激疗法中国专家共识》中适应证推荐

1. 口服药物治疗等非手术疗法无法有效改善致残性运动症状、日常生活能力和剧痛的单纯型(特发性或遗传性)全身型肌张力障碍、单纯型(特发性或遗传性)节段型肌张力障碍(A 级推荐)。

2. 口服药物和肉毒毒素等非手术疗法无法有效改善致残性运动症状、日常生活能力的单纯型(特发性或遗传性)局灶型肌张力障碍(如颈部肌张力障碍、口下颌肌张力障碍、书写痉挛等)(B 级推荐)。

3. 对于诊断明确的 DYT1 全身型、节段型肌张力障碍可以首先考虑 DBS 手术(B 级推荐)。

4. 部分非手术治疗效果不佳的中重度获得性肌张力障碍,主要指药物迟发性全身型、节段型、局灶型肌张力障碍(C 级推荐)。

5. 部分非手术药物治疗效果不佳,以肌张力障碍(全身型、节段型、局灶型)为突出表现,伴或不伴其他运动障碍性疾病症状的神经系统变性疾病,可以谨慎尝试 DBS,如脑组织铁沉积神经变性病、神经棘红细胞增多症等。

（王丽娟　张玉虎）

【推荐阅读文献】

[1] 中华医学会神经病学分会帕金森病及运动障碍学组,中国医师协会神经内科医师分会帕金森病及运动障碍专业委员会.中国帕金森病的诊断标准(2016 版).中华神经科杂志,2016,49 (04):268-271.

[2] 中华医学会神经病学分会帕金森病及运动障碍学组.中国帕金森病治疗指南(第三版).中华神经科杂志,2014,47 (06):428-433.

[3] 中华医学会神经病学分会帕金森病及运动障碍学组.肌张力障碍诊断与治疗指南.中华神经科杂志,2008,41(8):570-573.

[4] 中国医师协会神经外科医师分会功能神经外科专家委员会,中华医学会神经外科学分会功能神经外科学组,中国医师协会神经调控专业委员会.肌张力障碍脑深部电刺激疗法中国专家共识.中华神经外科杂志,2018,6 (34):541-545.

[5] ALBANESE A, ASMUS F, BHATIA KP, et al. EFNS guidelines on diagnosis and treatment of primary dystonias. Eur J Neurol, 2011, 18(1): 5-18.

[6] ALBANESE A, BHATIA K, BRESSMAN SB, et al. Phenomenology and classification of dystonia: a consensus update. Mov Disord, 2013, 28(7): 863-873.

[7] POSTUMA RB, BERG D, STERN M, et al. MDS clinical diagnostic criteria for Parkinson's disease. Mov Disord, 2015, 30 (12): 1591-1601.

第十四章 癫 痫

学习要求

1. 掌握特发性和继发性癫痫的定义和发病机制,掌握重要类型癫痫和癫痫综合征(全身强直 - 阵挛发作、失神发作等)的临床表现。
2. 诊断和鉴别诊断及治疗原则。
3. 掌握癫痫持续状态的处理原则。
4. 掌握有代表性的癫痫脑电图表现。

第一节 概 述

癫痫(epilepsy)是因已知或未知病因所引起的一组由于脑部神经元异常过度放电所导致的突然、短暂、反复发作的中枢神经系统功能失常的慢性疾病和综合征。癫痫以脑部神经元高度同步化、常具自限性的异常放电为特点。由于异常放电所累及的脑功能区不同,患者的发作可表现为感觉、运动、意识、精神、行为、自主神经功能障碍或兼有之。一次神经元的突然异常放电所致短暂过程的神经功能障碍称为癫痫发作(epileptic seizure),这是脑内神经元过度和 / 或超同步化异常电活动的临床表现;持续存在的癫痫易感性所导致的反复发作称为癫痫。这些易感性包括有明确的癫痫遗传易感性家族史、发作间期脑电图有明确的痫样放电、有确切而不能根除的癫痫病因存在等。在癫痫中,由特定症状和体征组成,具有特定发病年龄、相似发作类型及脑电图表现所组成的特定癫痫现象,称为癫痫综合征(epileptic syndromes)。

第二节 癫痫的诊断和分类

一、癫痫诊断关键点

国际抗癫痫联盟(International League Against Epilepsy,ILAE)对于癫痫定义的新要求具有以下三个要素:

1. **至少一次癫痫发作** 至少有一次无固定诱因的癫痫发作是诊断癫痫的基本条件,单次或者单簇的癫痫发作如难以证实和确定在脑部存在慢性的功能障碍,诊断必须谨慎。

2. **能够增加将来出现发作可能性的脑部持久性改变** 即具有反复癫痫发作的倾向,癫痫是慢性疾病,存在脑内慢性的功能障碍,这种脑功能障碍的表现是可能出现反复癫痫发作的基础。

3. **相伴随的状态** 慢性脑功能障碍是癫痫的发病基础,除了会造成反复的癫痫发作以外,还会对脑的其他功能产生不良影响,长期的癫痫发作也会对患者的躯体、认知、精神心理和社会功能等诸多方面产生不良影响。

同时具备以上三个要素即可考虑诊断癫痫。

二、癫痫的分类

ILAE 在过去大量工作的基础上,于 1981 年和 1989 年分别提出了癫痫发作的临床及脑电图分类、癫痫与癫痫综合征的分类。癫痫发作的 1981 年临床分类主要分为部分性发作与全面性发作两大类。

部分性发作由脑皮质某一区域的病灶造成的,通常因损害区域不同而引起不同临床表现类型,临床表现尤其是最先出现的症状具有一定的定位意义。根据发作期间是否伴有意识障碍,以及是否继发全面性发作,又可分为简单部分性发作、复杂部分性发作和部分继发全面性发作三种主要类型。而全面性发作则指痫样放电从开始即同时涉及两侧大脑半球,常常以意识丧失为首发症状,往往没有从脑局部起始的任何临床或脑电图表现。

癫痫发作的分类
(ILAE,1981)
(表格)

另外,根据患者癫痫发作的发病年龄、发作类型、有无脑部损害,结合脑电图改变、家族史等一系列特点来确定癫痫综合征的类型。

2017 年 ILAE 癫痫分类和术语委员会经过讨论后提出了癫痫发作和癫痫的新分类(表 14-1),以利于规范癫痫的诊断和帮助理解病因学和指导治疗。

局灶性起源(focal onset)定义为"发作起源局限于一侧半球的神经网络,起源灶可分散各处或分布更广泛,可起源于皮质下结构"。全面性起源(generalized onset)定义为"发作起源于某个点并快速出现,在神经网络中双侧分布"。随着进一步研究信息的完善或深入观察,未知起源可能会重新划分到局灶或全面性起源。

癫痫和癫痫综合征的分类(ILAE,1989)(表格)

表 14-1　ILAE(2017)癫痫发作分类提案(扩展版)

项目	局灶性起源		全面性起源	未知起源
	有知觉	知觉损害		
临床表现	运动症状		运动症状	运动症状
	自动症、失张力、阵挛、癫痫性痉挛、过度运动、肌阵挛、强直		强直-阵挛、强直、阵挛、肌阵挛、肌阵挛-强直-阵挛、肌阵挛-失张力、失张力、癫痫性痉挛	强直-阵挛、癫痫性痉挛
	非运动症状		非运动症状(失神)	非运动症状
	自主神经发作、行为终止、认知、情绪性、感觉		典型、非典型、肌阵挛、眼睑肌阵挛	行为终止
	局灶性进展为双侧强直-阵挛		—	不能分类

比较 ILAE(2017)和 ILAE(1981)癫痫发作分类,ILAE(2017)有以下新特点:①"部分性"改为"局灶性"。②有些发作类型可以是局灶性/全面性/未知起源。③未知起源的发作也可能具有可以分类的特征。④是否有"知觉"成为局灶性发作的一个分类标准,"知觉"是指"对自身及环境的感知""知觉损害"是"确定意识损害程度"的代名词。⑤不再使用"认知障碍""单纯部分性""复杂部分性""精神性"和"继发全面性"术语。⑥新的局灶性发作包括:自动症、自主神经、行为终止、认知性、情绪性、过度运动、感觉性和局灶发展至双侧强直-阵挛发作;失张力、阵挛、癫痫性痉挛、肌阵挛和强直性发作可以是局灶性/全面性。⑦新的全面性发作,包括伴眼睑肌阵挛的失神发作、肌阵挛失神、肌阵挛-强直-阵挛、肌阵挛-失张力和癫痫性痉挛。

临床病例讨论 1

一、门诊就诊情况

患者,李××,女性,41 岁,教师。因"记忆减退、情感淡漠 1 年多,伴发作性意识模糊 6 个月余"就诊。患者家属诉其近 1 年多以来逐渐出现性格改变、懒言少语,与原来较为热情活泼的特点不符。并且,患者自觉有记忆力减退,近事遗忘尤其明显。最近半年来丈夫发觉其在夜间出现突发呆滞、坐起、眼神发愣,呼之不应,同时伴右上肢摸索床沿的动作,每次持续约 1 分钟缓解,恢复后对发作无记忆。发作频率从起初的 1~2 个月出现 1 次,逐渐进展为每日发作 3~4 次。

既往史:否认有糖尿病、高血压等其他病史,儿时有可疑热性惊厥史,否认脑炎、颅脑外伤及其他遗传代谢病史。

神经系统检查:患者发作间期神志清楚,记忆及执行功能减退,眼球活动各向充分,双侧额纹、面纹对称,言语稍缓,伸舌居中,四肢肌力 5 级,共济运动正常,深浅感觉无异常,四肢腱反射对称存在,未引出病理反射,脑膜刺激征阴性。

辅助检查:普通 MRI 未见明显异常,海马 MRI 示双侧颞叶对称性异常信号灶(图 14-1)。普通脑电图示双侧见阵发性 θ 波,尖波、尖慢波,右侧颞区显著(图 14-2)。

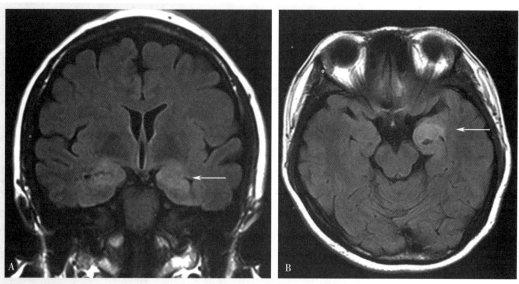

图 14-1　患者头部及海马 MRI 表现

A.冠状位扫描示双侧颞叶异常信号；B.轴位扫描示双侧颞叶异常信号。

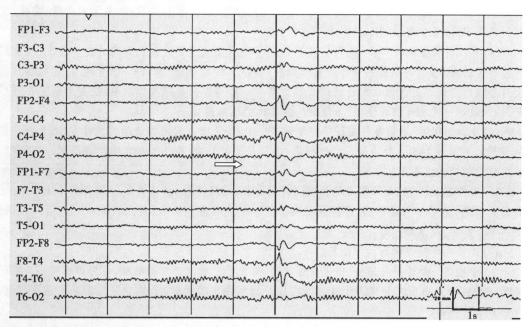

图 14-2　患者脑电图异常表现

思路 1：发作性疾病的病史询问重点。

对于发作性疾病，患者就诊时大多无阳性体征，所以详细询问病史对于疾病诊断尤为重要。需要注意：①完整的病史包括发作史、出生史、生长发育史、热性惊厥病史、家族史等，能够为诊断癫痫提供更多的线索。对于临床怀疑是癫痫发作者，应当注意询问发作开始前是否有"先兆"症状存在、每次发作过程中的表现、发作持续时间、发作后的遗留状态，以及发作的频率和次数等。②对于怀疑癫痫发作的患者，既往病史的询问也很重要，例如对于出生时并发症、是否有颅脑外伤史、儿童期是否有热性惊厥史、是否存在癫痫家族史等。③对病史的采集，不能满足于初次的病史询问，因为对发作性疾病、患者及家属在不同时间的感受是不同的，如 1 周前的发作和前一天晚上的发作，患者可能会有不同的感受。对距离就诊时间稍长者而言，患者及家属经常会遗忘部分细节。因此，针对癫痫疾病常表现为慢性过程、需要多次随访这一特点，每次患者就诊时都应反复询问病史，根据收集到的信息不断修正原先诊断并调整治疗措施。

知识点

《临床诊疗指南:癫痫病分册》关于癫痫病史的采集要点

1. 发作史　完整而详细的发作史对区分是否为癫痫发作、癫痫发作的类型、癫痫及癫痫综合征的诊断都有很大的帮助。由于癫痫是一种发作性疾病,发作时间短暂,患者就医时绝大多数处于发作间期,医师亲眼看到癫痫发作的概率很小,因此须详细询问患者本人及其亲属或同事等目击者,尽可能获取详细而完整的发作史,这是准确诊断癫痫的关键。

(1)首次发作的年龄:有相当一部分癫痫发作和癫痫综合征均有特定的发病年龄。

(2)发作前是否有"先兆":即刚要发作前的瞬间,患者自觉的第一个感受或表现,这实际是一种局灶性发作的表现。临床上对于强直-阵挛发作的患者,尤其是成人患者,均应详细询问发作前是否有"先兆",最常见的先兆如恶心、心悸、胃气上升感、害怕、似曾相识感、幻视或幻听、一侧口角抽动等。但在婴幼儿往往不能或不会表述,这时主要观察其发作前的行为表现,如惊恐样、恐惧的尖叫声、向母亲跑去、突然停止活动等。这些表现往往是十分模糊的,但在发作前规律地出现,则提示这种发作可能有局灶的起源。发作前不变的先兆不仅有助于诊断局灶性癫痫发作,而且对病灶的定位也非常重要。

(3)发作时的详细过程:癫痫好发于清醒状态或者睡眠状态,发作时有无意识丧失、有无肢体强直或阵挛性抽搐、有无摔伤以及尿便失禁等,表现为一侧肢体抽动还是两侧肢体抽动,发作的先后顺序,头部是否转向一侧或双眼是否斜向一侧等,发作的持续时间,发作后的状态,是否有头痛、呕吐、发作后谵妄状态及 Todd 瘫痪等。

(4)有几种类型的发作:一些病史较长的患者可能仅叙述最近一段时间的发作情况,或重点叙述发作较严重的表现,而对以前的发作或发作较轻的表现(如常说的"愣神")很少提及,这必然影响临床医生对总体病情的评估及癫痫综合征的正确诊断。一般需询问早期发作的表现、后来的发作形式有无改变,以及最后一次发作的表现(因为最近的发作记忆最清楚)。

(5)发作的频率:平均每月或每年能发作多少次,是否有短时间内连续的簇样发作,最长与最短发作间隔等。尤其近1~3个月的每月发作频率(以及平均数)。既可评估发作的严重程度,也可作为今后治疗评估疗效的基线水平。

(6)发作有无诱因:如睡眠不足、过量饮酒、发热、过度疲劳、情绪紧张以及某种特殊刺激,女性是否与月经有关,这对鉴别诊断、治疗和预防均有益。如连续熬夜数日,健康人群也可能引起抽搐发作,不要过早下结论,应继续随诊。

(7)是否应用抗癫痫药治疗及其效果。

2. 出生史　是否足月出生、出生是否顺利、有无窒息或者产伤等情况,还应该询问母亲在怀孕期间患过何种疾病。出生史异常易于使患儿在成长过程中出现癫痫,尤其对婴儿或者儿童疑似患者来说,这一点非常关键。

3. 生长发育史　重点了解神经精神发育情况,包括运动、语言、智力等,对于癫痫的分类和确定具体的综合征诊断有帮助。

4. 热性惊厥史　具有热性惊厥史的患者出现癫痫的概率较正常人高,特别是容易出现某些类型的发作和癫痫。

5. 家族史　如果家族中有癫痫或者有抽搐发作的患者,特别是具体的发作表现与疑诊者相似,则能够为诊断提供积极的信息。

6. 其他既往疾病史　是否有头颅外伤史、中枢系统感染或者中枢神经系统肿瘤等明确的脑部损伤或者病变的病史,能够提示癫痫的病因。

总结:癫痫的诊断主要依靠病史询问与脑电图检查,特别是病史询问对于正确判断发作类型尤其重要。医生问诊的关键在于"发作",重点是发作的三个阶段:①发作前;②发作中;③发作后。即上述发作史中(2)和(3)的内容。

思路2:该患者的发作性事件是否属于癫痫发作? 诊断是否可考虑为癫痫?

要诊断是否为癫痫,首先应当判断患者的发作是否属于癫痫发作。结合该患者病史中对于发作情况的描述与脑电图检查结果,应考虑为癫痫发作;并且,患者近半年以来反复出现如病史中描述的发作性症状,突发突止、表现刻板,符合癫痫的诊断标准。

传统将癫痫的诊断分为三步进行:①明确是否为癫痫发作。②如明确为癫痫发作,明确属于特发性还是症状性。③进一步争取明确癫痫的病因。

2017 年 ILAE 在提出癫痫发作和癫痫分类提案的基础上,建议获得完整癫痫诊断的思考思路如下:

第 1 步:癫痫发作起源的思考。分为局灶性、全面性和未知起源,一部分患者通过发作形式就可以判定。

第 2 步:癫痫发作类型的思考。分为局灶性起源有知觉/知觉障碍,各种起源运动症状/非运动症状发作,诊断需要临床症状和脑电图支持。

第 3 步:癫痫综合征的思考。是将癫痫发作类型、脑电图和影像学表现综合考虑后的诊断,通常具有与年龄相关的特点。特发性全面性癫痫特指未发现明确病因,与基因相关的 4 种癫痫综合征,包括儿童失神癫痫、青少年失神癫痫、青少年肌阵挛癫痫和全面性强直 - 阵挛癫痫;自限性局灶性癫痫最常见为儿童起病的伴有中央颞区棘波的儿童良性癫痫。

第 4 步:病因的监测。包括结构性、遗传性、感染性、代谢性、免疫性和不明病因等。

第 5 步:共患病的检查。越来越多的研究发现,癫痫与学习、心理和行为问题有关。其范围从轻度的学习困难、智力障碍到精神异常,严重者还可能包括运动障碍、睡眠障碍等。

知识点

癫痫诊断需要的主要辅助检查——脑电图

癫痫诊断所需要的辅助检查中,脑电图仍未诊断与鉴别诊断的最重要辅助检查手段,有助于癫痫发作和癫痫的分类。临床怀疑癫痫的病例应常规进行。检查的意义在于:脑电图是辅助癫痫诊断最重要又最普及的客观手段。常规脑电图在我国已比较普及,但常规脑电图对癫痫患者检测的异常率相对较低,一般在 10%~30%。目前国际通用的规范化脑电图,由于其适当延长描图时间,并且加用各种诱发试验(特别是睡眠诱发,必要时加作蝶骨电极描记),明显提高了痫样放电的检出率,可使阳性率提高至 80% 左右,并使癫痫诊断的准确率明显增高。录像脑电图(video EEG)可将患者发作时的临床表现(症状学)和脑电图同步分析,广泛应用于疑难病例诊断和术前评估。

知识点

癫痫诊断需要的其他辅助检查

确诊为癫痫以后还需结合影像学检查等方法进一步明确病因,对于癫痫病因诊断比较有价值的是 MRI,怀疑症状性癫痫的患者,应考虑予以头颅 MRI 检查而不仅仅是头颅 CT。

1. 头颅磁共振(MRI) 具有很高的空间分辨率,能够发现细微的结构异常,如果有条件进行,对于病因诊断具有很高的提示价值,特别是对于耐药癫痫的评估。MRI 在临床中的应用大大地改进了对癫痫患者的诊断和治疗。MRI 特定的成像技术对于发现特定的结构异常有帮助,如海马硬化。

2. 脑磁图(MEG) 是新发展起来的一种无创性的脑功能检测技术,其原理是检测皮质神经元容积传导电流产生的磁场变化,MEG 与脑电图可以互补,有此设备的医院可应用于癫痫源的定位以及功能区定位,但目前不是常规检查。

3. 计算机体层扫描(CT) 能够发现较为粗大的结构异常,但难以发现细微的结构异常。多在急性癫痫发作时或发现大脑有可疑的钙化和无法进行 MRI 检查的情况下应用。

4. 单光子发射计算机体层摄影(SPECT) 是通过向体内注射能够发射 γ 射线的放射性示踪药物后,检测体内 γ 射线的发射,来进行成像的技术,反映脑灌注的情况,可作为耐药癫痫的术前定位中的辅助方法。癫痫源在发作间歇期 SPECT 为低灌注,发作期为高灌注。

5. 正电子发射体层摄影(PET) 正电子参与了大脑内大量的生理动态,通过标记示踪剂反映其在大脑中的分布,可以定量分析特定的生物化学过程,如测定脑葡萄糖的代谢及不同神经递质受体的分布。在癫痫源的定位中,目前临床常用示踪剂为^{18}F 标记 2- 脱氧葡萄糖(FDG),观测局部脑代谢变化。理论上,发作间歇期癫痫源呈现低代谢,发作期呈现高代谢。

6. 磁共振波谱(MRS) 癫痫源部位的组织具有生化物质的改变,利用存在于不同生化物质中的相同的原子核在磁场下其共振频率也有差别的原理,以光谱的形式区分不同的生化物质并加以分析,能够提供癫痫的脑生化代谢状态的信息,并有助于定位癫痫源。其中 ^{1}H 存在于一些具有临床意义的化合物中,脑内有足够浓度的质子可以被探测到,因此临床应用最多的是磁共振质子波谱(^{1}H-MRS)。

7. 功能磁共振成像(fMRI) 是近年来发展起来的新技术,能够在不应用示踪剂或者增强剂情况下无创性地描述大脑内神经元激活的区域,是血氧水平依赖技术;主要应用于脑功能区的定位。

思路 3:肯定了该患者的发作为癫痫发作,需要进一步明确属于哪种癫痫发作类型。该患者症状描述中出现的突发呆滞、坐起、眼神发愣,呼之不应,同时伴随右上肢摸索床沿的动作,应当考虑为自动症表现,符合局灶性起源有知觉障碍的自动症的临床特点。

知识点

局灶性起源有知觉障碍的自动症的临床特点

过去又称"复杂部分性发作""精神运动性发作",其病灶与放电多在颞叶,患者的发作常常在先兆之后,呈现部分性或完全性对周围环境接触不良,做出一些无意义或似有目的的动作,即称为自动症。表现为突然瞪目不动,然后机械性地重复原来的动作,或出现反复吸吮、咀嚼、清喉、搓手、解扣、摸索等,甚至游走、奔跑、乘车上船,也可自动言语或者叫喊、唱歌等。本例患者出现的发作形式较为典型。

思路 4:根据患者为中年女性,发作类型表现为局灶性起源有知觉障碍的自动症发作,脑电图提示右侧颞区为主的阵发性痫样活动,MRI 存在有颞叶海马的异常信号,可以考虑诊断为成人颞叶癫痫的综合征类型。

颞区局灶性起源有
知觉障碍发作(视频)

知识点

癫痫综合征的诊断要点——颞叶癫痫

癫痫综合征是指由特定体征和症状组成的癫痫现象,一组综合征往往具有独特的临床特点、病因及预后。在明确为癫痫及其发作类型后,应当结合患者的发病年龄、发作类型、发作时间规律与诱发因素、脑电图特征、影像学结果、家族史、既往史、对药物的反应及转归等特点,尽可能做出癫痫综合征的诊断。正确诊断综合征类型对于治疗药物选择、判断预后等方面有重要意义。本例患者结合临床发作表现、脑电图与影像学检查所见,综合征类型可以考虑为成人颞叶癫痫。

思路 5:对于临床怀疑症状性癫痫、MRI 发现有病灶的患者,应当进一步查明引起癫痫发作的可能病因,对癫痫病因的寻找是癫痫诊断中的重要思路,对于治疗的选择、判断相应的预后均有帮助。需要指出的是,癫痫的病因与年龄关系较为密切,不同的年龄往往有不同的病因范围(表 14-2)。

表 14-2　不同年龄癫痫发作的常见病因

年龄	常见病因
新生儿及婴儿期	先天以及围生期因素(缺氧、窒息、头颅产伤)、遗传代谢性疾病、皮质发育异常所致的畸形等
儿童以及青春期	与遗传因素有关的、先天以及围生期因素(缺氧、窒息、头颅产伤)、中枢神经系统感染、脑发育异常等
成人期	头颅外伤、脑肿瘤、中枢神经系统感染性因素等
老年期	脑血管意外、脑肿瘤、代谢性疾病、变性病等

知识点

癫痫的病因学分类

在 2017 年 ILAE 发布的癫痫发作和新分类中,将癫痫的病因分为了结构性、遗传性、感染性、代谢性、免疫性和不明原因性。从患者首次癫痫样发作后,医生就应该致力于查明其病因,虽然目前只有部分病因可被发现,但病因分类对癫痫治疗有决定性意义。通常,首先对患者进行神经影像学检查,另外还包括遗传学检查,必要时血和脑脊液常规、生化和抗体等水平检查。同一癫痫患者可能被查出的病因不止一类。

过去,曾将癫痫的病因学分类分为特发性(idiopathic)、症状性(symptomatic)和隐源性(cryptogenic)。其中,特发性是指除了存在或者可疑的遗传因素以外,缺乏其他的病因。症状性指由于各种原因造成的中枢神经系统病变或者异常,包括脑结构异常或者影响脑功能的各种因素;在这一类中,癫痫发作只是一个症状或者主要症状。随着医学的进步和检查手段的不断发展和丰富,能够寻找到病因的癫痫病例越来越多。在 2017 年 ILAE 分类中"特发性"被认为是个不准确的术语被去掉,隐源性这一名词也将被淘汰。

该患者 MRI 病灶位于颞叶海马区域,应当怀疑脑炎、自身免疫性脑病、代谢性脑病等诊断的可能性。故需要进一步接受腰椎穿刺(包括自身免疫性脑炎、边缘叶脑炎抗体等)、梅毒血清学检测、血液免疫相关抗体、甲状腺超声、甲状腺抗体等项检查。该患者在甲状腺抗体检测中发现存在抗甲状腺过氧化物酶自身抗体与抗甲状腺球蛋白抗体水平明显增高,自身免疫性脑炎等抗体阴性,结合其病程中出现的反应淡漠、记忆减退等认知功能损害的特点,故首先考虑桥本脑病继发癫痫发作的可能。

二、入院后治疗情况

1. 考虑到该患者的发作类型为局灶性发作,患者对于药物副作用顾虑较多,故选用了副作用相对较小的钠通道阻滞剂奥卡西平进行治疗,为了避免药物可能产生的过敏等不良反应,从小剂量(150mg、2 次 /d)起始,逐渐增加剂量至 450mg、2 次 /d,控制癫痫发作。

2. 本例患者存在抗甲状腺过氧化物酶自身抗体及抗甲状腺球蛋白抗体水平增高,结合桥本脑病的病因诊断,在临床治疗过程中联合予以免疫抑制剂等针对病因学的治疗方案。患者出现的发作,可考虑为自身免疫性桥本脑病继发的颞叶损害,导致临床上出现局灶性起源有知觉障碍的发作。

思路 6 :目前有关癫痫的治疗主要还是依靠正规的抗癫痫药治疗,即应当根据患者的癫痫发作类型与综合征类型来合理选药;如确定经过系统的抗癫痫药治疗无效,或者出现严重不良反应即应考虑手术治疗,但手术治疗只有经过术前全面合理的评估才有可能取得较为理想的效果;其他可以选择的治疗方案还包括迷走神经刺激术与儿童的生酮饮食疗法等。

> **知识点**
>
> ### 癫痫的治疗方法与原则
>
> 抗癫痫药(antiepileptic drug, AED)仍是最主要和最常见的方法。药物治疗的目标是在无明显副作用的情况下,完全控制临床发作,使患者保持或恢复其原有的生理、心理状态与生活工作能力。有证据显示,多数癫痫患者的长期预后与发病初期是否得到正规抗癫痫治疗有关。早期治疗者发作控制率较高、停药后复发率较低。抗癫痫药应在癫痫诊断明确后立即开始使用,目前对于抗癫痫药的应用仍强调单药治疗的原则,如一种一线药物从小剂量开始达到最大可耐受剂量仍不能控制发作,可加用另一种一线或二线药物,至发作控制或最大可耐受剂量后逐渐撤停原有药物,转为第二种单药治疗。如两次单药治疗无效,预示属于耐药癫痫的可能性较大,可考虑合理的多药联合治疗。

> **知识点**
>
> ### 常见的抗癫痫药类型
>
> 常用抗癫痫药分为:传统抗癫痫药,如卡马西平、苯巴比妥、丙戊酸钠、苯妥英钠、氯硝西泮、扑痫酮、乙琥胺等;新型抗癫痫药,如加巴喷丁、拉莫三嗪、托吡酯、奥卡西平、左乙拉西坦、氨己烯酸、唑尼沙胺、氯巴占、拉考沙胺等。与传统抗癫痫药相比,新型抗癫痫药对于患者产生的不良反应较少,耐受性较好。此外,还有一些针对耐药性癫痫的新型抗癫痫药,如通过调节钠通道的卢非酰胺(rufinamide),高选择性非竞争性 AMPAR 拮抗剂吡仑帕奈(perampanel),包括艾司利卡西平、依佐加滨以及大麻二酚(cannabidiol)尚需进一步临床研究。

> **知识点**
>
> ### 癫痫疾病药物治疗的选择
>
> 一旦癫痫诊断成立即可开始予以抗癫痫药进行治疗,应当根据发作类型与综合征分类选择合适药物。该患者的发作类型属于局灶性发作,在治疗上应当考虑选择卡马西平、奥卡西平、拉莫三嗪、托吡酯、苯巴比妥、左乙拉西坦、丙戊酸钠、唑尼沙胺、加巴喷丁等可用于局灶性发作的单药治疗。尽管传统抗癫痫药苯妥英钠疗效确切,但由于具有非线性药代动力学特点,容易引起不良反应,药物之间相互作用多,长期使用的副作用比较明显,现已逐渐退出局灶性发作治疗一线药物。

> **知识点**
>
> ### 癫痫的其他治疗方法
>
> 癫痫的其他治疗方法还包括手术治疗。一般认为,癫痫患者经过系统的抗癫痫药治疗无效(30%~40%),或者出现严重不良反应,即应考虑手术治疗。在手术病例选择时必须注意以下几点:①是耐药性癫痫;②存在明确的致痫灶;③手术不会引起严重的功能障碍;④对于存在脑结构性病变的患者,可以手术者应尽早手术,对于年幼患儿原则上应该早期手术,以阻断癫痫发作对大脑发育和功能的负面影响;⑤排除手术禁忌的情况。
>
> 如果患者有手术的适应证,则进行术前评估。术前评估包括非侵袭性评估和侵袭性评估。前者包括详细的病史,过去的治疗情况,神经系统检查,神经心理测试,精神学及社会心理评估,发作期、发作间期脑电图检查,CT、MRI、MRS、fMRI、MEG、SPECT 和 PET 等。如果评估能确定癫痫患者的致痫灶,患者可以直接进行手术;如果不能,那就需要进行侵袭性脑电图监测包括立体脑电图(stereo electro

encephalo graphy,SEEG),通过在硬膜下、硬膜外、脑深部放置电极来实现。癫痫的术前评估需要神经内外科、儿科、神经电生理、神经影像和核医学等多个相关专业的协作。

主要的手术方法包括:①前颞叶切除术和选择性海马、杏仁核切除术;②颞叶以外的脑皮质切除术,如额叶切除术;③大脑半球切除术;④胼胝体切开术;⑤多处软脑膜下横切术;⑥癫痫的脑立体定向手术等。

此外,对于不适宜作切除手术的顽固性癫痫,出现局灶性起源和/或进展为双侧强直-阵挛者,均适宜行迷走神经刺激术治疗。例如本例中的患者,如药物治疗无效,可以考虑采用上述手术疗法。

对于儿童耐药性癫痫,还有生酮饮食等生活方式干预作为辅助治疗的手段。

临床病例讨论 2

一、门诊就诊情况

患者,王××,女童,9 岁。因"反复愣神 6 个月"就诊。家长发现其无明显诱因开始出现突然发作性脑中"空白感",同时伴有双目发呆愣神、双目瞪视、停止手中活动,表情呆滞,发作频繁,每天基本发作数次至 10 余次,每次持续约 10 秒。发病以前神经、精神发育均正常,既往病史与生长发育史无殊。

体格检查:发作间期神志清楚,言语流利,智力检查正常。眼球各向活动充分,双侧额纹及面纹对称,伸舌居中,四肢肌力 5 级,四肢腱反射对称存在,未引出病理反射。

辅助检查:头颅 MRI 检查结果未见明显异常;脑电图结果显示深呼吸以后出现双侧对称同步的阵发性高幅 3Hz 棘慢波暴发,1 次持续约 18 秒(图 14-3)。心电图示窦性心律,大致正常范围。

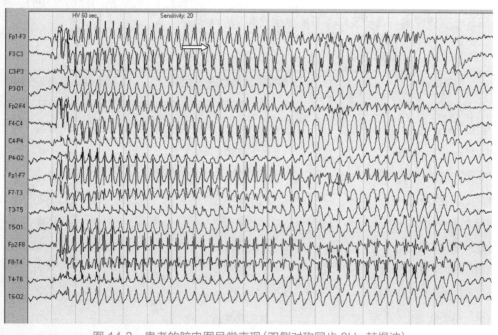

图 14-3　患者的脑电图异常表现(双侧对称同步 3Hz 棘慢波)

思路 1:通过病史询问及脑电图检查中所见,该患者在临床发作过程中反复出现短暂的发呆、愣神样发作,中间伴有意识丧失,且每次发作形式刻板,一天发作数次至 10 余次,应当考虑为癫痫发作。

知识点

癫痫发作的三大特点

应当牢记癫痫发作必须具备"反复、短暂和刻板"三大特点。对于临床表现丰富、不刻板的发作性事件,应当警惕癫痫发作的诊断。

思路 2：患者的发作类型诊断。

该患者的发作表现为突然发作性脑中"空白感"，同时伴有双目发呆愣神、双目瞪视、停止手中活动，表情呆滞，发作频繁，每天基本发作数次至 10 余次，每次持续约 10 秒。从发作类型上需要考虑到全面性起源中的失神发作。该患者发病年龄 9 岁，发作表现为单纯失神发作、突发突止、无发作后状态存在，发病以前神经、精神发育均正常，结合脑电图上出现的典型 3Hz 棘慢波，结合上述特点，可以考虑儿童失神癫痫这种综合征类型。

知识点

儿童失神癫痫的临床特点

儿童失神癫痫（childhood absence epilepsy）发病年龄多在 4~10 岁，高峰为 5~7 岁，患儿发病以前精神运动发育正常，发作多处于醒觉状态，表现为突发的意识障碍、眼神茫然、表情呆滞、语言停顿、自主活动停止，一般无跌倒。发作持续数秒至数十秒后突然恢复发作前状态，一般无发作后状态存在。患儿对发作完全不能回忆，发作起止突然，无先兆，持续时间短暂，多数仅历时 8~10 秒；过度通气很容易诱发失神发作的临床与脑电图表现，可以作为诊断依据之一。失神发作大多频繁，一日可达十余次到数十次，甚至上百次。此种综合征的病因学考虑多与遗传因素有关。

思路 3：应当注意的是，全面性起源典型失神发作与局灶性起源有知觉障碍发作均可表现为"发呆、愣神"，临床上很容易混淆。在诊断这两种不同类型的发作形式时，应当综合考虑患者的发作年龄、发作起止、发作时程、发作特点以及发作期脑电图表现等特点，从而做出最终的正确判断，临床上应该注意与其他发作类型的鉴别诊断（表 14-3）。

全面性起源 失神
发作（视频）

表 14-3　全面性起源典型失神发作与局灶性起源有知觉障碍发作的鉴别要点

临床标准	全面性起源典型失神发作	局灶性起源有知觉障碍发作
时程少于 30s	普遍	罕见
时程超过 1min	罕见	普遍
非痉挛性癫痫持续状态	经常	少见
每日发作	普遍	少见
简单自动症	经常	经常
复杂行为自动症	罕见	经常
简单和复杂幻觉或错觉	罕见	经常
双侧面部肌阵挛发作或闭眼	经常	罕见
进展为其他局灶性发作表现	无	经常
突然发作和终止	普遍	经常
发作后症状	无	经常
被过度换气诱发	经常	罕见
脑电图标准		
发作期全面性 3~4Hz 棘慢波	独有	无
发作间歇期全面性放电	经常	罕见
发作间歇期慢波异常	罕见	经常
未治疗状态脑电图正常	罕见	经常

思路 4：对于癫痫发作类型的判断，首先需要明确此种发作类型属于全面性发作还是局灶性发作，失神

发作属于全面性发作当中的一类。属于全面性发作的癫痫发作类型包括失神发作、肌阵挛发作、强直性发作、阵挛性发作、强直 - 阵挛发作、失张力发作。在同一个患者身上有时可以有多种不同的癫痫发作类型同时出现的情况。

思路 5：全面性与局灶性癫痫发作的鉴别。

鉴别一种发作类型为全面性发作与局灶性发作，应当结合临床表现与脑电图等特点来综合考虑。如本例患者的典型失神发作应考虑属于特发性全面性癫痫范畴。

知识点

特发性全面性癫痫的特点

特发性全面性癫痫（idiopathic generalized epilepsy）多由遗传因素决定，在 2017 年 ILAE 分类中包括儿童失神癫痫、青少年失神癫痫、青少年肌阵挛癫痫和全面性强直 - 阵挛癫痫这四种形式，常单独或组合出现，严重程度各异。发作常可被过度换气诱发，光敏性反应常见。大多数发作在觉醒期，特别在睡眠剥夺后发生。特发性全面性癫痫通常起病于儿童期或青少年期，一般具有年龄相关性，部分会终身受累。

思路 6：患者的治疗方案。

通过详细的病史询问与体格检查并参考辅助检查结果，该患者的癫痫诊断与综合征诊断均比较明确，且发作频繁，对其学习与生活均造成较大影响，应立即开始正规的抗癫痫药治疗。应当严格掌握并谨记临床需要开始抗癫痫药治疗的指征。

知识点

临床开始抗癫痫药治疗的指征

1. 抗癫痫药应该在癫痫的诊断明确之后开始使用，如果发作的性质难以确定，需进行一段时期的观察，再做决定。

2. 根据 ILAE 的最新定义，至少有 1 次无固定诱因的癫痫发作是癫痫诊断的基本条件，单次或单簇的癫痫发作如难以证实和确定在脑部存在慢性功能障碍时，诊断必须谨慎。所以，一般认为在出现第 2 次无诱因发作之后考虑开始抗癫痫药治疗。但针对以下一些特殊情况，可以在首次发作后考虑开始抗癫痫药治疗：①并非真正的首次发作，在 1 次全面性强直 - 阵挛发作之前，患者有过被忽视的失神或肌阵挛等其他发作形式，此类患者再次发作的可能性很大。②表现为局灶性发作，有明确的病因，影像学有局灶性的异常，睡眠中发作，脑电图有肯定的癫痫样放电以及有神经系统异常体征等；这些因素预示再次发作的风险增加，可以在首次发作后征得患者及家属同意开始抗癫痫药治疗。③虽然为首次发作，但其典型的临床表现及脑电图特征符合癫痫综合征的诊断，如伦诺克斯 - 加斯托（Lennox-Gastaut）综合征、婴儿痉挛等。④患者本人及监护人认为难以接受再次发作，可在向其交代治疗风险及益处、与其协商后，开始抗癫痫药治疗。

3. 有部分患者虽然有两次以上的发作，但发作的间隔期在 1 年以上甚至更长，此类患者是否需要治疗，值得商榷。由于发作间歇期太长，对于疗效的判断和药物适宜剂量的选择都比较困难，可能导致患者依从性不好，所以在向患者及监护人说明情况后，可以暂时推迟治疗。

4. 有明确促发因素的发作，如停服某种药物、酒精戒断、代谢紊乱、睡眠剥夺或者有特定促发因素的反射性癫痫等，可能随潜在的代谢性疾病的纠正或祛除诱因而使发作消失，则不需要立刻开始抗癫痫药治疗。

二、门诊治疗经过

对该例患者选择药物时，应考虑到患者的发作类型以及药物的作用机制，根据患者的发作形式为全面性发作还是局灶性发作来考虑选择合适的抗癫痫药治疗。

　　本例患者出现的发作类型为失神发作,可以考虑选用丙戊酸钠或者拉莫三嗪,但是考虑到该名患者为女童,选择丙戊酸钠可能对于月经及子宫卵巢发育造成影响,所以应当首先考虑拉莫三嗪作为首选药物治疗。在使用拉莫三嗪的过程当中应当注意从小剂量起始,以避免药物可能产生的过敏反应。

　　本例患者从拉莫三嗪 12.5mg、1 次 /d 开始给药,每周加量 1 次,逐渐增加到 25mg,2 次 /d;50mg,2 次 /d;最终目标剂量可为 100mg,2 次 /d 为止。

　　思路 7:根据该患者的临床发作类型,选择合适的药物治疗。

　　按照抗癫痫药的选药原则,应根据患者出现的癫痫发作类型与综合征类型进行选药。对于全面性发作的病例,如果考虑患者为强直 - 阵挛发作,可以考虑的一线药物为丙戊酸钠,二线药物可以选用左乙拉西坦或者托吡酯;如为失神发作,可以考虑首选丙戊酸钠或乙琥胺,出于副作用情况考虑拉莫三嗪,二线用药可以考虑托吡酯;肌阵挛发作的首选药物为丙戊酸钠或者托吡酯,其他还可以考虑选用左乙拉西坦或者氯硝西泮治疗;如果考虑为失张力发作,应当首选丙戊酸钠与拉莫三嗪,然后考虑左乙拉西坦、托吡酯或者氯硝西泮来进行治疗;对于局灶性发作的病例,应当首先考虑卡马西平、奥卡西平等药物,其次可以考虑选用丙戊酸钠及拉莫三嗪,另外如左乙拉西坦、加巴喷丁、托吡酯及唑尼沙胺等药物也可以考虑选用。

　　该患者因考虑为全面性起源典型失神发作,又是女童,首先考虑选择拉莫三嗪作为抗癫痫药进行治疗。

知识点

癫痫疾病的药物治疗原则

　　1. 目前对于癫痫的治疗强调单药治疗的原则,70%~80% 的癫痫患者可以通过单药治疗控制发作,其优点在于方案简单,依从性好;药物不良反应相对较少;致畸性较联合用药小;方便对于疗效和不良反应的判断;无药物之间的相互作用;可以减轻患者的经济负担。

　　2. 如果一种一线药物已达最大可耐受剂量仍然不能控制发作,可加用另一种一线或二线药物,至发作控制或最大可耐受剂量后逐渐减掉原有的药物,转换为单药。

　　3. 如果两次单药治疗无效,再选第三种单药治疗获益的可能性很小,预示属于耐药性癫痫的可能性较大,可以考虑合理的多药治疗。

　　4. 合理的多药治疗　①尽管单药治疗有着明显的优势,但是约有 20% 的患者在两次单药治疗后仍然不能很好地控制发作,此时应该考虑合理的多药联合治疗。从理论上讲,多药治疗有可能使部分单药治疗无效的癫痫发作得以缓解,但也有可能被不良反应的增加所抵消。合用的药物种类越多,相互作用越复杂,对于不良反应的判断越困难。因此最多不要超过三种抗癫痫药联合使用。②多药治疗之前应该对药物的作用机制、药代动力学特点以及与其他药物之间的相互作用有所了解,这是合理的多药联合治疗的基础。应该避免同一作用机制、相同副作用的抗癫痫药联合应用,以及有明显的药代动力学方面相互作用的药物联合应用。③多药联合治疗选药建议。尽可能选择不同作用机制的药物,γ-氨基丁酸(GABA)能样作用的药物与钠通道阻滞剂合用,可能有更好的临床效果;再如卡马西平、拉莫三嗪或苯妥英钠与丙戊酸钠、托吡酯、加巴喷丁、左乙拉西坦的联合使用。而应避免两种钠通道阻滞剂或两种具有 GABA 能样作用的药物合用。④避免有相同的不良反应、复杂的相互作用和肝酶诱导的药物合用:加巴喷丁、左乙拉西坦较少与其他药物产生相互作用,适合与其他药物合用(丙戊酸钠与拉莫三嗪合用可能产生对疗效有益处的相互作用,丙戊酸钠延长拉莫三嗪的半衰期,使其血浆浓度升高,须适当调整起始剂量,以避免不良反应)。⑤如果联合治疗仍不能获得更好的疗效,建议转换为患者最能耐受的治疗(继续联合治疗或转为单药治疗),即选择疗效和不良反应之间的最佳平衡点,不必一味地追求发作的完全控制而导致患者不能耐受。

临床病例讨论 3

一、门诊就诊情况

　　患者,徐 ××,男性,13 岁。因"反复肢体抽搐 1 年"就诊。患儿清晨起床后出现间断性不规则上肢抽动,刷牙时由于右上肢出现这种不能控制的抽动动作,导致牙刷可以突然碰到面颊部,吃早餐时因肢体抖动而导致手握的汤勺掉地,严重时全身抖动可造成走路不稳与躯体前冲现象,自述如"突然绊了一下"的感觉;家长随后又发觉其有时还有短暂愣神样发作,时间短暂,数秒即可缓解。平均每月发作10余次,一般均在睡眠质量欠佳以后于第2天早晨有发作出现。

既往病史与生长发育史无特殊,智力情况正常、体格检查无明显异常发现。

辅助检查:头颅MRI检查结果未见明显异常;脑电图结果显示闪光刺激时双侧出现高波幅棘波、多棘慢波发放,临床表现为多次肢体抖动动作,与脑电图上的多棘慢波相对应(图14-4)。

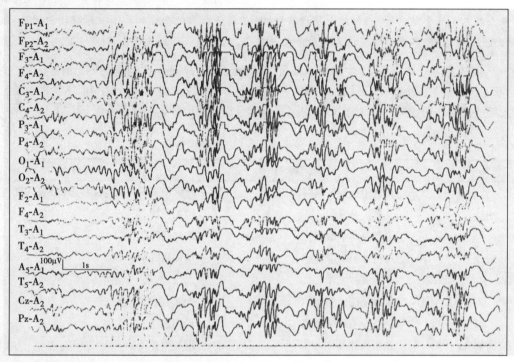

图 14-4 患者的脑电图异常表现(全导棘慢、多棘慢波)

思路1:该患者的主要发作表现为短暂的上肢或者全身快速抽动样动作,反复发生,另外还有发作性愣神的表现,从发作考虑符合短暂、刻板和反复的特点,应当考虑癫痫发作的可能。患者出现的发作性肢体及全身抖动,考虑为全面性发作中的肌阵挛发作,而有时出现的短暂愣神可以考虑为同时存在失神发作的表现,故在该患者身上同时存在肌阵挛发作与失神发作两种临床发作类型。患者为13岁男童,既往发育与智力情况正常,由于该患者身上发生的主要发作类型为肌阵挛发作,脑电图上表现为闪光刺激后双侧对称高幅多棘慢波发放,符合青少年肌阵挛癫痫这种临床综合征的诊断,属于特发性全面性癫痫。

知识点

肌阵挛发作的临床特点

肌阵挛发作(myoclonic seizure)主要表现为极其短暂的抽动症状,是一种双侧同步或者也可不同步的肌肉收缩,主要可累及肩部、上肢或者四肢的某些节段,以近端或远端受累为主,一般不累及面部肌群。近端为主的抽动表现为双臂屈曲或前臂外旋,远端为主的抽动主要为双臂屈曲。累及下肢时可表现为大腿屈曲或小腿伸展动作如踢腿状。抽动的强度和节律均不规则,轻微抽动可能仅为患者的一种内在感觉,严重的抽动可导致患者扔掉手中的东西甚至跌到。抽动通常为双侧性,但有些可以一侧为主,抽动可以是单次或连续的,患者在抽动时意识不会丧失。肌阵挛属于全面性发作的一种。

全面性起源 肌阵挛发作(视频)

二、门诊治疗情况

在该患者的治疗过程中，由于在外院治疗时曾一度被认为是"单纯部分运动性发作"，而给予卡马西平治疗，在卡马西平逐渐加量的过程中，患者的肢体及全身抖动情况日益加重，最为严重时每天会有持续性抖动状况的发生，外院考虑其为"药物难治性癫痫"。

后该患者来到笔者所在医院门诊，重新详细询问了病史并进行仔细的脑电图检查后，确诊其为肌阵挛发作的类型，停用卡马西平，改换丙戊酸钠缓释片早 0.25g、晚 0.5g、2 次/d 治疗以后，发作明显得到控制。后期，患者由于服用丙戊酸钠缓释片后出现体重明显增加而自行撤停药物，导致发作再次增多，遂考虑改换为左乙拉西坦早 250mg、晚 500mg、2 次/d 治疗，获得良好控制。在临床实践中，仍然应该仔细地询问患者的发作病史，根据患者的表现结合辅助检查（如脑电图检查）结果正确地做出综合征的判断。值得指出的是，肌阵挛发作属于全面性发作范畴，不能将其误诊为部分运动性发作，从而造成选药失误。

思路 2：要注意区分真正意义上"耐药性癫痫（drug-resistant epilepsy）"与选药不当所导致的"抗癫痫药引起的癫痫发作加重"这两者间的区别。抗癫痫药的正确选药问题：如果不能正确判断患者出现的临床癫痫发作类型，某些抗癫痫药选择不当，确实可以对某些癫痫及癫痫综合征具有加重作用（表 14-4）。

表 14-4　抗癫痫药可能加重的癫痫综合征

抗癫痫药	癫痫综合征	加重作用
卡马西平	良性中央颞区癫痫	睡眠中癫痫性电持续状态（ESES），跌倒发作
	儿童失神发作	增加失神
	少年肌阵挛癫痫	增加肌阵挛
	进行性肌阵挛癫痫	增加肌阵挛
	儿童失神发作	无效、加重
苯妥英钠	其他全面性癫痫	无效、加重
	进行性肌阵挛癫痫	长期加重
苯巴比妥（大剂量）	儿童失神发作	增加失神
乙琥胺	特发性全面性癫痫	局灶性进展为全面性强直-阵挛发作
	肌阵挛	加重
氨己烯酸	儿童失神发作	增加失神
	肌阵挛癫痫	增加肌阵挛
加巴喷丁	失神（任何类型）	增加失神
	肌阵挛	增加肌阵挛
拉莫三嗪	严重肌阵挛癫痫	全面加重
苯二氮䓬类	Lennox-Gastaut 综合征	连续强直发作
	强直发作、强直状态	促发发作

知识点

耐药性癫痫的概念

在 2010 年 ILAE 耐药性癫痫定义的专家共识基础上，我国于 2015 年制定了耐药性癫痫定义的中国专家共识。当两种或两种以上抗癫痫治疗方案失败（无论是单药治疗还是多种药物的组合），并且每种方案均是患者能够耐受的，根据患者发作情况正确地选择合适的治疗方案，则被认为是耐药癫痫。没有任何形式的痫性发作（包括先兆、小发作等），持续时间至少为 12 个月，或当发作间期 >4 个月时，此持续时间为治疗前的 3 个发作间期，认为是临床无发作（临床治愈）；除这两种情况外，则认为是无法判断。

知识点

抗癫痫药选择不当引起的癫痫发作加重

应用抗癫痫药有时反而会造成癫痫发作加剧的现象,原因可能是抗癫痫药的选择不当。在临床上由于不能正确判断发作类型而导致用药不当,比如有些局灶性起源发作仅仅表现为知觉障碍,容易被误诊为失神发作而误用乙琥胺。反之,持续性的失神发作,如果同时伴有自动症表现者,也可能被误诊为局灶性起源有知觉障碍发作而误用卡马西平;某些局灶性发作进展为双侧强直-阵挛发作,由于局灶发作迅速泛化,其发作的表现极其短暂而易被忽视。而本例中的肌阵挛发作,由于患者的抖动动作发生在局部上肢,造成其发作类型误诊为局灶性发作而错误选用了卡马西平等,均属于抗癫痫药选择不当引起的发作加重,不能归入真正的耐药性癫痫范畴。

知识点

抗癫痫药合理的治疗剂量

研究发现,如果患者的第一个药物治疗剂量大于 50% 限定日剂量(defined daily dose,DDD),相对于第一个药物治疗剂量小于 50%DDD 患者,其最终预后明显下降($P<0.001$)。全球不同癫痫治疗中心、不同的国家关于不同药物的有效剂量均不相同。为了使药物有效浓度的判断标准客观统一,且具有可操作性,结合 ILAE 专家共识的推荐及相关研究,对未达到临床治愈的患者,我国推荐治疗剂量的最低标准为 50%DDD。对于临床治愈的患者,治疗剂量不受 50%DDD 要求的约束。

常用抗癫痫药
50%DDD 推荐
(表格)

三、后期门诊随访情况

患者前期癫痫发作控制良好,其父母因惧怕抗癫痫药长期服用所致的不良反应,故在其无发作 1 年半后予以停药。停药 3 个月由于 1 次疲劳后再次开始出现频繁的肌阵挛发作,并于某日凌晨发生 1 次为时 3 分钟左右的全面性强直-阵挛发作,遂至门诊重新开始应用左乙拉西坦治疗,服药至今未再出现发作。

思路 3:癫痫患者的抗癫痫药减药与停药原则,如患者确系治疗有效,减药与停药均需循序渐进,不宜在短时间内骤然撤停。

知识点

抗癫痫药的减药与停药原则

抗癫痫药的减药与停药是患者从治疗开始就非常关心的问题,也是临床医生非常难回答的问题。现有证据显示,70%~80% 的癫痫患者经药物治疗后发作可以得到控制,其中超过 60% 的患者在撤除药物后仍然无发作。在开始减药后的 2 年之内,约 30% 的患者可能再次发作,绝大部分发作出现在开始减药的最初 9 个月内。

根据《临床诊疗指南:癫痫病分册》所述,癫痫患者的药物减药与停药原则如下:①患者在药物治疗的情况下,2~5 年以上完全无发作,可以考虑停药。②患者经较长时间无发作,仍然面临停药后再次发作的风险,在决定是否停药之前应评估再次发作的可能性。如脑电图始终异常、存在多种发作类型、有明显的神经影像学异常及神经系统功能缺损的患者,复发率明显升高,应延长服药时间。③不同综合征预后不同,直接影响停药后的长期缓解率。如儿童良性癫痫综合征,1~2 年无发作就可以考虑停药;青少年肌阵挛癫痫即使 5 年无发作,停药后的复发率也很高;Lennox-Gastaut 综合征可能需要更长的治疗时间。④停药过程应该缓慢进行,可能需要持续数月甚至 1 年以上。苯二氮䓬类和苯巴比妥的撤药除了有再次发作的风险,还可能出现戒断综合征(焦虑、惊恐、不安、出汗等),所以停药过程应该更加缓慢。⑤多药联合治疗的患者,每次只能减掉一种药物,并且撤掉一种药物之后,至少间隔 1 个月,如仍无发作,再撤掉第二种药物。⑥如果在撤药过程中出现发作,应停止撤药,并将药物剂量恢复到发作前的剂量。

思路 4 :肌阵挛发作对于药物治疗的反应较好,青少年肌阵挛癫痫属于预后较好的良性癫痫综合征类型,但是应当注意不能在短期内立即撤药或停药,否则容易导致复发,此型患者一般都需要终身维持药物治疗。

知识点

肌阵挛发作的治疗选药

对于肌阵挛发作,比较有效的药物应当首选丙戊酸钠,考虑到丙戊酸钠的不良反应,还可以考虑选择左乙拉西坦、托吡酯及氯硝西泮等药物,均能获得较好的疗效;而诸如卡马西平、加巴喷丁、氨己烯酸,以及大剂量的拉莫三嗪等药物都有可能加重肌阵挛发作。肌阵挛发作对于药物反应良好,但大多需要终身维持治疗,不能随意撤药停药,否则容易导致临床症状的复发。

知识点

肌阵挛发作的鉴别诊断

临床上出现肌阵挛样发作,应当注意和睡眠生理肌阵挛,以及其他预后不佳的肌阵挛样发作鉴别:例如肌阵挛 - 站立不能性癫痫、晚发性 Lennox-Gastaut 综合征、肌阵挛失神发作以及进行性肌阵挛癫痫进行鉴别。后几类肌阵挛发作均较难控制,应当注意与青少年肌阵挛癫痫综合征进行鉴别。

思路 5 :患儿的母亲诉夜间睡眠中(尤其是刚入睡时)见到其手指、手臂、脚趾有阵发性抽动样动作,持续时间较为短暂,仅数秒,有时有反复,无固定规律。此种现象应考虑睡眠肌阵挛发作。

临床病例讨论 4

一、门诊就诊情况

患者,夏××,男性,31 岁。因"反复倒地抽搐 3 个月"就诊。患者多于疲劳后开始频繁发生呼之不应,头眼向右侧偏斜、双眼向右侧凝视,然后开始出现发作性右侧肢体抽搐、逐渐扩展到对侧肢体,转变成全身抽搐,同时伴有阵挛性呼吸、口吐白沫,持续约 2 分钟后抽搐频率由快变慢、松弛期逐渐延长,随后逐渐恢复、意识缓慢清醒。据家属描述发作频率不定,少时 1 个月 3~4 次,多时每天均有 2~3 次发作。

既往病史:半年前开始反复出现左颞区、左侧耳后及左枕部疼痛感,疼痛严重时可伴有发热,外院就诊曾考虑存在左耳慢性乳突炎可能。

体格检查:脑膜刺激征可疑阳性。

影像学检查:头颅 MRI 增强示左侧额叶脑膜广泛增厚强化,头颅 MRV 提示左侧横窦、乙状窦、颈静脉颅内段显影不良(图 14-5)。

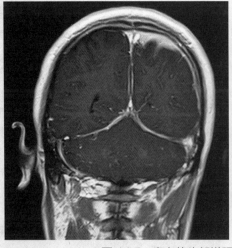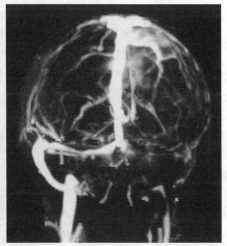

图 14-5 患者的头部增强 MRI 及 MRV 检查所见

　　脑电图检查结果:①发作间期脑电图示左额颞区见大量阵发性尖波、尖慢波、棘慢波,有时影响至对侧;②发作期脑电图见自左侧额中央区起源的阵发性尖波,渐演变为棘波节律,频率渐快、波幅渐高,逐渐扩散至全导,表现为持续性高幅尖慢、棘慢波发放,持续约 2 分钟,逐渐恢复背景节律(图 14-6)。

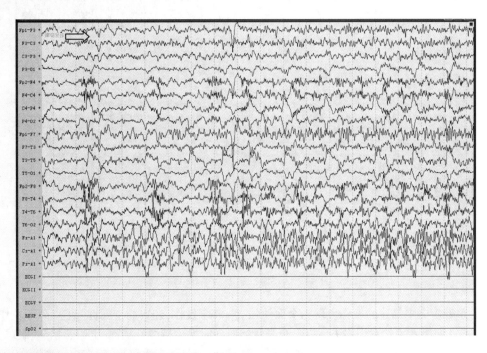

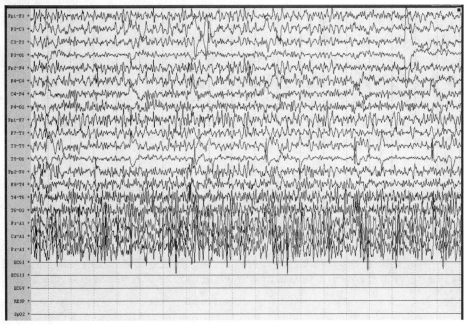

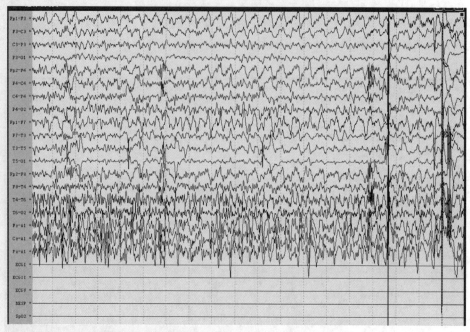

图 14-6 患者癫痫发作期脑电图表现(左侧额区起源的尖波活动,临床上出现头眼向右侧偏转、伴右侧肢体抽搐)

思路 1:患者病史中描述的发作表现为全面性强直 - 阵挛发作,经典的全面性强直 - 阵挛发作可分为三期。①强直期:此期患者突然意识丧失、跌倒,全身骨骼肌同时发生持续性抽搐,上眼睑抬起、眼球上翻、喉部痉挛、躯干和四肢紧张性伸直,此期约持续 20 秒。②阵挛期:全身间歇性阵挛,频率由快变慢,松弛期逐渐延长,最后 1 次强烈阵挛后抽搐可突然终止,本期持续约 1 分钟,此期患者多伴有阵挛性呼吸,唾液和支气管分泌物明显增多,同时可能会造成舌咬伤,口中有白沫或者血沫,还可能发生尿失禁。③惊厥后期:呼吸首先恢复,继而心率、血压、瞳孔等恢复正常,意识逐渐清醒。自发作开始至清醒一般历时 5~10 分钟。清醒后患者常感头昏、头痛、全身酸痛乏力,对抽搐发作全无记忆。

由于该患者在出现全面性强直 - 阵挛发作之前存在明显的局灶性发作征象,如头眼向右侧偏转及双眼向右侧凝视等,并且先出现右侧肢体的抽搐,并且发作期脑电图首先看到左侧额区起源的阵发性尖波,故应当考虑为局灶性进展为双侧强直 - 阵挛发作。

知识点

如何判定局灶性起源进展为双侧强直 - 阵挛发作

应当通过详细的病史询问与细致的体格检查,根据患者发作前有无先兆、有无前驱症状、体格检查是否发现阳性体征,寻找有无局灶性发作起源的依据,进一步结合脑电图上有无局灶性放电起始的证据和影像学检查,来综合判断患者出现的全面性强直 - 阵挛发作到底属于原发性还是由局灶性起源进展(表 14-5)。

表 14-5 原发性全面性强直 - 阵挛发作与局灶性起源进展为双侧强直 - 阵挛发作的鉴别

鉴别点	原发性 GTCS	局灶性起源进展为双侧 GTCS
GTCS 伴有其他临床发作的证据	约 90%	约 90%
出现典型失神	约 40%	无
出现肌阵挛发作	约 60%	无
伴发局灶性发作	无	约 90%

续表

鉴别点	原发性 GTCS	局灶性起源进展为双侧 GTCS
GTCS 不伴有其他临床发作证据	约 10%	约 10%
促发因素	>60%	<10%
总是在觉醒时	常见	罕见
相似癫痫的家族史	常见	罕见
未治疗患者的脑电图		
出现全面性放电	约 80%	罕见
仅局部异常	约 10%	约 60%
全面性放电和局部异常	约 30%	罕见
高分辨率脑影像学		
局部异常	罕见	约 60%
正常	总是正常	40%

注:GTCS 为全面性强直 - 阵挛发作。

思路 2:该患者的发作考虑为局灶性起源进展为强直 - 阵挛发作,需进一步考虑致痫灶的定位诊断。

该患者的发作表现具有明显的前驱症状,如头眼向右侧偏斜,双眼向右侧凝视,以及右侧肢体首先开始的抽搐,可考虑患者脑内异常放电灶起源于左侧大脑皮层,结合脑电图提示左侧额区起源的阵发性尖波活动,头颅 MRI 增强示左侧额叶脑膜广泛增厚强化,故应当认为该患者的致痫灶位于左侧额叶。

全面性起源 强直 -
阵挛发作(视频)

知识点

癫痫发作症状的定位诊断

有关致痫灶的定位诊断,一般考虑如下:①如出现头眼等强直性偏转动作,致痫灶定位可考虑在对侧半球的额叶眼区;②出现一侧肢体的阵挛样动作,定位考虑在对侧皮层的原发性运动区;③如出现一侧肢体的强直性姿势,定位考虑在对侧皮层的辅助运动区;④如发生一侧肢体的运动不能,定位考虑在对侧皮层的负性运动区。

思路 3:该患者的定性诊断。

结合患者的发病年龄、现病史与既往史,考虑局灶性起源进展为双侧强直 - 阵挛发作、症状性癫痫的诊断基本明确,从患者既往存在的乳突炎病史,结合影像学资料显示的左侧额叶脑膜广泛增厚强化,如果腰椎穿刺脑脊液检查没有发现感染的证据,定性诊断考虑非特异性肥厚性硬脑膜炎引起的症状性癫痫的可能比较大。

需要注意的是,癫痫为病因繁多的一群症状实体,在临床上尤其对于发病年龄较大的患者,如出现癫痫发作,应当考虑到症状性癫痫的可能性,神经内科疾病中脑外伤、脑血管病、炎症或其他感染、中毒代谢性脑病、肿瘤、变性或脱髓鞘疾病以及某些遗传性疾病均可造成癫痫发作,应积极寻找病因。

思路 4:该患者的治疗计划。

在临床上应当注意区分原发全面性发作与部分继发全面性发作的鉴别(具体鉴别要点请参照表 14-5),如确诊为局灶性进展为双侧强直 - 阵挛发作,仍然应当首先考虑选择卡马西平、奥卡西平之类的钠通道阻滞剂作为一线药物治疗;如果患者的发作频繁成簇或者出现癫痫持续状态,应当注意静脉应用苯二氮䓬类药物,以便在最短时间内中止频繁或持续的癫痫发作。

二、门诊治疗情况

该患者因初期发作较为频繁,故予以苯巴比妥肌内注射及地西泮静脉滴注控制癫痫发作。由于对发作类型的考虑为局灶性进展为双侧强直-阵挛发作,后续考虑选择钠通道阻滞剂卡马西平作为首选口服药物治疗,从小剂量0.1g、2次/d开始。逐渐增加剂量后,患者的临床发作有所减少,但仍未获得完全控制,在治疗过程中予以卡马西平血药浓度监测,以测定血药浓度是否达到有效治疗范围及判断是否适合继续增加药物剂量。

知识点

抗癫痫药的血药浓度监测指征

血药浓度监测可以根据患者的个体情况调整剂量、进行个体化治疗,从而提高治疗效果,避免或减少可能产生的药物不良反应。血药浓度监测的指征如下:

1. 抗癫痫药已用至维持剂量仍不能控制发作时。
2. 在服药过程中患者出现明显的不良反应。
3. 出现特殊的临床状况,如患者出现肝、肾或胃肠功能障碍,癫痫持续状态,怀孕等。
4. 合并用药,尤其与影响肝酶系统的药物合用时,可能产生药物相互作用。
5. 使用成分不明的药,特别有些地区自制或配制的抗癫痫"中成药",往往加入廉价抗癫痫药(以掺入苯巴比妥最为常见)。
6. 评价患者对药物的依从性。

知识点

抗癫痫药的血药浓度测定方法

1. 血药浓度测定时间　一般在患者连续服用维持剂量超过5个半衰期达到稳态浓度之后测定。
2. 血样采集时间　为观察药物疗效,一般清晨空腹取血,测血药浓度谷值;为检查药物的不良反应需要服药后达峰时间取血测血药浓度峰值。
3. 目前的检测方法获得的是总的血药浓度,而起抗癫痫作用的是游离血药浓度,传统抗癫痫药的血浆蛋白结合率较高,因此在评估检测结果时应当注意。

思路5:患者的卡马西平增量至0.2g、3次/d后,发作基本消失,维持此剂量5天左右皮肤开始出现红疹,经皮肤科会诊考虑药疹的可能性大,遂停用卡马西平,改用左乙拉西坦进一步治疗,从250mg、2次/d起始,3天后加量至500mg、2次/d,后又加至1 000mg、2次/d,同时逐步撤除静脉用药,患者癫痫发作控制良好。

知识点

抗癫痫药的常见不良反应

所有抗癫痫药都可能产生不良反应,其严重程度因不同个体而异。抗癫痫药的不良反应是导致治疗失败的另一个主要原因。大部分不良反应是轻微的,但也有少数会危及生命。临床应用抗癫痫药应当注意从小剂量起始并逐渐加量,以减少药物可能引起的不良反应,主要包括:①药物的初级与次级药理学效应。多存在剂量-反应关系,如许多药物都会产生的镇静作用,还有眩晕、复视、头痛与共济失调等。②药物引起的特殊反应。多为非剂量依赖性,往往具有器官特异性,出现一系列非特异性症状,如淋巴结病、关节痛、嗜酸性粒细胞增多与发热,或者是引发过敏性皮炎等,主要原因是因为药物或其反应性代谢产物与体内大分子物质共价结合后产生了免疫应答。③长期服药引起的迟发性药物反应。往往出现在使用抗癫痫药长期慢性治疗的过程中,如长期服用苯二氮䓬类药物可造成药物依赖,卡马西平、苯妥英钠、苯巴比妥可能造成隐匿性骨质脱钙,导致骨质疏松,增加骨折的危险性等,这种不良反应常常容易被医生或患者本身忽视。④致畸作用。癫痫女性后代的畸形发生率是正常女性的2倍左右。造成后代畸形的原因是多方面的,包括遗传因素、癫痫发作、服用抗癫痫药等。但大多数研究者认为抗癫痫药是造成后代畸形的主要原因。

知识点

抗癫痫药的调整原则

1. 抗癫痫药对中枢神经系统的不良影响在治疗开始的最初几周明显,以后逐渐消退。减少治疗初始阶段的不良反应可以提高患者的依从性,而使治疗能够继续。应该从较小的剂量开始,缓慢地增加剂量,直至发作控制或最大可耐受剂量。儿童一律按体重计算药量,但最大剂量不应该超过成人剂量。

2. 治疗过程中患者如果出现剂量相关的不良反应(如头晕、嗜睡、疲劳、共济失调等),可暂时停止增加剂量或酌情减少当前用量,待不良反应消退后再继续增加剂量至目标剂量。

3. 合理安排服药次数,既要方便治疗,提高依从性,又要保证疗效。如果发作或药物的不良反应表现为波动形式,可考虑更换抗癫痫药的剂型(如缓释剂型)或调整服药时间和服药频率,以减少药物处于血药浓度峰值时的不良反应加重和处于血药浓度谷值时的发作增加。

4. 如果抗癫痫治疗失败,应该采取以下措施:①检查患者的依从性。不按医嘱服药是抗癫痫治疗失败常见的原因之一;医生应告诉患者按时服药的重要性,要求患者定期随访。有条件的医院可以通过血药浓度监测,了解患者的依从性。②重新评估癫痫的诊断。根据患者临床表现和脑电图特征判断对发作和综合征的分类是否准确,药物选择是否合适。检查患者是否存在潜在的进行性神经系统疾病。③选择另一种有效且不良反应较小的药物,逐渐加量至发作控制或最大可耐受剂量。发作控制后,可考虑逐渐撤停原来的抗癫痫药,减药应在新药达稳态血药浓度之后进行,减量应该缓慢进行。

思路6:对于该患者的进一步治疗,还应当兼顾病因学。由于考虑到非特异性肥厚性硬脑膜炎的病因学诊断,故在治疗中加用了小剂量激素维持。

另外,因该患者的MRV提示左侧横窦、乙状窦、颈静脉颅内段显影不良,考虑有继发静脉窦血栓形成的可能,进一步还需要行静脉窦DSA等检查,如有阳性发现需抗凝治疗。

同前所述,症状性癫痫多存在其可能的病因学基础,除了临床上对症处理癫痫发作以外,还应当注意针对病因学与原发疾病的治疗,如考虑感染性疾病时抗生素与其他抗感染药物的使用,怀疑静脉窦血栓形成时抗凝药的积极应用,诊断自身免疫性疾病时激素及其他免疫抑制剂的使用等。

发作性疾病和癫痫诊疗流程见图14-7。

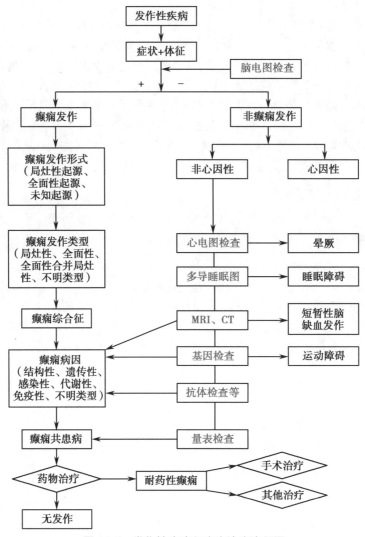

图 14-7 发作性疾病和癫痫诊疗流程图

第三节 癫痫持续状态

一、定义

2001 年 ILAE 分类和术语委员会推荐的癫痫持续状态(status epilepticus,SE)定义,即发作时间超过该类型大多数患者的发作持续时间,或反复发作,发作间期中枢神经系统功能未恢复到基线水平。

2015 年 ILAE 分类与术语委员会和流行病学委员会修订了 SE 的概念、定义和分类。提出的新定义如下:SE 是一种由于终止癫痫发作的机制失败或是由于存在导致异常持续的(在时间点 t1 之后)癫痫发作的启动机制。SE 是一种产生长期后果(在时间点 t2 之后)的情况,包括神经元死亡、神经元损伤及神经元网络改变,具体取决于癫痫发作的类型和持续时间。该定义包括两个操作维度:第一是癫痫发作的时长以及时间点(t1),超过该时间点的发作被认为是"持续的发作活动";第二是时间点(t2)正在进行的发作活动的时间,在该时间点之后存在造成长期后果的风险。

分为两个时间点的临床意义在于:t1 时间点确定了应当考虑启动紧急治疗的时间,t2 时间点确定了为预防长期后果而采取治疗的积极程度。不同形式的 SE 在时间方面差异很大(表 14-6)。表中的时间限制最初是为操作目的而设定的,只是大概估计,脑损害发生的时间会因临床环境的不同而各异。

表 14-6 各种类型癫痫持续状态发作操作维度时间

类型性	操作维度 1 时间(t1)	操作维度 2 时间(t2)
强直 - 阵挛性癫痫持续状态	5min	30min
局灶性癫痫持续状态伴意识损害	10min	>60min
失神癫痫持续状态	10~15min[①]	未知

注:①时间范围的证据目前有限,未来的研究可能带来改进。

理论上,任何一种发作类型都可能出现持续状态,其中全面性惊厥性癫痫持续状态(generalized convulsive status epilepticus,GCSE)是常见的神经内科急症,若不及时治疗可因高热、循环衰竭或神经元兴奋毒性损伤等导致永久性脑损害,致残率和死亡率很高。

二、SE 的临床表现和分类

2015 年分类提出了以下 4 个诊断轴:①症状学;②病因学;③脑电图相关;④年龄。其目的是为每例患者的临床诊断、研究和治疗方法提供框架。理论上,每例患者都应当根据以上 4 个轴进行归类,但并非总能做到。病因可能需要时间去发现,脑电图会影响治疗的选择和积极程度、预后和临床途径,因此,在可能的情况下应当尽早进行脑电图检查。实际上,某些 SE 的形式只能通过脑电图才能可靠诊断。SE 的症状学及脑电图图形是高度动态变化的。本章介绍几类重要的 SE。

癫痫持续状态的
分类(表格)

1. **全面性强直 - 阵挛性癫痫持续状态**(generalized tonic-clonic status epilepticus,GTCSE) 临床上最常见、最危险的一种癫痫持续状态。临床实用的 GTCSE 定义,即每次全面性强直 - 阵挛发作持续 5 分钟以上,或 2 次以上发作,发作间期意识未能完全恢复。发作后大于 40 分钟属难治性癫痫持续状态(refractory status epilepticus,RSE)。当麻醉药物治疗 SE 超过 24 小时,临床发作或脑电图痫样放电仍无法终止或复发时(包括维持麻醉剂或减量过程中),定义为超级难治性癫痫持续状态(super-RSE)。

GTCSE 常表现为强直 - 阵挛发作的反复发生,意识障碍(昏迷)及伴随的自主神经、生命体征及有关代谢改变,如高热、代谢性酸中毒、低血糖、休克、电解质紊乱(如低血钾、低血钙等)、肌红蛋白尿等,继而发生脑、心、肝、肺多脏器功能衰竭。脑部器质性病变(如脑炎、脑血管病等)而引起的癫痫持续状态多为继发性的强直 - 阵挛性癫痫持续状态,即发作多先为局灶性,然后继发泛化为强直 - 阵挛发作。

2. **强直性癫痫持续状态**(tonic status epilepticus) 多见于 Lennox-Gastaut 综合征的患儿。以不同程度的意识障碍为主(但昏迷较少),间有强直性发作或其他类型的发作,如非典型失神、失张力发作等,脑电图出现持续性较慢的棘 - 慢或尖 - 慢波发放。

3. **阵挛性癫痫持续状态**(clonic status epilepticus) 阵挛性癫痫发作持续时间较长时,可出现意识模糊,甚至昏迷。

4. **肌阵挛癫痫持续状态**(myoclonic status epilepticus) 特发性(良性)肌阵挛发作的患者一般少有持续状态。较常见于严重器质性脑病的晚期,如亚急性硬化性全脑炎、家族性进行性肌阵挛癫痫等。肌阵挛多为局灶或多灶的,脑电图则表现为泛化性放电。

5. **失神发作持续状态**(absence status epilepticus) 主要表现为意识水平的降低,程度较轻,甚至只表现为反应性下降、学习成绩变差,临床上要注意识别。脑电图多有持续性棘 - 慢波放电,但频率偏慢(<3Hz),多由治疗不当、停药等原因诱发。

6. **Kojevnikov 部分性持续性癫痫**(epilepsia partialis continua of Kojevnikov) 表现为持续的单纯运动性局灶性癫痫发作。病情的演变取决于病变的性质,有些病变为非进行性器质性病变,后期可伴同侧肌阵挛,但脑电图背景正常;拉斯马森(Rasmussen)综合征中则早期出现肌阵挛及其他形式的发作,并有进行性弥漫性神经系统损害表现。

7. **持续性先兆**(aura continua) 指感觉性的先兆,可为较简单的感觉,也可为较复杂的经历性的感觉。临床上较少见。

8. **精神运动性癫痫持续状态**(psychomotor status epilepticus) 常表现为意识障碍(模糊)和精神症状,

故又称"边缘叶癫痫持续状态""复杂部分性癫痫持续状态",常见于颞叶癫痫,要注意与其他原因而致的精神异常鉴别。

9. 偏侧抽搐状态伴偏侧轻瘫(hemiconvulsive status with hemiparesis) 多发生于低龄儿童,表现为一侧的抽搐,并伴有发作后的一过性或永久性的同侧肢体瘫痪。

三、病因学

癫痫持续状态可发生在癫痫患者中,最常见的原因是不适当地停用抗癫痫药,或由服药不当、感染、卒中、代谢性疾病、喝酒、过度疲劳等诱发;也可能发生在急性脑病或其他有关的疾病中,如脑血管病、脑炎、外伤、肿瘤、药物中毒等;个别患者原因不明,无癫痫或其他疾病基础,也可能再发。

四、全面性惊厥性癫痫持续状态的治疗

2018年发布的《成人全面性惊厥性癫痫持续状态治疗中国专家共识》推荐的治疗流程(表14-7)。详可参见本书第二十一章第四节。

表 14-7 全面性惊厥性癫痫持续状态的治疗流程

步骤	处理
观察期 (0~5min)	生命体征监测
	鼻导管或面罩吸氧
	静脉通路建立
	血糖、血常规、血液生化、动脉血气分析
	血、尿药物浓度或毒物筛查
第一阶段 (5~20min) 初始治疗	**有静脉通路**:静脉注射地西泮,常规剂量5~10mg,如有必要10~20min可以重复10mg(最大速度2~5mg/min)
	无静脉通路:肌内注射咪达唑仑10mg
第二阶段 (20~40min) 二线治疗	**如发作未能终止,启动第二阶段静脉治疗**
	丙戊酸钠:15~45mg/kg[<6mg(/kg·min)]静脉推注,给药时间5min,后续1~2mg/(kg·h)静脉泵注
	苯巴比妥:15~20mg/kg(50~100mg/min)静脉注射
	苯妥英钠:18mg/kg(<50mg/min)静脉注射
	左乙拉西坦:1 000~3 000mg静脉注射
第三阶段 (40~60min) 三线治疗	**转入ICU,气管插管/机械通气,持续脑电监测,静脉给药终止难治性癫痫持续状态(RSE)**
	丙泊酚:2mg/kg负荷量静脉注射,可追加1~2mg/kg直至发作控制,然后1~10mg/(kg·h)维持(注意:持续应用可能导致丙泊酚输注综合征)
	咪达唑仑:0.2mg/kg负荷量静脉注射,后续持续静脉泵注[0.05~0.40mg/(kg·h)]
超级难治性癫痫持续状态	**选择以下手段(可联合):**
	氯胺酮麻醉、吸入性麻醉剂
	电休克
	低温
	外科手术、经颅磁刺激和生酮饮食

知识点

终止 GCSE 后的处理

终止标准为临床发作停止、脑电图痫样放电消失和患者意识恢复。

当在初始治疗或第二阶段治疗终止发作后,建议立即予以同种或同类肌内注射或口服药物过度治疗,如苯巴比妥、卡马西平、丙戊酸钠、奥卡西平、托吡酯和左乙拉西坦等;注意口服药物的替换需达到稳态血药浓度(5~7 个半衰期),在此期间静脉药物至少持续 24 小时。

当第三阶段治疗终止 RSE 后,建议持续脑电监测直至痫样放电停止 24~48 小时,静脉用药至少持续 24~48 小时,方可依据替换药物的血药浓度逐渐减少静脉滴注麻醉药物。

(周 东 张 勤)

【推荐阅读文献】

［1］洪震,江澄川.现代癫痫学.上海:复旦大学出版社,2007.

［2］贾建平,陈生弟.神经病学.8 版.北京:人民卫生出版社,2018.

［3］王玥,洪震.国际抗癫痫联盟 2017 年发布的癫痫发作和癫痫新分类介绍.中国临床神经科学,2017,25 (5):538-545,550.

［4］中国医师协会神经内科医师分会癫痫疾病专业委员会.成人全面惊厥性癫痫持续状态治疗中国专家共识.国际神经病学神经外科学杂志,2018,45 (1):1-4.

［5］中国医师协会神经内科医师分会癫痫疾病专业委员会.耐药癫痫定义中国专家共识.中国医师杂志,2015,17 (7):964-966.

［6］中华医学会.临床诊疗指南:癫痫病分册.北京:人民卫生出版社,2007.

［7］FISHER RS, ACEVEDO C, ARZIMANOGLOU A, et al. ILAE official report: a practical clinical definition of epilepsy. Epilepsia, 2014, 55(4): 475-482.

［8］FRENCH JA, GAZZOLA DM. Antiepileptic drug treatment: new drugs and new strategies. Continuum (Minneap Minn), 2013, 19(3 Epilepsy): 643-655.

［9］GLAUSER T, BEN-MENACHEM E, BOURGEOIS B, et al. Updated ILAE evidence review of antiepileptic drug efficacy and effectiveness as initial monotherapy for epileptic seizures and syndromes. Epilepsia, 2013, 54(3): 551-563.

［10］MAGANTI RK, RUTECKI P. EEG and epilepsy monitoring. Continuum (Minneap Minn), 2013, 19(3 Epilepsy): 598-622.

［11］MIZIAK B, CHROŚCIŃSKA-KRAWCZYK M, BŁASZCZYK B, et al. Novel approaches to anticonvulsant drug discovery. Expert Opin Drug Discov, 2013, 8(11): 1415-1427.

［12］TRINKA E, COCK H, HESDORFFER D, et al. A definition and classification of status epilepticus: report of the ilae task force on classification of status epilepticus. Epilepsia, 2015, 56(10): 1515-1523.

第十五章 脊髓疾病

学习要求

1. 掌握脊髓不同部位病变的临床特点。

2. 掌握急性脊髓炎、亚急性脊髓联合变性发病机制、临床表现、诊断(定位、定性)与鉴别诊断以及治疗原则。

3. 了解脊髓空洞症、压迫性脊髓病、脊髓血管病的临床表现。

第一节 概 述

脊髓内部由白质和灰质组成,白质包括脊髓前索、侧索和后索,含有上下行传导束,灰质包括前角、侧角和后角以及中央管周围的灰质,含有和感觉、运动以及自主神经相关的神经细胞核团,是各种感觉及运动的中转站,上、下行传导束在各种感觉及运动冲动的传导中起重要作用。正常脊髓的功能主要包括传导、反射和神经营养三大功能。不同节段及相同节段不同部位的损伤,将出现不同的临床症候及体征,成为脊髓疾病定位诊断及定性诊断的主要依据。

脊髓疾病的诊疗环节:

1. 定位诊断

(1)脊髓病变的纵向定位:当脊髓某一节段受损时,在体格检查中可以发现这一节段支配的肌肉发生无力和萎缩;伴随腱反射消失,相应感觉神经支配区域出现刺激性的根痛或损毁性的感觉减退或消失。这些节段性症状确定了脊髓损害的上界。由于相邻的上下两个感觉神经根支配的皮节区有2~3个节段的交叉重叠,故节段性感觉障碍常以感觉减退或缺失节段以上为病界的上界。具体可参考脊髓横贯性损害的临床表现。体格检查可以发现在病变节段以下,因锥体束损害而出现上运动神经元性瘫痪和锥体束征,表现为瘫痪的肢体出现肌张力增高、腱反射亢进和Babinski征阳性,因感觉传导束的损害出现传导束型的感觉减退或缺失。

(2)脊髓病变的横向定位:确定髓内或髓外病变,髓外病变进一步区分硬膜外或硬膜下病变。由于病变可涉及单个或多个长束或灰质部位,可按运动(锥体束、前角)、感觉(脊髓丘脑束、后角、薄束和楔束)、自主神经(侧角)功能及括约肌功能障碍来进行分析,以确定病变的范围。体格检查中可以发现脊髓侧索病变以运动障碍为首发且较重,伴随浅感觉障碍;脊髓后索病变则以深感觉障碍症状为首发。可以是脊髓半切综合征,也可以是完全横断损害,具体可参考不完全性脊髓损害的临床表现。髓内、髓外硬膜内与硬膜外病变的定位诊断见表15-1。

表 15-1 髓内、髓外硬膜内与硬膜外病变的定位诊断

鉴别点	髓内	髓外	
		硬膜内	硬膜外
起病与病程	较快,病程短	较慢,单侧开始,病程长	缓慢,病程长
根痛	少见,晚期有	多见,早期有	多见,早期有
运动与感觉障碍	自病灶开始,离心发展,感觉分离	自肢体远端起,向心发展,脊髓半切表现	自肢体远端开始,向心发展,脊髓两侧受压

续表

鉴别点	髓内	髓外	
		硬膜内	硬膜外
受压节段肌萎缩	多见,且明显	少见,不明显	少见,不明显
括约肌功能障碍	早期出现	较晚出现	较晚出现
椎管梗阻	较晚有,程度轻	较早出现	较早出现
脑脊液蛋白增高	较轻	较明显	较轻
脊柱 X 线改变	少见	较多见	多见
脊髓 MRI	脊髓梭形膨大	髓外肿块,脊髓移位	髓外肿块,脊髓移位

2. **定性诊断**　各种脊髓疾病所引起的脊髓损害常具有特殊的好发部位,因此确定了病变在脊髓的定位后,便可以依据病史推测病变的性质。再结合针对定位和定性诊断必要的辅助检查加以验证,便可做出病因诊断。

(1)根据起病情况及相关病史

1)急性、亚急性起病:脊髓炎、脊髓血管病、脊柱外伤、椎间盘突出、转移癌、硬膜外脓肿及血肿等。

2)慢性起病:肿瘤、脊髓空洞症、脊髓动静脉畸形、脊柱骨关节病、代谢营养障碍性脊髓病(亚急性脊髓联合变性等)、慢性感染(结核、梅毒、HTLV-1、HIV、真菌感染等)、遗传性疾病、变性病(肌萎缩侧索硬化、原发性侧索硬化等)。

3)波动性病程:视神经脊髓炎、多发性硬化等。

4)其他病史:不良性接触史,见于梅毒、HIV 等;慢性胃炎提示亚急性脊髓联合变性;自身免疫病史提示脊髓炎。

5)阳性家族史:提示遗传性痉挛性截瘫等。

6)理化有毒因素接触史:放射性脊髓病、中毒性脊髓病。

(2)根据病变所在脊髓横断面上的位置

1)后根:神经纤维瘤、神经根炎(带状疱疹)、椎间盘突出、继发性椎管狭窄。

2)后根及后索:脊髓肿瘤、脊髓痨、多发性硬化、脊髓后动脉综合征。

3)后索、脊髓小脑束及侧索:遗传性共济失调症。

4)后根、后索及侧索:亚急性脊髓联合变性、结核性脊膜脊髓炎。

5)侧索及前角:肌萎缩侧索硬化、颈椎病、后纵韧带钙化、肯尼迪病。

6)前角及前根:脊髓灰质炎、流行性乙型脑脊髓炎。

7)脊髓中央灰质及前角:脊髓空洞症、脊髓血肿、脊髓过伸性损伤、髓内肿瘤。

8)除后索外近全部脊髓损伤:脊髓前动脉综合征。

9)脊髓半切:脊髓髓外肿瘤、脊髓外伤、脊柱结核。

10)脊髓横切:脊髓外伤、横贯性脊髓炎、脊髓压迫症晚期、硬脊膜下脓肿、转移癌、结核等。

(3)根据病变所在的解剖层次

1)髓内病变:以炎症、脱髓鞘、变性及血管病变为多见,如急性脊髓炎、脊髓血管病、脊髓空洞症、亚急性脊髓联合变性等。

2)髓外病变:以肿瘤、外伤、先天性畸形、蛛网膜粘连等压迫性病变为多见。

①髓外硬脊膜内病变:多数为良性肿瘤,如神经鞘瘤、脊膜瘤。

②髓外硬脊膜外病变:脊索瘤、转移癌、脓肿、脂肪血管瘤等。

脊髓疾病诊断流程见图 15-1。

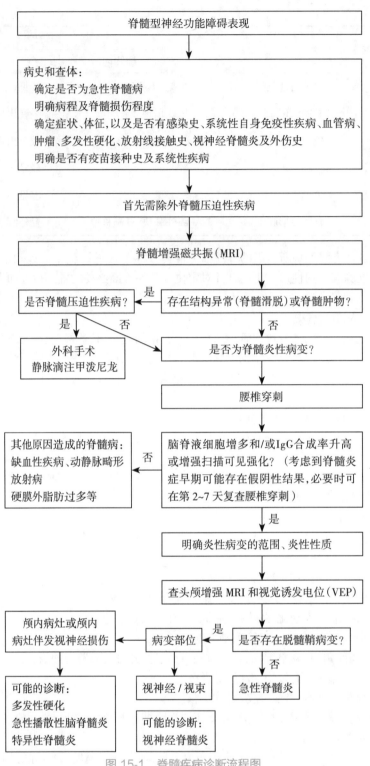

图 15-1 脊髓疾病诊断流程图

第二节 急性脊髓炎

急性脊髓炎(acute myelitis),是指一组感染或免疫相关的急性非特异性脊髓炎。可以出现在结核、梅毒和带状疱疹患者,也可以出现在各种自身免疫病中。任何年龄均可发病,但以青壮年多见,无性别差异,散在发病,急性起病。首发症状多为双下肢麻木无力,病变部位根痛或病变节段束带感,随后出现损害平面以下运动障碍、传导束性感觉障碍、大小便障碍等症状。多数患者于数小时至数天(多为2~3天)内症状与体征发展至高峰。

在横断面上按炎症累及是否完全可分为：横贯性脊髓炎、非横贯性脊髓炎、脊髓脊膜炎和脊髓脊膜神经根炎。在纵向上病变按炎症累及的节段分为颈部、胸部、腰部脊髓炎，以胸髓最易受累，T_3~T_5 节段最多见。按照影响范围分为上升性脊髓炎、播散性脊髓炎、多节段脊髓炎和视神经脊髓炎等。

急性横贯性脊髓炎（acute transverse myelitis）是临床上最典型的脊髓炎，起病较急，数小时到 3 天迅速达到高峰，主要表现为横贯性的脊髓全横断面各种结构的损害，其临床特点是病变水平以下对称性和完全性感觉、运动和自主神经功能障碍，伴随损害节段的神经根或灰质细胞的损毁或刺激症状。诱发电位及 MRI 检查可以发现脊髓单一损害病灶。

急性播散性脊髓炎（acute diffuse myelitis）又称"急性脱髓鞘性脊髓炎""多发性硬化脊髓型""急性部分性横贯性脊髓炎"，是临床上常见的脊髓炎。起病急，在 1~3 周或更长时间达到高峰，其脊髓损害在横断面上不完全，在纵向上为多个部位的病灶，其临床特点是病变水平以下非对称性和非完全性的感觉、运动和自主神经功能障碍，伴随病变节段的神经根或灰质细胞的损毁或刺激症状。诱发电位及 MRI 检查可发现脊髓单个或多个病灶。

急性上升性脊髓炎（acute ascending myelitis）是临床上最危险的急性横贯性脊髓炎，脊髓受累节段呈上升性，起病急骤，病变常在 1~2 天，甚至数小时内上升至延髓，表现为瘫痪和感觉障碍的水平由下肢迅速波及上肢，最终甚至波及上颈髓与延髓支配肌群，引起四肢瘫痪、吞咽困难、构音不清，甚至呼吸肌瘫痪而致死亡。

急性脊髓炎的诊疗环节：

1. 在病史询问中对疾病的定性和定位诊断寻找线索。要注意有关腰背痛、束带感或放射性疼痛以及躯干感觉障碍上界的信息，通过询问下肢无力的对称性和程度、演变过程以及是否存在尿便障碍确定脊髓损害是否完全以及进展速度。

2. 详细询问患者病前数天或 1~4 周是否有发热、腹泻、上呼吸道感染或消化道感染及胸腰部带状疱疹等病史；是否有结缔组织病及疫苗接种史；是否有劳累、受凉和外伤等诱因。

3. 体格检查进一步验证病史中提供的定位诊断信息，一般内科体格检查需要注意患者的生命体征，在病情发展迅速出现呼吸困难的患者，应立即评估其呼吸功能，根据病情必要时无须明确诊断立即进行人工辅助呼吸支持。在患者生命体征平稳的情况下进一步明确是否存在类风湿关节炎等结缔组织病以及带状疱疹等病毒感染性疾病。神经系统检查重点关注躯干的感觉障碍平面，有助于判断脊髓损伤的平面，下肢肢体无力的程度，有助于判断脊髓损伤是否横贯完全。

4. 临床初步考虑为急性脊髓炎后，应当马上制订诊疗计划，在和家属商讨并获得认可的情况下，如果病情准许，依据上述定位诊断确定脊髓 MRI 扫描的部位，及时进行腰椎穿刺的脑脊液检查，确定是感染性还是自身免疫性脊髓炎。

（1）血、尿和便常规检查：血白细胞升高提示感染因素，而尿常规检查白细胞升高提示存在尿路感染。

（2）血免疫学检查：抗链球菌溶血素"O"、血沉、C 反应蛋白、血抗核抗体、ENA 谱、类风湿因子、ANCA、甲状腺功能及其抗体等，用于鉴别结缔组织病伴随脊髓炎。检查抗水通道蛋白 -4 抗体，以鉴别视神经脊髓炎谱系病。

（3）MRI 检查：脊髓 MRI 检查可以早期显示脊髓病变的性质、范围和程度，进行脊髓 MRI 检查之前，常根据体格检查定位的上下平面来确定要做的部位。头颅 MRI 平扫与强化可以明确颅内有无病灶，意义在于鉴别多发性硬化。

（4）体感诱发电位、视觉诱发电位、脑干听觉诱发电位：可用于鉴别视神经脊髓炎及多发性硬化。

（5）脑脊液检查：先完成脊髓影像学检查后再选择腰椎穿刺检查，避免由于腰椎穿刺引起脊髓病变部位上下压力的突然变化，导致患者出现急性瘫痪或瘫痪加重。征得患者及其家属知情同意后，在局部麻醉下行腰椎穿刺术检查，也可以发现淋巴细胞增加。IgG 指数、寡克隆区带、24 小时 IgG 合成率存在异常。

5. 如果确定是自身免疫性脊髓炎，急性期治疗主要有应用糖皮质激素或免疫抑制剂，严重患者需要立即进行血浆置换或者静脉滴注丙种球蛋白，而感染性脊髓炎需要加用针对病原体的抗微生物药物。并适当脱水、营养神经及防治并发症等。

6. 告知患者出院后激素减量方案，以及如果复发或出现新的其他症状时及时就诊。

临床病例讨论

一、门诊就诊情况

患者,女性,21岁,大学生。主诉"双下肢无力麻木伴排尿困难3天"来诊。

现病史:患者9天前出现头痛、咽痛、鼻塞流涕等症状,到校医院就诊考虑"感冒",予"百服宁""板蓝根"治疗后,症状逐渐好转。3天前晨起跑步时觉双下肢无力沉重,伴左小腿部外侧轻微灼热及瘙痒感,当日下午自觉排尿稍费力,并伴有背痛及胸部绷紧感,未予重视。今晨症状加重,起床时发现不能独立行走,伴双下肢麻木与排尿困难,由同学送来医院就诊。起病以来无双上肢疼痛、麻木、无力,无头晕、呕吐和视物重影。无抽搐、意识不清及言语障碍。

既往史:无外伤史,无肌无力发作史,无视力下降史,否认肝炎结核等传染病史,否认胃溃疡病史及自身免疫性疾病史。无性接触史。

体格检查:T 36.3℃,P 78次/min,R 16次/min,BP 115/70mmHg。一般内科检查无异常,T_4~T_6椎体叩击痛阳性。

神经系统检查:神志清楚,言语流利,高级神经活动正常,脑神经检查未见异常;双上肢感觉正常,T_6以下痛觉、触觉减退,双下肢痛、触觉及关节位置觉、音叉振动觉、两点辨别觉减退;双上肢肌张力与肌力正常,左下肢肌力1级,右下肢肌力2级,双下肢肌张力降低;双上肢腱反射正常,双下肢膝反射与踝反射均减低,双侧上、中、下腹壁反射减弱,肛门反射未引出;双下肢病理征(−),颈无抵抗,Brudzinski征(−)、双侧Kernig征(−)。

门诊辅助检查:血常规示,WBC $8.12×10^9$/L,RBC $4.41×10^{12}$/L,PLT $285×10^9$/L,Hg 135g/L;急诊生化检查:血Na^+ 137mmol/L,血K^+ 3.68mmol/L,血糖5.24mmol/L;心电图示窦性心律,大致正常心电图。

思路1:该患者病例特点是什么?

病例特点是疾病诊断治疗的重要依据,归纳总结如下:

1. 青年女性,急性起病,起病3天发展至高峰。

2. 病前有感冒诱因。

3. 主要症状 双下肢无力、麻木及排尿障碍,伴胸背部感觉异常。

4. 主要体征 T_4~T_6椎体叩击痛阳性。脑神经及双上肢感觉、运动和反射正常,T_6以下躯干和下肢感觉障碍,双下肢非对称性肌力下降,双下肢膝腱反射与踝腱反射均降低,锥体束征阴性。

知识点

脊髓疾病临床表现

1. 节段性和传导束性症状和体征。

2. 一般表现 三大障碍两个异常。

(1)三大障碍:①运动障碍;②感觉障碍;③膀胱、直肠括约肌功能障碍。

(2)两个异常:①反射异常;②血管运动、内分泌及营养功能的异常。

思路2:定位与定性诊断如何考虑?

定位诊断:

1. **纵向定位** 依据:① T_4椎体叩击痛阳性;②双侧T_6平面以下深浅感觉均减退,依据节段性感觉障碍以上2~3节段为病界的上界标准,综合考虑为T_3~T_4可能为脊髓病变的上界。

2. **横向定位** 依据:①双侧T_6平面以下深浅感觉均减退,为脊髓后索的薄束和楔束及侧索的脊髓丘脑束受损;②非对称性严重肌力减退和双下肢肌张力降低,尽管没有锥体束征阳性,结合①,依然考虑为锥体束损害,属于脊髓休克状态;③排尿困难,考虑为脊髓侧角受损引起的膀胱括约肌功能障碍,综合考虑为脊髓非完全性横贯性损伤。

知识点

脊髓病变上界的确定依据

脊髓病变上界的确定依据包括早期根痛与节段性症状、各种感觉消失的上界、反射消失的最高节段、棘突叩击压痛明显部位,其中以感觉障碍的平面最有定位价值。由于相邻的上下两个感觉神经根支配的皮节区有2~3个节段的交叉重叠,故节段性感觉障碍常以感觉减退或缺失节段以上或以下2~3节段为病界的上界。

定性诊断:

急性横贯性脊髓炎:患者病前有上呼吸道感染病史,此次急性起病,出现了脊髓的横断性损害表现,症状迅速达到高峰,符合急性横贯性脊髓炎的临床表现特点。

知识点

急性横贯性脊髓炎的诊断要点

(1)起病急:病前1~2周常有上呼吸道感染或疫苗接种史,2~3天内症状进展至高峰。

(2)感觉障碍:受累节段以下各种感觉缺失,有的患者在感觉障碍上区有一过敏带或束带样感觉。

(3)运动障碍:病变部位水平以下肢体瘫痪,脊髓休克期为弛缓性瘫痪,数周到数月后可表现痉挛性瘫痪。

(4)自主神经功能障碍:早期有大小便功能障碍,为尿潴留。病变部位以下皮肤干燥、无汗、足底皲裂和指甲松脆等。

思路3:入院后应首先完善哪些检查?

患者住院第1天,询问病史和体格检查完成定位诊断、定性诊断外,需要迅速安排进一步辅助检查,涉及诊断、鉴别诊断和治疗问题。

1. 血、尿、便常规检查,住院期间需要复查。

2. 血生化检查,肝功能、电解质、血糖、血脂检查是为了判断进一步的糖皮质激素治疗以及免疫抑制剂治疗过程中是否会对肝肾以及内分泌系统造成影响。

3. 胸部X线片检查,依据病情需要进行安排,确定是否存在肺部感染。

4. 心电图检查,观察心脏自主神经是否损害。

5. 脊髓MRI检查,评价脊髓病变的性质、范围和程度,对预后判断提供一定帮助。

6. 腰椎穿刺检查,进一步鉴别感染性与免疫性脊髓炎。

7. 视力及眼底检查,早期鉴别有无视神经脊髓炎可能。

知识点

急性脊髓炎的病因

急性脊髓炎病因往往不明,但约半数患者发病前数日或1~2周有上呼吸道、胃肠道病毒感染的症状,包括流行性感冒、麻疹、水痘、风疹、流行性腮腺炎、EB病毒、巨细胞病毒、支原体等感染都可能与本病有关,本病通常在患者的感染开始恢复时才起病。然而,迄今为止未能从患者的病变脊髓及脑脊液中分离出感染病毒或检出病毒抗体,因此推测本病的发生可能与病毒感染后诱发的自身免疫有关,而并非直接感染所致。部分病例于疫苗接种后发病,可能为疫苗接种引起的异常免疫应答反应。

二、入院后进一步诊治情况

血、尿、便常规,心电图,胸部正侧位X线片,肝肾功能,电解质,血糖,血脂,视力、视野和眼底检查均未见异常。胸椎MRI平扫＋增强示胸3~胸4平面脊髓增粗、水肿,受累髓内斑片状长T_1、长T_2异常信号(图15-2~图15-4)。

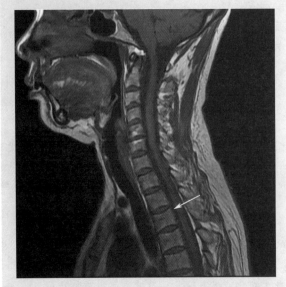
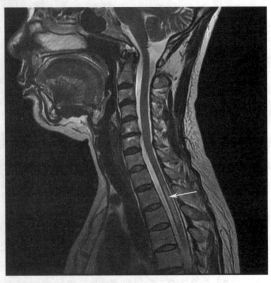

图15-2 颈胸髓MRI平扫:T_1WI序列示胸3~胸 4平面脊髓增粗、水肿,髓内斑片状长T_1信号

图15-3 颈胸髓MRI平扫:T_2WI序列示胸3~胸 4平面髓内斑片状长T_2信号

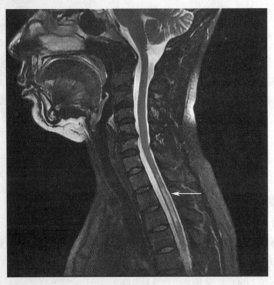

图15-4 颈胸髓MRI平扫:T_2压脂序列 示胸3~胸4平面髓内斑片状长T_2信号

腰椎穿刺:入院后征得患者及其家属知情同意后,在局部麻醉下行腰椎穿刺术。脑脊液压力 165mmH$_2$O;脑脊液常规及生化:有核细胞计数8×10^6/L,无核细胞计数0,葡萄糖3.82mmol/L,氯化物 128.3mmol/L,蛋白600mg/L。

思路4:该患者可选择的进一步检查有哪些?

1. **血液检查** 抗链球菌溶血素"O"、血沉、C反应蛋白、感染性疾病筛查(乙肝、梅毒、艾滋病等);血抗核 抗体、ENA谱、类风湿因子、ANCA、甲状腺功能及其抗体等;对于异常指标需要在不同时间进行复查,加以 确认。

2. **诱发电位检查** 包括视觉诱发电位、脑干听觉诱发电位、体感诱发电位,可用于鉴别视神经脊髓炎及 多发性硬化。

3. **肌电图和神经传导速度** 可正常或呈失神经改变,可作为与吉兰-巴雷综合征鉴别的辅助检查。

4. 头颅 MRI 平扫与强化　明确颅内有无病灶,意义在于鉴别多发性硬化。

5. 脑脊液检查　有条件者可查 IgG 指数、寡克隆区带、24 小时 IgG 合成率、TORCH、莱姆抗体等,与其他特异性脊髓炎鉴别。

6. 脊髓血管造影检查　主要用于鉴别脊髓血管病。

思路 5:该患者胸 6 平面以下存在长传导束样的感觉障碍,考虑病灶在胸段,双下肢应该呈痉挛性瘫痪,但该患者却出现了双下肢肌张力减低、腱反射减弱等迟缓性瘫痪的特征,如何考虑?

该疾病处于脊髓损害早期休克阶段。

知识点

脊 髓 休 克

脊髓休克(spinal shock)是指急性脊髓横贯性损害,所造成的脊髓功能过度抑制,又叫断连休克。表现为损伤平面以下迟缓性瘫痪、肌张力减低、腱反射消失、病理反射不能引出及尿便潴留。通常于发病 2~3 周后,逐渐过渡到痉挛性瘫痪,与此同时,肌力也可能开始有所恢复,恢复一般常需数周、数月之久,但最终常有一些体征残留。如病变重、范围广或合并有尿路感染等并发症者,脊髓休克阶段可能延长,有的可长期表现为弛缓性瘫痪,或脊髓休克期过后出现痉挛性屈曲性肢体瘫痪,此时肢体屈肌张力增高,稍有刺激,双下肢屈曲痉挛,伴出汗、竖毛反应和大小便自动排出等症状,称为脊髓总体反射。

思路 6:该患者所患疾病需要与哪些疾病鉴别?

1. 脊髓压迫症　通常由急性硬脊膜外脓肿、外伤等引起,即刻发生;脊柱转移性肿瘤、脊柱结核等造成椎体破坏,突然塌陷而压迫脊髓,也可出现脊髓急性横贯性损害。慢性脊髓压迫症可由神经鞘瘤、椎间盘突出等引起,病灶从一侧开始,常可出现受压节段的神经根性疼痛史、下肢不对称的轻瘫、感觉障碍,以后逐渐演变到脊髓的横贯性损伤。本病常有原发病病史;早期常出现根性神经痛;体格检查可见脊柱叩击痛和压痛,脊柱结核者病变脊柱棘突明显突起或后凸成角畸形;脑脊液检查示椎管阻塞,但在未明确脊髓情况前,尽量慎做腰椎穿刺检查,避免由于脊髓压迫平面上下脑脊液压力的突然变化造成急性瘫痪加重;脊柱 X 线片、CT 或 MRI 检查有异常发现等可以鉴别。

2. 视神经脊髓炎　急性或亚急性起病,大多数患者的症状常在几天内加重或达到高峰;脊髓的损毁症状常常不完全,还出现视力下降等视神经炎表现,可单眼、双眼间隔或同时发病,进展快,视力下降可至失明;但也可以没有明显的视力下降而类似急性横贯性脊髓炎。更容易有根性神经痛、痛性肌痉挛和 Lhermitte 征。视神经症状可在脊髓炎的表现之前或之后出现,亦可两者同时出现,但多数先后出现,间隔时间不定。本病常有缓解与复发的病程,可相继出现其他多灶性体征,如复视、眼球震颤及共济失调等。神经电生理检查如体感诱发电位、视觉诱发电位可有异常表现,血清水通道蛋白 4 抗体(aquaporin4 IgG,AQP4-IgG)可呈阳性,脑脊液有核细胞数、蛋白量有轻度增高。

3. 急性脊髓血管病

(1)缺血性:脊髓梗死以脊髓前动脉闭塞综合征最常见,脊髓前动脉供应脊髓前 2/3 区域,易发生缺血性病变,以中胸段或下胸段多见。急性发病,首发症状为病损水平相应部位剧烈根性痛或弥漫性疼痛,短时间内即发生损害平面以下弛缓性瘫痪,脊髓休克期过后转变为痉挛性瘫痪;传导束型分离性感觉障碍,痛温觉缺失而后索传导束型深感觉保留,尿便障碍较明显。

(2)出血性:少见,脊髓出血多由外伤或脊髓血管畸形引起;起病急骤,初起时背部剧烈疼痛,持续数分钟至数小时后疼痛停止;随即迅速出现脊髓横贯损害,表现为瘫痪、感觉障碍和大小便障碍等脊髓损害的体征;后期可表现节段性分离性感觉障碍的体征。脑脊液多为血性,椎管多无阻塞。脊髓 CT 显示出血部位有高密度影,MRI 可显示出血部位异常信号影,脊髓血管造影(DSA)可发现脊髓血管畸形等。

(3)脊髓血管畸形:可无任何症状,也可表现为缓慢进展的脊髓症状;有的也可表现为反复发作的肢体瘫痪及根性疼痛,且症状常有波动;有的在相应节段的皮肤上可见到血管瘤或在血管畸形部位所在脊柱处听到血管杂音,须通过脊髓造影和选择性脊髓血管造影才能确诊。

4. 吉兰-巴雷综合征　急性起病、病前有感染史、四肢或两下肢弛缓性瘫痪等,可与本病相混淆。但本病多为四肢受累,无感觉障碍平面,多为末梢型感觉障碍,可伴有脑神经受累,无大小便障碍或极少见,发病2周左右脑脊液检查呈蛋白细胞分离现象。

5. 周期性麻痹　常有反复发作史,病前多无感染史,可有暴饮暴食史,表现为对称性弛缓性瘫痪,近端重于远端,无呼吸肌麻痹,无肯定的感觉障碍和括约肌功能障碍。血钾降低,心电图有低钾表现,补钾治疗有效等可以鉴别。

知识点

急性横贯性脊髓炎的诊断标准

1. 诊断标准

(1)急性发病的脊髓运动、感觉和自主神经功能障碍。

(2)症状和体征累及双侧,但不一定对称。

(3)有明确的感觉平面。

(4)神经影像学检查排除脊髓压迫症(MRI/脊髓造影术)。

(5)脑脊液白细胞正常/增多或 IgG 指数降低/增高;脊髓 MRI 阴性/钆增强改变。若发病早期无炎性证据者,可于发病后 2~7 天重复腰椎穿刺和 MRI 检查。

(6)病情在发病 4 小时至数天达到高峰。

2. 排除标准

(1)近 10 年脊髓放射治疗病史。

(2)脊髓前动脉血栓形成临床表现。

(3)脊髓动静脉畸形的 MRI 表现(脊髓表面显示异常流空现象)。

(4)结缔组织病的血清学或临床证据。

(5)感染性疾病的神经系统表现。

(6)多发性硬化的头颅 MRI 表现。

(7)视神经炎的病史和表现。

完全符合上述诊断标准,且不具备任一排除标准的患者,可明确诊断为急性横贯性脊髓炎。不完全符合上述诊断标准,但高度怀疑急性横贯性脊髓炎患者,可诊断为可能急性横贯性脊髓炎。

三、患者住院治疗情况

患者住院第 1 天,在接诊过程中确定生命体征是否平稳,而后和家属一起制订和实施治疗、护理和康复计划。给予床边康复,按时翻身防治压疮,保持大小便通畅,双下肢保持功能位,防止关节挛缩;留置导尿管,监测尿常规。完成一般常规检查、腰椎穿刺检查及胸椎 MRI 增强扫描检查。

患者住院第 2 天,结合患者腰椎穿刺检查结果及胸椎 MRI 增强扫描结果,急性横贯性脊髓炎基本诊断明确。结合病史及检查结果,如果没有糖皮质激素使用禁忌(结核、肝炎、胃溃疡、严重高血压和糖尿病等),征得知情同意后,开始给予甲泼尼龙 1.0g 静脉滴注,应用 2 天,从第 3 天开始每 2 天减少 50% 剂量,到第 7 天停止,接后续治疗。针对糖皮质激素的副作用,需要加胃黏膜保护剂预防应激性胃溃疡;加用钙剂预防骨质疏松;加钾剂预防低钾。病情严重的上升性脊髓炎患者或糖皮质激素有禁忌的患者可以采取血浆置换或静脉滴注丙种球蛋白,均按照相关标准治疗流程进行;结合尿常规、血常规等一般检查,确定是否存在感染,一般早期不会出现。

患者住院第 3~7 天,观察病情的发展和药物副作用,依据第一轮的辅助检查结果进行阳性结果的复核工作,偶有胃不适,给予保护胃黏膜处理。视觉诱发电位结果正常,考虑目前不存在视神经脊髓炎的可能性。没有发现下肢水肿改变,提示没有发生下肢静脉血栓。无臀部的皮肤压疮。腹部感觉平面没有变化,下肢腱反射较前略活跃,肌肉力量无变化,提示疾病稳定并出现好转迹象。继续肢体药物和康复治疗。第 6 或 7 天复查血和尿常规以及血生化。尿常规白细胞正常,有少量红细胞,考虑与停留导尿管及尿道黏膜损伤有关。患者血常规示白细胞计数 $13.12 \times 10^9/L$,中性粒细胞百分比 76.4%,患者无咳嗽、咳痰,无皮肤感染及其他部位感染的证据,考虑患者白细胞升高与激素使用有关,给予密切观察而未给予紧急处理。同时复查粪便常规,粪便潜血阴性,考虑激素使用无明显副作用。

患者住院第8~14天,按照药物治疗方案继续治疗。复查血、尿、便常规未发现异常;患者双下肢肌张力较入院时稍增高,腱反射较前活跃,双下肢Babinski征阳性,提示脊髓休克期结;胸部感觉平面于T_8以下,提示感觉症状也在好转。患者间断夹闭导尿管,锻炼膀胱功能。改为地塞米松5mg静脉滴注,加强康复治疗,准备转康复医院进一步康复治疗。

患者住院14天出院,离开急诊医院。该患者病情明显好转,有尿意,尚不能自主排尿。双侧T_{10}以下痛觉、触觉及关节位置觉减退,双下肢肌力继续好转,双下肢膝反射增强、踝反射活跃,双下肢Babinski征阳性。予以带药转康复医院进一步康复治疗。

知识点

激素使用注意事项

急性脊髓炎糖皮质激素的减量没有统一的标准,主要根据患者病情严重程度,患者对激素的反应等进行个体化选择。激素最常见副作用有应激性溃疡、水钠潴留、血糖升高、皮肤毛囊炎等,长期使用会引起肥胖、身体抵抗力下降、股骨头坏死等,在使用激素前与家属进行充分沟通,取得家属的理解及配合。同时尽可能采取一些防范措施,如使用抑制酸剂、钙剂、监测血糖等。遇到皮肤毛囊炎,表现为全身皮肤,尤其颜面部皮肤毛囊出现散在脓点,一般等激素减量后会自行消失,无须处理,严重时可以请皮肤科会诊。

思路7:急性脊髓炎常见并发症及治疗策略?

1. **肺部感染防治**　应按时翻身、变换体位、协助排痰;必要时作气管切开,如呼吸功能不全,可酌情作辅助呼吸。注意保暖,必要时予以抗生素。

2. **压疮防治**　每2小时翻身1次,避免局部受压。动作应轻柔,同时按摩受压部位。对骨骼突起处及易受压部位可用气圈、棉圈、海绵等垫起加以保护。局部皮肤红肿、压力解除后不能恢复者,用酒精局部按摩、红外线照射等对症处理。

3. **尿潴留及尿路感染防治**　尿潴留阶段,在无菌操作下留置导尿管。鼓励患者多饮水,及时清洗尿道口分泌物和保持尿道口清洁。发生尿路感染时,依据病原学选用抗生素。

4. **预防便秘**　鼓励患者多吃含粗纤维的食物,并可服缓泻剂,必要时灌肠。

5. **预防肢体挛缩畸形、促进功能恢复**　应及时变换体位,努力避免发生屈曲性瘫痪。如患者仰卧时,宜将其瘫肢的髋、膝部置于外展伸直位,避免固定于内收半屈位过久。注意防止足下垂,并可间歇地使患者取俯卧位,以促进躯体的伸长反射。早期进行肢体的被动活动和自主运动,并积极配合应用按摩、理疗、体疗、针灸、推拿等。

思路8:住院过程中如何交代与观察病情?

1. 向家属交代激素治疗的利弊,并注意观察副作用的出现并及时处理。

2. 急性脊髓炎部分患者可能发展为上升性脊髓炎,需要尽早向患者及其家属交代。注意观察呼吸情况,保持呼吸道通畅,防治肺部感染。

3. 脊髓炎病情是逐渐恢复的过程,急性期给予积极的治疗,尽量减少感染、压疮等并发症,尽早使肢体处于功能位,尽早开始康复治疗。

思路9:住院过程中查房要点及注意事项有哪些?

1. 观察患者生命体征,注意呼吸频率及肺部呼吸音,注意胸部X线片结果,必要时复查血常规,尽早发现肺部感染及排除上升性脊髓炎;由于患者使用激素,白细胞升高不一定是感染的唯一证据,要注意鉴别。

2. 要注意尿液的性状及颜色,定期复查尿常规,尽早发现尿路感染。

3. 观察患者有无皮肤脓点、胃痛、大便颜色改变、水肿等情况,警惕激素副作用。

4. 观察患者肌张力、肌力变化,观察感觉平面、病理征情况,及时发现患者脊髓炎的恢复情况,便于康复科医生针对性地开展康复措施及评价病程。

5. 追踪患者血液免疫指标、视觉诱发电位、肌电图检查结果,进一步排除其他疾病引起的继发性脊髓损伤及特异性脊髓炎。

四、门诊随访

出院 2 周门诊随诊情况:患者一般情况好,面部及背部有少量红色皮疹,有痒感及抓痕;食量较大,体重较出院时增加 7.5kg,仍有胸部束带感。可以在家人搀扶下站立,尚不能独自行走,可以自解小便,大便仍较困难。

神经系统检查:脑神经检查未见异常,双上肢肌张力正常,双下肢肌张力偏高,双上肢肌力 5 级,左下肢肌力 3 级,右下肢 4 级,双下肢膝反射增强、踝反射活跃、髌阵挛、踝阵挛阳性,双下肢 Babinski 征阳性,双侧 T_{10} 以下痛觉、触觉及关节位置觉减退。

患者目前病程已经达 1 个月,从临床症状及体征看,目前已经度过脊髓休克期,肌张力开始增高,肌力开始恢复。激素使用过程中有皮肤毛囊炎及肥胖副作用,建议泼尼松改为 40mg 口服,继续康复治疗。2 周后门诊再次随诊,调整激素剂量。建议皮肤科门诊就诊,治疗毛囊炎。

思路 10:急性脊髓炎患者出院后有哪些注意事项?

1. 告知患者出院后激素减量方案,并注意激素的副作用。
2. 告知患者如果复发或出现新的其他症状时应及时就诊。
3. 观察患者的肢体功能恢复情况,必要时行下肢体感诱发电位检查,评估疗效及判断预后。
4. 注意各种并发症,包括呼吸道感染、尿路感染及压疮等。

知识点

急性脊髓炎患者病程和预后

急性脊髓炎一般为单向病程,但是在一部分患者中,急性脊髓炎为疾病本身的首发症状,病灶继而可以累及到视神经、大脑白质或再次累及脊髓,从而演变为视神经脊髓炎、多发性硬化,因此应长期进行随访观察。

急性脊髓炎的预后取决于脊髓损害程度、病变范围及并发症情况。如无严重并发症,多于 3~6 个月内基本恢复,生活自理。提示预后不良的情况包括:①脊髓损伤完全,脊髓休克期长或肌张力长期降低者;②MRI 显示髓内广泛信号改变、病变范围累及脊髓节段多且弥漫者,尤其是病变范围多于 10 个节段者;③合并尿路感染、压疮、肺部感染等并发症者;④急性上升性脊髓炎和高颈段脊髓炎预后差,短期内可死于呼吸循环衰竭;⑤完全性截瘫 6 个月后肌电图仍为失神经改变者;⑥脊髓休克期长及肌张力长期减低者。

第三节 亚急性脊髓联合变性

亚急性脊髓联合变性(subacute combined degeneration of the spinal cord, SCD)是由于维生素 B_{12} 的摄入、吸收、转运或代谢障碍而导致的一组多系统疾病,多见于中老年人,无性别差异,亚急性或慢性起病,呈进行性加重。病变在神经系统主要累及脊髓后索、侧索及周围神经,偶可累及视神经及大脑白质,累及大脑和视神经时可出现痴呆、精神症状和视力下降。部分患者累及血液系统造成巨幼细胞贫血。

知识点

维生素 B_{12} 的生理代谢

维生素 B_{12} 又称"钴胺素(cobalamin)",是红细胞与周围神经的施万细胞形成过程中代谢必需的辅酶。正常人体每天需要 2μg,主要来自膳食的肉、蛋和乳制品。食物中的维生素 B_{12} 进食后先在胃内与来自唾液腺的受体结合,运输到十二指肠,在胰蛋白酶的参与下,与胃壁细胞分泌的内因子结合成维生素 B_{12}- 内因子复合体。在钙离子、镁离子及适当的酸性条件下,与回肠末端黏膜绒毛上的受体结合,通过胞饮作用进入肠上皮细胞,在线粒体上与转钴蛋白 Ⅱ 结合进入门静脉,被运到全身不同组织中,在细胞内转化成有活性的腺苷钴胺素和甲基钴胺素。前者是甲基丙二酰辅酶 A 变位酶的辅酶,后者是甲硫氨酸合成酶的辅酶。

一、神经系统症状

早期为周围神经受累,若不经治疗随后将出现脊髓受累的临床症状。

1. 周围神经症状 感觉神经损害出现肢体末端对称性和持续性感觉减退,体格检查发现肢体远端手套 - 袜套样痛、温、触觉减退或消失。少数患者出现下肢运动神经纤维损害,表现为肢体无力、肌张力下降和腱反射减弱,伴随轻度肌萎缩等,周围神经的运动神经损害症状常常被锥体束征掩盖。少数患者可以出现自主神经损害,导致下肢无汗、汗毛丢失、排尿和性功能障碍,胃肠自主神经病表现为食欲缺乏、腹胀、腹泻。

2. 脊髓症状 脊髓病损常先见于脊髓后索,随后出现脊髓侧索病损,以胸段脊髓累及为重。脊髓后索的薄束和楔束受累出现深感觉障碍,表现为步态不稳,有踩棉花感,夜晚光线不足时更为明显,常因双足的感觉障碍出现穿鞋上床现象。少数患者的双手动作亦笨拙,扣纽扣困难,神经系统检查发现双侧髂前上棘以下音叉振动觉减低或消失,关节位置觉、运动觉减退,Romberg 征阳性,跟膝胫试验闭眼不稳。脊髓侧索受累出现上运动神经元性肌无力,表现为下肢无力和发僵感,神经系统检查可发现下肢肌张力增高、腱反射亢进、锥体束征阳性。当周围神经损害严重时,锥体束损害多不明显。病变进一步发展,可上、下延伸累及颈段和腰骶段脊髓,出现相应的上肢症状、排尿和性功能障碍。

3. 其他神经系统受累的症状 ①视神经症状:5% 的患者出现视力减退,中心暗点,视野缩小,甚或失明,黄蓝色盲也可见,神经系统检查可见视神经萎缩。②精神症状:部分患者出现遗忘、兴奋、易激怒、情绪不稳、抑郁、淡漠、情绪低落和认知功能轻度障碍;严重病例可表现为精神病样症状或意识障碍,如妄想、幻觉、躁狂、定向力障碍、反应迟钝、嗜睡甚或昏迷。病变主要累及大脑白质,脑电图表现为弥散性慢波。

二、其他系统症状

1. 血液系统症状 贫血症状多发生于神经系统症状之前,少数出现在神经系统症状之后,表现为倦怠、乏力、面色苍白、头昏、面部及下肢水肿,严重者出现心悸、活动后呼吸困难、心脏扩大、心脏杂音、脾大。

2. 消化系统症状 表现为食欲缺乏、腹胀、腹泻和舌炎等消化不良症状。

三、亚急性脊髓联合变性的诊疗环节

1. 详细询问患者是否有长期大量饮酒史、长期严重偏食、严格素食或节食、贫血、慢性胃肠道疾病或胃切除术、克罗恩病、内因子缺乏症等病史。

2. 神经系统检查时重点关注深感觉障碍,有助于在临床上判断是否存在脊髓后索损伤;锥体束损害的表现,如肌张力高、腱反射活跃、病理反射阳性等有助于判断脊髓侧索损伤;手套 - 袜套样痛触觉减退有助于判断周围神经损害。

3. 临床疑诊 SCD 的患者要进行血清维生素 B_{12} 及其代谢物测定、脊髓 MRI 平扫加增强及神经电生理检查。

4. 早期诊断、早期治疗是降低永久性神经功能损害的关键。

5. 急性期治疗主要有早期大剂量维生素 B_{12} 治疗,辅以叶酸及铁剂等。

6. 告知患者出院后应长期维生素 B_{12} 治疗,有条件者可定期行脊髓 MRI 检查和神经电生理检查观察病情变化。

临床病例讨论

一、门诊就诊情况

患者,男性,56 岁,农民。主诉"走路不稳伴双脚麻木无力 1 年"来诊。

现病史:患者 1 年前无明显诱因逐渐出现双下肢行走时僵硬、无力和不稳,似"踩棉花感",夜间明显,伴有双足麻木和无汗。6 个月前出现腹胀、失眠、心烦、记忆力下降,经常"丢三落四",行走中感到胸闷、心悸和气短。近 1 个月加重,不敢夜间走路,出现视力下降,并出现排尿不畅,大便正常。

既往史:20 年前因胃溃疡大出血行胃大部切除术。3 年前曾在当地医院诊断为贫血。无烟酒嗜好,否认服用特殊药物史,无农药及特殊物质接触史。

体格检查:T 36.6℃,P 92 次 /min,R 16 次 /min,BP 125/70mmHg。消瘦体型,剪刀样步态,被搀扶进入诊室。轻度贫血貌,睑结膜苍白,心肺检查均正常。上腹部手术瘢痕,长 30cm。

神经系统检查:神志清楚,言语流利,情感淡漠,反应迟钝,MMSE 评分 17 分,小学文化,双眼近视力表测试为 4.0。双侧眼底视神经乳头色苍白,眼底动静脉比例为 2:3,未见异常渗出。其他脑神经检查未见异常。双上肢肘关节以下呈长手套状痛觉、触觉减退,双下肢髂前上棘以下音叉振动觉、关节位置觉与关节运动觉均减退,双膝关节以下长袜套样痛觉、触觉减退。双上肢肌张力与肌力正常,未见肌萎缩及肌束跳动,双下肢肌张力呈折刀样增高,肌力 4 级,双下肢腱反射活跃,双侧髌阵挛与踝阵挛阳性,双侧 Babinski 征阳性,Romberg 征阳性。颈无抵抗,Brudzinski 征(−)、Kernig 征(−)。双侧膝关节以下皮肤苍白、无汗伴随汗毛脱失。

门诊辅助检查:血常规,血红蛋白 98g/L,红细胞计数 3.1×10^{12}/L,平均红细胞体积(MCV)103 fl;血生化检查均正常范围。

思路 1:该患者病例特点是什么?

1. 中年男性,缓慢起病,逐渐加重,病程 1 年。

2. 既往有胃溃疡及胃大部切除病史,有贫血史。

3. 主要症状包括双下肢步态不稳伴麻木无力、认知功能下降、视力下降、活动后心悸气短。

4. 主要体征,贫血貌、腹部胃手术刀痕,视力下降伴随视神经乳头萎缩,四肢末梢型感觉障碍,下肢髂前上棘以下振动觉消失,双下肢无力、肌张力高、腱反射亢进、双侧膝阵挛和踝阵挛阳性,双侧 Babinski 征阳性。双下肢远端皮肤苍白、无汗伴随汗毛脱失。

思路 2:患者的定位与定性诊断如何考虑?

定位诊断:

1. **周围神经** 四肢存在长度依赖性痛触觉障碍,提示感觉神经损害,下肢皮肤干燥无汗提示存在自主神经损害,下肢无力提示可能存在运动神经损害。

2. **胸段脊髓(侧索、后索)** 双下肢肌张力折刀样增高、双侧锥体束征提示侧索损害,髂前上棘以下深感觉障碍提示后索损害。

3. **大脑皮层** 精神症状、认知功能下降,提示大脑皮层损害。

4. **视神经** 视力下降、视神经乳头萎缩,提示视神经损害。

5. **血液系统** 贫血,活动中胸闷、心悸、气短。

6. **消化系统** 胃部手术史,提示胃部损害。

定性诊断:

亚急性脊髓联合变性:患者中年男性,缓慢进展病程,临床提示脊髓的后索和侧索损害,符合亚急性脊髓联合变性的核心症状特点。同时存在周围神经、大脑皮质以及视神经损害,提示病变广泛。病史中存在贫血和胃大部切除术史,提示存在维生素 B_{12} 吸收和转运障碍,进一步导致上述神经系统和血液系统损害。所以诊断为维生素 B_{12} 缺乏性亚急性脊髓联合变性。

知识点

维生素 B_{12} 缺乏最常见的原因

1. 胃肠疾病 慢性萎缩性胃炎、胃大部切除术等引起内因子分泌不足;幽门梗阻、原发或继发性小肠吸收不良综合征、克罗恩病、回肠切除、回肠炎、乳糜泻等影响维生素 B_{12} 的吸收。

2. 摄入不足 长期大量饮酒、严重偏食、节食、严格素食或长期吸食笑气使血液中维生素 B_{12} 含量减少而致病,尤其对老年人及 HIV 阳性者危险更大。

3. 药物 长期使用质子泵抑制剂、H_2 受体阻滞剂、钙螯合剂、氨基水杨酸、双胍类制剂、依地酸钙钠、新霉素等亦可影响维生素 B_{12} 在小肠的吸收。

4. 免疫因素 抗内因子抗体、抗胃壁细胞抗体的存在导致内因子缺乏而引起维生素 B_{12} 吸收异常。

5. 消耗增加 恶性肿瘤等。

6. 遗传因素 如先天性甲基钴胺素缺乏。

思路3：该患者所患疾病要与哪些疾病鉴别？

1. 多发性硬化　亚急性脊髓联合变性可有多部位病灶，且脊髓的 MRI 表现与多发性硬化相似，故易误诊。但多发性硬化病程反复且病灶常为多发，局灶性病变并不局限分布在脊髓侧索或后索等特殊部位，尤其是存在侧脑室旁白质的多发新旧不等病灶；多发性硬化单纯维生素 B_{12} 治疗无效，而应用激素冲击治疗及丙种球蛋白治疗有效。头颅 MRI+脊髓 MRI 增强扫描、肌电图检查、腰椎穿刺检查，以及无维生素 B_{12} 缺乏的基础疾病，可为鉴别诊断提供重要依据。

2. 脊髓压迫症　起自后索部位的脊髓压迫症，早期无神经根痛，可仅影响脊髓后索表现为感觉性共济失调而类似 SCD。但脊髓压迫症缺乏相关的周围神经损害及高级皮层功能损害，腰椎穿刺可见椎管不畅或阻塞，脑脊液蛋白含量升高，脊髓 MRI 可予确诊。

3. 周围神经病　早期不易鉴别，但要警惕询问有无维生素 B_{12} 缺乏的基础疾病，寻找除周围神经损害外的高级皮层功能损害及贫血等症状有助于鉴别，待脊髓症状和体征出现后不难鉴别。

4. 糖尿病脊髓病变　可选择性损害脊髓侧后索而类似亚急性脊髓联合变性，有糖尿病史而无维生素 B_{12} 缺乏相关病史是鉴别诊断的重要依据，血维生素 B_{12} 浓度测定、血常规检查等可以鉴别。

5. 肌萎缩侧索硬化　特征性的累及锥体束及脊髓前角运动神经元、脊髓后索及周围神经不受累。临床表现及疾病发展过程与 SCD 完全不同，神经系统检查无感觉障碍，早期可出现肌肉跳动及肌萎缩。肌电图检查可发现多个节段的脊髓前角损害证据而无感觉神经受损。

6. 脊髓梗死　临床上超急性发病，快速进行性四肢瘫痪，临床表现重，病变多位于脊髓腹侧，即脊髓前动脉供血区域。而 SCD 在 MRI 上的表现具有一定的特征性，病变的部位主要在脊髓的后索和/或侧索，颈髓、脊髓上胸段最常受累。

二、入院后诊治情况

血常规：血红蛋白 96g/L，红细胞计数 3.2×10^{12}/L，平均红细胞体积 106 fl，白细胞计数正常。空腹血糖 5.4mmol/L，餐后 2 小时血糖 7.6mmol/L，糖化血红蛋白 6.1%，肝肾功能正常。肿瘤相关指标阴性。叶酸水平正常范围，维生素 B_{12} 水平 <37pmol/L（正常值 133~675pmol/L）。

胸椎 MRI 示胸段脊髓背侧连续性条带状 T_2 高信号（图 15-5~ 图 15-7）。

甲状腺功能正常，排除甲状腺功能减退引起认知功能下降，头颅 MRI+MRA 未见异常。视觉诱发电位正常，体感诱发电位显示 N_{20} 潜伏期及 N_{20}~N_{13} CCT 明显延长。

腰椎穿刺检查：脑脊液压力正常，脊髓腔通畅。脑脊液常规及生化示：有核细胞数 0，无核细胞数 0，葡萄糖 3.82mmol/L，氯化物 128.3mmol/L，蛋白 510mg/L。

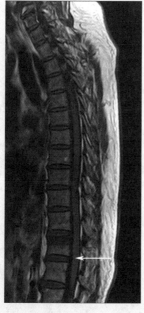

图 15-5　胸髓 MRI 示胸 10~ 胸 12 水平
脊髓背段长条状 T_1 低信号

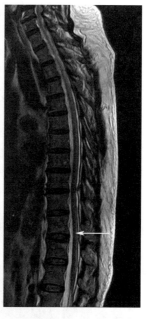

图 15-6　胸髓 MRI 示胸 10~ 胸 12 水平
脊髓背段长条状 T_2 高信号

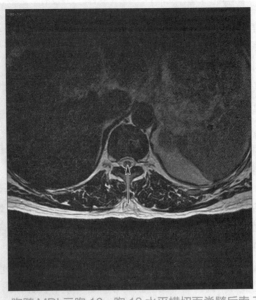

图 15-7　胸髓 MRI 示胸 10~ 胸 12 水平横切面脊髓后索 T_2 高信号

骨髓穿刺:骨髓涂片呈巨幼细胞贫血性改变,网织红细胞增多,骨髓穿刺进一步证实患者巨幼细胞贫血。
胃镜检查:吻合口炎症,残胃呈慢性浅表性胃炎改变。

思路 4 :患者目前诊断如何考虑?

患者血常规提示轻度大细胞低色素贫血;血糖相关指标正常,基本排除糖尿病脊髓病变可能;梅毒相关指标、HIV 抗体、免疫指标正常,基本排除脊髓痨及其他免疫性脊髓炎等;肿瘤相关指标检查排除肿瘤引起贫血及维生素 B_{12} 缺乏。结合患者胃镜检查结果,考虑维生素 B_{12} 缺乏性亚急性脊髓联合变性。

知识点

血清叶酸、维生素 B_{12} 及其代谢物测定的意义

血清维生素 B_{12} 水平并不能反映全身维生素 B_{12} 水平及组织对血清维生素 B_{12} 的储备能力。维生素 B_{12} 缺乏,致其参与的体内甲基化过程障碍,导致维生素 B_{12} 代谢过程中的两种物质,即同型半胱氨酸(homocysteine,HCY)和甲基丙二酸(methylmalonic acid,MMA),在体内聚集增加。HCY 和 MMA 在血液中聚集增加是功能性维生素 B_{12} 缺乏的最敏感、特异的指标,有条件者可以检测 HCY 和 MMA 水平。

三、该患者入院后的诊治经过

住院第 1 天完成定位、定性诊断,做好诊断和治疗计划,完成血、尿、便常规检查,血生化检查,胸椎 MRI 增强扫描检查,以及血清叶酸和维生素 B_{12} 水平测定。安排胃镜检查、诱发电位检查和神经传导检查。

住院第 2 天,辅助检查结果提示存在维生素 B_{12} 缺乏、同型半胱氨酸升高和甲基丙二酸升高,进一步确诊亚急性脊髓联合变性。由于胃病患者存在口服维生素 B_{12} 的吸收障碍,因此必须进行肌内注射,一般肌内注射 2 周,1mg/d,其他非吸收障碍性维生素 B_{12} 缺乏患者可以口服治疗。由于人体每天需要 $2\mu g$ 的维生素 B_{12},在治疗后病情稳定的情况下,可以改为 2~3 个月肌内注射 1 次,$500\mu g/$ 次,对于非吸收障碍的患者可以口服维生素 B_{12} 治疗。同时给予降低肌张力的药物。

住院第 3 天,结合患者腰椎穿刺检查结果基本正常,以及胸椎 MRI 增强扫描结果呈明显脊髓后索损害,给予康复治疗。

住院第 6 天,患者双下肢麻木好转,行走较前平稳。复查血常规:血红蛋白97g/L,红细胞计数$3.2×10^{12}/L$,平均红细胞体积104fl。

住院 15 天后,精神症状好转,MMSE 评分 21 分,睡眠好转,行走较入院时平稳。血常规和骨髓象均恢复正常,血清叶酸 24g/L,维生素 B_{12} 598pmol/L。

知识点

SCD 治疗方案

1. 维生素 B_{12} 治疗　早期大剂量维生素 B_{12} 治疗。甲钴胺 500~1 000μg,每日或隔日肌内注射 1 次,根据病情和维生素 B_{12} 浓度,在 15 日或 1 个月后改为 250μg,每日或隔日肌内注射 1 次,连续 30 天。后续口服小剂量维持一般不小于 1 年,甚至终身服药。

2. 叶酸治疗　叶酸缺乏患者予以叶酸 5mg 口服,3 次 /d,但不宜单独使用,以免病情加重。

3. 铁剂治疗　血红细胞逐步增长患者可予以硫酸亚铁。

4. 原发疾病治疗　胃酸缺乏患者予以胃蛋白酶、稀盐酸合剂等。

5. 对症治疗　痛性感觉异常患者可予卡马西平、加巴喷丁和苯妥英钠;肢体痉挛或肌张力高患者可予巴氯芬、氯硝西泮;有精神症状患者可予抗精神病药。

6. 康复治疗。

四、门诊随访

患者出院后 1 个月门诊随访,患者精神状态明显好转,接触主动合作,睑结膜无苍白,心肺检查均正常。神经系统检查:神志清楚,言语流利,MMSE 评分 24 分,脑神经检查未见异常;双上肢腕关节以下呈手套状痛觉、触觉减退,双下肢音叉振动觉、关节位置觉与关节运动觉均减退,双上肢肌张力与肌力正常,双下肢肌张力偏高,肌力 5⁻ 级,行走平稳,双下肢腱反射活跃,踝阵挛阳性,双侧 Babinski 征阳性。Romberg 征可疑阳性。

复查血常规:血红蛋白 109g/L,红细胞计数 $3.7×10^{12}$/L,平均红细胞体积 98fl,平均红细胞血红蛋白含量 30.6pg,平均红细胞血红蛋白浓度 318g/L,白细胞正常,维生素 B_{12} 水平 625pmol/L。

思路 5:未来应如何治疗?

患者临床症状明显好转,药物治疗有效,患者有胃大部切除病史,住院胃镜检查存在吻合口炎症及残胃的萎缩性胃炎,考虑存在维生素 B_{12} 吸收障碍,建议长期应用维生素 B_{12} 注射,并注意多吃动物内脏、乳制品、鱼、蛋类等富含维生素 B_{12} 的食物,定期神经内科及消化科门诊随诊。

思路 6:SCD 的预后如何?

及时诊断,正规治疗,则预后良好。早期确诊并及时治疗是改善本病预后的关键,病程越长,治愈的可能性越小。SCD 经早期及时充分治疗后其病变是可逆的,神经系统症状多在治疗后 20 天左右开始改善。

治疗的效果及预后取决于是否早期及时充分治疗、治疗前的病程和疾病的严重程度。SCD 患者若能在病后 3 个月内早发现、早治疗,预后良好并可望完全恢复,病变较重者可能遗留不同程度的神经功能缺损;经充分治疗 6 个月至 1 年后仍有神经功能障碍者进一步改善的可能性较小,肌萎缩及截瘫恢复慢,多不能完全消失;如不经治疗,神经症状可持续进展,在发病 2~3 年后可逐渐加重,甚至死亡。

(袁 云　俞 萌)

【推荐阅读文献】

［1］贾建平,陈生弟.神经病学.8 版.北京:人民卫生出版社,2018.

［2］BHATTACHARYYA S. Spinal cord disorders: myelopathy. Am J Med, 2018, 131(11): 1293-1297.

［3］BRIANI C, DALLA TC, CITTON V, et al. Cobalamin deficiency: clinical picture and radiological findings. Nutrients, 2013, 5(11): 4521-4539.

［4］GINSBERG L. Myelopathy: chameleons and mimics. Pract Neurol, 2017, 17(11): 6-12.

［5］KRANZ PG, AMRHEIN TJ. Imaging approach to myelopathy: acute, subacute, and chronic. Radiol Clin North Am, 2019, 57(2): 257-279.

［6］SCOTT TF. Nosology of idiopathic transverse myelitis syndromes. Acta Neurol, Scand, 2007, 115(6): 371-376.

［7］SCOTT TF, FROHMAN EM, DE SEZE J, et al. Evidence-based guideline: clinical evaluation and treatment of transverse myelitis: report of the Therapeutics and Technology Assessment Subcommittee of the American Academy of Neurology. Neurology, 2011, 77(24): 2128-2134.

第十六章　周围神经疾病

学习要求

1. 熟悉周围神经病的主要原因和分类，熟悉总体诊断思路。

2. 掌握吉兰 - 巴雷综合征发病机制、临床表现、诊断（定位、定性）和鉴别诊断（主要是慢性炎性脱髓鞘性神经病、多灶性运动神经病）以及治疗原则；掌握糖尿病周围神经病不同损伤模式及其临床表现。

3. 掌握 Bell 麻痹、三叉神经痛、常见嵌压性神经病（腕管综合征等）的临床表现、诊断和治疗原则。

第一节　概　　述

周围神经系统（peripheral nervous system，PNS）包括位于脊髓和脑干软膜以外的所有神经结构，视神经和嗅神经例外（是脑的特殊延伸）。附着于脊髓腹、背侧的为脊神经，附着于脑干腹外侧的为脑神经。周围神经病（peripheral neuropathy）定义为周围神经系统解剖受损或正常神经生理功能障碍所致的一组症状和体征。

一、相关解剖生理概要

前根和后根在椎间孔内汇合成脊神经。脊神经出椎间孔后立即分为前支、后支、脊膜支和交通支（图 16-1）。前支交织成丛（颈、臂、腰和骶丛），发出分支分布于躯干前外侧及肢体的皮肤和肌肉。后支分布于项、背、腰、骶部。后支支配的肌肉即脊旁肌，在针肌电图检查中有重要意义，常提示周围神经近端病变。

周围自主神经的交感节前纤维即白交通支（有髓鞘故呈白色）始于颈 8~ 腰 2 脊髓侧角，在交感干的神经节换元后发出节后纤维即灰交通支（无髓鞘故色灰暗），分布于汗腺、血管、平滑肌及内脏器官。副交感节前纤维始于脑干神经核和骶 2~ 骶 4 脊髓侧角，于所支配脏器附近的神经节换元后，发出节后纤维分布于瞳孔括约肌、腺体及内脏器官。

后根神经节（dorsal root ganglion，DRG）是躯体初级感觉神经元胞体的聚集处。DRG 有其特殊临床意义，电生理检测的感觉神经动作电位（sensory nerve action potential，SNAP）正常与否，有助于鉴别是近侧还是远侧的病变，这种定位也有助于病因的分析。若病变位于 DRG 近侧（即节前病变），SNAP 大多正常，因为感觉纤维与其位于 DRG 细胞体的连续性仍存在，周围感觉纤维保持完好（图 16-2），常常提示神经根或前角细胞病变；而节后病变时，SNAP 往往异常，提示 DRG 远侧的周围神经受损。

周围神经纤维由不同类型的轴突组成。大纤维是司运动及振动觉、本体觉和精细触觉的粗大有髓轴突；而小纤维包括细薄的有髓轴突和无髓轴突，司轻触觉、痛温觉及自主神经功能。

二、原因和分类

周围神经病的原因多种多样，包括嵌压或压迫、营养 / 代谢、自身免疫、感染 / 肉芽肿、中毒、外伤、肿瘤 / 副肿瘤、遗传、原因不明（特发性）。从不同角度对周围神经病进行分类，有助于确定病因（表 16-1）。按照以下方式进行分类，是评估周围神经病的重要细节。

（一）起病形式和病程

1. 突发或快速起病　①缺血，例如糖尿病脑神经病和神经根神经丛神经病；②神经受压，例如出血、外部直接压迫；③外伤。

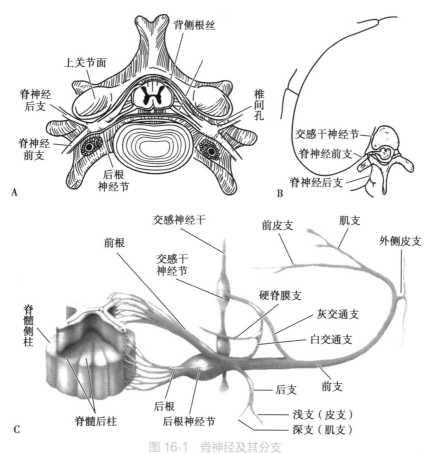

图 16-1 脊神经及其分支

A. 脊神经;B. 脊神级走行;C. 脊神经的分支。

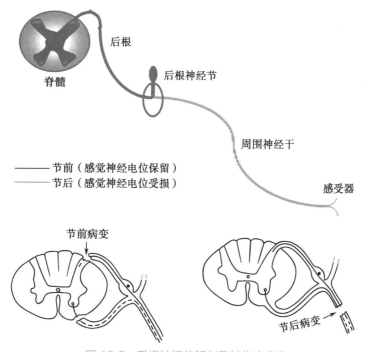

图 16-2 后根神经节解剖及其临床意义

2. 急性起病(数天内) Bell 麻痹(Bell palsy)、痛性肌萎缩、吉兰 - 巴雷综合征(GBS);危重病性多发性神经病(critical illness polyneuropathy,CIP)、白喉感染;铊中毒;急性间歇性卟啉病。

3. 亚急性起病（数周、数月） 有毒物质或药物持续性暴露、长期营养缺乏、异常代谢状态；副肿瘤综合征；慢性炎性脱髓鞘性多发性神经病（chronic inflammatory demyelinating polyneuropathy，CIDP）。

4. 慢性病程或隐匿起病 腓骨肌萎缩症（Charcot-Marie-Tooth disease，CMT）、CIDP、多灶性运动神经病（multifocal motor neuropathy，MMN）、糖尿病、慢性酒精中毒、嵌压性神经病。

5. 复发 - 缓解病程 GBS、CIDP、卟啉病、AIDS。

（二）受累神经纤维类型

1. 纯运动或以运动为主 GBS、CIDP、MMN、白喉。

2. 纯感觉或以感觉为主 特发性；药物（化疗药物）、毒物、酒精；干燥综合征；副肿瘤性感觉神经元病；遗传性感觉神经病。

3. 自主神经 糖尿病和酒精中毒、GBS 变异型、药物（如长春新碱）或毒物（如铊）、副肿瘤神经综合征、AIDS、淀粉样变性、卟啉病、淋巴瘤。

（三）病理生理类型

1. 轴突损伤 ①逆行性死亡或长度依赖：轴突的最远端发生变性伴髓鞘崩解；大部分多发性神经病（polyneuropathy）属于此类。② Wallerian 变性：轴突中断导致损伤部位远端的轴突和髓鞘变性，如外伤、Bell 麻痹。神经传导检测可显示复合肌肉动作电位（compound muscle action potential，CMAP）和 SNAP 的波幅减低，分别反映了运动和感觉轴突丧失的程度。对于运动轴突受累，针肌电图比传导检测更加敏感、可靠，可显示失神经，特别是肢体远端。

2. 神经元病 发生于运动神经元和 DRG 的神经细胞胞体水平，随后导致其周围突和中枢突变性。由于是细胞体水平损伤，恢复往往不完全。代表性疾病有 CMT2、维生素 B_6 中毒、副肿瘤性感觉神经元病。

3. 脱髓鞘 发生于轴突周围的髓鞘，轴突相对不受损。脱髓鞘的主要电生理表现包括传导阻滞、波形离散、潜伏期延长或神经传导速度（nerve conduction velocity，NCV）减慢。在获得性病变，其损伤常呈斑片状或节段性，例如 GBS、CIDP、MMN；在遗传性者，髓鞘异常多为弥漫性，主要包括 CMT（1、4、X）和脑白质营养不良。

（四）神经受损的分布

确定分布模式有临床实用价值（表 16-1），对此，电生理检测不可或缺。但需注意，某些疾病可能呈现各种不同的临床模式。例如糖尿病患者可表现为远端对称性多发性神经病（distal symmetrical polyneuropathy，DSP）或小纤维神经病（small fiber neuropathy，SFN），也可为单神经病（mononeuropathy）或多发性单神经病（multiple mononeuropathy）、神经丛病、单或多神经根病等（图 16-3）。

表 16-1　基于分布模式的周围神经病分类及其原因

分布	常见病因或病因举例
局灶性	①嵌压：常见部位腕部正中神经（腕管综合征）、肘部尺神经、腓骨小头处腓神经，特殊病因[①]，如黏液性水肿、类风湿关节炎、淀粉样变性、肢端肥大症；②压迫：局部肿胀、血肿或肿瘤；③缺血：糖尿病、血管炎；④外伤（包括手术）；⑤其他：结节病、麻风
多灶性	①血管炎：结节性多动脉炎、系统性红斑狼疮、干燥综合征；②多灶脱髓鞘：获得性（多灶性运动神经病）、遗传性（遗传性压力易感性神经病）；③其他：痛性肌萎缩、糖尿病、麻风
对称性	远端感觉运动性多神经病 ①中毒[②]：化学物质、治疗性药物、重金属（砷、汞、金、铊）；②内分泌疾病[②]：糖尿病、甲状腺功能减退、肢端肥大症；③营养性疾病[②]：叶酸、维生素 B_{12} 和硫胺素缺乏（包括酒精中毒）；④结缔组织疾病：类风湿关节炎、结节性多动脉炎、系统性红斑狼疮；⑤感染性疾病：急性炎性脱髓鞘性多发性神经病、莱姆病；⑥危重病性多发性神经病：脓毒血症和多器官衰竭；⑦癌性或淋巴瘤性；⑧其他：淀粉样变性、低磷血症、痛风
对称性	近端运动性多神经病 ①特发性炎症：吉兰 - 巴雷综合征、慢性炎性脱髓鞘性多发性神经病；②副蛋白血症：意义未明的单克隆 γ 球蛋白病、骨硬化性骨髓瘤（POEMS 综合征）；③中毒：长春新碱毒性、急性砷中毒；④感染性疾病：白喉、艾滋病、莱姆病

分布	常见病因或病因举例
脑神经受累	①单脑神经:糖尿病(Ⅲ或Ⅵ)、吉兰-巴雷综合征(双侧Ⅶ);②多脑神经:结节病、肿瘤侵袭颅底或脑膜;③其他:艾滋病、莱姆病、白喉
上肢受累	①痛性肌萎缩:腋神经、肩胛上神经或桡神经;②MMN:尺神经、桡神经、正中神经;③吉兰-巴雷综合征的咽-颈-臂变异型;④糖尿病、遗传性淀粉样变性:正中神经(腕管综合征);⑤铅中毒:桡神经、腓神经;⑥急性间歇性卟啉病:可表现为上肢近端、运动症状为主

注:①易患CTS;②表现为远端对称性或逆行性死亡过程。POEMS综合征:临床表现为多发性神经病、脏器肿大、内分泌障碍、M蛋白、皮肤病变。

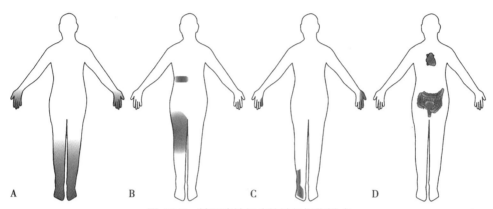

图 16-3　糖尿病神经病的神经损伤模式

A. 远端对称性多发性神经病(DSP)、小纤维神经病(SFN)为主及其治疗引起的神经病;
B. 神经根神经丛病和神经根病;C. 单神经病和多发性单神经炎;D. 自主神经病及其治疗引起的神经病。

1. **单神经病**　是指单一周围神经的局灶性病变;常见原因包括嵌压、局部压迫、缺血、创伤或炎症。代表性疾病有腕管综合征(carpal tunnel syndrome,CTS)、糖尿病动眼神经麻痹、三叉神经痛、Bell麻痹。

2. **多发性单神经病**　是指若干条不同的神经受累,其受累通常呈随机性、不相邻。疾病机制通常涉及神经缺血、神经浸润或多灶性神经炎症。代表性疾病有MMN、血管炎性周围神经病、遗传性压力易感性神经病(hereditary neuropathy with liability to pressure palsies,HNPP)。

3. **多发性神经病**　是指同时有许多神经受累,分布广泛、双侧对称,肢体远端为重。临床主要表现为远端、对称性(感觉和/或运动)功能缺损伴腱反射消失,即DSP。在DSP,神经纤维受累一般呈长度依赖。所谓"长度",是指与神经细胞母体(后根神经节的感觉神经元或前角的运动神经元)的距离。因此,足趾和足底首先受累。常见原因是一些全身性、代谢性疾病,以及药物和外源性毒素。纯粹小纤维受累时即SFN,也可呈现远端、对称性的DSP模式,但腱反射无异常。

三、临床表现

周围神经病的主要临床特征为感觉、运动、自主神经功能障碍症状的不同组合;在不同的患者其表现有很大不同。

1. **感觉**　小纤维受累时,出现痛温觉障碍、疼痛及自主神经功能障碍;大纤维受累时,则触觉、振动觉及关节位置觉受损伴腱反射消失或减弱。

2. **运动**　相应神经所支配肌肉的无力、萎缩、束颤。

3. **反射**　腱反射减弱或消失。在多发性神经病患者,踝反射通常最早消失,但健康老年人也可能引不出。

4. **自主神经**　直立性低血压、排汗障碍、尿便和性功能障碍。

5. **其他**　例如神经增粗,提示可能为麻风、淀粉样变性、CMT、肢端肥大症或CIDP。

四、电生理检测

电生理检测是神经系统检查的延伸。当怀疑为周围神经病时，电生理检测应作为诊断性检查的首选，以利于对疾病进行更好的描述和分类（表 16-2）。常规项目主要包括神经传导和针肌电图检测。

表 16-2　电生理检测评估周围神经病的作用

项目	作用
确认和定位	评估受累纤维的类型
	确定受累神经的分布
	确定病理生理过程
	确定纤维受累程度
	监测疾病是否恢复或疗效
确认是否存在周围神经损害；对周围神经病变进行定位	运动纤维；感觉大纤维；小纤维（感觉和自主神经纤维）
	远端、对称性；多发性神经根神经病；多发性单神经病；以上肢为主
	轴突丧失；脱髓鞘；轴突丧失＋脱髓鞘；离子通道病

五、实验室检查

实验室检查旨在证实诊断，并查找潜在的原因（表 16-3）。主要应关注以下几个方面：①了解某些具有相对特异性的自身抗体；②在提示有感觉神经病症状，而常规肌电图检测正常者，皮肤活检很重要；③神经活检最好是在其他方法不能获得诊断时进行，在多发性单神经病或疑为血管炎性周围神经者最有价值；④特发性周围神经病仍占相当比例（高达 20%），因此，还需研究新的实验室检查方法。

表 16-3　周围神经病的实验室检查

分类		检查项目
基本检查	血液学	全血计数；血沉或 C 反应蛋白；维生素 B_{12}、叶酸水平
	生化和内分泌	血糖、肝肾功能、甲状腺功能；血清蛋白电泳
	尿液	尿常规、尿蛋白电泳
	放射影像	胸部 X 线或 CT 检查
针对特定疾病的专门检查	结缔组织病和血管炎	抗核抗体谱、类风湿因子、抗 Ro/La、抗中性粒细胞胞质抗体
	感染性病原体	空肠弯曲菌；巨细胞、乙型肝炎病毒、丙型肝炎病毒、HIV 和疱疹病毒
	肠道疾病	腹腔疾病抗体；维生素 E、维生素 B 水平；内镜活检
	结节病	血清和脑脊液血管紧张素转换酶
	重金属中毒	血、尿、头发和指甲的重金属分析
	卟啉病	血、尿、大便的卟啉检查
	免疫异常	相关抗体（神经节苷脂、副肿瘤）；脑脊液检查
	遗传学	针对临床背景的分子遗传学检查，例如 CMT、HNPP
	恶性疾病	超声、CT、MRI 或 PET 等放射影像检查；脑脊液
	神经活检	
	皮肤活检	

注：HNPP，遗传性压力易感性神经病；CMT，腓骨肌萎缩症；PET，正电子发射体层摄影。

六、诊断思路和流程

总体而言，准确的诊断有赖于综合临床症状、体征、电生理及相关实验室检查结果。若病史和体格检查提示周围神经病,应通过电生理检测证实。欲得出具体诊断,须细分为单神经病、多发性单神经病或多发性神经病(图 16-4)。按照这种思路,可描绘出周围神经病的类型和可能的原因,从而提出相应治疗方案。

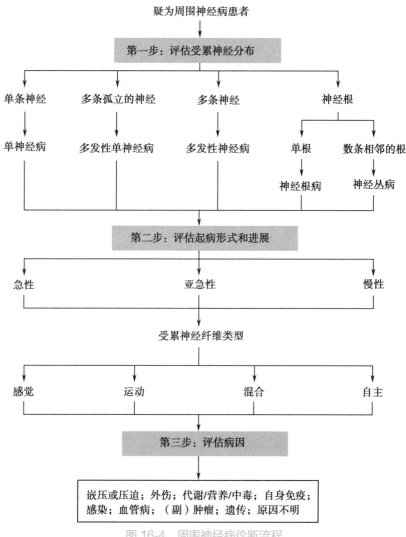

图 16-4　周围神经病诊断流程

(卢祖能　肖哲曼)

第二节　吉兰-巴雷综合征

吉兰-巴雷综合征(Guillain-Barré syndrome,GBS)是一种免疫介导的多发性神经病,是急性神经肌肉麻痹的重要原因。自 1916 年首次描述以来,GBS 一直被认为是脱髓鞘性神经病,称为急性炎性脱髓鞘性多发性神经病(acute inflammatory demyelinating polyneuropathy,AIDP)。然而,由于识别出轴突亚型——急性运动轴突性神经病(acute motor axonal neuropathy,AMAN),GBS 的概念发生了重大变化。

一、发病机制

GBS 是感染或其他免疫刺激因素介导的、周围神经干和神经根的自身免疫反应。空肠弯曲杆菌表面的脂寡糖与轴突表面神经节苷脂之间,分子拟态驱动的抗原抗体反应是轴突型 GBS(例如 AMAN)的免疫机制。抗神经节苷脂抗体通过固定补体、募集巨噬细胞和膜攻击复合物沉积,从而诱导轴突损伤;这种免疫级联反应破坏神经末梢和郎飞结区解剖和生理完整性,造成神经传导阻滞。然而,脱髓鞘型 GBS(例如 AIDP)的免疫级联反应尚不清楚。首先,引起 AIDP 的免疫刺激因子更广泛,包括细菌、病毒、创伤、应急、疫苗等。其次,蛋白和糖脂均可能是 AIDP 的抗原靶点。针对未知抗原的神经特异性 T 细胞,在脱髓鞘型 GBS 中的作用可能性更大。

二、诊疗环节

1. **亚型及其临床特点** GBS 患者任何年龄均可发病,最典型的表现是急性起病的对称性肢体无力,但 GBS 有许多不同的亚型及其变异,临床上有相应的特异性表现(表 16-4、表 16-5)。

2. **诊断标准** GBS 的临床诊断通常不难,1990 年的诊断标准一直被广泛认可和应用(表 16-6)。

表 16-4 GBS 亚型及其相关抗神经节苷脂抗体

GBS 亚型及其亚型变异	IgG 抗体
急性炎性脱髓鞘性多发性神经病(AIDP)	—①
面部变异:双侧面瘫及感觉异常	—
急性运动轴突性神经病(AMAN)	GM1、GD1a、GalNAc-GD1a
急性运动传导阻滞神经病(AMCBN)	GM1、GD1a
急性运动感觉轴突性神经病(AMSAN)	GM1、GD1a
咽 - 颈 - 臂无力(pharyngeal–cervical–brachial)	GT1a>GQ1b>GD1a
Miller-Fisher 综合征(MFS)②	GQ1b、GT1a
急性眼肌麻痹(无共济失调)	GQ1b、GT1a
急性共济失调神经病(无眼肌麻痹)	GQ1b、GT1a
中枢神经系统变异:Bickerstaff 脑干脑炎	GQ1b、GT1a
急性全自主神经功能不全(acute pandysautonomia)	—
急性感觉神经元病(acute sensory neuronopathy)	—
MFS/GBS 重叠综合征(overlap syndrome)③	—

注:①相关抗体与 GBS 的关联性及其在发病机制中的作用未知;②GQ1b 的阳性率达 90% 以上;③除了眼肌麻痹,也可累及其他脑神经,预后通常良好,但有些患者可发展为四肢无力和呼吸功能不全。

表 16-5 GBS 两种主要亚型的临床特点

临床特点	AMAN	AIDP
前驱感染	空肠弯曲菌	巨细胞病毒、EB 病毒
频率①	欧美 <10%;中国北方 65%	欧美 90%;中国北方 20%
流行特点	儿童(中国和墨西哥)	无
脑神经麻痹	<20%	60%
感觉缺失	<10%	70%
疼痛	通常无	高达 66%
自主神经受累	极少见	常见
腱反射	通常消失	消失
恢复速度	两种模式(或快或慢)	相对一致
电生理表现	轴突变性;RCF 或传导减慢	脱髓鞘
靶分子	GM1、GD1a	未知

注:①目前的研究表明,在我国仍然以 AIDP 为主。RCF 为可逆性传导阻滞(reversible conduction failure);AMAN 为急性运动轴突性神经病;AIDP 为急性炎性脱髓鞘性多发性神经病。

表 16-6 GBS 诊断标准[1]

名称	诊断标准
Asbury & Cornblath(1990)标准	A 诊断所必需的表现 双侧上、下肢均进行性无力(病初有时可能仅从双下肢无力开始);无力肢体的腱反射消失或减弱 B 高度支持诊断的表现 症状在数天至 4 周中进展;症状相对对称;轻度感觉症状或体征(AMAN 中不存在);脑神经受累(尤其是双侧面肌无力);自主神经功能障碍;疼痛(常常出现);脑脊液蛋白含量高;典型的电生理表现 C 对诊断应提出怀疑的表现 脑脊液单核细胞数增多($>50 \times 10^6/L$)或脑脊液出现多形核细胞;起病时发热;起病时肺功能障碍严重而肢体无力较轻;起病时感觉体征严重而无力较轻;起病时膀胱或直肠功能障碍;持续的膀胱或直肠功能障碍;明确的感觉平面;无力显著、持续、呈不对称性;无力进展缓慢且无呼吸受累

Brighton 标准和病例定义 (Fokke 等,2014)[2]	诊断的确定性级别			
	1	2	3	4
双侧肢体弛缓性无力	是	是	是	是或否
无力肢体的腱反射减低或消失	是	是	是	是或否
单相病程且起病至达到高峰的时间12h~28d	是	是	是	是或否
脑脊液细胞计数$<50 \times 10^6/L$	是	是[3]	否	是或否
脑脊液蛋白含量 > 正常值	是	是或否[3]	否	是或否
神经传导所见符合GBS 其中一种亚型	是	是或否	否	是或否
排除引起无力的其他诊断	是	是	是	是

注:①将 GBS 分为 AIDP 或 AMAN 不是诊断 GBS 所必需的;②根据病例资料的完整性进行分级;③如果未进行脑脊液检查或结果不可用,则电生理检查结果必须符合 GBS 诊断。

临床病例讨论

一、门诊就诊情况

患者,林××,男性,51 岁,农民。主因"急起肢体麻木、疼痛、无力 7 天,无力加重 2 天"就诊。

患者 7 天前无明显诱因出现四肢酸软,手足端麻木,并觉肩臂部和腰腿部疼痛;4 天前开始出现步态不稳,2 天前从椅子上站起困难,1 天前不能行走,且穿衣、夹菜等费劲,伴流口水、吐词不清但无吞咽困难;无心悸、憋气、腹泻等。

病前 20 天有过发热、流涕、咳嗽等。既往健康,否认特殊病史。

神经系统检查:双侧额纹消失、眼闭合不拢、口角下垂,噘嘴、鼓腮不能,面部感觉正常;双上肢肌力远端 4 级、近端 3 级,腱反射减弱;双下肢肌力 2 级,腱反射消失,Lasègue 征(+);四肢末端痛温觉轻度减退;病理征(-)。

思路 1:首诊问诊要点。

1. 问诊时,应特别注意症状进展的程度和速度,快速进行性无力是 GBS 患者的核心临床特征;还应注意无力症状是否对称,以及肢体远、近端受累情况;在严重病例,可出现双侧面肌无力。

2. GBS 呈典型的单相临床病程;无力一般在 4 周内(大多数 2 周内)达最高峰。问诊时还应注意有无前驱表现;约 2/3 的患者无力 3 周前有感染症状,以上呼吸道或胃肠道感染症状为主。

3. 可有主观感觉主诉,例如疼痛、麻木,但与运动功能缺损相比,客观感觉障碍通常不明显。常有自主神经受累,并可能导致死亡,原因是吸入性肺炎或无力引起的呼吸受损。

4. 问诊时还应注意有无前驱表现。就发病机制而言,GBS 可发生于轻微感染性疾病、疫苗接种或手术后,也可能无明显诱因。约 2/3 的患者出现无力 3 周前有感染症状,以上呼吸道或胃肠道感染症状为主。

5. 该患者虽无呼吸困难,但已不能独立行走,为防止病情加重出现呼吸受累,应住院。

思路 2:定位和定性诊断。

根据上、下半面肌均瘫痪,定位于面神经周围性病变,且为双侧;根据四肢无力、麻木、疼痛的症状,以及腱反射减弱 / 消失和浅感觉减退的体征,定位于四肢周围神经。根据起病急,无力进行性加重,既有肢体远端又有近端对称性受累,且有双侧面瘫,结合前驱表现,应高度怀疑 GBS。

二、入院后诊疗情况

一般项目:血常规、肝肾功能、电解质等大致正常;肺功能正常。

脑脊液(入院后第 2 天):白细胞计数 $7 \times 10^6/L$(淋巴细胞百分比 80%),糖 3.9mmol/L,蛋白 0.95g/L,氯 113 mmol/L;IgG 寡克隆区带阳性(血液阴性)。

神经电生理检测(入院后第 3 天):双侧正中、尺、胫神经的远端运动潜伏期(distal motor latency,DML)延长,F 波潜伏期延长、出现率减低,CMAP 波幅轻度减低,有传导阻滞;正中神经和尺神经的感觉 NCV 减慢,SNAP 波幅轻度减低,腓肠神经感觉传导正常;未行针肌电图检测。另外,面神经 DML 延长,瞬目反射(blink reflex)示双侧 R_1、R_2 和 R_2' 潜伏期均明显延长。

入院后第 3 天,予以 IVIg;另予以 B 族维生素、神经性镇痛药物、物理疗法、针灸等。

思路 3:辅助检查及其结果判读。

1. **脑脊液检查** 在该患者,呈蛋白 - 细胞分离;以淋巴细胞而不是单核细胞为主,且无多形核细胞,符合诊断标准(表 16-6)。

知识点

GBS 患者脑脊液检查的意义

1. 主要是为了排除感染性疾病或恶性病变(如淋巴瘤);合并 HIV 感染的 GBS 患者可有细胞数增多。此外,15% 的 GBS 患者细胞数可轻度增加。

2. 脑脊液蛋白 - 细胞分离仅见于 64% 的 GBS 患者,且 50% 在无力发病后的头 3 天即可见该现象,1 周后见于 80% 的患者。

3. 若蛋白含量正常,通常不推荐重复腰椎穿刺检查,因为蛋白 - 细胞分离并非 GBS 诊断的必需条件。

4. 检查应在 IVIg 治疗之前进行,因为大剂量 IVIg 可使脑脊液蛋白和细胞数均增加(渗漏或无菌性脑膜炎所致),因此重复检查的结果可能干扰诊断。

---

2. **电生理检测及其意义**

(1)该患者 DML、F 波异常,提示远、近端运动纤维均受累;SNAP 异常,提示感觉纤维也受累;有传导阻滞以及传导减慢(DML 延长、NCV 减慢、F 波潜伏期延长),提示存在脱髓鞘证据。根据其电生理表现,应归为 AIDP 亚型,若进行神经节苷脂抗体谱检测,阴性的可能性大(表 16-4、表 16-5)。AIDP 自主神经受累常见,特别是有呼吸衰竭的重症病例。

(2)GBS 常见的情况是混合神经的传导异常,而腓肠神经(为纯感觉神经)的传导正常。另外,在病程早期,可不必进行针肌电图检测。

(3)电生理检测不是 GBS 诊断所必需的,其意义在于:①支持或证实诊断;②鉴别脱髓鞘和轴突亚型;③预后判断。

(4)在一些 AMAN 患者,电生理表现为可逆性传导阻滞,类似于脱髓鞘(但无异常时间离散),易误认为是 AIDP。如果不发生进一步轴突变性,此类 AMAN 患者可很快恢复,其预后良好。

(5)电生理改变的时间进程,并不一定与临床进展相平行。

思路 4：鉴别诊断。

1. 主要是与引起急性运动功能缺损的其他情况(如感染、中毒、CIP 等),以及与其他炎性或自身免疫性周围神经病(如 CIDP 和 MMN)相鉴别,尤其是 GBS- 治疗相关性波动(GBS-treatment related fluctuation, GBS-TRF)以及急性起病的 CIDP(acute onset CIDP,A-CIDP)。

2. 严重感染及多脏器衰竭患者可能发生 CIP,主要表现为无力;有时鉴别诊断困难。

知识点

危重病性多发性神经病(CIP)诊断标准

①患者是危重病;②肢体无力或使用呼吸机后拔管困难,排除了非神经肌肉原因所致者;③存在运动和感觉轴突性多发性神经病的电生理证据;④重复神经刺激时无递减反应。

满足所有四项,可确诊 CIP;若满足①、③、④,则拟诊 CIP。

3. CIDP 的临床、脑脊液和电生理均与 GBS 相似,但病程不同,且起病后 6 个月内改善不明显。须特别关注呈急性起病的 CIDP(表 16-7)。在 CIDP,类固醇激素常常有效,一般需长期用药。在纯运动性 CIDP,类固醇激素可能使病情恶化。

表 16-7 GBS 及其相关情况的鉴别诊断

特征	GBS	GBS-TRF	A-CIDP	CIDP
达峰时间	<2 周(最长 4 周)	<2 周(最长 4 周)	4~8 周,随后进展并恶化	>8 周
疾病进程	单相病程	8 周内 1~2 次恶化	>2 次恶化或 8 周后恶化	进行性、阶梯式或波动性
严重程度	不同患者差异极大,可症状轻微,也可完全瘫痪	不同患者差异极大,可症状轻微,也可完全瘫痪	大多中度	大多中度,表现为远端和近端肢体无力
呼吸机依赖	20%~30%	20%~30%	几乎不	几乎不
脑神经受累	常见	常见	偶见	偶见
IVIg 疗效	良好	良好,有波动	不一	良好
电生理[①]	有时第 1 次检查无法分类	有时第 1 次检查无法分类	第 1 次检查常为脱髓鞘性多发性神经病	脱髓鞘
治疗	IVIg 或血浆置换	重复 IVIg 或血浆置换	IVIg 或血浆置换,确诊后可转换为激素维持治疗	IVIg、泼尼松或血浆置换

注:①针对 AIDP 或 AMAN 而言。GBS 为吉兰 - 巴雷综合征;GBS-TRF 为 GBS- 治疗相关性波动;A-CIDP 急性起病的 CIDP;CIDP 为慢性炎性脱髓鞘性多发性神经病;IVIg 为静脉注射免疫球蛋白。

知识点

CIDP 诊断指南(《中国慢性炎性脱髓鞘性多发性神经根神经病诊治指南 2019》)

典型 CIDP 的临床诊断标准:慢性进行性、逐步或复发性对称性四肢近端和远端无力和感觉功能障碍,其发展至少 2 个月以上;可能累及脑神经;并且四肢腱反射减弱或消失。

确诊型 CIDP 的电生理诊断标准:在 ≥ 2 条神经,具备下列至少一项:DML 延长;运动 NCV 减慢;F 波消失或潜伏期延长;部分性传导阻滞;存在异常时间离散。

CIDP 的支持性标准:①脑脊液蛋白质升高、白细胞计数 <10×10⁶/L;② MRI 显示马尾、腰骶或颈神经根、臂丛或腰骶丛强化和 / 或肥大;③至少一条神经的感觉传导异常;④免疫调节治疗后客观临床改善;⑤神经活检显示明确脱髓鞘和 / 或髓鞘再生。

4. MMN 少见,诊断基于临床和电生理特征(多灶传导阻滞)。支持 MMN 诊断的辅助检查主要是 GM1 特异性 IgM 抗体、臂丛异常 MRI 信号。大多数 IVIg 有效,但长期维持治疗不能阻止缓慢进展的轴突变性;环磷酰胺可能使病情改善;激素和血浆置换无效。

知识点

MMN 临床诊断标准(2010 年欧洲神经病学联盟阿尔茨海默病诊疗指南)

核心诊断标准(二者必须均具备):①缓慢或阶段性进展,局灶、非对称性肢体无力,即运动受累按神经的分布,至少累及两条神经,持续时间超过 1 个月(通常超过 6 个月)。②无客观感觉异常的体征,下肢轻度振动觉异常例外。

支持性诊断标准:①上肢受累为主;②患肢腱反射减弱 / 消失、痛性痉挛和束颤;③无脑神经受累;④免疫调节治疗有效。

排除标准:①上运动神经元体征;②球部受累明显;③感觉障碍明显;④在最初数周,无力呈弥漫性、对称性。

思路 5:管理和治疗。

1. 综合性管理和治疗非常重要(图 16-5)。累及呼吸肌者,应入住 ICU。当肺活量下降、血氧饱和度降低、动脉血氧分压低于 70mmHg 时,应考虑气管插管或气管切开,呼吸机辅助呼吸。

2. 血浆置换的方案是进行 5 次,交换总量为 5 个血浆容量。IVIg 方案是 0.4g/(kg·d),连用 5 天。在心血管功能异常的成人及儿童,应优先考虑 IVIg。IVIg 和血浆置换不可联合使用。

3. 补体抑制剂可作为一种治疗选择,特别是严重 AMAN。

4. 类固醇激素可能影响转归或使恢复延迟,因此不宜应用。

三、门诊随访情况

该患者经过 10 天的住院治疗,病情好转[GBS 残疾评分 2 分(图 16-5)]出院,在院外继续功能锻炼和康复治疗。3 周后随诊,仍有周围性面瘫体征,肌力双上肢 5⁻ 级、双下肢 4 级,四肢腱反射仍减弱,肢体远端浅感觉减退;GBS 残疾评分 1 分。神经传导检测复查,主要是上、下肢运动传导轻度减慢,针肌电图可见少许纤颤电位;瞬目反射稍有改善。

思路 6:预后因素。

1. GBS 为自限性;绝大多数患者在发病后 4 周内停止进展,数周或数月可改善。

2. 70%~75% 的患者可完全恢复,25% 遗留轻度神经功能缺损,5% 死亡,通常因呼吸衰竭所致。

3. 预后可能较差的主要预测因素。临床方面包括高龄、肺活量减低、需要机械通气、前驱腹泻、入院时和入院后 7 天肌力差、无力起病与入院的间隔短、面肌和 / 或延髓肌无力;电生理方面包括神经无反应、远端 CMAP 波幅低(<20% 正常值下限)。

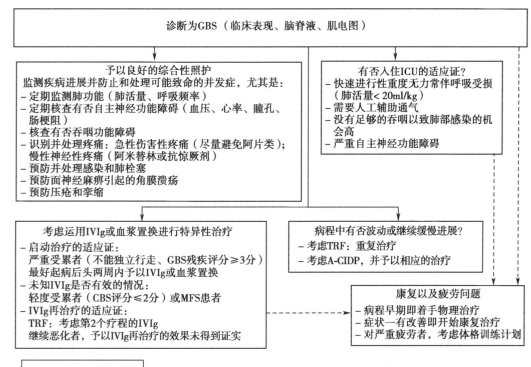

图 16-5　GBS 病程中的管理

GBS. 吉兰 - 巴雷综合征；A-CIDP. 急性起病的 CIDP；CIDP. 慢性炎性脱髓鞘性多发性神经病；
IVIg. 静脉注射免疫球蛋白；TRF. 治疗相关性波动。

（卢祖能　肖哲曼）

第三节　糖尿病神经病

糖尿病神经病（diabetic peripheral neuropathy，DPN）定义：①糖尿病患者；②有周围神经功能障碍的症状和 / 或体征；③除外其他病因。

周围神经病最常见的原因之一为糖尿病。DPN 的患病率约为 30%，且病程中最终发生 DPN 者高达 50%。

一、分类及其临床特点

糖尿病对周围神经系统的损伤可能呈不同模式（图 16-3），其临床表现可单独出现，也可以任何组合的形式出现。

（一）对称性和弥漫性 DPN

1. 远端对称性多发性神经病（DSP）　最常见，占 50%~80%；其评估主要从病史着手。常常隐匿起病、缓慢进展；呈长度依赖、以感觉症状为主。DSP 与糖尿病病程、高血糖暴露程度及有无其他并发症（糖尿病视网膜病变和肾病）密切相关。可能伴有自主神经功能障碍的表现，如勃起功能障碍、直立性低血压、心律失常。电生理通常显示远端轴突病。

2. 自主神经病和 SFN　损伤模式与 DSP 相同，但体格检查和电生理表现不同。发生率随年龄、糖尿病病程和血糖控制不佳而增加。

3. 治疗诱发的 DPN　部分患者在快速降血糖时发生，约占 DPN 的 10%。表现为 SFN 症状，通常在 8 周内血糖明显下降时出现严重疼痛和／或自主神经功能障碍。体位性晕厥和晕厥前状态是最常见的自主神经症状。

4. 糖尿病恶病质 极少见,也可在快速血糖控制后不久出现。患者表现为严重神经病理性疼痛,伴显著体重减轻和感觉运动性多发性神经病。

(二) 不对称性和局灶性 DPN

1. 糖尿病性腰骶神经根神经丛神经病(diabetic lumbosacral radiculoplexus neuropathy,DLRPN) 通常急性起病,表现为下背或腰部、臀部和大腿近端剧烈疼痛;可为首发表现。数天或数周内出现臀部和大腿近端肌肉无力和萎缩,有时累及小腿下部和踝部。可伴明显体重减轻;有些患者自主神经也受累。通过免疫治疗常有所改善,但恢复往往不完全。疼痛可能持续存在,许多患者遗留持续的足下垂。

知识点

糖尿病性腰骶神经根神经丛神经病(DLRPN)

(1) 多见于 50 岁以上男性乙型糖尿病患者。

(2) 与 DSP 相比,DLRPN 通常急性起病、单相病程;血糖控制较好,且糖尿病并发症少。

(3) 两侧常不对称,最初可能会误诊为腰骶神经根病或股神经病(若以伸膝无力为主);可伴有颈、胸神经根和上肢神经病变。

(4) 诊断主要基于临床和电生理检查。下肢 CMAP 和 SNAP 不对称性减低或引不出波形,跨越多个神经根和周围神经干区域所支配肌肉的活动性失神经、募集减少;绝大多数患者显示腰骶棘旁肌纤颤电位。

(5) 免疫调节治疗可改善病情,包括血浆置换、IVIg 和激素(静脉注射甲泼尼龙);对于神经病理性疼痛有效。

---

2. 单神经病 与普通人群相比,糖尿病患者压迫性单神经病的发生频率较高。CTS 最常见,但症状性 CTS 不到 10%。

3. 脑神经病 可出现Ⅲ、Ⅳ、Ⅵ或Ⅶ脑神经损害。动眼神经病变最常见,通常是非挤压性、呈神经束分布,即神经梗死(与糖尿病微血管病变相关),表现为一侧睑下垂及眼球上视、下视和内收受限,而瞳孔对光反射保留;可伴眶后痛。

二、诊疗环节

1. 应重点关注是否存在其他全身性病变或情况,这有助于病因的鉴别;体格检查时应特别注意肢体远端振动觉和踝反射。

2. 除了糖代谢外,实验室检查旨在排除多发性神经病的其他原因;在多数糖尿病患者,若临床表现典型,电生理检测不一定是必需的,尤其是针肌电图。

3. 除了 DSP 外,还应了解相对少见的表现,因为损伤模式不同,治疗和预后也有差异。

4. 任何情况下,糖尿病都应得到最佳控制。

临床病例讨论

患者,黄××,男性,55 岁,干部。主因"渐起四肢麻木 2 年,疼痛半年余"就诊。

2 年前偶发双足趾发麻、过电感,半年后逐渐向小腿发展,夜间更明显;近 1 年多来双手指端发麻,之后渐向手掌、前臂发展;近半年来间歇性肢体疼痛,呈烧灼样。另有交替性腹泻和便秘,性功能减退。

确诊 2 型糖尿病 3 年余,自称一直接受"正规、系统"治疗,近期血糖控制欠佳。否认肝肾疾病,无长期大量饮酒及药物／毒物暴露;吸烟,运动少。

体格检查:脑神经(−)。四肢肌容积、张力正常,远端肌力 5⁻ 级,肱二、三头肌和膝腱反射减弱,踝反射消失;双腕和踝关节以远针刺觉和指／趾振动觉减退,Romberg 征(+);皮肤稍干燥、色泽尚正常。

化验检查:血尿粪常规、肝肾功能、电解质等正常,空腹血糖 7.3mmol/L、糖化血红蛋白 7.9%,血脂异常。

电生理检测:正中、尺和胫神经 DML 轻度延长,CMAP 轻 - 中度减低,无传导阻滞,F 波正常;正中、尺和腓肠神经感觉 NCV 轻度减慢,SNAP 波幅明显减低;各指标的具体数值双侧基本相同。未行针肌电图检测。

思路 1：首诊问诊要点。

1. 询问病史时,应重点关注症状的起始部位,是否隐匿起病,症状是否对称,血糖控制情况,有无血脂等代谢异常。

2. 应询问是否存在其他全身性病变或情况,这有助于病因的鉴别。

思路 2：诊断和鉴别诊断。

1. 该患者,根据肢体感觉障碍为主及腱反射减弱/消失,定位于周围神经;结合电生理所见,可资证实。

2. 根据隐匿起病,缓慢加重,结合其明确的糖尿病病史和化验检查结果(血糖控制不佳伴血脂代谢异常),且无其他特殊病史,定性诊断应高度怀疑 DPN;症状从下肢远端开始,逐渐向近端及上肢发展,考虑长度依赖性;根据手套-袜套样分布的感觉障碍,伴远端轻度运动障碍,四肢的表现基本对称,考虑 DSP。另外,该患者还有自主神经功能障碍的表现。

3. 该患者运动和感觉神经传导检测均显示异常,提示运动和感觉纤维均受累,但异常程度不一。SNAP 波幅明显减低、感觉 NCV 轻度减慢,而 CMAP 波幅仅轻度减低、DML 轻度延长,提示以感觉轴突丧失为主。DML 延长而 F 波正常,提示远端受累为主。由此,可考虑该患者是以轴突性神经病为主的 DSP。在 DPN,电生理检测的主要意义在于证实神经损害及其分布、程度和病理生理。若有条件,可考虑皮肤交感反应、定量感觉测验等无创项目。在部分患者,有必要进行皮肤活检,以了解是否存在 SFN。

4. 在糖尿病患者,若电生理显示以脱髓鞘为主、运动损害为主,则需考虑是否合并 CIDP 或其他原因所致(表 16-8)。总体而言,在得出多发性神经病归因于糖尿病这一结论之前,重要的是排除其他原因。

表 16-8　DPN 与 CIDP 的临床鉴别诊断

项目	DPN	CIDP	糖尿病患者的 CIDP
临床表现	早期小纤维受累;疼痛、感觉异常、麻木;可能存在自主神经病变;数年中进展	对称性近端和远端肌肉无力;感觉缺失,大纤维受累表现;反射减弱或消失;运动功能障碍常重于感觉;进展相对快	CIDP 而无糖尿病的表现;血糖控制良好;患者年龄更大;糖尿病病程短
电生理	感觉运动多神经病,NCV 轻度减缓、DML 正常	符合指南脱髓鞘标准,敏感性高、特异性高	NCV 减慢、DML 延长、有传导阻滞,特异性高;远端 CMAP 波形离散
脑脊液蛋白	可能略升高	升高常见	与 DPN 的鉴别不具特异性,但 >1g/L 少见
治疗	对症治疗;良好血糖控制有助于减缓病情进展(仅限于 1 型糖尿病患者);无证据支持可使用免疫疗法	IVIg 或激素为一线治疗;血浆置换;环磷酰胺或利妥昔单抗(难治性病例)	应避免使用激素;IVIg 为一线治疗;血浆置换;环磷酰胺或利妥昔单抗(难治性病例)

注:DPN,糖尿病神经病;CIDP,慢性炎性脱髓鞘性多发神经病;NCV,神经传导速度;DML,远端运动潜伏期;IVIg,静脉注射免疫球蛋白。

思路 3：管理和治疗。

1. 在 1 型糖尿病,血糖控制可减少神经病的发生,但在 2 型糖尿病其效果则差得多。

2. 在神经梗死,改善微循环有效;若合并 CIDP,可采用免疫调节治疗;在 DLRPN,短期大剂量激素可有效改善疼痛。

3. 对糖尿病性 DSP 而言,由于缺乏疾病修饰治疗,因此须识别新的、可纠正的危险因素(例如糖尿病前期)。

(卢祖能　肖哲曼)

第四节　Bell 麻痹

中枢神经系统以外特发性面神经受累所致下运动神经元性面部无力,无听觉或较广泛性神经疾病的证据,称为 Bell 麻痹,即特发性面神经麻痹,是面瘫最常见的原因,其确切病因未明,可能与病毒感染或炎性反应等有关。

一、临床特征

1. 见于任何年龄和季节，急性起病，多在3天左右达到高峰，表现为单侧周围性面瘫。可能为所有肌肉均瘫痪（完全性麻痹），或不同肌肉不同程度的无力（不全性麻痹）。

2. 面瘫之前常先有或伴随有耳周疼痛。可能引起味觉障碍、流泪或听觉过敏，这取决于病变是否累及鼓索神经、中间神经或镫骨肌神经。

3. 呈自限性，但早期合理的治疗可加快恢复，减少并发症。

二、诊疗环节

1. 诊断主要依据详细的病史询问和仔细的体格检查，是排除其他继发原因的主要方法。

2. 须区分面瘫是周围性、还是中枢性；注意寻找是否存在神经系统其他部位病变表现（特别是脑桥小脑角区和脑干），如眩晕、复视、共济失调、锥体束征、面部或肢体感觉减退，注意有无头痛、发热、呕吐，是否存在耳科疾病的表现；这有助于定位诊断的鉴别。

3. 治疗方面主要是应在急性期予以激素。

临床病例讨论

患者，杨××，女，26岁，职员。主因"急起右侧耳后疼痛3天，右眼闭合不拢、口角歪斜2天"就诊。

患者3天前无明显诱因觉右侧耳后疼痛，未引起注意；2天前晨起洗漱，照镜子时发现口角歪斜，漱口时右侧口角漏水，吃饭时右侧有部分食物滞留，次日症状加重，且右眼闭合不拢。既往健康，否认特殊病史。

体格检查：外耳道未见疱疹，面部感觉无异常，右角膜反射消失；右侧额纹消失，右Bell征(+)，示齿可见右侧鼻唇沟变浅，口角歪向左侧，噘嘴、鼓腮、吹口哨不能；听力正常，伸舌居中，舌尖味觉存在；四肢无异常体征。

电生理检测：右侧茎乳孔处刺激，眼轮匝肌记录的面神经DML延长，CMAP波幅比对侧减低。刺激左、右侧眶上神经时，瞬目反射均显示为右侧R_1、R_2潜伏期明显延长。

治疗：就诊当天予以泼尼松。嘱患者1周后如无明显好转，可试用针灸。

思路1：首诊问诊要点。

询问病史时，应特别注意确认临床症状出现的急缓；应关注有无糖尿病（属于易患人群）、卒中、面部外伤或颅底肿瘤以及特殊感染病史；既往有无类似发病，因为部分患者为复发性。

思路2：诊断和鉴别诊断。

1. 该患者，根据其右侧上、下半面肌均瘫痪的体征，定位于右侧面神经周围性病变；根据起病急，无特殊病史，无神经系统其他局灶性损害的表现，定性诊断应考虑Bell麻痹。

2. 急性发作的单侧面瘫，最常见的原因是卒中和Bell麻痹。因此，诊断的第一步，要确定面瘫是中枢性病变，还是周围性病变。若为周围性，应注意排除其他原因所致，例如GBS（多为双侧）、耳源性、颅后窝病变等。若为中枢性，则需要考虑进行脑部MRI，血沉，血糖，梅毒、HIV和血管炎的血清学检查。

3. 为评估面神经功能状况和损害的严重程度，若有条件，可进行面神经传导和瞬目反射测定。

思路3：治疗。

1. 根据指南，72小时内予以激素治疗，患者达到完全恢复的比率显著增加；72小时后使用是否获益尚不清楚。

2. 关于抗病毒治疗、物理疗法、针灸或手术减压，尚无确切证据。在中-重度患者，与激素联合应用可能有效——伐昔洛韦1g，3次/d，共7天；或者阿昔洛韦400mg，5次/d，共7天。

3. 在我国，针灸治疗较普遍（但缺乏明确循证证据）；若考虑，建议于1周后、症状无明显好转时进行。

> 知识点
>
> **Bell 麻痹激素治疗方案**
>
> 方案一：口服泼尼松 50mg/d，共 5 日，此后 5 日每日减量 10mg 至停药。
>
> 方案二：口服泼尼松 50mg/d，10 日后直接停用。

思路 4：预后。

1. 大多数患者不经治疗可完全恢复，但恢复的时间不一，有些病例需数天，而有些则需数月。

2. 起病时即有严重疼痛，初诊时即完全性麻痹，提示预后不良，完全恢复的可能性很小。

3. 即使恢复不完全，出现永久性面容损害或某些其他并发症也仅见于 10% 的患者。

（卢祖能　肖哲曼）

第五节　三叉神经痛

三叉神经痛（trigeminal neuralgia，TN）定义为三叉神经一个或多个分支区域，通常单侧、突发、剧烈、短暂、闪电样、反复发作的疼痛。在《国际头痛疾病分类》（第 3 版）中，将 TN 分为经典三叉神经痛（classical TN，CTN）、继发性三叉神经痛（secondary TN，STN）和特发性三叉神经痛（idiopathic TN，ITN）。

一、病因及发病机制

CTN 是由影像学或手术证实由血管压迫三叉神经所致；三叉神经根微血管减压术（microvascular decompression，MVD）是目前最有效、且疗效最持久的方法。然而血管压迫如何导致三叉神经痛的病理生理机制尚不明确。目前的主流观点是"点燃假说"（ignition hypothesis），即三叉神经根入区（root entry zone）中枢性脱髓鞘，加上电兴奋性增加二者的联合。易患生物学因素可能也很重要，有遗传基础者虽然极少见，但的确存在家族聚集现象。余下小部分的病例，STN 可能与 MS 斑块、累及脑干三叉系统的腔隙性梗死或脑桥小脑角占位性病变相关，常伴三叉神经邻近结构病变的体征。ITN 指找不到任何原因的 TN。

二、临床特征

1. 女性更多，发病高峰在 50~60 岁，呈增龄性；CTN 多见于 40 岁以上的患者。

2. 表现为三叉神经分布区域（绝大多数在第二、三支）内反复发作的短暂性剧烈疼痛，常局限于一侧，呈电击样、刀割样和撕裂样剧痛，突发突止。每次疼痛持续数秒至数十秒，间歇期完全正常。

3. 疼痛发作常因说话、咀嚼、刷牙和洗脸等面部随意运动，或触摸面部某一区域（如鼻旁、口周、眉弓内侧）而触发，即所谓"扳机点"。发作时可伴有同侧面肌抽搐、面部潮红、流泪和流涎。为避免发作，患者常恐惧洗脸、刷牙和进食，以致面容憔悴、情绪抑郁。

4. 神经系统检查无异常。

三、诊疗环节

1. TN 本身就是纯粹的临床诊断（病史和临床特征），诊断标准未经病例对照研究证实。根据疼痛发作部位、性质、面部"扳机点"及神经系统无阳性体征，CTN 的诊断一般不难。

2. 药物治疗在 CTN 的疗效确切（尤其是初发患者），但在 STN 则不然。一线药物为卡马西平（200~1 200mg/d）和奥卡西平（600~1 800mg/d）。在不能进行外科手术的情况下，目前有限的证据支持以拉莫三嗪辅助治疗，或者巴氯芬，以及其他常用于治疗神经性疼痛的药物，如加巴喷丁、普瑞巴林、选择性 5- 羟色胺再摄取抑制剂和三环类抗抑郁药等，但它们对 TN 的疗效还不确切。CTN 自然恢复几乎不可能。因此，鼓励患者根据发作频率调整药物剂量。

3. 当药物疗效减退或出现无法耐受的副作用时，可尽早考虑手术。首选推荐 MVD，尤其是诊断明确、药物和其他手术方法无效、青少年起病的 CTN、MVD 术后复发。但手术疗效和并发症发生率，与病情复杂程度及医生的操作水平密切相关。在高龄、全身情况差、不愿接受开颅术等情况时可考虑姑息性毁损,例如三叉神经半月节射频热凝术、球囊压迫、伽马刀及三叉神经周围支阻滞术。

临床病例讨论

患者,王××,女,56岁,农民。主因"间断发作性左面部疼痛2年,加重3个月"就诊。

现病史:患者2年前开始出现左面部疼痛,自觉牙也痛,具体位置不明确,曾就诊口腔科并拔牙,但症状无改善。最初每月发作3~5次,尚能忍受,也曾自服"索米痛片"但无效。半年后,喝热水、冷水或刷牙时出现左半侧面部"刀割样"剧烈疼痛,以上颌、嘴唇、下颌最明显,每次持续数秒钟,突发突止。后就诊神经内科,查头颅CT无异常,拟诊"三叉神经痛",予以卡马西平200~300mg/d有效,以后断续服药维持。1年后,疼痛发作频繁,说话、咀嚼、洗脸或触摸面部时也触发疼痛,卡马西平剂量增加至600mg/d尚能缓解疼痛。就诊前3个月,疼痛发作间隔时间越来越短,持续时间达十几秒,药量增加至800~1 000mg/d可缓解疼痛,但疗效不如以前,并有嗜睡、头晕、走路不稳等明显不适,且恐惧洗脸和进食。在近3个月,由于进食诱发疼痛,体重减轻6kg。无视力变化、耳鸣、眩晕或听力下降。

既往史:有高血压病史,否认头部外伤、药敏和其他特殊病史。

体格检查:血压140/90mmHg,其他内科体格检查无异常。情绪低落,疼痛发作时可见明显痛苦表情。左面部皮肤卫生差,未见疱疹或色素沉着。面部感觉、咀嚼肌力量和角膜反射两侧对称、正常,张口下颌无偏斜,听力正常,其他脑神经检查无异常。四肢无异常。

辅助检查:血常规、生化检查正常;瞬目反射无异常。本次就诊前,1.5T头颅T_1和T_2加权MRI未显示占位或其他异常。

思路1:该患者首诊问诊要点是什么?

1. 重点询问疼痛部位、性质、频率、持续时间;关注有无背景疼痛,即有一半的时间疼痛呈持续性、但强度较低,所谓不典型TN。

2. 询问有无结膜充血、流泪、鼻塞或流涕、睑下垂或面部出汗等自主神经症状,有时很难确定到底仍然是TN,还是伴有结膜充血和流泪的单侧短暂性神经痛样疼痛(short-lasting unilateral neuralgiform headache attacks with conjunctival injection and tearing,SUNCT)。SUNCT男性常见,疼痛区域一定集中于三叉神经第一支,卡马西平肯定无效。

知识点

三叉神经痛临床表现应关注的一些问题

1. 症状往往突然出现,患者一般都有深刻的记忆;1/3的患者夜间疼痛。

2. 在CTN,极少两侧同时发生;绝大多数局限于三叉神经第二、三支。

3. 一半患者的疼痛缓解期至少有6个月;当疼痛不被触发时往往有不应期;新诊断后第二次发作的患者,5年内占65%,10年内占77%。

4. 发作频率少则3~4次/d,多者可达70次/d;随着时间推移,疼痛缓解时间越来越短,持续时间越来越长。

思路2:根据病史、体格检查和初步辅助检查结果,该患者的诊断和鉴别诊断是什么?

1. **定位** 根据该患者的疼痛主诉,部位局限于一侧且主要在下半面部,无流泪、鼻塞和听力减退,无头、颈部疼痛,头面部无疱疹等,无神经系统阳性体征,考虑为单侧面部三叉神经的刺激性病变。

2. **定性** 根据中老年起病,疼痛呈间歇性、阵发性,且程度剧烈、有"扳机点",无其他特殊病史,颅脑影像检查无明确异常,定性诊断应考虑CTN。

3. **鉴别** 主要是CTN与STN的鉴别。三叉神经反射异常者在STN占87%,在CTN占6%;而双侧TN和感觉缺损仅见于SNT,对治疗的反应及三叉神经第一支受累两者相似。

(1)STN:疼痛多为持续性,一般无"扳机点";常伴面部感觉减退、角膜反射迟钝和其他神经体征,这取决于具体病因,包括 MS、延髓空洞症、颅底肿瘤、脑干三叉神经系统的腔隙性梗死或炎症。

(2)牙痛:常为持续性钝痛,局限于牙龈部,可因冷、热食物加剧;恰当治疗后疼痛可消失。

(3)其他神经病理性疼痛:例如舌咽神经痛、蝶腭神经痛。舌咽神经痛是舌咽神经支配区反复发作性的剧痛;疼痛部位:耳深部、耳下后部、咽喉部、舌根部等,以耳深部痛最多;疼痛特点:发作性针刺样、通电样疼痛,夜间痛约占半数;"扳机点":为舌根部、腭、扁桃体、咽部,多在吞咽食物时,且在咀嚼动作时发作;伴随症状:发作时有唾液和泪腺分泌增加、发汗等。局部麻醉药用于咽部、舌根部喷雾或涂抹有效。

(4)偏头痛:是周期性、轻重不等的头痛(多为单侧),有时患者表现为前额部头痛。此病发作前可有先兆,如同侧眼看到闪光暗点或视力减退。头痛发作时可持续数小时至数日,常伴恶心、呕吐、畏光、畏声等。

思路 3:如何安排进一步检查和治疗?

1. 高分辨 MRI 检查,通过 MRI 检查明确血管压迫与三叉神经的相关性。但 MRI 敏感性和特异性有很大差异(敏感性 52%~100%,特异性 29%~93%),这可能是由于采用不同 MRI 技术导致的不一致。有研究表明,建议患者在实施 MVD 手术前进行高分辨 MRI 检查明确神经和血管位置关系。

2. MVD 可达到术后即刻、完全无痛(70%~80%),术后 10~20 年仍无痛(60%~70%),在某些情况下(较年轻、药物副作用明显和不耐受者),MVD 应作为 CTN 的一线治疗;需全身麻醉,不良反应主要是同侧永久性听力丧失(发生率 <5%)。

3. 射频热凝和球囊压迫类似于 MVD,但疗效的持续时间稍短;伽马刀和射波刀的镇痛效果不是即刻的,但可重复治疗。

知识点

三叉神经痛药物治疗及其注意事项

1. 所有药物应以最低剂量开始,每 3~7 天逐步加量,直至最佳控制疼痛而不良反应最小;初次使用时以及剂量增加时,须仔细监测药物不良反应。

2. 首选卡马西平,70% 的患者最初能获得疼痛完全缓解。许多患者有不良反应(主要是皮疹、头昏、步态不稳、疲劳、注意力不集中、白细胞减少、肝功能损害等),且药物互相作用风险较高。

3. 次选奥卡西平,疗效类似于卡马西平,且药物互相作用少;大剂量时,存在低钠血症风险。

4. 若上述药物过敏,其他可选巴氯芬(对 MS 所致者更佳)、拉莫三嗪(可与卡马西平或奥卡西平合用)、普瑞巴林或加巴喷丁。

5. 药物剂量过大,而疗效不佳或无效;药物不良反应太大,造成精神上、生理上极大的困扰,对生活或工作造成影响的患者,可考虑择期手术治疗。

进一步诊治情况:

该患者口服药物剂量已经较大,但疼痛不缓解且副作用不能耐受,高分辨 MRI 显示右侧三叉神经与小脑上动脉关系密切。患者转神经外科接受了 MVD 手术,获得了良好疗效。

(卢祖能　朱国行)

第六节　嵌压性神经病

在一些部位,某些周围神经对机械性损伤特别敏感。嵌压性神经病(entrapment neuropathy),是指神经受到邻近解剖结构的挤压、牵拉或成角,达到某种程度时出现功能障碍;临床上最初或最显著的主诉为感觉异常或疼痛。常见的嵌压性神经病见表 16-9。

表 16-9　嵌压性神经病

神经	嵌压部位
上肢	
肩胛上神经	冈盂切迹
臂丛下干或内侧束	颈肋或胸廓出口的纤维束带
正中神经:腕部	腕管(腕管综合征)
正中神经:肘部	旋前圆肌的两个头之间(旋前圆肌综合征)
尺神经:腕部	居永管(Guyon canal)/尺管
尺神经:肘部	二头肌沟、肘管
后骨间神经(桡神经)	桡管——进入旋后肌的入口点
下肢	
股外侧皮神经(感觉异常性股痛)	腹股沟韧带
闭孔神经	闭孔管
胫后神经	跗管;内踝 - 屈肌支持带
足底趾间神经(Morton 跖骨痛)	足底筋膜:第三、四跖骨头

一、腕管综合征

腕管综合征(CTS)是最常见的嵌压性神经病,是腕管内压力增高而致正中神经受到挤压、缺血所致。在我国,中年劳动女性多发,绝经期前后尤其如此;相对特异的表现是,手部(桡侧三个半指)麻木和 / 或疼痛,常在夜间特别明显,可能使患者从睡眠中醒来。

另外,高达 1/3 的患者存在妊娠、炎性关节炎、科利斯(Colles)骨折、淀粉样变性、甲状腺功能减退、糖尿病、肢端肥大症或雌激素使用等情况,也与 CTS 的发病相关联;约 6% 有糖尿病;手、腕的(用力)重复性活动也可引起 CTS,高发职业包括食品加工、制造业、伐木业和建筑业、口腔科医生、理发师等。

诊疗环节:

1. 症状的询问,应重点关注感觉症状是否夜间或清晨加重、冬季多发、甩手缓解。早期的症状为疼痛和感觉异常,局限于手部正中神经分布区。可能出现前臂疼痛,偶有上臂、肩 / 颈部疼痛。随着神经病变的进展,最终可能出现鱼际肌无力以及萎缩。

2. 既往史和个人史的询问,应关注糖尿病等病史,关注妊娠、月经、职业。

3. 体格检查时,应关注感觉障碍的分布,这有助于与 DSP 和手部其他单神经病的鉴别;神经干叩击试验(Tinel 征)征和腕掌屈试验(Phalen 征)阳性对诊断具有特异性,但阳性率不高。

4. 神经传导检测不可或缺(最好双上肢),且简便易行,有助于证实存在正中神经病变及其严重程度,并决定治疗方式(表 16-10)。可行超声检查,有助于了解正中神经周围的解剖毗邻关系。

表 16-10　腕部正中神经病变的电生理严重程度

分度	电生理表现
轻度	(手掌)远端感觉或混合潜伏期延长,伴或不伴 SNAP 波幅减低
中度	存在上述情况 + 正中神经 DML 延长
重度	SNAP 缺失或 CMAP 波幅减低
极重度	SNAP 缺失 + 鱼际肌 CMAP 缺失;蚓状肌 CMAP 可能仍存在,但 DML 延长

注:SNAP 为感觉神经动作电位;DML 为远端运动潜伏期;CMAP 为复合肌肉动作电位。

临床病例讨论

患者,刘××,女,52岁,右利手。主因"间歇性双手麻木、疼痛4年余,加重1年"就诊。

4年多来间歇性双手麻木、疼痛,最初拇指、示指尖为主,夜间明显,右手更重,冬季多发;甩手后有缓解。一直按"颈椎病"予以牵引、按摩、B族维生素,治疗无效。近1年多来,除小指外其他手指均麻木,并向手掌发展,有时放射至前臂。另外,常在清晨或夜间疼醒、麻醒,晨起手胀、僵硬感。否认特殊病史,长期从事手工劳动;4年前开始月经不规则、量少,1年前绝经。

体格检查:右Tinel征(+)、双手Phalen征(+);双手桡侧三个半指针刺觉减退,未见手肌萎缩,四肢腱反射正常。

电生理检测:双侧正中神经感觉NCV明显减慢,SNAP波幅明显减低,DML延长、拇短展肌CMAP波幅轻度减低;双侧尺神经感觉和运动传导正常,右侧腓肠神经感觉传导正常。

治疗:嘱患者避免屈腕动作,夜间夹板2周~1个月,并予以加巴喷丁和小剂量、短期泼尼松(10~20mg/d,20天)口服。嘱患者1个月后随诊,必要时考虑手术。

思路:CTS诊断和治疗。

1. 该患者双手的症状和体征主要局限于桡侧几个手指,Tinel征(在腕部叩击神经,引起其分布区的感觉异常)或Phalen征(屈腕1分钟使症状加剧或复制症状)均阳性。

2. 电生理结论明确,为双侧正中神经损害(因为同侧手的尺神经及下肢神经传导检测均正常)。结合患者年龄(绝经期前后发病)、职业等,诊断明确。该患者的电生理表现符合中至重度CTS,有手术指征。

3. 大多数患者最初可采取非手术治疗,包括夜间腕部夹板、腕管局部注射激素、超声治疗、非甾体抗炎药以及口服类固醇激素(均为一线推荐);夜间腕部夹板固定可防止腕关节屈曲,有助于减轻症状,夜间特别有用,但不能防止病情进展,主要用于症状较轻的患者,1年后疗效则不显著。若通过非手术治疗症状无改善,或有失神经支配征象者,可考虑手术,例如神经松解/减压术。

二、其他嵌压性神经病

(一)上肢神经的嵌压

1. 尺神经 在肘部的功能障碍可导致小指和手尺侧缘的感觉障碍、夜间疼痛;肘周也可疼痛。屈肘或上肢用力时,常使症状加重。检查可能发现手尺侧感觉缺失,以及所支配肌肉无力。可能的原因包括外部压力、肘管内的嵌压(肘管综合征)、肘外翻畸形。电生理有助于病变定位。避免肘部受压或反复屈、伸,夹板将肘部固定于伸展位,有助于阻止病情进展;外科减压或尺神经移位至上臂屈面,也可能有效。

2. 桡神经 在腋部,因拐杖压迫或其他原因可能使桡神经受压,在嗜酒或药物成瘾者常见(熟睡时,上臂悬垂于硬物表面)。主要引起运动功能障碍,表现为桡神经支配肌肉无力或瘫痪,但也可能有感觉改变,特别是拇指与示指之间手背的小片区域。应阻止神经继续受压。通常可自发恢复。

3. 臂丛神经 颈肋或带状结构以及其他解剖结构可能压迫臂丛下部,从而发生胸廓出口综合征。症状包括颈8~胸1分布区的疼痛、感觉异常及麻木。手固有肌可能出现无力,特别是鱼际肌常受累。

(二)下肢神经的嵌压

1. 腓神经 病变可继发于膝周腓骨小头处的外伤或受压,表现为足/趾伸展无力或瘫痪,足外翻无力或瘫痪,伴足背部及小腿前下部感觉障碍。踝反射保留,足内翻正常。重要的是防止神经进一步损伤或受压。除非损伤严重,引起了明显轴突变性,通常可自然及完全恢复。

2. 胫后神经 受压可发生于跗管底部与韧带顶之间,即跗管综合征。在女性,穿过紧的高跟鞋者易患病;通常的主诉是"足部烧灼感,夜间尤甚,可伴足固有肌无力"。电生理通常可证实诊断。局部注射类固醇激素治疗若无效,可能需手术减压。

3. 股神经 孤立性病变可能见于糖尿病、血管病、出血倾向或腹膜后肿瘤患者。最显著的表现包括股四头肌无力、膝反射消失,也可能有股前、内侧面及小腿内侧部感觉障碍。治疗应针对病因。

4. 股外侧皮神经 邻近的解剖结构使之过度成角或受压,特别是妊娠或其他情况导致过度腰椎前凸,其功能可受损。可出现股外侧疼痛和感觉异常,检查可显示该区域的感觉障碍,即感觉异常性股痛。可对症治疗,其病程常常为自限性,但极少数病例可出现股外侧片状、持久的无痛性麻木。

(卢祖能　肖哲曼)

【推荐阅读文献】

［1］贾建平,陈生弟.神经病学.北京:人民卫生出版社,2016.

［2］中华医学会神经病学分会中华医学会神经病学分会周围神经病协作组,中华医学会神经病学分会肌电图与临床神经电生理学组,等.中国慢性炎性脱髓鞘性多发性神经根神经病诊疗指南 2019.中华神经科杂志,2019,52(11):883-888.

［3］中华医学会神经病学分会中华医学会神经病学分会神经肌肉病学组,中华医学会神经病学分会肌电图与临床神经电生理学组.中国特发性面神经麻痹诊治指南.中华神经科杂志,2016,49 (2):84-86.

［4］FOKKE C, VAN DEN BERG B, DRENTHEN J, et al. Diagnosis of Guillain-Barré syndrome and validation of Brighton criteria. Brain, 2014, 137 (Pt 1): 33-43.

［5］RAJABALLY YA, STETTNER M, KIESEIER BC, et al. CIDP and other inflammatory neuropathies in diabetes-diagnosis and management. Nat Rev Neurol, 2017, 13 (10): 599-611.

［6］VAN DEN BERG B, WALGAARD C, DRENTHEN J, et al. Guillain-Barré syndrome: pathogenesis, diagnosis, treatment and prognosis. Nat Rev Neurol, 2014, 10 (8): 469-482.

［7］WILLISON HJ, JACOBS BC, VAN DOORN PA. Guillain-Barré syndrome. Lancet, 2016, 388 (10045): 717-727.

第十七章　神经肌肉接头及肌肉疾病

1. 掌握重症肌无力(重症肌无力危象)、周期性麻痹、多发性肌炎、进行性肌营养不良的发病机制、临床表现、辅助检查、诊断与鉴别诊断以及治疗原则。
2. 掌握 Lambert-Eaton 肌无力综合征、线粒体脑肌病、肌强直的临床表现。

第一节　概　　述

由骨骼肌肌纤维本身病变引起的肌无力和肌萎缩统称骨骼肌疾病(skeletal muscular disorders),简称"肌病(myopathy)"。神经和肌肉间神经电活动传递障碍所引起的一组疾病称为神经肌肉接头疾病(disorders of neuromuscular junction)。

一、肌病的分类

肌病目前尚无统一分类意见,通常可分为以下几种类型:

(一) 进行性肌营养不良(progressive muscular dystrophy)

通常指缓慢进行性的肌肉无力和萎缩、病理表现以肌纤维的变性和坏死为主的一组遗传性肌病。肌营养不良是肌病最为常见的类型。

(二) 代谢性肌病(metabolic myopathy)

由于骨骼肌组织能量代谢过程中的某些缺陷导致肌细胞的功能障碍引起的一组肌病,通常包括线粒体肌病、脂质沉积性肌病和糖原贮积症 3 种类型。

(三) 炎症性肌病(inflammatory myopathy)

包括由病原体感染导致的感染性肌炎和病因未明的特发性炎症性肌病(idiopathic inflammatory myopathy, IIM)。前者包括病毒性肌炎、细菌性肌炎、寄生虫性肌炎等,后者包括多发性肌炎、皮肌炎和包涵体肌炎。

(四) 内分泌性肌病(endocrine myopathy)

主要包括皮质类固醇肌病、甲状腺或甲状旁腺功能亢进或减退导致的一组肌病。

(五) 先天性肌病(congenital myopathy)

是指出生时或青少年期发生的一组非肌营养不良性肌肉疾病,多数为遗传性,进展缓慢,呈相对良性的发展过程,主要包括中央轴空病、中央核肌病(肌管肌病)、杆状体肌病、两型纤维发育不均衡、还原体肌病、微管聚集性肌病等。

(六) 离子通道病(ion channel diseases)

是指编码钠、氯或钙离子通道蛋白的基因发生突变,导致以周期性麻痹和非营养不良性肌强直为主要临床特征的一组肌病。主要包括钠离子通道病、钙离子通道病和氯离子通道病。

二、肌病的主要症状和体征

(一) 肌无力

是肌病最为常见的症状。不同类型的肌病,其肌无力的分布也不尽相同。①近端肌无力主要见于进行性肌营养不良、多发性肌炎或皮肌炎、代谢性肌病;②远端肌无力主要见于包涵体肌炎或包涵体肌病、远端型肌病、强直性肌营养不良等;③面肌受累主要见于面肩肱型肌营养不良、眼咽型肌营养不良、先天性肌营养不良或先天性肌病以及重症肌无力;④眼外肌受累主要见于重症肌无力、线粒体脑肌病(尤其是慢性进行性眼外肌麻痹型)、眼咽型肌营养不良和某些先天性肌病等;⑤颈肌和咀嚼肌无力常见于多发性肌炎或皮肌炎、脂质沉积性肌病、重症肌无力、强直性肌营养不良;⑥咽喉肌麻痹导致的吞咽困难是各种肌病晚期的常见症状,疾病早期即出现吞咽功能障碍者常见于重症肌无力、多发性肌炎或皮肌炎、脂质沉积性肌病;⑦呼吸肌受累多见于各类神经肌肉病的晚期,但在重症肌无力、酸性麦芽糖酶缺陷病和肌原纤维肌病患者早期即可累及呼吸肌,导致呼吸困难。

(二) 肌萎缩

是指肌容积变小。主要由肌纤维萎缩或坏死导致的肌纤维数量减少引起。肌萎缩常伴有肌无力,但肌无力并不一定有肌萎缩。如重症肌无力患者肌萎缩少见,另有一些肌病如多发性肌炎、代谢性肌病和肌营养不良等,其早期肌纤维的破坏并不导致肌容积改变,因而尽管有明显的肌肉无力,但并不表现为肌萎缩。

(三) 肌痛和肌压痛

是炎症性肌病的重要临床特征之一,尤其常见于急性和亚急性期的 IIM、病毒性肌炎、风湿性多肌痛和肌筋膜炎,慢性 IIM 的肌痛和肌压痛少见。

(四) 肌强直

是指一组肌肉在随意收缩或机械刺激之后产生的不自主的、强有力的持续性肌收缩现象。常见于强直性肌营养不良、先天性肌强直、先天性副肌强直和软骨营养不良性肌强直(Schwartz-Jampel 综合征)、神经性肌强直、僵人综合征。

(五) 病态疲劳

正常人达到一定的运动负荷后均可出现疲劳现象,这是一种生理性保护机制。但有一些肌病患者达到疲劳的运动负荷量明显下降,表现为行走数十米或数百米后即出现明显的疲劳感,需休息一段时间后方可继续行走。这种病态疲劳现象是重症肌无力、线粒体肌病和脂质沉积性肌病的重要临床特征。

(六) 肌肥大和假性肥大

肌肥大是指肌容积的增大。由肌纤维直径增大引起的肌容积增加称为真性肌肥大,主要见于先天性肌强直和甲状腺功能减退性肌病;由肌纤维破坏导致肌间质的(包括脂肪和结缔组织)反应性增生引起的肌容积增加称为假性肥大,主要见于假肥大型肌营养不良。

三、肌病的诊断和鉴别诊断

肌病的诊断可分为不同的层级,根据临床特点、肌电图、血清肌酸激酶和肌肉影像可对某些肌病做出临床诊断,如面肩肱型肌营养不良等;根据肌活检病理特征可对一些疾病做出病理诊断,如中央轴空病等良性先天性肌病;对遗传性肌病,根据免疫组化和基因检测可从分子水平进行确诊,如肌营养不良的各种类型。肌病的诊断和鉴别诊断流程见图 17-1。

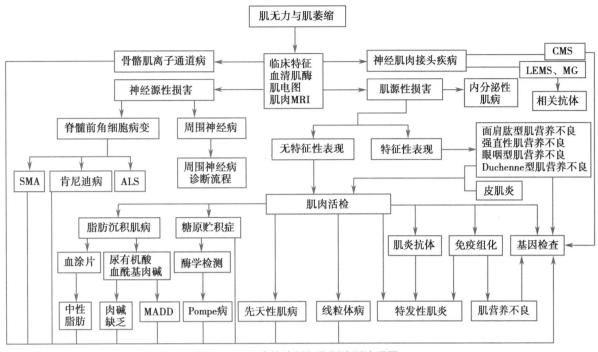

图 17-1 肌病的诊断和鉴别诊断流程图

CMS. 先天性肌无力综合征;MG. 重症肌无力;LEMS. Lambert-Eaton 肌无力综合征;
SMA. 脊髓性肌萎缩;MADD. 多酰基辅酶 A 脱氢酶缺乏;ALS. 肌萎缩侧索硬化。

第二节　炎症性肌病

炎症性肌病(inflammatory myopathy)是一组以骨骼肌炎性细胞浸润和肌纤维坏死为主要病理特征的异质性疾病,简称"肌炎(myositis)"。主要包括两大类:一类为具有明确病因的感染性肌炎(infectious forms of myositis),如病毒性肌炎、寄生虫性肌炎和热带肌炎等;另一类为病因未明但与自身免疫有关的特发性炎症性肌病(idiopathic inflammatory myopathy,IIM),包括多发性肌炎(polymyositis,PM)、皮肌炎(dermatomyositis,DM)和包涵体肌炎(inclusion body myositis)。

炎症性肌病的诊疗环节:

1. 详细询问患者肌无力发生的时间和分布特点以及有无一过性的皮肤损害。
2. 体格检查时要注意仔细检查每一块肌肉,尤其是面部和颈部肌群。
3. 肌酶和风湿系列检查有助于判断肌肉损害的程度和是否合并其他自身免疫性疾病。
4. 肌电图和神经电生理检查可帮助排除亚急性起病的下运动神经元综合征和重症肌无力。
5. 肌肉活检病理检查是本病诊断和鉴别诊断的重要依据。
6. 肌炎特异性抗体检测可为 IIM 提供重要的血清学诊断生物标志物。
7. 多发性肌炎是可治疗的疾病,类固醇激素和免疫抑制剂的应用要注意足够剂量和足够疗程。
8. 血清肌酶检查是免疫抑制治疗疗效观察的重要生化指标。
9. 本病容易复发,必要时需要使用维持量类固醇激素治疗。
10. 定期全身系统检查,排除合并其他器官肿瘤的可能性。

临床病例讨论

(一) 门诊就诊情况

患者张 ×,男性,51 岁,干部。因"进行性四肢无力伴颈部无力 3 个月"就诊。

患者 3 个月前出现四肢无力,上楼费力,下蹲后起立困难,不能独立行走,双臂平举无力。1 个月前出现颈部疲劳感,严重时抬头费力。无晨轻暮重现象,无肌肉跳动和肌痛。无吞咽困难,无皮肤红斑和皮肤水肿。

病情缓慢进行性加重。

体格检查：神志清楚，言语流利，计算力、记忆力及定向力均正常。脑神经检查未见异常。颈前屈肌肌力稍差，余头颈部诸肌肌力均正常。四肢肌张力低，肱二头肌、三头肌、冈上和冈下肌、三角肌肌力4级，上肢远端肌力正常。髂腰肌和股四头肌肌力3~4级，下蹲后起立困难。胫前肌肌力5⁻级，余下肢远端肌力正常。无肌萎缩，无肌肉压痛和肌束震颤，无皮疹。双肱二头肌反射(++)，双膝反射(±)，无深浅感觉障碍，无锥体束征。颈无抵抗，Kernig征(−)。

辅助检查：血肌酸激酶10 367IU/L，肌电图提示肌源性损害、表现为插入电位延长，大量的纤颤和正锐波（图17-2）以及强直样放电。运动单位电位时限缩短，波幅减小，多相波增多（图17-3），募集电位呈病理干扰相。重频刺激未见异常。

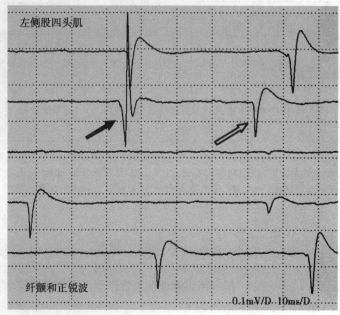

图17-2 针电极插入诱发出的纤颤电位（箭头）和正锐波（空箭头）

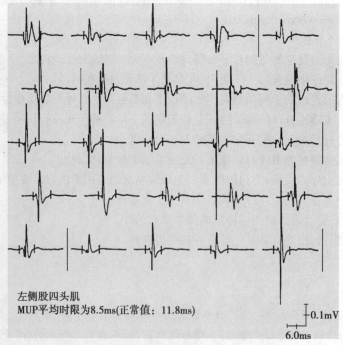

图17-3 运动单位电位时限缩短，多相波增多

思路 1：对肌无力和肌萎缩患者,病史中除询问肌无力的特点外,还应该注意哪些临床表现?
对鉴别诊断有重要价值的症状和体征包括肌痛、肌强直、肌束震颤、肌肉痉挛和骨关节畸形等。

知识点

肌痛的鉴别诊断

肌痛是肌病的常见症状之一,可以表现为肌肉酸痛和胀痛,体格检查时可发现肌肉有压痛。肌痛最常见于各种炎症性肌病,是鉴别多发性肌炎与进行性肌营养不良的重要症状和体征,但没有肌痛不能排除多发性肌炎。此外,运动后的肌肉酸痛还常见于代谢性肌病,如线粒体肌病、脂质沉积性肌病和糖原贮积症。糖原贮积症 V 型多表现为运动后的肌肉痛性痉挛。

思路 2：本病的定位诊断是什么?
根据四肢近端肌无力的分布特点、肌酸激酶中度增高和肌电图显示肌源性损害等实验室检查证据,本病定位于肌肉。

知识点

肌无力和肌萎缩的定位诊断

肌无力和肌萎缩定位诊断的解剖学基础是运动单位,包括脊髓前角、神经前根、神经丛、神经干、神经肌肉接头突触前膜和突触后膜及肌肉,运动单位中的任何一个结构出现病变都可以导致肌无力和肌萎缩。因此,根据临床肌无力和肌萎缩的分布特点、是否伴有感觉症状、血清肌酸激酶水平及肌电图改变的特点可以确定运动单位损害的部位。脊髓前角和周围神经损害引起肌无力和肌萎缩时,多以肢体远端受累为主;前角损害时多为不对称,而周围神经损害时的肌无力多为对称且伴有感觉障碍。神经肌肉接头损害时仅有肌无力而没有明显的肌萎缩,严重或晚期患者可出现轻度失用性肌萎缩。肌源性损害的患者肌无力和肌萎缩多以近端为主,除面肩肱型肌营养不良外多为对称性。神经源性损害时,血清肌酶多正常或轻度升高(很少超过正常上限的 5 倍),而多数肌源性损害时肌酶有不同程度的升高,Duchenne 型肌营养不良 /Becker 型肌营养不良、肢带型肌营养不良、多发性肌炎和急性横纹肌溶解患者的肌酶升高最为显著。神经肌肉接头疾病的血清肌酶多无升高。肌电图对鉴别神经源性、肌源性和神经肌肉接头疾病具有重要意义。

思路 3：本病的定性诊断是什么?
中年男性,亚急性起病,对称性四肢近端肌无力以及颈肌受累,血清肌酸激酶中度升高,肌电图肌源性损害,考虑炎症性肌病、代谢性肌病或内分泌性肌病的可能性大。

知识点

肌病的定性诊断

肌病的病因大体上可分为遗传性和获得性。遗传性多起病隐匿,多数在 40 岁以前出现临床症状,进展缓慢,主要见于各种类型的肌营养不良和先天性肌病。遗传代谢性肌病虽可以急性和亚急性起病,但多有在应激情况下出现症状波动和反复发作的特点。多发性肌炎是最为常见的成人发病的获得性肌病,半年内迅速发展,出现严重的肌无力,表现为蹲起不能、吞咽困难、抬头费力,严重者不能自主翻身、卧床不起、呼吸困难。内分泌性肌病属获得性的肌病,常见于甲状腺功能减退或亢进患者。

思路 4：本病主要与哪些疾病进行鉴别?
本病鉴别诊断包括运动神经元病、重症肌无力、兰伯特 - 伊顿(Lambert-Eaton)肌无力综合征、代谢性肌病(脂质沉积性肌病和线粒体肌病)、肢带型肌营养不良、甲状腺功能减退性肌病等。

> 知识点
>
> ### 肌病的鉴别诊断
>
> 　　运动神经元病可以亚急性起病,也可表现为对称性的近端肌无力。尽管其为神经源性损害,但肌酸激酶可以有轻至中度升高,容易与肌源性损害混淆,肌电图检查有助于鉴别。重症肌无力和 Lambert-Eaton 肌无力综合征可以通过神经电生理检查与肌病进行鉴别。多发性肌炎、代谢性肌病和肌营养不良需通过肌肉活检进行鉴别。
>
> 　　多发性肌炎和肌营养不良均表现为四肢近端为主的肌无力和明显的肌酸激酶升高。肌营养不良多为隐匿起病,缓慢进展数年内出现蹲起困难,逐渐丧失行走能力。而多发性肌炎多为亚急性起病,半年内出现明显的肌无力症状,表现为上楼困难、蹲起费力。早期出现颈肌和咽喉肌受累是多发性肌炎与进行性肌营养不良鉴别的重要特点。
>
> 　　多发性肌炎如果合并皮肤损害即为皮肌炎,后者的皮肤损害可以在肌无力之前或之后出现,也可以是一过性的,容易被患者忽视。有的皮肤损害非常轻微,仅表现为眼睑红肿或面部水肿。多发性肌炎还可以合并其他风湿性疾病,如类风湿关节炎、红斑狼疮、干燥综合征和硬皮病等。因此,可伴有关节肿胀、疼痛、皮肤红斑、肺纤维化等风湿性疾病的症状和体征。
>
> 　　亚急性起病的四肢近端肌无力是多发性肌炎的重要特点,但也见于线粒体肌病、脂质沉积性肌病和重症肌无力。这些肌病均可以表现为自行缓解复发的临床特点,重症肌无力甚至在一天之内也可以表现出症状波动,即晨轻暮重现象。运动不能耐受通常表现为行走数百米甚至数十米即需要休息,而短暂的休息后又可以继续行走。上述肌病的病态疲劳和运动不耐受现象有助于与多发性肌炎鉴别。

　　思路 5:门诊应做哪些检查?

　　进一步的检查包括血常规、血沉、血乳酸、肿瘤系列、风湿系列、甲状腺功能、心脏超声和肺 CT 等检查。

> 知识点
>
> ### 肌病伴多系统损害
>
> 　　肌病可以伴有其他系统损害。多发性肌炎和皮肌炎可以有肺纤维化,也可以同时合并红斑狼疮和干燥综合征。强直性肌营养不良可有中枢神经系统、内分泌系统、消化系统受累。甲状腺功能减退或亢进引起肌无力时,可首先表现为肌病的症状,甲状腺功能相关的症状不明显。线粒体肌病或脑肌病时,听觉、视觉、心血管、内分泌、消化、中枢和周围神经等全身多个系统都可以受累。糖原贮积症常合并肥厚型或扩张型心肌病。因此,对肌病患者而言,完善各项检查对明确诊断是十分必要的。

　　思路 6:是否进行肌肉活检?

　　该患者肌电图示肌源性损害,血清肌酶升高,提示肌肉病变,应该行肌肉活检以明确诊断。

> 知识点
>
> ### 肌肉活检的适应证
>
> 　　1. 临床和神经肌肉电生理检查提示肌源性损害时,为明确病因,肌肉活检是必要的检查。
> 　　2. 肌电图不能明确神经源性或肌源性损害时,可通过肌肉活检明确损害的部位。
> 　　3. 血管炎性周围神经病时,为寻找血管炎的证据有时需要周围神经和肌肉联合活检。
> 　　4. 一些中枢神经系统的溶酶体代谢病,如法布里(Fabry)病、脑白质营养不良、神经蜡样质脂褐素沉积症,可通过肌肉活检发现溶酶体在肌肉内的累积。

（二）入院后进一步检查情况

入院后进行系列实验室检查：血常规和血沉正常。风湿系列检查：抗 uIRNP 抗体、抗 Sm 抗体、抗 SSA 抗体、抗 SSB 抗体、抗 ScL-70 抗体、抗 Jo-1 抗体、抗核抗体、抗双链 DNA 抗体均阴性。免疫球蛋白 G（IgG）、免疫球蛋白 A（IgA）、免疫球蛋白 M（IgM）、补体成分3（C3），补体成分4（C4）、类风湿因子、抗链球菌溶血素"O"、C 反应蛋白均在正常范围。肿瘤系列因子正常，胸部 CT 正常。甲状腺功能正常。

左侧肱二头肌活检病理检查：肌纤维大小明显不等，可见散在或呈小群分布的坏死、再生肌纤维伴吞噬现象（图 17-4）。肌内膜中度增生，未见炎性细胞浸润，糖原 PAS 染色、油红 O 脂类染色法（ORO）、三色染色（MGT）、还原型辅酶 I- 四氮唑还原酶染色（NADH）、细胞色素 C 氧化酶染色（COX）等染色均正常，ATPase 染色无同型肌纤维群组化现象。肌营养不良蛋白（dystrophin）、肌聚糖（sarcoglycan）、dysferlin、小窝蛋白 -3（caveolin-3）免疫组织化学染色未见缺失（图 17-5~ 图 17-7）。MHC-1 可见多数肌纤维明显阳性表达（图 17-8、图 17-9）。肌活检病理诊断：坏死性肌病伴 MHC-1 阳性。

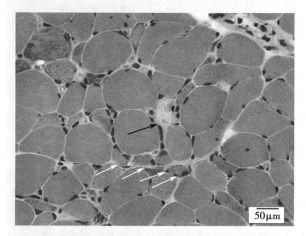

图 17-4 肌肉活检示大量坏死和再生肌纤维

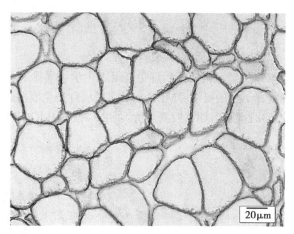

图 17-5 肌膜 dystrophin 蛋白表达正常，抗 dystrophin（rod，N-terminal，C-terminal）抗体免疫组织化学染色

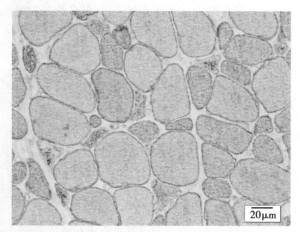

图 17-6 肌膜和肌浆内 dysferlin 蛋白表达正常，抗 dysferlin 抗体免疫组织化学染色

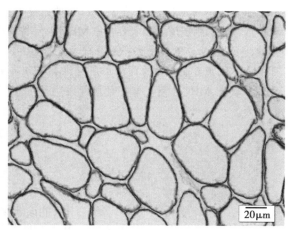

图 17-7 肌膜 sarcoglycan（α、β、γ、δ）蛋白表达正常，抗 sarcoglycan 抗体免疫组织化学染色

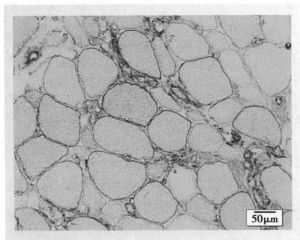

图 17-8　肌膜和血管内皮细胞 MHC-1 阳性表达，抗 MHC-1 抗体免疫组织化学染色

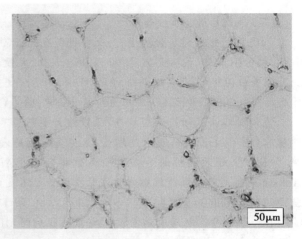

图 17-9　正常对照，示血管内皮细胞 MHC-1 阳性表达，肌膜不表达，抗 MHC-1 抗体免疫组织化学染色

思路 7：如何解读病理报告结果？

该患者肌肉活检病理免疫组织化学结果排除了 Duchenne 型肌营养不良 /Becker 型肌营养不良、肢带型肌营养不良的可能。MHC-1 阳性提示自身免疫性异常导致坏死性肌病的可能，结合临床特点考虑免疫介导的坏死性肌病，如果检测血清抗 SRP 或抗 HMGCR 抗体阳性则可以确证。

知识点

IIM 的病理特点

肌纤维坏死见于多种神经肌肉疾病，以肌纤维坏死和再生为主要病理特点的肌活检改变可见于多发性肌炎、皮肌炎、进行性肌营养不良和横纹肌溶解等。如果伴有炎症细胞浸润，多考虑为多发性肌炎或皮肌炎，但明显的炎细胞浸润有时也见于某些类型的肌营养不良，尤其是远端型肌营养不良（三好肌病）、肢带型肌营养不良 2B 型（LGMD2B）和面肩肱型肌营养不良，免疫组化和基因突变分析可资鉴别。由于肌活检的局限性，一些多发性肌炎的患者有时活检标本取不到炎性细胞浸润灶，这时常规肌肉病理很难与进行性肌营养不良鉴别。MHC-1 阳性的肌纤维表明有抗原提呈过程，可见于几乎所有坏死肌纤维，无特异性。但如果非坏死纤维表达 MHC-1 表明有免疫介导的病理生理过程，提示炎症性肌病的可能。本例患者肌肉活检病理以肌纤维坏死和再生为主，常见的一组肌营养不良蛋白免疫组化染色未见蛋白缺失，MHC-1 可见非坏死肌纤维明显阳性表达，尽管没有发现炎细胞浸润，仍提示多发性肌炎可能性大。

知识点

IIM 的诊断和分型诊断标准

IIM 可累及肌肉、皮肤、肺和关节等多个器官，临床、病理和血清免疫学特征存在很大的异质性，尽管肌病、风湿病和皮肤病领域的专家对本病的诊断标准在具体细节上（尤其是亚型分类）尚未形成广泛共识，但对本病诊断的基本原则是一致的。

一、IIM 的诊断

必须满足以下两条：

1. 急性或亚急性（数周到数月）起病的肌肉和 / 或皮肤受累，伴或不伴肺（间质性肺病）和关节等受累。

2. 至少一项自身免疫介导的证据：①肌肉病理自身免疫证据；②血清自身抗体阳性；③合并其他自身免疫性疾病。自身免疫介导证据的特异性决定了诊断的分级。

（一）肌肉受累的证据

至少一项：

1. 临床肌无力。

2. 血清肌酸激酶。

3. 肌肉活检提示肌源性损害。

4. 肌电图提示活动性的肌源性损害。

5. 肌肉 MRI 发现肌肉损害伴有水肿。

（二）皮肤受累的证据

下列改变至少一项：①典型的皮肤受累包括 Gottron 征；②眼睑水肿型红斑；③面部红斑或日光过敏性皮疹；④胸背部皮疹（胸部"V"形征或背部"披肩"征）；⑤皮肤皲裂、增厚（机械师手）；⑥雷诺现象；⑦皮肤硬化、钙化；⑧皮肤弥漫性肿胀；⑨色素沉着和色素脱失；⑩皮肤溃疡等。

（三）自身免疫的证据

1. 肌肉活检病理　①单核细胞侵入非坏死纤维；②弥漫性 MHC-1 阳性；③肌纤维内 MxA 阳性（皮肌炎）；④束周毛细血管 Mac 阳性（皮肌炎）；⑤P62 阳性（包涵体肌炎）；⑥肌内膜或肌束膜或血管周围炎性细胞浸润。

2. 血清抗体

（1）肌炎特异性抗体：①抗氨酰基 tRNA 合成酶抗体（抗 Jo-1 抗体、抗 EJ 抗体、抗 OJ 抗体、抗 PL-7 抗体、抗 PL-12 抗体、抗 KS 抗体、抗 Ha 抗体、抗 Zo 抗体）；②抗 Mi-2 抗体；③抗黑色素分化相关基因 5（MDA5）抗体；④抗转录介导因子 1γ（TIF1γ）抗体；⑤抗核基质蛋白 2（NXP2）抗体；⑥抗小类泛素调节激活酶（SAE）抗体；⑦抗信号识别颗粒（SRP）抗体；⑧抗 3- 羟基 -3- 甲基戊二酸单酰辅酶 A 还原酶（HMGCR）抗体；⑨抗胞质 5′- 核苷酸酶 1A 抗体（cN1A）抗体（包涵体肌炎）。

（2）肌炎非特异性抗体：PM-scl75、PM-scl100、Ku、Ro52、anti-U1RNP 等。

3. 合并其他自身免疫性疾病　系统性红斑狼疮、干燥综合征、系统性硬化、类风湿关节炎、自身免疫性肝病等。

二、IIM 的分型诊断

随着免疫学技术的发展，IIM 的分型不断演变。在 1975 年 Bohan 和 Peter 的诊断标准中，根据是否有皮肤损害，将 IIM 分为 2 个类型，即多发性肌炎和皮肌炎。1991 年在 Dalakas 的诊断标准中，增加了包涵体肌炎的类型，该型的主要特点是慢性起病，远端肌肉不对称受累、肌肉病理可见镶边空泡、免疫抑制治疗效果差。2004 年欧洲神经肌肉疾病中心和美国疾病肌病协作组（ENMC）将 IIM 分为 5 个类型，即皮肌炎、包涵体肌炎、多发性肌炎、非特异性肌炎（NSP）、免疫介导的坏死性肌病（IMNM）。尽管这些亚型主要是根据临床表现、病理改变和血清学特点来进行划分，但各型间存在很多叠加部分。目前对多发性肌炎多采用了更为严格的诊断标准，即必须要有肌肉活检病理发现单核细胞侵入非坏死纤维才能确诊，因此 PM 变得非常少见。IMNM 是指肌肉活检仅有少量炎性细胞浸润、肌肉坏死严重、CK 明显增高、SRP 或 HMGCR 抗体阳性的一组 IIM，以往 IMNM 通常被诊断为"可能的多发性肌炎"。NSM 是指肌肉活检发现肌内膜、肌束膜和血管周围有明显的炎性细胞浸润，但没有发现单核细胞侵入非坏死纤维。除上述 5 种类型外，风湿病学专家倾向将 8 种抗合成酶抗体阳性的 IIM 单列为一种亚型，称为抗合成酶抗体综合征；也有研究者将明确合并其他风湿病的 IIM 称为重叠综合征。在皮肌炎中，如果仅有典型的皮肤改变，而没有肌肉受累的证据，称为无肌病的皮肌炎。如果临床无皮肤损害，但肌肉活检发现典型的束周萎缩，则称为无皮疹性皮肌炎。

思路 8：首选何种药物治疗？

首选口服泼尼松治疗，剂量为 1mg/（kg·d）。一般成人为泼尼松 60mg/d。患者住院期间泼尼松 60mg 治疗 10 天，复查 CK 8 620IU/L。临床肌力无改善。

下一步如何处理？如何判断疗效？激素如何减量？是否需要维持量？

经过 10 天的激素治疗，CK 由 10 367IU/L 下降至 8 620IU/L，表明激素治疗有效。由于需要长期服用激素,建议患者出院继续治疗,定期门诊复查。多发性肌炎激素治疗临床疗效的判断主要依靠肌力的改善和血清肌酶的下降。当出现明显肌力改善或 CK 下降时开始减量,成人初始剂量 1mg/(kg·d),一般要维持 4~6 周。以泼尼松为例,减量方法为:减量 5mg,口服 1 周;再减 5mg,口服 2 周;再减 5mg,口服 3 周;以此类推,减至泼尼松 30mg/d 时,减量的幅度可以调整为 2.5mg,减量间隔时间规律不变。总疗程需要 1 年以上。多发性肌炎容易复发,多数患者需要 10~20mg/d 的维持剂量。

> 知识点
>
> **多发性肌炎的治疗**
>
> 　　类固醇激素是治疗多发性肌炎的首选药物,由于需要较长的疗程,因此一般不主张静脉给药,通常也不推荐大剂量甲泼尼龙冲击治疗。长期使用含有氟的类固醇制剂被认为容易导致皮质类固醇肌病发生,一般也不选用口服地塞米松。口服甲泼尼龙或泼尼松是治疗多发性肌炎的首选类固醇激素的剂型。
>
> 　　激素治疗主要是抑制自身免疫介导的肌纤维坏死过程,当激素发挥疗效后,肌纤维坏死过程即得到抑制,2 周左右血清肌酶开始下降。但肌纤维的再生需要较长的时间,因此临床肌力的改善需要 3~4 周或者更长的时间才出现。

　　思路 9:类固醇激素的副作用有哪些? 如何防范?

　　长期类固醇激素治疗可能会出现严重的副作用,治疗初起即应改注意防范。常见的副作用包括高血糖、高血脂、低血钾、水钠潴留、肥胖、应激性胃溃疡、骨质疏松、股骨头坏死、白内障、皮质类固醇肌病以及诱发机会性感染等。防范措施包括低盐、低脂肪、低碳水化合物和高蛋白饮食。口服补钾、补钙制剂及胃酸抑制剂等。同时应注意适量增加体育活动,预防感冒,避免机会感染。

> 知识点
>
> **皮质类固醇肌病**
>
> 　　类固醇激素除免疫抑制作用外,对葡萄糖、脂肪和蛋白质代谢有着重要的影响。由于其明显的促进蛋白质分解的作用,因此可能导致皮质类固醇肌病,临床表现为下肢近端为主的肌无力、肌萎缩伴肌痛。肌活检病理显示选择性 2 型肌纤维萎缩和肌纤维内脂肪增加。在类固醇激素治疗多发性肌炎过程中出现肌无力加重时,需鉴别是原发病恶化还是合并了皮质类固醇肌病。前者肌无力恶化与肌酸激酶升高同步出现,而后者肌无力恶化,但肌酸激酶无变化或持续下降。一旦出现皮质类固醇肌病,应减量或停用类固醇激素,改用其他免疫抑制剂。也可以给蛋白同化类激素,如丙酸睾酮 25mg,肌内注射,每周两次。

　　思路 10:如何判断类固醇激素疗效不充分? 何时加用细胞毒性免疫抑制剂或其他免疫调节治疗?

　　类固醇激素治疗 6~8 周后肌酸激酶下降仍不明显时,提示激素治疗不敏感,要考虑加用细胞毒性免疫抑制剂。常用的此类药物包括硫唑嘌呤、甲氨蝶呤、环磷酰胺。3 个月后如果疗效仍不满意,要考虑是否诊断有问题,或改用其他新型免疫抑制剂如环孢霉素、他克莫司等,也可加用大剂量的静脉用免疫球蛋白治疗。

> 知识点
>
> **免疫抑制剂的应用指征**
>
> 　　细胞毒性免疫抑制剂主要用于类固醇激素治疗效果不佳的患者,当患者有严重的高血压或糖尿病时,为减少激素的用量也可以在治疗开始时就加用细胞毒性免疫抑制剂。使用免疫抑制剂时要注意监测不良反应,主要包括骨髓抑制、肝功能损害、机会感染和诱发肿瘤等。

　　思路 11:哪些因素影响本病的预后?

患者发病年龄和开始治疗时病程的长短直接影响本病的预后。

> **知识点**
>
> **多发性肌炎的预后**
>
> 　　老年患者和确诊前病程比较长的患者疗效通常比较差。激素和免疫抑制剂可控制自身免疫损害对肌纤维的破坏作用,但肌力的恢复取决于坏死肌纤维的再生和修复能力。多发性肌炎的早期,肌纤维破坏相对较轻,再生和修复比较迅速和完全。如果病程较长,肌纤维破坏严重且肌内膜明显增生,肌纤维再生不完全,肌力恢复也会受到限制。老年人由于对药物不良反应的耐受性比较差,肌肉再生能力相对弱,且容易合并心肺并发症等因素,预后较差。

第三节　重症肌无力

　　重症肌无力(myasthenia gravis,MG)是自身免疫性神经肌肉接头疾病,以病态疲劳(晨轻暮重、活动后加重休息后减轻)和无力为主要表现,骨骼肌肌群(眼外肌、面肌、球部肌、颈肌、四肢肌和呼吸肌)受累,而中枢和周围神经未受累,因此肌容积、腱反射、感觉、自主神经和括约肌正常,病理征阴性。

一、诊断及鉴别诊断要点

　　1. 肌群的受累及其时间是重要的问诊点,要明确其是否存在病态疲劳。定量进行肌群功能检查(疲劳试验)是 MG 诊断和临床分型的重要基础。

　　2. 乙酰胆碱受体(AChR)和肌肉特异性酪氨酸肌酶(MuSK)抗体具有高度特异性,可提示自身免疫受累。新斯的明试验、重复神经电刺激(RNS)和单纤维肌电图(SFEMG)可提示神经肌肉接头受累,支持 MG 的诊断。胸腺异常是 MG 的主要伴发疾病,发现并治疗有助于改善 MG 的预后,部分胸腺瘤本身有一定恶性倾向,需要得到及时治疗。胸腺 CT 能够发现胸腺瘤。连接素(titin)和雷诺丁受体(RyR)抗体阳性提示潜在的胸腺瘤。

　　3. MG 的病态疲劳现象需与其他疾病进行鉴别。多种神经肌肉疾病均可存在病态疲劳或运动不耐受现象,甚至新斯的明试验时也有一定程度改善,RNS 和 SFEMG 也有类似 MG 的异常。这些疾病包括 Lambert-Eaton 肌无力综合征(LEMS)、线粒体肌病、脂肪或糖原累积引起的代谢性肌病、离子通道病、运动神经元病和肉毒毒素中毒等。眼外肌受累的鉴别包括眼睑痉挛(Meige 综合征)、动眼神经麻痹(糖尿病、动脉瘤和脑干病变)、Horner 综合征、先天性睑下垂、下颌瞬目综合征、眼咽型肌营养不良、慢性进行性眼外肌麻痹、格雷夫斯眼病(Graves 眼病)、眼眶内占位(眶内肿瘤、脓肿或炎性假瘤等)和 Miller-Fisher 综合征。咽喉肌和呼吸肌受累需与脑干梗死、后组脑神经损害、进行性延髓麻痹、多发性肌炎、脂质沉积性肌病鉴别。儿童或青少年起病者应与先天性肌无力综合征鉴别。全身性肌无力需要鉴别慢性疲劳综合征。

二、分型

　　按受累范围和严重程度,对成人的 MG 有两种常用的分型系统。

　　1. Osserman 分型　Ⅰ型,病变仅局限于眼外肌。Ⅱ型,缓慢起病,通常眼外肌受累首发,逐渐累及四肢肌群和球部肌群,呼吸肌不受累;Ⅱa 型为轻度全身型,Ⅱb 型为中度全身型,较Ⅱa 型严重,尤其是球部肌群受累。Ⅲ型,发病数周内累及四肢肌群和球部肌群,半年内累及呼吸肌。Ⅳ型,多在 2 年后由Ⅰ和Ⅱ型发展而来,累及呼吸肌。Ⅴ型,伴有局限性肌萎缩。

　　2. MGFA 分型　Ⅰ型,主要累及眼外肌受累,其他肌群正常。Ⅱ、Ⅲ和Ⅳ型分别为轻度、中度和重度受累,根据受累肌肉的分布又分为 a 和 b 亚型,其中 a 亚型主要累及四肢和中轴肌群,可伴有球部肌群受累但无呼吸肌受累,b 亚型主要累及球部肌群和呼吸肌。Ⅴ型是指需气管插管和 / 或人工通气。儿童(15 岁以下)发病的 MG 少见全身型。女性 MG 患者产下的新生儿可发生新生儿一过性肌无力。

　　3. MG 严重时可因呼吸肌无力导致肌无力危象(myasthenic crisis),需要气管插管和人工通气。MG 严重时亦可因大量使用胆碱酯酶抑制剂导致胆碱能危象,需要与肌无力危象鉴别。

三、MG 的诊疗环节

1. 详细询问患者病程中的症状(受累肌群及病态疲劳)以及发生不同症状的时间。

2. 体格检查时重点关注受累肌群分布,并评价肌容积、腱反射、病理征、感觉、自主神经和括约肌。

3. 结合本单位的具体条件,对临床疑诊 MG 的患者进行胆碱酯酶抑制剂试验、RNS 检查以及 AChR 抗体和 MuSK 抗体等检查,以确定是否有自身抗体导致神经肌肉接头传导障碍的证据,明确 MG 的诊断。

4. 对于确诊证据不足的患者,进行完善的鉴别诊断,并排除合并的其他疾病(尤其是甲状腺疾病),临床拟诊,并决定随访或试验性治疗,仍然不能确诊者密切随访并进一步排除鉴别诊断疾病。

5. 进行胸腺 CT 检查以明确胸腺情况。

6. MG 严重程度评价(定量测评受累肌群的严重程度,如采用许贤豪量表或 MGFA 量表)和肌无力危象风险评估。

7. 对于确诊的 MG 患者,进行临床分型,并结合胸腺情况决定治疗方案。

8. 对肌无力危象前期患者及时进行干预,减轻症状和严重程度后进行长期免疫治疗。

9. MG 患者出院后仍需进行长期随访,进行长期免疫治疗,住院期间、出院前和随访时对患者进行相关的健康宣教。

临床病例讨论

门诊就诊情况

患者,曹××,男性,39 岁,公务员,已婚,体重 82kg。因"眼睑下垂 20 天,视物成双 7 天"于 2012-4-19 门诊就诊。

患者交替性眼睑下垂 20 天,视物成双 7 天,开始为左眼睑下垂,1 周后好转并出现右眼睑下垂,无咀嚼和吞咽困难,无闭目无力、鼻音和憋气,无举臂和上楼困难。上述症状有晨轻暮重。外院肌内注射新斯的明 1mg 后 20 分钟观察眼睑下垂仅轻微改善,复视无改善,主管医生判定为新斯的明试验可疑阳性,但患者自述 40~60 分钟时感到明显改善。

既往史:24 岁时曾经患"甲状腺功能亢进",治疗后已经停药 3 年。

体格检查:T 36.5℃,P 75 次/min,R 16 次/min,BP 107/68mmHg。(患者已经开始服用溴吡斯的明,检查前让患者停用 6 小时以上)神志清楚,双侧眼睑下垂,左侧 9-3,右侧 10-2(平视 60 秒时钟表位);左眼外展露白 2mm,内收露白 1mm,上下视充分;右眼外展和内收均露白 1mm,上下视受限;向左和向右注视均有复视,右眼轻度突出,双侧闭目埋睫征轻度不全;每秒一个数字匀速数数到 80 无声音改变,屈颈抬头 67 秒,侧平举和直腿抬高均 120 秒。肌容积正常,四肢肌力、肌张力、腱反射和共济运动均正常,病理征(−),感觉未见异常。

辅助检查:外院头颅 MRI 未见异常;T_3、T_4 正常范围,TSH 0.18mIU/L(参考值 0.35~4.94mIU/L);1 周前外院腋神经重复神经电刺激(RNS)示低频刺激明显减低,尺神经和面神经 RNS 未见异常。

思路 1:根据患者病史和体格检查,初步考虑定位诊断是什么?

患者的病史和疲劳试验提示有病态疲劳,低频 RNS 呈典型的递减反应,提示神经肌肉接头病变。排除肌容积、腱反射、病理征、感觉、自主神经和括约肌异常后可将病变定位于神经肌肉接头。

知识点

疲 劳 试 验

可以发现被患者忽略的肌无力症状和体征,疲劳试验对重症肌无力患者的诊断至关重要。定量疲劳试验可以客观、准确地评价胆碱酯酶抑制剂试验前后肌无力症状改善的程度,也可以作为评价疗效的重要指标。

在患者不过于疲劳、进餐后进行检查,且在说明进行疲劳试验的意义后要求患者最大程度配合,避免患者因过于劳累、饥饿和配合不足出现疲劳试验假阳性和高估严重程度。

重复神经电刺激(RNS)

选择刺激的神经包括支配近端的面神经、副神经、腋神经或肌皮神经以及支配远端的正中神经或尺神经。根据受累肌群,取最为接近的神经,获得阳性结果的可能性增加。

低频 RNS 阳性的定义是至少 1 条神经重复引出递减现象(>10%),有两种判断方法:①对检出递减>10%的神经,20~30秒以后再次行 RNS 检查,获得相近结果,即使只有 1 条神经 1 个频率引出递减现象,可作为阳性;②1 条神经上有两个以上刺激频率引出 >10% 的递减反应。眼肌型患者的低频 RNS 阳性率不足 50%,全身型可达 85%~90%。RNS 阴性不能排除 MG。

高频(10~20Hz)RNS 递增 >100% 有助于诊断 LEMS。MG 患者的感觉和运动神经传导速度和波幅通常正常,针极肌电图检查可见运动单位波形不稳定现象,在病情严重者或有肌萎缩者,也可出现类似肌源性损害的表现,但通常无异常自发电位。

思路 2:为进一步确定 MG 诊断,还应该完善哪一些检查?

重症肌无力是一种自身免疫性疾病,相关自身免疫抗体检测对定性诊断具有重要价值,包括 AChR、MuSK、RyR 和 titin 抗体。由于 MG 可合并甲状腺功能异常,因此还应该检测甲状腺功能以及抗甲状腺过氧化物酶自身抗体(TPOAb)和抗甲状腺球蛋白抗体(TGAb)。抗 TSH 受体抗体(TRAb)则有助于发现 Graves 眼病,该抗体的滴度与 Graves 眼病的严重程度相关。胸腺 CT 确定有无胸腺瘤。体格检查发现右眼轻度突出,应行眼眶 MRI 检查确定有无眼外肌肥大。重复新斯的明试验。

MG 相关自身抗体

全身型 MG 患者 AChR 抗体的阳性率为 85%,但眼肌型仅约 50%。AChR 抗体检查的特异性为99%,临床表现典型且该抗体阳性可确诊 MG。

同一患者抗体滴度变化与严重程度改变有相关性。

在 AChR 抗体阴性的全身型患者应检查 MuSK 抗体,该抗体阳性者眼外肌受累的比例低,多累及面部、球部、脊旁肌、食管上部肌肉和颈部肌肉,可伴有肌萎缩的比例较高,肌无力危象更常见,通常不合并胸腺异常。

40%~50% 的晚发型和 90% 的伴有胸腺瘤的 MG 患者可检测到 titin 抗体。该抗体阳性的 MG 患者通常病情更重,可伴有肌肉损害。50%~70% 的伴有胸腺瘤的 MG 患者可检测到 RyR 抗体,该抗体对胸腺瘤的特异性高于 titin 抗体,临床症状通常更重,且球部受累和呼吸肌受累较多,心源性猝死的风险也较高。这两种抗体的检测对 MG 的诊断意义不大,但在年轻患者有助于提示胸腺瘤的存在。

思路 3:患者在暂停溴吡斯的明 6 小时后肌内注射新斯的明 1.5mg,注射后的改变(表 17-1),提示明确阳性。TGAb 和 TPOAb 均在正常范围,TRAb 6.2IU/L(参考值 0~1.22IU/L)。AChR 抗体(ELISA 法)阳性,MuSK 抗体正常范围,titin 抗体(+)。胸腺强化 CT 示胸腺瘤(图 17-10)。眼眶 MRI 发现左眼外直肌增粗(图17-11)。结合上述结果,可确诊 MG 合并胸腺瘤。左侧眼球轻度突出,TRAb 滴度增高,且有甲状腺功能亢进病史,考虑合并 Graves 眼病。眼眶 MRI 发现眼外肌增粗支持该诊断。

表 17-1　新斯的明试验结果

| 时间 | 眼睑 | | 眼球内收 | | 眼球外展 | | 右眼上下视 | 埋睫征 | | 抬头 /s |
	左	右	左	右	左	右		左	右	
注射前	9-3	10-2	1	1	2	1	受限	轻度不全	轻度不全	67

续表

时间	眼睑		眼球内收		眼球外展		右眼上下视	埋睫征		抬头/s
	左	右	左	右	左	右		左	右	
注射后 20min	10-2	10-2	1	1	1.5	0.5	无改变	完全	完全	92
注射后 40min	11-1	11-1	0	0.5	1	0	无改变	完全	完全	120
注射后 60min	10-2	10-2	0.5	1	2	1	无改变	轻度不全	轻度不全	106

注:结果正常的项目在注射后各时点不复查,表中省略。

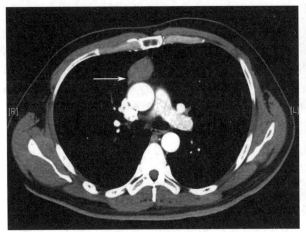

图 17-10　强化 CT 扫描显示胸腺瘤

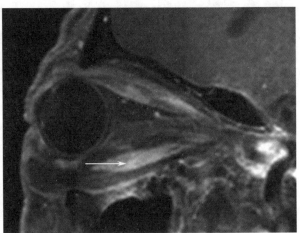

图 17-11　示 MRI 显示眼外肌增粗并部分增强

知识点

胆碱酯酶抑制剂试验

可提示神经肌肉接头受累,在临床表现典型的患者,胆碱酯酶抑制剂试验阳性即可临床确诊 MG。试验前最好停用口服胆碱酯酶抑制剂至少 6~8 小时,但对病情严重者不能停药时,也可在服药后 3~4 小时进行。

国内通常使用新斯的明试验:新斯的明成人 0.02mg/kg,儿童 0.02~0.03mg/kg,肌内注射,10~20 分钟起效,最长作用时间可持续 2 小时。可先肌内注射阿托品 0.5~1mg。注射新斯的明后每 10~20 分钟观察 1 次,直到 60 分钟,记录各主要肌群改善的程度。

要注意不同肌群的改善程度和出现改善的时间可不同。鼓励患者在完成注射新斯的明前后的疲劳试验时,要均等地尽最大努力,以减少由于努力程度不一致而导致的假阳性。为了避免因饥饿或过度劳累出现的假阴性,应在检查前让患者吃饭且适当休息。

思路 4:MG 还需要与哪些疾病鉴别?

MG 是突触后膜病变,主要需要与突触前膜病变 LEMS 进行鉴别。LEMS 也出现活动后早期加重,但持续活动后因突触前膜的乙酰胆碱(ACh)释放增加而使症状减轻。由于 ACh 释放减少,患者还会出现 M 受体功能不足的症状,包括口干、直立性低血压、胃肠道蠕动减少等。LEMS 中 60% 为副肿瘤综合征所致,可单独出现或伴有其他副肿瘤综合征的表现;40% 为自身免疫性。高频 RNS 递增 >100% 有助于诊断,电压门控钙通道(VGCC)抗体阳性支持诊断。肉毒中毒可因误服肉毒杆菌毒素(被污染的蜂蜜或罐头)或伤口感染肉毒杆菌所致,起病急、毒物暴露史和群体发病为其特点。

知识点

MG 重要的鉴别诊断——突触前膜的病变

MG 与 LEMS 鉴别要点(表 17-2):

表 17-2 MG 与 LEMS 鉴别要点

临床表现和特殊检查		MG	LEMS
临床表现	无力肌群分布	眼外肌,球部和肢体肌群单独或合并出现,眼外肌受累见于 70% 患者	肢体近端肌肉无力为主,眼外肌一般不受累
	无力特点	疲劳现象(活动后加重)	活动后可出现短暂性症状缓解
	自主神经症状	不常见	常见:口干、眼干、性功能减退、直立性低血压
	腱反射减退	不常见	多见
	可能的伴随疾病	胸腺增生 / 胸腺瘤	恶性肿瘤(60%)
辅助检查	可出现的自身抗体	AChR、titin、RyR、MuSK 抗体等	电压门控钙通道(VGCC)
	肌电图	低频(1~5Hz)递减 >15%343	1. 复合肌肉动作电位(CMAP)低 2. 最大力运动后 CMAP 增加 100% 3. 低频递减 >10% 4. 高频(50Hz)递增 >100%

注:MG,重症肌无力;LEMS,Lambert-Eaton 肌无力综合征;AChR,乙酰胆碱受体;Musk,肌肉特异性酪氨酸肌酶;titin,连接素;RyR,雷诺丁受体。

思路 5:该患者属于哪种临床类型? 初始治疗应该如何决策?

该患者为 Osserman Ⅱa 型,MGFA 分型也是Ⅱa 型。该患者的受累已经影响日常生活,应该考虑免疫治疗。因合并胸腺瘤,因此应尽早行胸腺切除术。

知识点

MG 的治疗原则

1. 诊断 MG 后即开始溴吡斯的明治疗。

2. 胸腺瘤患者行胸腺切除术,以避免胸腺瘤增大无法切除,但不一定能够改善 MG 的预后。AChR 抗体阳性的年轻全身型 MG 患者也要考虑胸腺切除术以改善 MG 的预后。

3. 进展性加重的所有 MG 患者均要给予免疫治疗。

4. 轻中度患者可以在门诊单用激素治疗,若不满意、激素依赖或激素减量后反复复发,则加用免疫抑制剂;对病情重、伴有胸腺瘤以及抗 titin 和抗 RyR 抗体阳性的患者要及时给予强免疫抑制剂。

5. 定期对疗效进行评价,疗效不足时调整免疫抑制剂治疗。

6. 严重者需住院治疗,采用血浆置换(PE)或静脉注射免疫球蛋白(IVIg)(发生危象气管插管后可给予甲泼尼龙冲击)治疗。初始治疗尽可能诱导缓解,给予足够剂量和足够疗程,同时积极预防不良反应。

7. 减量要个体化,根据随访中疲劳试验的结果调整,减至最小维持量。

8. 注意患者生活调养的宣教、强调预防感染、避免药物引起的加重以及患者情绪心理。

胸腺切除术

诊断了胸腺瘤或无法与胸腺瘤明确鉴别,无论 MG 是眼肌型还是全身型,均建议行胸腺切除术,胸腺瘤的病理学和影像学特征决定后续是否采用放射治疗和化学治疗。

与未行胸腺切除术的患者相比,接受胸腺切除术治疗的 MG 患者无需药物治疗而缓解的概率是未手术患者的 2 倍,症状完全消失的概率为 1.6 倍,临床改善的概率为 1.7 倍,比较严重的患者(Ⅱb、Ⅲ和Ⅳ型)获益更大。伴有 AChR 抗体的全身型 MG 可获益于胸腺切除术,AChR 抗体阴性的患者胸腺切除术的疗效尚未确定,目前证据不支持 MuSK 抗体阳性患者行胸腺切除术治疗。

选择行胸腺切除术的时机是 MG 初发病情较轻时或病情严重但治疗后减轻且临床稳定者,围手术期肌无力危象的发生率明显低于对病情不控制即手术者。

2 周后患者在胸外科行胸腺切除术,无咀嚼、吞咽和呼吸困难。术后病理示 B₂ 型胸腺瘤,胸外科建议患者术后放疗,但患者拒绝,且未来神经内科随诊。术后 1 个月症状明显改善,患者自行停用溴吡斯的明。术后 2 个月时患者就诊,咀嚼和吞咽困难,无憋气。双侧眼睑下垂。

思路 6:下一步应该如何治疗?

Osserman 分型为Ⅱb 型,MGFA 分型为Ⅲb 型,需要尽快开始免疫治疗。在使用溴吡斯的明的基础上,开始中等剂量激素治疗,并合用减少激素不良反应的药物。治疗之初应特别注意有无加重,根据症状调整溴吡斯的明用量。如果疗效不佳,要考虑尽早添加免疫抑制剂,加重明显则短期合用 PE 或 IVIg。

激素和免疫抑制剂的长期治疗

口服泼尼松作为免疫治疗的首选。Osserman 分型Ⅰ型和Ⅱa 型患者可从 60~80mg/d 或 1mg/(kg·d) 开始;而对于Ⅱb 和Ⅲ或Ⅳ型患者,通常从泼尼松 30mg/d 开始逐渐增加(每 2~3 天增加 5mg)到 1mg/(kg·d)。避免较大开始剂量诱发 MG 一过性加重(给药后的 4~10 天)。

激素治疗后通常在 2~6 周出现改善,最大效应在 6 个月后出现。改善后应逐渐减量到最小有效剂量隔日口服。

对Ⅰ型和Ⅱa 型患者亦可大剂量甲泼尼龙冲击,数天内即可见效。对Ⅱb 型、Ⅲ型和Ⅳ型患者,使用冲击治疗前应做好发生危象的处理准备。血浆置换(PE)和静脉注射免疫球蛋白(IVIg)可用于治疗中度到严重的 MG,亦可在术前准备或妊娠期使用。免疫抑制剂适于激素疗效差及激素依赖患者的长期治疗。选择时不仅要参考指南的推荐,更要结合患者的具体情况和药物本身的特点,并观察在预期时间能否达到足够的疗效。

患者在知情同意的基础上给予甲泼尼龙 32mg/d,每 3 天增加 4mg/d,给予硫糖铝和钙尔奇 D 预防激素不良反应,溴吡斯的明 60mg,每 6 小时 1 次,在三餐前 1 小时服用。14 天后复诊,甲泼尼龙增加到 48mg/d,四肢无力症状进行性加重,吞咽困难,明显憋气,判断为肌无力危象。

思路 7:下一步该如何治疗?

立刻增加溴吡斯的明至 90mg,每 6 小时 1 次,同时给予免疫球蛋白 20g/d,连续应用 5 天。

危象的定义

MG 所致的肌肉无力严重到需要气管插管来支持通气或保护气道称作肌无力危象。肌无力危象是胆碱能递质相对不足所致,常在 MG 病情加重时出现,或在 MG 病情平稳时由感染、手术、应激反应、月经和药物等因素诱发。

反拗危象曾经被描述为在 MG 症状加重时胆碱酯酶抑制剂突然失效,其实这种情况很可能与 AChR 敏感性下调以及酸中毒导致受体对 ACh 敏感性丧失有关,因此可以列入肌无力危象的范围。

胆碱能危象是胆碱能递质相对过剩使突触后膜持续性去极化所致,发生时间与发病时间的关系不确定,由大量采用胆碱酯酶抑制剂所致,单纯胆碱能危象很少见,常发生在溴吡斯的明剂量 >240mg/d 时。

知识点

危象的临床表现

肌无力危象的最早表现是心悸、气短、说话鼻音、吞咽呛咳、抬头困难等。膈肌无力时可表现为腹部反常呼吸运动(吸气时腹壁反常内陷)。

胆碱能危象常常与肌无力危象合并发生,增加胆碱酯酶抑制剂的剂量后呼吸困难加重。可伴 ACh 过量的表现,包括 N 受体症状(肌束震颤和血压增高)以及 M 受体症状(心动过缓、瞳孔缩小、唾液和痰液增加、出汗增加、胃肠道绞痛和腹泻)。

知识点

危象的诊治流程

高度怀疑肌无力危象时可肌内注射新斯的明 1~1.5mg,通常在注射后 20~30 分钟内呼吸困难改善。危象症状若不能及时改善,需考虑行气管插管。肺活量 <20ml/kg 时应监护,<15ml/kg 时可给予经鼻气管插管。有误吸危险或血氧饱和度进行性降低也应气管插管。

PE 和 IVIg 均可在 2 周内改善危象病情,疗效相近。若短时间不能脱机可大剂量甲泼尼龙冲击治疗,给予 500~1 000mg/d,连续 5 天后改为口服泼尼松 40~60mg/d 维持。

患者经增加溴吡斯的明和 IVIg 治疗后呼吸困难症状迅速缓解,继续给予甲泼尼龙 60mg/d,并加用他克莫司 3mg/d,14 天后测量血药浓度为 7.2μg/L。1 个月后,吞咽困难逐渐改善,无呼吸困难。甲泼尼龙开始缓慢减量,必要时间断服用溴吡斯的明。出院后 6 个月时复诊,已停用溴吡斯的明。无吞咽困难;无眼睑下垂,眼球运动左侧外展露白 0.5mm,其余各方向充分,偶有复视,双侧闭目埋睫征轻度不全,声音稍低沉;屈颈抬头 29 秒,侧平举左侧 78 秒,右侧 69 秒;直腿抬高左侧 78 秒,右侧 89 秒。

(焉传祝　李海峰)

【推荐阅读文献】

［1］丛志强,李海峰. 重视重症肌无力的临床诊断. 中华神经科杂志,2006,39(11):786-788.

［2］焉传祝,侯颖. 多发性肌炎与免疫介导的坏死性肌病:老树新枝. 中华神经科杂志,2018,51(6):401-404.

［3］中华医学会神经病学分会神经免疫学组,中国免疫学会神经免疫学分会. 中国重症肌无力诊断和治疗专家共识. 中国神经免疫学和神经病学杂志,2011,18(5): 368-372.

［4］DALAKAS MC. Therapeutic targets in patients with inflammatory myopathies: present approaches and a look to the future. Neuromuscul Disord,2006,16(4):223-236.

［5］DIMACHKIE MM, BAROHN RJ. Idiopathic inflammatory myopathies. Semin Neurol,2012,32(3):227-236.

［6］HOOGENDIJK JE, AMATO AA, LECKY BR, et al. 119th ENMC international workshop: trial design in adult idiopathic inflammatory myopathies, with the exception of inclusion body myositis, 10-12 October 2003, Naarden, The Netherlands. Neuromuscul Disord, 2004, 14 (5): 337-345.

[7] JARETZKI A, 3RD, BAROHN RJ, ERNSTOFF RM, et al. Myasthenia gravis: recommendations for clinical research standards. Task Force of the Medical Scientific Advisory Board of the Myasthenia Gravis Foundation of America. Neurology, 2000, 55(1): 16-23.

[8] LUNDBERG IE, DE VISSER M, WERTH VP. Classification of myositis. Nat Rev Rheumatol. 2018, 14 (5): 269-278.

[9] MERIGGIOLI MN, SANDERS DB. Autoimmune myasthenia gravis: emerging clinical and biological heterogeneity. Lancet Neurol, 2009, 8 (5): 475-490.

[10] SCHMIDT J. Current classification and management of inflammatory myopathies. J Neuromuscul Dis, 2018, 5 (2): 109-129.

第十八章 神经系统遗传性疾病

学习要求

1. 了解神经系统主要遗传性疾病的遗传特点和诊断要点。
2. 了解神经系统常用分子遗传学、临床遗传学检测方法与原理。

第一节 概 述

神经系统遗传性疾病（neurogenetic disease）是指由遗传物质的数量、结构或功能改变所致的、主要累及神经系统的遗传性疾病。遗传物质数量、结构或功能的改变可以发生在生殖细胞和受精卵，可引起染色体病（chromosomal disorders）、单基因病（monogenic disorders）、多基因病（polygenic disorders）和线粒体遗传病（mitochondrial disorders），也可以发生在体细胞，可引起体细胞遗传病（somatic cell genetic disorders）。本章主要介绍神经系统常见的单基因遗传病。

神经系统单基因遗传病（neurological monogenic disorders）是由于生殖细胞或受精卵的突变基因按一定方式在上下代之间垂直传递，使发育的个体出现以神经系统缺陷为主要临床表现的遗传性疾病。单基因遗传病的发生主要受一对等位基因控制，突变基因可以为其中一条，也可以两条染色体上都带有，其突变形式主要为点突变、插入/缺失突变、大片段重复或动态突变以及复杂结构变异等，遵循孟德尔遗传规律，因而神经系统单基因遗传病又称"神经系统孟德尔病（neurological Mendelian disorders）"，其遗传方式有常染色体显性（autosomal dominant，AD）、常染色体隐性（autosome recessive，AR）、X 连锁显性（X-linked dominant，XD）、X 连锁隐性（X-linked recessive，XR）、Y 连锁（Y-linked）等。神经系统遗传性疾病不完全等同于先天性疾病（congenital disease），后者侧重于出生时就具有的疾病。虽然部分神经系统遗传性疾病在出生时就显示症状，但先天性疾病不一定是遗传病，如胎儿宫内感染风疹病毒引起的先天性心脏病、孕妇服用沙利度胺引起的胎儿先天畸形。神经系统遗传性疾病也不完全等同于家族性疾病，虽然某些遗传病常出现家族聚集现象，但某种相同的环境因子可引起非遗传的家族性疾病（familial disease），如缺碘引起的家族性甲状腺功能减退症、维生素 A 缺乏引起的家族性夜盲症等。

国内神经系统单基因遗传病的患病率约为 109.3/10 万，其中以遗传性共济失调（hereditary ataxia，HA）、肝豆状核变性（hepatolenticular degeneration，HLD 或 Wilson disease，WD）和进行性肌营养不良（progressive muscular dystrophy，PMD）最常见。神经系统单基因遗传病的临床症状具有多样性，除典型的神经系统症状外还包括非神经系统症状，如骨骼畸形、心脏病变、皮肤毛发异常、肝脾大、内分泌失调等，以及特异性症状，如肝豆状核变性的角膜色素环（Kayser-Fleischer ring，K-F 环）、黑蒙性痴呆的眼底樱桃红斑、毛细血管扩张性共济失调的球结膜毛细血管扩张、神经纤维瘤病皮肤的咖啡牛奶斑等。

神经系统单基因遗传病的诊断既依赖于病史、症状、体征及常规辅助检查，也需要特殊的遗传学诊断手段，如系谱分析、染色体检查、DNA 突变检测，后者是确诊的关键。临床诊断的步骤为：

1. 临床资料的收集 要遵循准确、详细的原则，要注意发病年龄、性别、身体发育、智力水平等，尤其是独特的症状和体征，它们往往是诊断的重要依据。

2. 系谱分析 可判断是否为遗传病。系谱的系统性、完整性和可靠性十分重要，有助于神经系统单基因遗传病的诊断。当遗传调查在家族中只发现先证者而没有其他相似症状患者时，应分析可能的原因：①调查不够深入细致，以致家系图的描绘欠准确；②隐性遗传病患者的父母及同胞是表型正常的杂合子；③显性遗传病某些家族成员存在不完全外显;④某些显性遗传病存在迟发现象;⑤由于先证者发生新的基因突变而表现为另一种遗传疾病的散发病例。

3. 常规辅助检查 包括生化、电生理、影像学和病理等,对诊断和鉴别诊断十分重要。在生化检查方面:如 PMD 的血清肌酸激酶和乳酸脱氢酶水平,HLD 的血清铜蓝蛋白、血清铜和尿铜水平,植烷酸沉积症的血清植烷酸含量,异染性脑白质营养不良的硫酸酯酶 A 活力等,对于相应疾病的诊断均具有重要的辅助价值。电生理、影像学和病理检查也是确诊的重要参考:如遗传性肌阵挛癫痫的脑电图和肌电图表现,结节性硬化症、HA 的头颅 MRI 表现,家族性基底节钙化的头颅 CT 表现,PMA 的肌肉活检,腓骨肌萎缩症、淀粉样周围神经病的神经活检等。

4. 基因诊断 目前主要的基因诊断方法有:①限制性酶切片段长度多态(restriction fragment length polymorphism,RFLP)和单链构象多态性(single strand conformation polymorphism,SSCP)分析;②聚合酶链式反应(polymerase chain reaction,PCR);③变性高效液相色谱(denaturing high performance liquid chromatography,DHPLC);④实时荧光定量 PCR(reverse transcription-polymerase chain reaction,RT-PCR);⑤多重连接探针扩增技术(multiples ligation-dependent probe amplification,MLPA);⑥比较基因组杂交芯片(array-based comparative genomic hybridization,ACGH);⑦DNA 测序(sanger sequencing,SS)、新一代测序(next generation sequencing,NGS);⑧毛细管凝胶电泳;⑨ Southern 印迹杂交等。

神经系统遗传性疾病大多缺乏特效的治疗方法,主要以对症治疗、缓解患者症状为主,故遗传咨询和预防工作很重要。借助基因检测的手段,进行相应的干预措施,包括适龄结婚和生育、避免近亲结婚、携带者检测、遗传咨询和产前诊断等。以上措施能显著减少遗传病患儿的出生率和疾病的发病率,有助于提高人口质量和素质。

第二节 遗传性共济失调

遗传性共济失调(hereditary ataxia,HA)是一大类具有高度临床和遗传异质性、病死率和病残率较高的遗传性神经系统退行性疾病,占神经系统遗传性疾病的 10%~15%。HA 多于 20~40 岁发病,但也有婴幼儿及老年发病者,其主要遗传方式呈 AD 遗传,也可呈 AR、XD、XR,散发病例也不少见。大部分 HA 的病因和发病机制尚未阐明,酶缺乏、生化缺陷、三核苷酸/多核苷酸动态突变、线粒体功能缺陷、DNA 修复功能缺陷等与发病有关。目前研究表明,对于三核苷酸重复(CAG)异常扩增导致的 HA,其重复扩增突变导致多聚谷氨酰胺毒性聚集及蛋白错误折叠是发病的中心环节,但关于蛋白错误折叠、聚集以及神经元核内包涵体形成三者的关系还不清楚。

HA 除小脑性共济失调的典型表现外,常合并构音障碍、眼球震颤、眼肌麻痹、锥体束征、锥体外系表现,以及非神经系统表现如骨骼畸形、内分泌失调、心脏疾病等。目前尚无有效的病因治疗方案,临床上仍以对症支持治疗为主,主要目标是减轻症状、延缓病情进展,改善日常生活自理能力等。

HA 的诊疗环节:

1. 详细询问 HA 患者的现病史和家族史,阳性家族史具有重要的提示意义。

2. 体格检查时应重点关注 HA 患者小脑损害的体征,有助于临床的定位诊断。

3. 辅助检查时应对患者行头部的 MRI 检查,特别应注意观察矢状位 MRI 是否存在小脑萎缩等形态学改变,以确定是否有小脑变性损害的证据。

4. 对疑诊 HA 的患者进行基因诊断,明确致病基因及突变形式,从遗传学水平提供证据。

5. HA 患者确诊后主要以对症治疗、改善症状为主。

6. 孕产妇(HA 患者或其丈夫为 HA 患者)可进行遗传咨询和产前诊断。

临床病例讨论

一、门诊就诊情况

患者,李××,女性,52 岁,农民。因"步态不稳 7 年,吐词不清 5 年"门诊就诊。

患者 7 年前无明显诱因出现进行性加重的步态不稳,走路摇晃,有踩棉花感,易摔跤,需要旁人扶助,伴双上肢动作迟缓笨拙;5 年前逐渐出现吐词不清、吞咽困难和饮水呛咳,后症状逐渐加重,目前生活需要他人护理。

既往史：身体健康。

家族史：家族中父亲、二哥有类似症状。父亲 48 岁发病，67 岁去世；二哥 44 岁发病，目前瘫痪在床。

神经系统检查：神志清楚，轻度突眼，水平性眼球震颤，爆破式发音，吞咽有反呛，咽反射存在，可见面肌和舌肌束颤；四肢肌力 5 级，肌张力增高呈折刀样，双侧膝反射、踝反射均亢进，双侧 Babinski 征阳性；行走呈宽基底步态，指鼻试验不准，轮替试验笨拙，跟膝胫试验不稳准，走一字步不能，闭目难立征睁眼、闭眼均站立不稳。

辅助检查：暂缺。

思路 1：问诊时应注意患者的发病年龄、起病的缓急、主要的症状，以及既往史、个人史、家族史的收集。

思路 2：定位诊断。患者出现共济失调的症状和体征，包括指鼻试验不准、轮替试验不协调、跟膝胫试验不稳准、闭目难立征睁眼闭眼均不稳、宽基底步态，可以判断为小脑性共济失调，提示小脑蚓部和小脑半球均受累。

思路 3：定性诊断。患者中青年发病，起病缓慢，进行性加重，具有神经退行性疾病的特点；既往体健，且无其他急性或慢性的诱因。结合家族史，可以判断患者是遗传性共济失调。

知识点

HA 的临床诊断

HA 的临床诊断需要依赖两个方面。一是有阳性家族史，明确的家族史有助于 HA 的初步分类，显性遗传的患者常中青年起病（一般 >20 岁），隐性遗传的患者常青少年起病（一般 <20 岁），且疾病的临床表型更重；二是应该排除非遗传性病因所致的共济失调，包括 MSA、中毒性共济失调（酒精、药物、重金属、有机溶剂等所致）、免疫介导性共济失调综合征（多发性硬化、伴谷氨酸脱羧酶抗体小脑性共济失调、谷蛋白共济失调、Miller-Fisher 综合征、系统性红斑狼疮、干燥综合征、Cogan 综合征、甲状腺炎、副肿瘤综合征等）、感染 / 感染后疾病（小脑脓肿、小脑炎等）、创伤、新生性疾病（小脑肿瘤、转移性肿瘤等）、内分泌代谢异常（甲状腺功能减退等）等。

二、入院后进一步检查情况

入院后完善相关检查，血尿便常规、肝肾功能等指标未见明显异常，肌电图提示四肢广泛周围神经病变，头颅 MRI 提示小脑和脑干萎缩（图 18-1）。经遗传检测中心检测，应用 PCR 结合变性聚丙烯酰胺凝胶电泳（polyacrylamide gel electrophoresis，PAGE）、毛细管凝胶电泳、重组 DNA 测序法对致病基因 *ATXN3* 进行（CAG）n 重复拷贝数的分析，发现患者拷贝数为 68 次（图 18-2），诊断为脊髓小脑性共济失调 3 型 / 马查多 - 约瑟夫病（spinocerebellar ataxia type3/Machado-Joseph disease，SCA3/MJD）亚型。予以营养神经等对症支持治疗，患者症状无明显改善，随后出院。

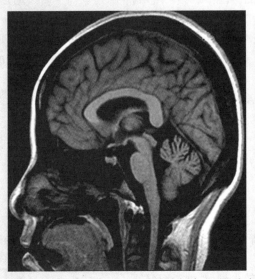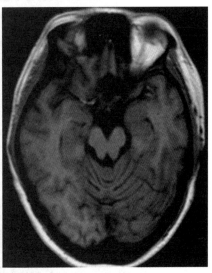

图 18-1　HA 临床病例中 SCA 患者头颅 MRI 示小脑和脑干萎缩

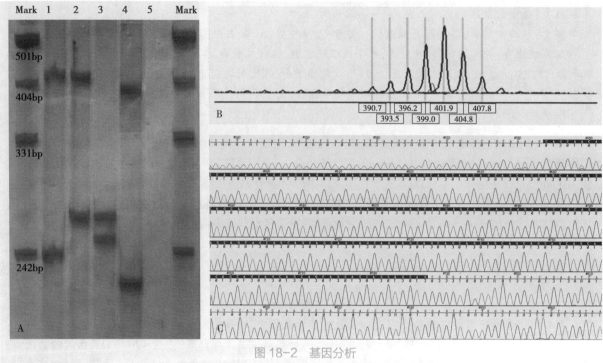

图 18-2　基因分析

A. HA 临床病例中 SCA 患者的分子诊断变性胶图,变性胶图条带 1、2 为 SCA3/MJD 阳性对照,条带 3 为正常对照,条带 4 为该 SCA 患者,条带 5 为空白对照;B. 毛细管凝胶电泳图;C. T 载体克隆测序图,示 *ATXN3* 基因(CAG)n 拷贝数为 68 次。

思路 4 :患者头颅 MRI 是最具有诊断意义的检查,头颅 MRI 可发现小脑和 / 或脑干萎缩,但是在某些病例或疾病早期小脑萎缩现象不明显,这时需结合临床表现。家族性共济失调患者可行基因诊断来确诊,但由于其遗传异质性强,基因分型很多,工作量较大,且目前大概能够明确基因诊断的概率为 70%~80%。因此对基因诊断阴性的患者,仍需要结合临床做出诊断。散发性共济失调患者有 10%~30%,也可以做出基因诊断。

知识点

常染色体显性遗传小脑性共济失调

根据临床表现,常染色体显性遗传小脑性共济失调(autosomal dominant cerebellar ataxia,ADCA)又称"脊髓小脑型共济失调(spinocerebellar ataxia,SCA)",可按 Harding 标准分为 3 型。ADCA Ⅰ型:小脑性共济失调伴其他神经系统症状;ADCA Ⅱ型:小脑性共济失调伴视网膜色素变性;ADCA Ⅲ型:"单纯"晚发型小脑性共济失调。而根据基因分型和美国神经肌肉病中心(Neuromuscular)网站最新统计,又可将 ADCA 分为 SCA1、2、3、4、5、6、7、8、9、10、11、12、13、14、15/16/29、17、18、19/22、20、21、23、28、30、31、32、35、36、37、38、40、41、42、43、44、45、46、47、48 和 DRPLA 等亚型。

基因诊断是 HA 确诊的关键,在我国 ADCA 中,SCA3/MJD 最常见(60%~70%),*ATXN3* 是 SCA3/MJD 的致病基因,其编码区三核苷酸(CAG)异常重复扩增突变是致病的原因,是典型的动态突变。正常人(CAG)n 重复拷贝数在 12~40 次之间,患者(CAG)n 重复拷贝数在 51~86 次之间。SCA3/MJD 与其他动态突变疾病一样,存在遗传早现(genetic anticipation)现象,即子代患者的发病年龄较上一代提前、症状较上一代加重。

思路 5 :我国的 SCA 各亚型的发病比例情况如何?

了解我国 SCA 各亚型的发病比例,有助于明确 SCA 各个亚型的基因诊断顺序,规范分子诊断流程。在我国,SCA3/MJD 最常见,SCA2 次之,接下来依次是 SCA1、SCA6、SCA7 等亚型,SCA8、SCA10、SCA12、SCA17、DRPLA 和 SCA28、SCA31、SCA35、SCA36 较少见,其他亚型罕见。

知识点

SCA 与弗里德赖希共济失调（Friedreich ataxia，FRDA）的鉴别

（1）遗传模式：SCA 多为 AD 遗传，FRDA 为 AR 遗传，通过详细询问家族史，可以获得准确的家系图，在此基础上进行系谱分析，如发现 AD 遗传的家族史，基本可以排除 FRDA。

（2）不同种族人群患病率的差异：SCA 在我国患病率相对较高，SCA3/MJD 更是我国最常见的 SCA 亚型，FRDA 是欧美最常见的常染色体隐性遗传小脑性共济失调（autosomal recessive cerebellar ataxia，ARCA）亚型；因此，在遗传模式不明时，我国的 HA 患者应首先考虑是否为 SCA3/MJD，FRDA 不是首先考虑的亚型。

（3）发病年龄：大部分 SCA 患者一般在 20 岁以后发病，儿童期和老年起病的患者相对少见；FRDA 为少年期发病，发病年龄较 SCA 早，可以作为鉴别诊断的参考指标。

（4）临床表现：FRDA 常有心脏损害、骨骼畸形及糖尿病等非神经系统表现，可以作为临床诊断的提示性线索。

（5）基因突变检测：SCA 和 FRDA 均属于动态突变的遗传病，FRDA 的致病基因为 *FXN*，SCA 由各亚型各自的致病基因突变所致；通过基因的突变检测，能明确 SCA 的具体分型，是最终确诊最可靠的依据，也是鉴别诊断的金标准。

知识点

弗里德赖希共济失调（Friedreich ataxia，FRDA）又称"少年脊髓型共济失调"，由 Friedreich 首先报道。FRDA 在欧洲发病率较高，人群患病率为(3~4)/10 万，亚洲地区较少见。FRDA 呈 AR 遗传，由 *FRDA* 基因内含子区 GAA 异常重复扩增所致，属于动态突变。正常人 GAA 重复次数在 42 次以下，95% 的患者 GAA 重复至 67~1 700 次。FRDA 为少年期缓慢起病，男女均受累，症状进行性加重。其主要临床表现为进行性上肢和步态共济失调、构音障碍、腱反射消失、深感觉丧失、Babinski 征阳性等神经系统症状和体征，常伴有心脏损害、糖尿病、骨骼畸形等非神经系统表现。多数患者发病 15 年后需用轮椅，通常死于心力衰竭或糖尿病晚期并发症，目前治疗上以对症支持治疗为主，尚无特效治疗。

神经系统遗传病的基因诊断流程：神经系统遗传病的基因诊断主要是依据其在中国的发病率、临床特征和临床分类等来制定，以 ADCA 举例如下（图 18-3）。

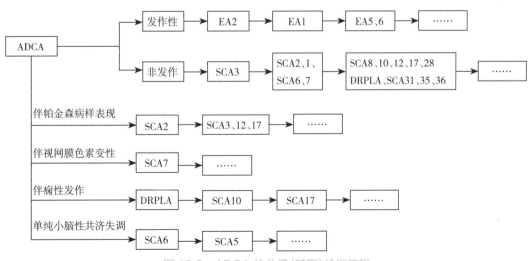

图 18-3　ADCA 的分子（基因）诊断流程

ADCA. 常染色体显性遗传小脑性共济失调；EA. 发作性共济失调；SCA. 脊髓小脑型共济失调。

知识点

ADCA 的分子（基因）诊断流程

在 ADCA 中，依据症状是否是发作性，分为发作性共济失调（episodic ataxia, EA）和 SCA 两大类。在 EA 中，EA2 最常见，首先筛查 EA2，其次筛查 EA1，再次筛查 EA5 和 EA6。在 SCA 中，SCA3/MJD 最常见，首先筛查 SCA3/MJD，其次筛查 SCA2、SCA1、SCA6、SCA7，再次筛查 SCA8、SCA10、SCA12、SCA17、DRPLA 和 SCA28、SCA31、SCA35、SCA36 等；另外可根据患者的主要症状选择待检测的基因型，如共济失调合并视力减退或视网膜色素变性患者首选筛查 SCA7。

知识点

常染色体隐性遗传共济失调（autosomal recessive cerebellar ataxia, ARCA）及散发 SCA 的分子（基因）诊断流程

欧美国家的 ARCA 中，FRDA 发病率最高，而我国的 ARCA 中，毛细血管扩张性共济失调（ataxia-telangiectasia, AT）较常见。因此，在我国首先筛查 AT。依据临床特点，伴有共济失调和腓骨肌萎缩症者首先筛查鲁西 - 莱维（Roussy-Lévy）综合征；伴有毛细血管扩张和反复肺部感染者首先筛查 AT；伴有眼球活动障碍和周围神经病表现者首先筛查伴眼球运动不能共济失调（AOA）；伴有明显痉挛步态表现者首先筛查 SACS；伴有周围神经病和维生素 E 水平降低者首先筛查 AVED；伴有角膜 K-F 环、肝硬化、血清铜蓝蛋白水平减低者首先筛查 HLD，上述结果阴性需考虑其他亚型的 ARCA。在散发性 SCA 中，首先筛查 SCA3，再依次筛查 SCA6、SCA2、SCA1、SCA7 等。

三、门诊随访期情况

患者出院后嘱其合理饮食，加强营养，口服维生素、辅酶 Q_{10} 等营养神经药物及改善脑循环药物，同时适当锻炼，加强日常护理，定期随访。

患者 3 个月后复诊，情绪抑郁，症状无明显改善，体格检查基本同前。患者带女儿前来进行遗传咨询，女儿 21 岁，无症状，咨询本人的发病概率及如何进行优生优育。

思路 6：患者的陪护应注意哪些问题？

由于 HA 目前的不可治愈性，治疗只能以对症治疗为主，缓解症状；陪护应注意两方面：

1. 患者常常有很大的心理压力，及时的心理疏导是很必要的，应告诉家人及陪护人员在生活中多加关怀，多与人沟通交流，支持患者融入社会。

2. 在日常护理中，应提醒患者要适当锻炼，延缓身体功能衰退的进度；也要加强保护，减少外伤等意外情况的发生。

思路 7：患者及有亲缘关系的家族成员进行遗传咨询应注意哪些问题？

1. SCA3/MJD 属于 ADCA，因此子女患病的概率是 1/2，患者女儿目前没有发病，并不能排除其是症状前患者的可能性。

2. 患者女儿确诊的方法仍是 ATXN3 基因的突变检测，若阳性，则是症状前患者，如需生育可进行产前诊断；若阴性，则可以进行正常的妊娠和生育。

3. 在整个遗传咨询和分子（基因）诊断过程中，应当充分尊重受试者的知情权和隐私权，需要有书面知情同意书。

第三节　肝豆状核变性

肝豆状核变性（hepatolenticular degeneration, HLD）又名"威尔逊病（Wilson disease, WD）"，是常染色体

隐性遗传铜代谢障碍疾病,致病基因 *ATP7B* 位于 13q14.3,编码一种 P 型铜转运 ATP 酶,此酶存在于肝细胞高尔基体网中,负责将伴侣蛋白结合形式的铜由胞质内转运细胞外,从而从胆汁排出或与前铜蓝蛋白结合成铜蓝蛋白。人群 *ATP7B* 致病基因突变的携带率为 1/(150~90),全世界患病率约 1/30 000。目前认为其发病机制为 P 型铜转运 ATP 酶功能减弱或丧失,最终导致血浆内铜蓝蛋白减少,肝细胞内铜不能排出到胆汁中,随血液循环沉积于各组织器官从而导致临床症状。

该病缓慢起病,逐渐发展,男稍多于女,临床表现多种多样,42% 以肝病症状起病,34% 以神经精神症状起病。以肝病为首发症状者,多于儿童期发病,体格检查可发现肝大,质较硬而有触痛,肝脏损害逐渐加重可出现肝硬化症状,如脾大、脾脏功能亢进、腹水、食管静脉曲张破裂及肝性脑病等。以神经系统症状起病者,多见于青少年期,以锥体外系症状为主,表现为四肢肌张力增高、运动迟缓、面具脸、语言低沉含糊、流涎、咀嚼和吞咽常有困难;不自主运动以震颤最多见,常在活动时明显,严重者除肢体外头部及躯干均可波及;此外也可有运动过多综合征,如扭转痉挛、舞蹈样动作和手足徐动症等;还可伴有情感障碍、动作行为异常、智力下降和痫性发作。角膜 K-F 环及血清铜蓝蛋白(ceruloplasmin,CP)的检测对诊断该病有重要价值。

肝豆状核变性诊疗环节:

1. 详细询问病史,包括神经精神系统症状,"肝炎"病史、肝病症状、骨关节症状、内分泌症状等,除神经、肝脏系统的体格检查,还要注意皮肤黏膜情况,任何病因不确定的肝功能异常(尤其注意儿童孤立性肝功能异常)或运动障碍的患者均应考虑肝豆状核变性。

2. 角膜 K-F 环有助于肝豆状核变性的诊断,一般在裂隙灯下完成角膜 K-F 环的检查;有时,角膜 K-F 环阳性并不一定代表肝豆状核变性的诊断,须注意鉴别诊断;反之,角膜 K-F 环阴性仍不能排除肝豆状核变性的诊断。

3. 血清 CP 检测可作为肝豆状核变性的诊断依据,其临界水平则需进一步评估;反之,血清 CP 在正常范围内也不能够排除肝豆状核变性的诊断。

4. 对肝豆状核变性患者进行血常规、尿常规、肝铜生化、肝肾功能、肝胰脾肾超声或 CT、头颅 MRI 等检查;评估脑型肝豆状核变性患者优先检查头颅 MRI。

5. 肝豆状核变性是常染色体隐性遗传病,应询问患者父母是否近亲结婚,可以对所有临床诊断、临床疑似病例及患者一级亲属进行 *ATP7B* 致病基因检测,以进一步确诊或进行遗传咨询。

6. 有症状的肝豆状核变性患者初始治疗应包括络合剂(青霉胺或曲恩汀)。曲恩汀的耐受性更好。锌盐可作为脑型肝豆状核变性的一线治疗药物。症状前患者的治疗或有神经精神系统症状患者的维持治疗可以采用络合剂或单用锌盐治疗。

7. 肝豆状核变性需终生治疗,不应随意终止治疗,严重肝功能障碍时可考虑肝移植。

临床病例讨论

一、门诊就诊情况

患者,王 ×× ,女性,14 岁。因"左上肢舞蹈样动作伴吐词不清 2 年,加重 1 年"门诊就诊。

2 年前患者无明显诱因左上肢出现舞蹈样动作,伴言语不流利,偶有流涎,与旁人交流有困难,后症状逐渐进展,近 1 年来明显加重,并伴有动作迟缓、平衡能力差,记忆力下降明显,为求诊治入院治疗。

既往史及家族史:既往 5 岁曾患急性乙型肝炎,父母非近亲结婚,近亲中无类似症状的患者。

体格检查:慢性病容,营养欠佳,全身皮肤黝黑,浅表淋巴结未触及肿大,肝肋下未触及。神志清楚,可见角膜 K-F 环,构音不清,四肢肌力 5 级,肌张力增高,腱反射活跃,左上肢不自主运动伴意向性震颤,指鼻试验不准,跟膝胫试验不稳,Romberg 征睁眼(+)。

思路 1:肝豆状核变性患者的常见临床表现有哪些?

1. **肝病症状**　厌食、腹胀、恶心、呕吐、黄疸、腹泻、发热,如有肝硬化还可见腹水、脾大、上消化道出血等。

2. **神经系统症状**　以锥体外系症状为主,表现为四肢肌张力增高、运动迟缓、面具脸、言语低沉含糊、流涎、咀嚼和吞咽常有困难,不自主动以震颤(典型的可表现为扑翼样震颤)最多见,常在活动时明显;可有运动过多综合征:扭转痉挛、舞蹈样动作和手足徐动症等;可有腱反射亢进等锥体束征,还可出现痫样发作。

3. **精神症状**　易激惹、冲动障碍、情感障碍、抑郁症或者精神分裂样症状。

4. 角膜色素环(K-F环)可出现于约95%脑型肝豆状核变性患者,但肝型肝豆状核变性患儿通常少见,向日葵样白内障。

5. 相对少见的症状还包括溶血性贫血综合征、内分泌异常综合征、肾损害综合征、骨关节损害综合征、心律失常、心肌病、自主神经功能异常、皮肤色素沉着等。

知识点

肝豆状核变性的临床分型

1. 肝型　①持续性血清转氨酶增高;②急性或慢性肝炎样表现;③肝硬化(代偿或失代偿);④暴发性肝衰竭(伴或不伴溶血性贫血)。

2. 脑型　①帕金森综合征;②运动障碍综合征:扭转障碍、手足徐动、舞蹈样动作、共济失调等;③口下颌肌张力障碍:流涎、言语困难、声音低沉、吞咽障碍、苦笑面容等;④精神认知症状:情感障碍、冲动行为和智力下降等。

3. 其他类型　溶血性贫血、肾损害或骨关节损害等。

4. 混合型　以上各型的组合。

二、入院后进一步检查情况

入院后完善相关检查。血常规:血小板计数 $124 \times 10^9/L$;肝功能:天冬氨酸氨基转移酶60.7IU/L,乳酸脱氢酶497.0IU/L,总胆红素19.2μmol/L,直接胆红素7.1μmol/L;凝血功能、血沉、肝炎全套、免疫全套等正常;血清铜蓝蛋白(CP)38.2mg/L;24小时尿铜167μg;裂隙灯下可见角膜K-F环(图18-4);肝胰脾肾超声:轻度脂肪肝,胰脾肾未见明显异常;头颅MRI可见双侧基底节区长 T_1、长 T_2 信号(图18-5)。

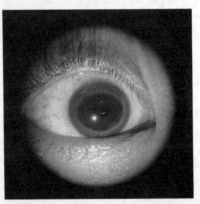

图18-4　肝豆状核变性患者的角膜K-F环

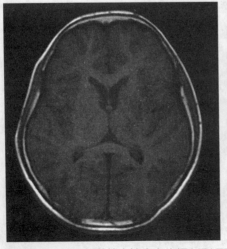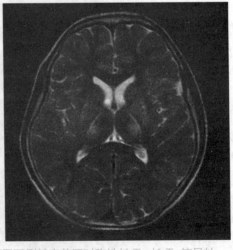

图18-5　肝豆状核变性患者头颅MRI可见双侧基底节区对称性长 T_1、长 T_2 信号灶

思路 2：定位诊断。该患者神经系统检查有构音不清、四肢肌张力增高、左上肢舞蹈样动作伴震颤，结合头颅 MRI 检查结果，可定位诊断于锥体外系。

思路 3：定性诊断。该患者为少年女性，慢性病程，有锥体外系表现，角膜 K-F 环，肝功能异常，血清 CP 水平降低，24 小时尿铜水平升高，结合头颅 MRI 检查结果，可定性诊断为肝豆状核变性。①确保收集 24 小时全部尿液；②异常值：血清 CP<0.2g/L（20mg/dl）；24 小时尿铜 >100μg 或 1.6μmol（儿童 24 小时尿铜 >0.64μmol）。

知识点

青霉胺试验

一般仅用于疑似肝豆状核变性患者的诊断（注：第 1 次口服青霉胺前应做青霉素皮试），先口服 500mg 青霉胺，12 小时后收集 24 小时尿铜，此值一般大于 25μmol 即可排除原发性硬化性胆管炎、自身免疫性肝炎、其他原因所致的急性肝衰竭。

思路 4：该患者入院后需要完善哪些辅助检查？

血常规、尿常规、大便常规 + 潜血试验、肝肾功能、血糖、凝血功能、血清 CP、血清非铜蓝蛋白结合铜（non-ceruloplasmin-bound copper，NCC，NCC= 血清铜 –0.047 2× 血清 CP）、24 小时尿铜、心电图、肝胰脾肾超声或 CT、头颅 MRI，必要时可做肝穿刺活检肝铜定量、基因检测。

知识点

肝豆状核变性的诊断要点

血清 CP、24 小时尿铜是确诊肝豆状核变性的必需项目；裂隙灯检查是为了观察角膜是否存在 K-F 环；头颅 MRI 检查是为了观察是否存在典型的对称性豆状核长 T_1、长 T_2 信号灶并排除颅内其他病变；血清 NCC、24 小时尿铜是为了评估络合剂驱铜的疗效，是调整药物的依据；基因检测是确诊的重要手段。

知识点

肝豆状核变性患者的头颅 MRI 特点

1. 对称性基底核异常信号灶是本病特征性的影像学改变。①双侧豆状核对称性长 T_1、长 T_2 信号灶，这种最常见；②双侧基底核区短 T_1、短 T_2 信号灶；③双侧基底核混杂信号灶。

2. 可有脑萎缩等表现。

知识点

常见的累及双侧基底核的疾病

双侧基底核对称性病变可见于中毒性脑病（如 CO 中毒）、感染性脑病（如弓形体感染）、脑血管病（如大脑深静脉血栓形成）、营养代谢性脑病（如 Wernicke 脑病）、铁沉积所致的神经变性疾病（如 Hallervorden-Spatz 病）、原发性中枢神经系统淋巴瘤等疾病。

思路 5：此患者是否需要进行基因诊断？

根据患者明显锥体外系症状、肝功能异常、血清 CP 水平明显降低，24 小时尿铜水平升高，角膜 K-F 环（+），可以临床诊断，可结合基因诊断进行确诊（图 18-6）。

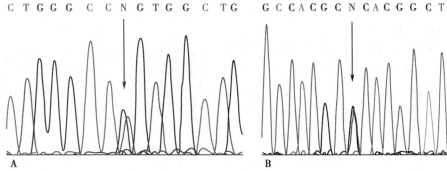

图 18-6　肝豆状核变性患者 *ATP7B* 基因测序图
A. 第 8 号外显子中 Arg778Leu 杂合突变；B. 第 13 号外显子中 Pro992Leu 杂合突变。

肝豆状核变性致病基因 *ATP7B* 致病突变超过 380 种，突变类型包括缺失、移码、错义、插入、剪接突变等，其中错义突变最常见，突变形式分复合杂合突变和纯合突变，其中复合杂合突变更常见。中国大陆常见的五种致病突变包括 8 号外显子 Arg778Leu 突变（最常见）、12 号外显子 Thr935Met 突变、13 号外显子 Pro992Leu 突变、16 号外显子 Ile1148Thr 突变、18 号外显子 Ala1295Val 突变。对于临床表现和铜生化检查结果不典型的病例或确诊病例的一级亲属有必要进行基因检测，以确诊或早期、症状前、产前诊断。*ATP7B* 基因检测目前常用的有 PCR、NGS 和 MLPA 等。

思路 6：与脑型肝豆状核变性相鉴别的疾病。

本病临床表现复杂，应与帕金森综合征、小舞蹈症、亨廷顿病、肌张力障碍、神经棘红细胞增多症、Hallervorden-Spatz 病等相鉴别，应该强调肝豆状核变性涉及神经、消化、血液、肾脏、内分泌、骨关节等多系统多学科，容易误诊。

1. **帕金森综合征**　如常染色体隐性遗传早发型帕金森综合征（autosomal recessive early-onset Parkinsonism，AREP）是指发病年龄未满 40 岁，临床表现以帕金森症状为主，采用左旋多巴治疗有效的帕金森病。基因检测有助于确诊。

2. **亨廷顿病（Huntington disease，HD）**　常染色体显性遗传性疾病，临床主要表现为舞蹈样不自主运动、精神症状、进行性痴呆等。儿童和青少年期发病者多以肌张力障碍为主，常伴癫痫和共济失调。头颅 MRI 典型的影像学特点是双侧尾状核萎缩，导致侧脑室额角扩大。患者一般有家族史，基因检测有助于确诊。

3. **神经棘红细胞增多症（neuroacanthocytosis）**　常染色体隐性遗传性疾病，部分可表现为常染色体显性遗传，最突出的临床表现是运动障碍，以口面部不自主运动、肢体舞蹈症为主要表现；其他运动障碍有肌张力障碍、抽动障碍、帕金森样表现等；性格改变及精神症状、智能减退和痫性发作亦是常见症状。光镜结合电镜可发现周围血中棘红细胞，但计数大于 3% 时才有诊断意义；红细胞 Kell 血型抗原表达减弱或消失；血清 β 脂蛋白可减少或缺乏。头颅 MRI 典型的影像学特点是双侧尾状核萎缩，T_1 加权像呈低信号，T_2 加权像呈略高信号。基因检测有助于确诊。

4. **肌张力障碍（dystonia）**　某些伴有轻度血清 CP 降低的肌张力障碍患者，又称"低铜蓝蛋白血症相关性运动障碍（hypoceruloplasminemia related movement disorder，HCMD）"，无角膜 K-F 环、肝铜活检有助于排除肝豆状核变性。基因检测有助于确诊。

5. **苍白球黑质红核色素变性（Hallervorden-Spatz 病）**　是与铁代谢障碍有关的常染色体隐性遗传性疾病，分为儿童型和成人型，临床主要表现为锥体外系症状、精神症状、智力障碍等。头颅 MRI 主要表现为双苍白球"虎眼征"。基因检测有助于确诊。

6. **精神性疾病**　约 1/3 肝豆状核变性患者以精神症状起病，成人需与精神分裂症、情感障碍、抑郁症相鉴别，青少年患者需与青春期行为问题相鉴别。

三、治疗及随访期情况

患者经青霉胺驱铜治疗，症状稍缓解，10 天后出院。嘱患者继续驱铜治疗，避免摄入含铜量高的食物，定期复查血常规、肝肾功能、凝血功能、血清 NCC、24 小时尿铜，定期随访。

思路 7：此患者 24 小时尿铜定量 167μg，肝铜定量 462μg/g，下一步治疗方案是什么？

此患者可诊断为脑型肝豆状核变性，治疗以络合剂青霉胺或曲恩汀驱铜治疗为主，结合其他对症治疗。

知识点

临床治疗肝豆状核变性的常用药物及剂量、注意事项

1. 青霉胺 成人起始剂量 250~500mg/d，以每 4~7 天增加 250mg，最大剂量可达 1 000~1 500mg/d，分 2~4 次服用（注意：1 次大剂量服用可导致神经系统症状恶化）。通常维持量为 750~1 000mg/d，分 2 次服用。儿童剂量为 20mg/（kg·d）（服用总量应是 250mg 四舍五入的整倍数），分 2~3 次服用。饭前 1 小时或饭后 2 小时服用。应用 2~6 个月后可出现疗效，肝功能和肝病症状好转，进一步改善发生于 6~12 个月内。骤然停药会导致肝病恶化或肝衰竭，长期停药后再次服用可引起不可逆的神经系统症状。此药对神经系统症状改善缓慢。如出现骨髓抑制或肾损害应立即停药。

2. 曲恩汀 较青霉胺耐受性和依从性好，副作用小。常用剂量为 900~2 700mg/d，分 2~3 次服用，维持量为 900~1 500mg/d。儿童剂量为 20mg/（kg·d）（服用总量应是 250mg 四舍五入的整倍数），分 2~3 次服用，饭前 1 小时或饭后 3 小时服用。此药在高温下不稳定。是否替代青霉胺仍有争议。

3. 锌盐 副作用很少。由于存在不同的锌盐化合物，剂量计算以锌的成分含量为准，较大的儿童和成人为 150mg/d，分 3 次服用；较小的儿童为 75mg/d，分 3 次服用，饭前半小时服用。有学者主张脑型肝豆状核变性的维持治疗单用锌盐。

4. 四硫钼酸盐 副作用较少。尚在临床试验阶段，每日服用 6 次，3 次在就餐时，每次 20mg；另 3 次在餐间，剂量可增加至每次 60mg。注意与络合剂联用时一定要分开服用。

思路 8：肝豆状核变性治疗期间应该监测哪些生化指标？

主要监测肝功能和铜生化指标（血清 CP、血清 NCC、24 小时尿铜），血清 NCC 是检测驱铜疗效的最好指标。首次服用青霉胺或曲恩汀的患者其 24 小时尿铜应在 3~8μmol（200~500μg），服用锌盐的患者在 1.2μmol（75μg）左右。停用络合剂治疗 2 天后的 24 小时尿铜应小于 1.6μmol，如大于 1.6μmol 提示患者没有坚持治疗。若小于 1.2μmol，反之则提示剂量过大，易引起血清 NCC 水平明显降低、中性粒细胞减少等。同时必须定时检测血常规、尿常规、肝肾功能等以监测络合剂的副作用。

知识点

基因检测发现的无症状或症状前患者的治疗原则

基因检测发现的无症状或症状前患者服用络合剂或锌盐可有效延缓疾病的发生。锌盐适用于 3 岁以下的症状前患儿，可终身服用。

思路 9：脑型肝豆状核变性患者是否有进行肝移植的指征？

目前对脑型肝豆状核变性患者是否进行肝移植存在争议。有学者认为对于神经系统症状严重而肝功能代偿正常的患者予以肝移植的指征较少，肝移植对这些患者不一定有帮助；有学者主张确诊肝豆状核变性后即进行肝移植，以避免不可逆的神经系统损坏；有学者认为神经系统症状严重的肝豆状核变性患者接受肝移植后可能会加重症状。

知识点

肝移植的指征

失代偿性肝硬化及急性肝衰竭的肝豆状核变性患者需进行肝移植。肝移植后 1 年总生存率 79%~87%，中位生存时间为 2.5 年。有慢性进行性肝病的肝豆状核变性患者肝移植后 1 年总生存率（90%）较有急性肝衰竭的肝豆状核变性患者高（73%）。

思路 10：肝豆状核变性患者的饮食应注意哪些？

避免食用含铜量高的食物，如带壳的海鲜、坚果、巧克力、蘑菇和动物内脏等；低铜饮食可延缓疾病的进展；自来水及家庭饮用水应检测铜含量；不要使用铜器烹饪或盛食物、水。

知识点

《2012 欧洲肝脏研究学会临床实践指南：肝豆状核变性》推荐内容

1. 有症状的患者初始治疗应包括络合剂（青霉胺或曲恩汀），曲恩汀的耐受性更好。
2. 锌盐可在有神经系统症状患者的一线治疗中发挥作用。
3. 症状前患者的治疗或有神经系统症状患者的维持治疗可以用络合剂或锌盐治疗。
4. 患者需终身治疗，除非接受肝移植，否则不应终止治疗。
5. 患者服用锌盐治疗后需密切监测肝功能，如指标升高，则需改用络合剂。
6. 患者应避免摄入含铜量高的食物和水。
7. 有急性肝衰竭的患者，当校正后的 King 评分 ≥ 11 分时应进行肝移植。
8. 对络合剂治疗无效的失代偿期肝硬化患者应积极为肝移植做准备。
9. 患者怀孕期间应继续治疗，但青霉胺和曲恩汀应合理减量。
10. 驱铜效果检测指标：至少每年检查 1 次停药 2 天后的 24 小时尿铜；血清 NCC 是调整驱铜药剂量的另一个监测指标。

第四节 进行性肌营养不良

进行性肌营养不良（progressive muscular dystrophy，PMD）是一组遗传性骨骼肌变性疾病，临床以缓慢进行性加重的对称性肌无力和肌萎缩为特点，无感觉障碍。遗传方式主要有 AD 遗传、AR 遗传和 XD 或 XR 遗传。PMD 电生理表现为肌源性损害，组织病理学特征主要为广泛肌纤维萎缩，伴肌纤维变性、坏死，严重者伴有脂肪和结缔组织增生。目前尚无有效的治疗方法。

PMD 的临床分类复杂，至少分为以下 9 种：Duchenne 型肌营养不良（Duchenne muscular dystrophy，DMD）、Becker 型肌营养不良（Becker muscular dystrophy，BMD）、面肩肱型肌营养不良（facioscapulohumeral muscular dystrophy，FSHD）、肢带型肌营养不良（limb-girdle muscular dystrophy，LGMD）、眼肌型营肌养不良（oculopharyngeal muscular dystrophy，OPMD）、远端型肌营养不良（distal muscular dystrophy）、Emery-Dreifuss 肌营养不良（Emery-Dreifuss muscular dystrophy，EDMD）、先天性肌营养不良（congenital muscular dystrophy，CMD）、强直性肌营养不良（myotonic dystrophy）。其中 Duchenne 型肌营养不良（DMD）和 Becker 型肌营养不良（BMD）最为常见。

PMD 的病因及发病机制极为复杂，遗传因素所引起的一系列酶及生化改变在发病中起主导作用。在肌细胞膜外基质、跨膜区、细胞膜内面以及细胞核膜上有许多蛋白，基因突变可导致编码蛋白的缺陷，由于不同的蛋白在肌细胞结构中所起的作用不完全相同，导致不同类型的肌营养不良。近年来多数学者认同该病的细胞膜学说，肌细胞遗传变性使细胞膜即肌纤维膜结构和功能发生改变。

进行性肌营养不良的诊疗环节：

1. 详细询问患者的现病史和家族史，尤其是发病年龄，肌无力、肌萎缩的特点，有无近亲结婚，家族中有无类似患者。
2. 体格检查时应重点关注肌无力的体征，如肌无力、肌萎缩、肌肥大、高尔（Gower）征及"鸭步"；关注肌无力、肌萎缩的分布，如 DMD 主要为四肢近端肌的无力、下肢常重于上肢，OPMD 主要为对称性提上睑肌、眼外肌、咽喉肌无力，FSHD 主要为面部肌、肩胛肌、三角肌、肱二头肌和肱三头肌无力，LGMD 主要为肩胛带肌、骨盆带肌肌无力；同时应注意疾病特殊的体征，如 DMD/BMD 的腓肠肌假性肥大，FSHD 的"斧状脸"。
3. 血生化检查应注意血清肌酸激酶（CK）和乳酸脱氢酶（LDH）等是否升高。
4. 肌电图是必要的检查，应注意是否有肌源性损害。

5. 肌活检有助于确诊,基因诊断是 PMD 分子诊断和分型的重要依据。

6. PMD 目前无特效治疗,以对症支持治疗为主。

7. 遗传咨询和产前诊断是非常必要的。

临床病例讨论

一、门诊就诊情况

患儿,王 ××,男性,7 岁,学生。因"发现进行性四肢乏力,易摔倒 3 年"于门诊就诊。

患儿 4 岁时,家属发现其较同龄儿童行走乏力,上楼费力;随后出现不能奔跑,易摔跤;进一步出现双上肢上举无力,双下肢下蹲较困难,起立较下蹲更为费力。发病 3 年来,家属发现患儿双小腿肌肉增大,偶有心悸,无发热、无关节痛、无肌痛。

个人史及家族史:足月,顺产,1 个姐姐健康。父母非近亲结婚,患者的 1 个舅舅有类似病史并于 21 岁时因肺部感染导致呼吸衰竭去世。

体格检查:内科系统检查基本正常。

神经系统检查:神志清楚,脑神经检查正常,四肢肌肉不同程度萎缩,双侧腓肠肌假性肥大,肌肉无压痛,双上肢肌力近 5 级,双下肢肌力近端 3 级,远端 4 级,肌张力略低,深浅感觉检查正常,腱反射正常,病理征未引出。行走呈"鸭步",Gower 征阳性(图 18-7)。患者的腓肠肌假性肥大(图 18-8)。

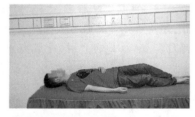
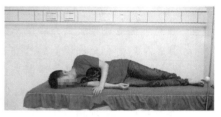
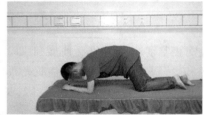
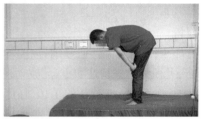
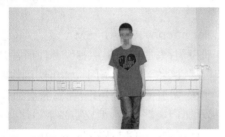

图 18-7　PMD 临床病例中 DMD 患者的 Grower 征

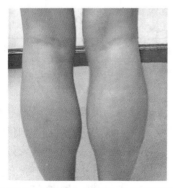

图 18-8　PMD 临床病例中 DMD 患者的腓肠肌假性肥大

辅助检查:肌酸激酶(CK)4 674IU/L;肌酸激酶同工酶(CK-MB)523.6IU/L;乳酸脱氢酶(LDH)521IU/L;肌电图检查提示肌源性损害。

思路1:问诊时应特别注意询问肌无力发病年龄及有无波动,进展缓急,既往史、个人史、家族史。

思路2:定位诊断。

患儿主要表现为四肢肌无力和肌萎缩,肌张力略低,腱反射正常,血清肌酶(CK、CK-MB、LDH)水平升高,肌电图提示肌源性损害,故病变部位定位于肌肉。

思路3:定性诊断。

本病例为男性患儿,4岁起病,四肢肌无力进行性加重,并伴有肌萎缩和腓肠肌假性肥大,行走呈"鸭步",Gower征阳性,血清肌酶(CK、CK-MB、LDH)水平升高,肌电图提示肌源性损害,偶尔出现的心悸提示本病可能累及心脏。该患儿临床诊断考虑DMD。

知识点

DMD 的主要临床表现

患儿多于3~5岁逐渐出现步态异常,行走摇摆,俗称"鸭步",上楼、蹲下起立困难。由于腹肌和髂腰肌无力,从平卧位起来时,患儿往往先翻身呈俯卧位,先抬头,以双手扶膝盖、大腿,缓慢直起躯干,站立,即Gower征阳性。神经系统检查除肌无力和肌萎缩外,90%患儿可见肌肉假性肥大,以腓肠肌明显。腓肠肌假性肥大是由于其内充填了大量增生的脂肪及结缔组织,质地较硬,缺乏肌肉弹性。肌无力和肌萎缩随病情进展进行性加重,12~15岁患儿逐渐失去独立行走能力。疾病后期由于长期卧床,容易并发压疮、坠积性肺炎等,多于20~25岁死亡。大多数患儿伴有心肌损害,30%的患儿有不同程度的智力障碍,也可累及平滑肌出现胃肠功能障碍。

思路4:鉴别诊断。

除上述通过定位诊断可与脊髓性肌萎缩、周围神经病相鉴别外;该患儿无肌痛和肌肉压痛,可与慢性多发性肌炎相鉴别;该患儿肌无力进行性加重,无波动现象和晨轻暮重现象,可与重症肌无力相鉴别。

1. **BMD** BMD发病率约为DMD的1/10,临床症状与DMD相似,但较DMD轻,肌无力症状出现晚且进展缓慢,多不伴心脏受累及智力障碍,多数于18岁后仍保持独立行走的能力,寿命不受影响或轻度受影响。

2. **脊髓性肌萎缩(spinal muscular atrophy,SMA)** SMA多呈AR遗传,婴儿至少年期均可发病;主要表现为四肢对称性肌无力、肌萎缩伴肌束震颤;肌电图提示神经源性损害,可有自发电位和巨大电位;血清肌酶正常或轻度增高,肌活检提示肌肉群组性萎缩,*SMN*基因检测可明确诊断。

3. **多发性肌炎(polymyositis)** 该病无遗传史,病情进展快,常有肌痛、肌肉压痛,血清酶学水平显著增高,肌电图提示肌源性损害,肌活检提示肌肉炎性改变,糖皮质激素治疗有效。

4. **其他型PMD** 如FSHD、LGMD、OPMD、DM、EDMD、CMD、远端型肌营养不良等,可凭肌肉受损部位、疾病病程、肌肉活检和基因诊断予以鉴别(表18-1)。

表18-1 各型PMD的主要临床表现和特点

类型	遗传方式	发病年龄	临床表现	其他器官受累
Duchenne型肌营养不良	XR	5岁前	进行性四肢近端肌无力,伴肌肉假性肥大,肌酸激酶明显增高	心脏病,智能障碍
Becker型肌营养不良	XR	5~15岁	与DMD相似,但症状相对较轻	心脏较少受累
面肩肱型肌营养不良	AD	20岁前	缓慢进行性面部、肩胛带、三角肌等无力,肌酸激酶正常或轻度增高	耳聋
肢带型肌营养不良	AD/AR	儿童一成年期	慢性进行性肩胛带和骨盆带肌无力,肌酸激酶明显升高	有或无心肌病

类型	遗传方式	发病年龄	临床表现	其他器官受累
眼肌型营肌养不良	AD	40 岁左右	对称性上睑下垂,眼球活动障碍,吞咽困难,构音障碍	
Emery-Dreifuss 肌营养不良	XR/AD	儿童—成人期	肘关节挛缩,肱二、三头肌,腓骨肌、胫前肌无力	
强直性肌营养不良	AD	儿童或 30 岁后	肌强直、肌无力、肌萎缩	白内障、内分泌症状,心脏传导障碍
远端型肌营养不良	AD/AR	10~50 岁	四肢远端小肌萎缩	
先天性肌营养不良	AR	出生时或婴儿期	全身严重肌无力,肌张力低,骨关节挛缩	中枢神经系统畸形

注:AD 为常染色体显性,AR 为常染色体隐性,XR 为 X 连锁隐性。

二、入院后进一步检查情况

入院后完善相关检查。血尿便常规、肾功能等指标未见明显异常,肝功能示:丙氨酸氨基转移酶 89IU/L,天冬氨酸氨基转移酶 280IU/L,肌酸激酶 6 455IU/L,肌酸激酶同工酶 634.9IU/L,乳酸脱氢酶 738IU/L。心电图检查:窦性心律、左心室高电压、异常 Q 波。心脏超声检查:全心增大,以左心明显,室间隔、房间隔连续正常,室壁回声厚度正常,室壁运动弥漫性减弱,各瓣膜结构活动正常。肌电图检查:肱二头肌、肱三角肌、股四头肌、腓内肌、腓外肌均见纤颤电位及正尖波,重收缩时呈病理干扰相、运动单位为短棘波多相电位,周围神经传导速度正常。肌活检示:HE 染色可见肌纤维变性坏死及结缔组织增生(图 18-9A),免疫组化可见肌纤维膜 dystrophin 蛋白表达缺失(图 18-9B)。*DMD* 基因检测发现其 52 号外显子的纯合插入突变(图 18-10)。结合临床、辅助检查、病理检查和基因检测结果,患儿 DMD 诊断明确。

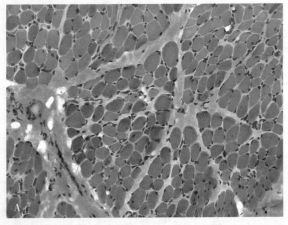 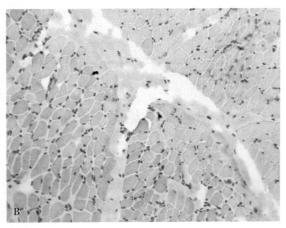

图 18-9　PMD 临床病例肌活检

A. DMD 患者肱二头肌肌活检 HE 染色可见肌纤维变性坏死及结缔组织增生(×200);
B. 免疫组化染色可见肌纤维膜 dystrophin 蛋白表达缺失(×200)。

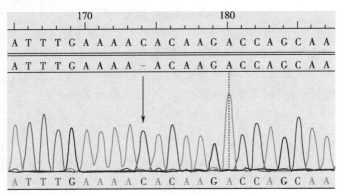

图 18-10　PMD 临床病例中 DMD 患者 *DMD* 基因的第 52 号外显子插入突变:c.7615-7616 insC

思路 5：DMD 需要行哪些主要的辅助检查？

1. **血清肌酶检查**　主要包括 CK、LDH 显著升高，数十倍至数百倍高于正常值，在疾病早期甚至无症状期即可出现显著升高。

2. **肌电图检查**　呈肌源性损害表现。

3. **肌肉 MRI**　变性肌肉呈短 T_1、长 T_2 信号及长 T_1、长 T_2 信号，前者提示脂肪替代改变，后者提示炎症坏死和 / 或水肿病变，可见"虫蚀现象"。

4. **肌肉活检**　提示肌纤维大小不一，脂肪结缔组织增生，可见肌纤维坏死和再生，可见散在嗜酸性肥大肌纤维，炎症细胞浸润较少；抗肌萎缩蛋白免疫学检查的确诊率为 100%。

5. **心电图和超声心动图**　确诊 DMD 的患儿应定期进行心电图和超声心动图，以评估心脏功能。心电图可见 R 波及深 Q 波，超声心动图可监测患儿的心脏受累程度。

6. **基因检测**　*DMD* 基因检测（PCR 法、印迹杂交法、DNA 测序法等）可发现抗肌萎缩蛋白基因 *dystrophin* 缺陷，有助于检出携带者和产前诊断。

知识点

肌电图检查的作用

肌电图是神经肌肉疾病的基本检查手段，主要用于诊断及鉴别诊断神经源性损害和肌源性损害；肌源性损害可见自发性纤颤电位和正锐波，轻收缩时见运动单位时限缩短，波幅减低、多相波增多，大力收缩时可见强直样放电。

知识点

PMD 的确诊手段

各种类型 PMD 肌活检的病理特点为萎缩肌纤维呈小圆形，大小不一，广泛分布，可出现不同程度的肌纤维玻璃样变，结缔组织、脂肪组织增生。肌活检是确诊 PMD 的必需手段，活检取材部位通常为股四头肌或肱二头肌，少数在三角肌处取材，通过光镜、电镜进行形态学观察，也可进行免疫组化病理检查。此外，通过 MRI 能观察肌肉病变的部位、范围及程度，区别肌肉的脂肪变性或炎症水肿病变，具有较高的特异性和敏感性。基因检测是确诊 PMD 和分子分型的金标准。

三、入院后治疗情况

入院后选用注射左卡尼汀针促进脂类代谢和细胞供能，口服 ATP、肌苷片、维生素 E 等对症支持治疗。

知识点

PMD 的治疗措施

PMD 无特异性治疗，以对症支持治疗为主。物理疗法和矫形治疗可预防及改善脊柱畸形和关节挛缩，对维持活动功能很重要，建议适当运动，不鼓励剧烈运动，以免加重病情。药物治疗主要有 ATP、肌苷、甘氨酸、核苷酸、苯丙酸诺龙及中药，长期服用小量泼尼松对延缓病情进展有一定效果，但应注意其副作用。人胚肌细胞注入治疗仅见短期效果。基因治疗正在研究中。

四、门诊随访期情况

出院时患儿症状无明显好转，告知家属患儿出院后适当锻炼，长期口服 ATP 片及肌苷片等。1 年后随访，患者肌无力症状较前稍加重。

思路 6 ：PMD 的预防措施。目前该病无特效治疗,故预防工作显得特别重要,预防措施主要包括:①适龄结婚与生育;②避免近亲结婚;③携带者的检测;④遗传咨询和产前诊断。

思路 7 ：PMD 的科学护理方法。

1. 保持环境清洁安静,注意防潮和防寒,积极预防和治疗呼吸道感染等并发症。

2. 坚持适当的体育锻炼,不可过劳;自我按摩以促进血液循环,防止肌萎缩。

3. 饮食宜清淡、营养丰富,可多补充鱼类、蛋类、鸡肉、瘦猪肉等优质蛋白。

4. 坚持适当的娱乐活动,鼓励患者保持乐观心态,树立战胜疾病的坚强信心。

（唐北沙　江　泓）

【推荐阅读文献】

［1］陈生弟 . 神经病学 . 2 版 . 北京 :科学出版社 , 2011.

［2］梁秀玲 , 李洵桦 . 肝豆状核变性 (Wilson 病). 北京 : 人民卫生出版社 , 2012.

［3］刘焯霖 , 梁秀龄 , 张成 . 神经遗传病学 . 3 版 . 北京 : 人民卫生出版社 , 2011.

［4］贾建平 , 陈生弟 . 神经病学 . 7 版 . 北京 : 人民卫生出版社 , 2013.

［5］夏家辉 . 医学遗传学 . 北京 :人民卫生出版社 , 2004.

［6］European Association for Study of Liver. EASL clinical practice guidelines: Wilson's disease. J Hepatol, 2012, 56(3): 671-685.

［7］GASSER T, FINSTERER J, BAETS J, et al. EFNS guidelines on the molecular diagnosis of ataxias and spastic paraplegias. Eur J Neurol, 2010, 17 (2): 179-188.

［8］GOETZ CG. Textbook of clinical neurology. 3rd ed. Chicago: Saunders, 2007.

［9］LOUIS, ELAN D, MAYER, et al. Merritt's neurology. 13th ed. Philadelphia: Lippincott Williams &Wilkins, 2015.

［10］ROPPER AH, SAMUELS MA. Adams and Victor's principles of neurology. 9th ed. New York: McGraw-Hill, 2009.

［11］ROSENBERG RN. Atlas of clinical neurology. 3rd ed. New York: Oxford University Press, 2009.

第十九章　认知障碍性疾病

学习要求

1. 掌握血管性痴呆的临床分类、主要临床表现和诊断步骤。
2. 掌握阿尔茨海默病的临床症状、诊断标准与鉴别诊断。
3. 掌握路易体痴呆的临床症状、治疗原则及其与帕金森病痴呆的鉴别。
4. 熟悉血管性痴呆、阿尔茨海默病和路易体痴呆的病理特点。

第一节　概　　述

认知是个体感知、认识、理解客观事物,并通过人脑对获得的信息加工形成内在的心理活动,从而支配个体行为活动的一种心理过程,包括从简单的对自身与环境的感知到注意、学习、记忆、思维和语言等。认知功能包括多个领域,如记忆、计算、视空间定向、结构能力、执行能力、语言理解和表达、应用等。

认知功能障碍泛指各种原因导致的各种程度的认知功能损害,主要包括轻度认知功能障碍(mild cognitive impairment, MCI)和痴呆(dementia)。MCI指有记忆障碍和/或轻度的其他认知功能障碍,但个体的社会职业或日常生活功能未受影响,亦不能由已知的医学或神经精神疾病解释,是介于正常老化与轻度痴呆之间的一种临床过渡状态。痴呆是一种以获得性认知功能损害为核心,并导致患者日常生活能力、学习能力、工作能力和社会交往能力明显减退的综合征,在病程某一阶段常伴有精神、行为和人格异常。

认知障碍的病因包括神经系统退行性疾病(如阿尔茨海默病、路易体痴呆、额颞叶痴呆)、脑血管病(如脑梗死、脑出血)、营养代谢障碍(如叶酸/维生素 B_{12} 缺乏、甲状腺功能亢进症等)、感染(梅毒、HIV 等)、外伤、肿瘤及药物滥用等。不同原因导致的认知功能障碍有其各自的疾病发展过程、认知损害特点,选择合适的神经心理学评估工具早期筛查认知功能障碍非常重要。此外,针对可治性因素进行有效的病因治疗以及综合管理可能有助于预防认知功能障碍的发生和进展。

本章将重点针对临床上最为常见的痴呆类型即阿尔茨海默病、血管性痴呆和路易体痴呆进行分析和探讨。

第二节　血管性痴呆

血管性痴呆(vascular dementia, VaD)是指脑血管病变引起的脑损害所致的痴呆,是临床上常见的痴呆类型,居老年期痴呆类型的第二位,其患病率仅次于阿尔茨海默病(AD)。VaD病因复杂,症状表现多样,诊断标准尚缺乏一致性,主要依据痴呆、脑血管病的证据,以及痴呆与脑血管病直接相关三个要素。控制血管病危险因素、预防卒中再发是 VaD 预治的根本途径。

一、血管性痴呆的临床表现

VaD 的临床表现与病损部位、大小及梗死次数有关,主要分为两大类。一是脑损伤的局灶症状、体征;二是构成痴呆的记忆、执行功能等认知域损害以及情感障碍、精神行为症状等。

1. 神经系统局灶性症状　患者表现为肢体活动障碍、感觉障碍等局灶性神经功能缺失症状,还可以表现为锥体外系症状,可合并括约肌障碍、步态障碍和假性延髓麻痹等症状,上述症状在疾病不同阶段的程度不等。此外,左大脑优势半球皮质病变可能有失语、失读、失用、失算等症状;右大脑半球皮质尤其是顶叶病变可有视空间障碍、枕叶病变可伴有偏盲等。

2. 认知与精神情感损害　早期表现为轻度的认知、情感障碍,中期出现多个认知域障碍以及明显的情感损害,晚期进入全面痴呆状态,甚至木僵,患者长期处于卧床状态。大血管病变的多发梗死性 VaD 常呈现斑片状痴呆,有波动性并随脑循环状态的变动而出现一过性改善或恶化。关键部位的血管病变因部位不同而有不同的认知损害,内囊损害引起额叶功能障碍或记忆障碍,丘脑损害引起记忆力、执行力、注意力和处理速度等下降,穹窿损害引起急性记忆损害,尾状核损害可出现脱抑制,胼胝体损害可出现失认、失读等表现。小血管性 VaD 比较明显的是执行功能障碍,包括制订目标、主动性、计划性、组织性、排序和执行能力、抽象思维能力等能力减退,记忆障碍相对于 AD 较轻。情感障碍主要包括焦虑、抑郁、情绪不稳等,精神行为症状包括人格改变、情感淡漠、行为异常以及精神运动迟缓等。

二、血管性痴呆的诊断标准

VaD 已有 4 个国际广泛应用的诊断标准,包括国际疾病分类 -10(ICD-10)标准,美国加利福尼亚阿尔茨海默病诊断和治疗中心(ADDTC)标准,美国神经病学、语言障碍和卒中 - 老年性痴呆和相关疾病学会(NINDS-AIREN)标准,美国《精神障碍诊断与统计手册(第四版)》(DSM- Ⅳ)标准。上述标准均包括 3 个要素:①符合痴呆的诊断标准;②有脑血管病变的证据;③脑血管病变与痴呆有相互因果关系。2002 年我国中华医学会神经病学分会《血管性痴呆诊断标准草案》所提出的 VaD 诊断标准如下:

1. 临床很可能(probable)血管性痴呆

(1)痴呆符合 DSM- Ⅳ-R 的诊断标准:主要表现为认知功能明显下降,尤其是自身前后对比,记忆力下降,以及 2 个以上认知功能障碍,如定向、注意、言语、视空间功能、执行功能、运动控制等,其严重程度已干扰日常生活,并经神经心理学测试证实。

(2)脑血管病的诊断:临床检查有局灶性神经系统症状和体征,如偏瘫、中枢性面瘫、感觉障碍、偏盲、言语障碍等,符合 CT、MRI 上相应病灶,可有 / 无卒中史。影像学表现:多个腔隙性脑梗死或者大梗死灶或重要功能部位的梗死(如丘脑、基底前脑),或广泛的脑室周围白质损害。

(3)痴呆与脑血管病密切相关:痴呆发生于卒中后 3 个月内,并持续 6 个月以上;或认知功能障碍突然加重或波动或呈阶梯样逐渐进展。

(4)支持血管性痴呆诊断:①认知功能损害不均匀性(斑块状损害);②人格相对完整;③病程波动,多次卒中史;④可呈现步态障碍、假性延髓麻痹等体征;⑤存在脑血管病的危险因素。

2. 可能的(possible)血管性痴呆

(1)符合上述痴呆的诊断。

(2)有脑血管病和局灶性神经系统体征。

(3)痴呆和脑血管病可能有关,但在时间或影像学方面证据不足。

3. 确诊血管性痴呆　临床诊断为很可能或可能的血管性痴呆,并由尸检或活检证实不含超过年龄相关的神经原纤维缠结和老年斑数,以及其他变性疾病组织学特征。

4. 排除性诊断(排除其他原因所致的痴呆)

(1)意识障碍。

(2)其他神经系统疾病所致的痴呆(如阿尔茨海默病等)。

(3)全身性疾病引起的痴呆。

(4)精神疾病(抑郁症等)。

注:当 VaD 合并其他原因所致的痴呆时,建议用并列诊断,而不用"混合性痴呆"的诊断。

三、血管性痴呆的临床分类

1. 2011 年我国中华医学会神经病学分会痴呆与认知障碍学组根据国内外临床研究结果和相关文献,结合我国实际情况,提出血管性认知障碍(vascular cognitive impairment, VCI)的诊治指南。指南中指出 VCI 诊断成立后需进行以下分类诊断(病因分类),VaD 相应的病因分类亦应包括:

（1）危险因素相关性 VaD

1）有长期血管危险因素（如高血压、糖尿病、血脂异常等）。

2）无明确的卒中病史。

3）影像学无明显的血管病灶（关键部位无血管病灶，非关键部位 >1cm 的血管病灶 ≤ 3 个）。

（2）缺血性 VaD

1）大血管性：①明确的卒中病史；②认知障碍相对急性发病，或呈阶梯样进展；③认知障碍与卒中有明确的因果及时间关系；④影像学显示大脑皮质或皮质下病灶（直径 >1.5cm）。

2）小血管性：①有或无明确卒中病史；②认知障碍相对缓慢发病；③影像学显示有多发腔隙性脑梗死或广泛白质病变，或两者并存。

3）低灌注性：①有导致低灌注的病因，如心搏骤停、急性心肌梗死、降压药过量、失血性休克、脑动脉狭窄等；②认知障碍与低灌注事件之间有明确的因果及时间关系。

（3）出血性 VaD

1）明确的脑出血病史（包括脑实质出血、蛛网膜下腔出血、硬膜下血肿等）。

2）认知障碍与脑出血之间有明确的因果及时间关系。

3）急性期影像学可见相应的出血证据。

（4）其他脑血管病性 VaD

1）除上述以外的血管病变，如脑静脉窦血栓形成、脑动静脉畸形等。

2）认知障碍与血管病变之间有明确的因果及时间关系。

3）影像学显示有相应的病灶。

（5）脑血管病合并 AD

1）脑血管病伴 AD：①首先有脑血管病病史，发病后一段时间内逐渐出现以情景记忆为核心的认知障碍，这种记忆障碍不符合血管病变导致记忆障碍的特征；②影像学有脑血管病的证据，同时存在海马和内侧颞叶萎缩；③高龄发病，有 AD 家族史支持诊断；④脑脊液总 tau 蛋白和异常磷酸化 tau 蛋白增高，Aβ1-42 降低支持诊断。

2）AD 伴脑血管病：①临床符合 AD 特征，隐袭起病，缓慢进展。以情景记忆为核心认知损害；病程中发生脑血管病，可使已存在的认知损害加重。②影像学有海马和内侧颞叶萎缩，同时有本次脑血管病的证据；③高龄发病，有 AD 家族史支持诊断；④脑脊液总 tau 蛋白和异常磷酸化 tau 蛋白增高。Aβ1-42 降低支持诊断。

2. 根据其病灶特点和发病机制分类

（1）多发性梗死性痴呆（multiple infarct dementia，MID）：反复发生卒中，双侧半球大脑中动脉或后动脉多个分支供血区的皮层 - 白质或基底节区受累。认知损害为非全面性，常呈斑片样损害。多有卒中病史和局灶性神经功能缺损的症状体征。

（2）关键部位梗死性痴呆（strategic infarct dementia，SID）：与高级皮质功能有关的特殊关键部位缺血性病变引起的梗死所致的痴呆。这些损害常为局灶的小病变，可位于皮质或皮质下，皮质部位有海马、角回和扣带回等；皮质下部位可有丘脑、穹窿、基底节等。

（3）低灌注性痴呆：往往表现为分水岭区梗死性痴呆。主要分为：①皮层型，影像学表现为基底朝外，尖朝脑室的楔形低密度灶或表现为 "C" 形分布的低密度区；②皮层下型，表现为条束状低密度灶。

（4）出血性痴呆：一般有明确的出血病史，认知障碍随出血部位不同而有不同的临床表现。

（5）皮层下缺血性痴呆：往往由脑小血管病变引起，以腔隙性梗死、局灶和弥散性缺血性白质病变和不完全性缺血性损伤为特征，表现为进行性隐匿性痴呆，缺乏明确的卒中病史。

（6）特殊动脉疾病所致的痴呆：如由 Notch3 基因突变导致的伴皮质下梗死和白质脑病的常染色体显性遗传性脑动脉病（cerebral autosome dominant arteriopathy with subcortical infarcts and leukoencephalopathy，CADASIL）等。

（7）混合性痴呆：血管性痴呆合并 AD。

临床病例讨论

门诊就诊情况

患者,李××,女性,66 岁。以"右侧肢体无力伴反应迟钝 7 个月"收入院。

7 个月前(2018 年 3 月 8 日)患者早餐后 8 点左右突感右侧肢体无力,伴反应稍迟钝,说话语速慢,因症状无缓解,于当天下午 4 点左右由家属送至急诊,查头颅 CT 未见明显异常,拟诊脑梗死并收住入院。

既往史:有高血压病史 10 余年,服用苯磺酸氨氯地平片 5mg,1 次 /d 控制;有糖尿病病史 5 年余,服用阿卡波糖片 50mg、3 次 /d 控制血糖,自述控制尚可。

个人史:初中文化,家庭主妇,无长期外地居住史,无烟酒不良嗜好。

婚育史:已婚,子女身体健康。

家族史:否认家族遗传病病史。

入院神经系统检查:神志清,精神软,时间、地点定向力差,口齿含糊,反应迟钝;双侧瞳孔等大等圆,对光反射灵敏,眼球各向运动无受限,双眼视力粗测正常,两侧额纹对称,口角无歪斜,伸舌居中。颈软,左侧肢体肌力 5 级,右上肢肌力 4 级,右下肢肌力 3 级,四肢肌张力正常,右侧腱反射 +++,左侧腱反射 ++,右侧 Babinski 征阳性,左侧 Babinski 征阴性。

入院后查头颅 MRI 提示左侧丘脑急性梗死,头颅 MRA 提示双侧大脑后动脉粥样硬化改变,颈部 CTA 提示右侧颈内动脉虹吸段轻度狭窄(图 19-1)。给予氯吡格雷、阿司匹林抗血小板聚集,他汀调脂以及改善微循环等对症支持治疗。住院期间查简易精神状态检查(MMSE)12 分,汉密尔顿抑郁量表(HAMD)15 分。2 周后患者右侧肢体无力、语速慢等症状较前好转并出院。出院后家人发现与患者交流仍有困难,患者话少、反应较慢,计算也算不好,自我料理的能力下降。因患者坚持在家自我康复,未来医院复诊。3 个月前,患者因记忆力、反应能力较差,简单家务做不好,由家属送至医院门诊就诊。

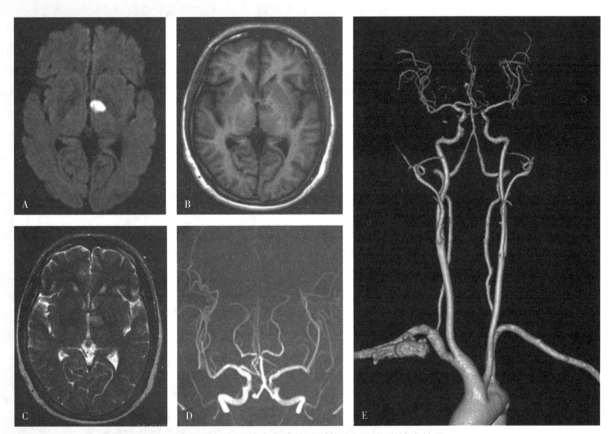

图 19-1 患者首次发病住院时的头颅影像学检查结果

A. 头颅磁共振弥散加权序列;B. 头颅磁共振 T₁ 加权序列;C. 头颅磁共振 T₂ 加权序列;
D. 头颅磁共振血管成像;E. 颈部计算机体层血管成像。

门诊神经心理学量表评估:MMSE 15 分,HAMD 13 分,汉密尔顿焦虑量表(HAMA)14 分,Hachinski 缺血指数量表(HIS)10 分,临床痴呆分级评分量表(CDR)总评分 2 分。

门诊给予复查头颅 MRI 提示左侧基底节区异常信号(考虑陈旧性脑梗死),未见新发病灶。继续给予氯吡格雷、他汀等卒中二级预防药物,并结合认知功能评估,加用胆碱酯酶抑制剂多奈哌齐改善认知。患者之后一直有右侧肢体无力感,但家属反应患者肢体活动较前明显好转,但患者的反应能力仍较差,与他人交流有较大的困难,话少,记忆力减退,不太能做事情。1 周前患者再次于医院门诊复诊。

神经系统检查:神志清、反应偏慢,时间、地点定向力差,口齿稍含糊,右侧肢体肌力 5⁻ 级,右侧 Babinski 征阳性,余无特殊。

神经心理学量表复评:MMSE 16 分,HAMD 10 分,HAMA 15 分,听觉词语学习测验(AVLT)即刻回忆 2 分,延迟回忆 0 分,波士顿命名测验 12 分(总分 30 分),画钟测验 2 分(总分 4 分),连线测验不能完成。神经精神问卷(NPI)评分 15 分,日常生活能力评估(ADL)38 分。

思路 1:该患者的诊断依据和临床诊断是什么?

1. 病史特点 老年女性患者,病前活动、认知功能和日常生活能力均正常,半年前突发卒中,有偏侧肢体瘫痪和认知功能损害表现,认知损害以反应力、执行能力下降为主,同时伴有语言表达、记忆力的减退。患者从发病住院到门诊就诊的 7 个月病程中,右侧肢体无力明显改善,但一直存在反应迟钝以及执行能力、记忆力、语言表达能力的损害,并影响患者的生活。既往有高血压和糖尿病病史。

2. 神经系统检查提示阳性体征 患者的神经系统检查提示口齿含糊、反应迟钝,左侧肢体肌力正常,右下肢肌力下降,右侧 Babinski 征阳性。

3. 影像学检查提示脑血管病证据 有脑血管病变的证据:患者首次发病时的头颅 MRI 提示左侧丘脑急性脑梗死,发病后 4 个月复查的头颅磁共振提示左侧基底节区陈旧性梗死灶。头颅 MRA 提示双侧大脑后动脉粥样硬化改变伴局部管腔变细;颈部血管 CTA 提示右侧颈内动脉虹吸段轻度狭窄。

4. 神经心理学评估提示痴呆 患者初中学历,MMSE 评分从住院期间的 12 分到出院后 2 次随访的 15 分和 16 分,均明显低于正常下限。其中定向力、注意力、执行功能和计算力、记忆力均有损害。AVLT 即刻回忆 2 分、延迟回忆 0 分提示记忆功能障碍;不能完成连线、画钟测验成绩差均提示执行功能明显损害;波士顿命名测验 12 分提示命名受损;HIS 评分 10 分提示血管性痴呆可能;CDR 总评分 2 分,提示中度痴呆。ADL 38 分提示患者不能独立进行日常生活活动。

因此,结合患者的病史、体格检查、神经心理学量表评定,以及影像学上关键部分梗死病灶(左侧丘脑),加上患者的认知损害与脑梗死存在直接关系,且认知损害持续时间半年以上,可做出完整的临床诊断:很可能的血管性痴呆(关键部位梗死型)、左侧丘脑梗死、高血压、2 型糖尿病。

知识点

血管性痴呆的鉴别诊断

1. 阿尔茨海默病 AD 和 VaD 都是老年期常见的痴呆病因,VaD 常有脑血管病史,认知功能恶化有明显的阶段性,且与脑血管病在时间上有明确相关性。而 AD 发病隐匿,进展缓慢,一般无明确的脑血管病史,以记忆损害为核心症状,早期一般无神经系局灶性体征。Hachinski 缺血指数量表(HIS)有助于两者的鉴别,其操作方便、可信度较高,>7 分时 VaD 的可能性大;<4 分时 AD 的可能性大。但是,脑小血管病所致的 VaD 发病隐匿,进展缓慢,神经系统体征不明显,与 AD 鉴别困难,根据脑血管病的病史和神经影像学改变可帮助诊断。

2. 额颞叶痴呆 以额颞叶萎缩为特征的一组神经变性疾病,临床上以行为、人格改变为早期症状,而记忆、视空间症状不明显,或以进行性语言障碍为特征。CT 或 MRI 表现:脑萎缩主要局限于额叶和颞叶、颞极萎缩,对称或不对称性额颞叶萎缩,侧脑室可扩大,部分患者可见尾状核头部萎缩。

3. 正常颅内压脑积水 当 VaD 出现脑萎缩或脑室扩大,常需与正常颅内压脑积水相鉴别。后者以进行性智能减退、步态异常和尿失禁为三大主征。发病较为隐匿,无其他卒中史(除外蛛网膜下腔出血);影像学表现为脑室扩大,腰椎穿刺压力正常,且脑脊液放液试验常常对正常颅内压脑积水的步态有明显改善作用。

血管性认知障碍的诊断流程图见图 19-2。

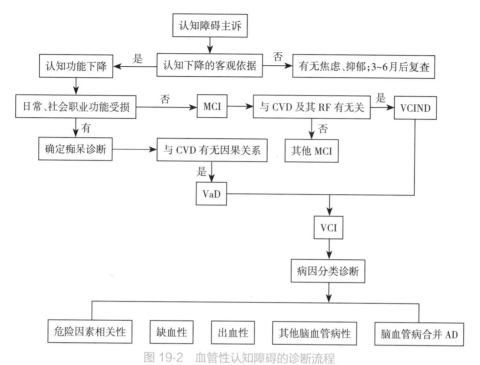

图 19-2 血管性认知障碍的诊断流程

MCI. 轻度认知功能障碍；RF. 危险因素；CVD. 脑血管病；VCIND. 非痴呆型血管性认知功能障碍；
VCI. 血管性认知障碍；VaD. 血管性痴呆；AD. 阿尔茨海默病。

思路 2 ：针对患者存在的功能障碍，应该如何制定干预策略？

1. 血管性痴呆的预防 患者明确的丘脑梗死病史，需给予氯吡格雷抗血小板、阿托伐他汀调脂稳定斑块等脑梗死二级预防治疗措施，以预防卒中再发；同时控制高血压、糖尿病等脑血管病的危险因素。

2. 药物治疗 患者有记忆力、执行能力等认知功能的损害，损害程度达到痴呆（评估程度为中度痴呆），给予胆碱酯酶抑制剂多奈哌齐 5mg 口服，每晚 1 次；同时联用 NMDAR 拮抗剂美金刚片 10mg 口服，1 次 /d。

此外，患者的抑郁、精神症状并不突出，以祛除病因、交流沟通和家庭支持为主。

知识点

血管性痴呆的治疗

血管性痴呆的治疗原则包括防治卒中、改善认知功能和控制精神行为症状。

1. 防治卒中控制脑血管病的危险因素（例如高血压、糖尿病、高脂血症等），减少脑血管病的发生，是 VaD 预防的根本途径。对于有卒中病史的患者，则需做好二级预防，如抗血小板、抗凝、他汀等预防卒中再发。

2. 改善认知功能研究证据显示胆碱酯酶抑制剂如多奈哌齐、加兰他敏和卡巴拉汀，以及美金刚对 VaD 患者的认知功能有轻度改善作用。其他药物如尼麦角林、己酮可可碱、奥拉西坦对 VaD 疗效尚存争议。某些中药提取物如银杏制剂对改善 VaD 患者认知功能可能有效，但仍需进一步研究。

3. 控制精神行为症状应首选非药物治疗。抑郁是 VaD 患者的常见症状，选择性 5- 羟色胺再摄取抑制剂（SSRI）为常用的抗抑郁剂。相对而言，西酞普兰和舍曲林对 P450 酶影响较小，药物相互作用小，安全性较好。幻觉、妄想、激越、冲动攻击行为等精神症状首先使用抗痴呆药物，非典型抗精神病药作为二线药物只能短时间小剂量使用。

第三节　阿尔茨海默病

阿尔茨海默病（Alzheimer's disease,AD）是发生于老年期和老年前期,以进行性认知功能减退和行为损害为特征的中枢神经系统退行性疾病,严重影响患者的工作、生活及社交,给家庭和社会带来沉重负担。流行病学研究表明,AD 是痴呆最常见的类型,占老年期痴呆的 60%~70%。AD 的患病率随年龄增加而增加,在 65 岁以上人群中约为 5%,而在 85 岁以上老年人群中约为 20%。临床表现为记忆障碍、失语、失用、失认、视空间能力损害、抽象思维和计算力损害,以及人格和行为改变等。AD 的发病机制目前尚未明确,β 淀粉样蛋白级联假说是当前公认的 AD 发病机制。此外,tau 蛋白异常磷酸化、易感基因、炎症学说等都会对 AD 进程产生影响。

知识点

痴呆的分类

1. 按是否为变性病分类　分为变性病和非变性病痴呆。前者包括 AD、路易体痴呆、帕金森病痴呆和额颞叶变性等;后者包括颅脑损伤、卒中、感染、免疫、肿瘤、中毒和代谢性疾病等引起的痴呆。

2. 按病变部位分类　分为皮质痴呆、皮质下痴呆、皮质和皮质下混合性痴呆以及其他痴呆。皮质痴呆主要包括 AD 和额颞叶痴呆;皮质下痴呆包括血管性痴呆、脑积水、脑白质病变等;混合性痴呆包括多发梗死性痴呆、感染性痴呆、中毒和代谢性脑病,也见于路易体痴呆;其他痴呆包括脑外伤后和硬膜下血肿痴呆等。

3. 按发病及进展速度分类　分为快速进展性痴呆和非快速进展性痴呆。前者通常指在数天、数周（急性）或数月（亚急性）发展为痴呆的情况,包括血管性、感染性、中毒和代谢性、自身免疫性、肿瘤、系统性疾病等引起的痴呆。

AD 的诊断标准:

1. 1984 年美国神经病学、语言障碍和卒中研究所阿尔茨海默病及相关疾病协会（NINCDS-ADRDA）发布的 AD 诊断标准

（1）可能是 AD:当有下列情况之一时做出可能 AD 的诊断。①患者有痴呆综合征,无明确病因,但与典型的 AD 相比,其起病快,临床表现和病程有变异;②患者虽有可致痴呆的继发性脑或系统性疾病,但并不认为这些是该患者痴呆的病因;③患者有单一逐渐加重的认知缺陷,但无任何明确的病因。

（2）很可能是 AD:符合下列六条标准者可诊断为很可能是 AD。①根据问卷和神经心理学量表检测肯定有痴呆;②认知范围内有两种或两种以上缺陷;③记忆和其他认知障碍进行性加重;④无意识障碍;⑤ 40~90 岁间起病;⑥没有能致记忆和认知障碍的系统性和脑部疾病。

（3）肯定是 AD:患者存活时必须符合很可能是 AD 标准的临床表现,且活检或尸检资料有 AD 的组织学证据。弃用早年曾认为可单由病理学家根据病理学证据做出此诊断,而改为需有临床和病理两者的资料才能做出此诊断。

（4）排除是 AD:突然以卒中样起病,在疾病早期出现神经系统局灶性体征,如轻偏瘫、感觉障碍、视野缺损和共济失调;发病或病程的早期出现癫痫或步态异常。

2. 2011 年美国国立老化研究所和阿尔茨海默病协会（NIA-AA）发布的 AD 诊断标准

（1）很可能的 AD 痴呆（核心临床标准）:当患者有以下情况时,即可诊断很可能的 AD 痴呆。

1）符合上述痴呆标准。

2）起病隐袭,症状在数月至数年中逐渐出现,而不是数小时或数天内突然发生。

3）通过报告或观察得到明确的认知损害的病史。

4）在病史和检查中,起始的和最突出的认知障碍在以下某一范畴中表现明显:①遗忘表现。最常见的 AD 痴呆的综合性表现,包括学习及回忆最近了解的信息受损。至少还有 1 个其他认知领域中有认知功能障碍的证据。②非遗忘表现。语言表现最突出的是找词困难,但其他认知领域也应该存在障碍。

5)当有下列证据之一时不应该诊断很可能的 AD 痴呆:①伴确凿的脑血管病,有与认知障碍起病或恶化暂时相关的卒中病史;存在多发或广泛脑梗死,或严重的白质高信号病灶;②有路易体痴呆的核心特征;③行为变异性额颞叶痴呆的显著特征;④语义变异性原发性进行性失语或非流利变异性原发性进行性失语的显著特征;⑤有同时发生的、活动期的神经系统疾病,或非神经系统的医学共病,或有对认知功能造成重大影响的药物应用证据。

(2)确定性较高的很可能的 AD 痴呆

1)已确证认知功能下降的很可能的 AD 痴呆:在符合很可能的 AD 痴呆的核心临床标准的人群中,确凿的认知功能下降证据增加了活动性和进展性的病理学过程的确定性,但并不特别增加 AD 病理生理过程的确定性。已确证认知下降的很可能 AD 痴呆的定义为:在以知情人提供的信息和正式神经心理测验或标准化精神状态检查得到的信息为基础的评估中,发现了进行性认知下降的证据。

2)AD 致病基因突变携带者中的很可能的 AD 痴呆:在符合很可能的 AD 痴呆核心临床标准的人群中,找到致病的基因突变证据(APP、PS1 或 PS2),有助于进一步确定患者的临床表现源于 AD 病理改变。但携带载脂蛋白 E ε4 等位基因并没有足够的特异性被诊断为这一类型。

(3)可能的 AD 痴呆:有以下任一情况时,即可诊断。

1)非典型过程:非典型过程符合 AD 痴呆核心临床标准的 1)和 4),但认知障碍可呈突然发作,或病史不够详细,或客观认知进行性下降的证据不足。

2)病因混合的表现:满足 AD 痴呆的所有核心临床标准,但具有下列证据。①伴脑血管病,其定义是有与认知障碍起病或恶化短暂相关的卒中病史;存在多发或广泛脑梗死,或严重的白质高信号病灶。②有路易体痴呆特征,但与痴呆本身不同。③有其他神经系统疾病的证据,或非神经系统的医学共病,或有对认知造成重大影响的药物应用证据。

(4)有 AD 病理生理过程证据的很可能的 AD 痴呆:目前已被广泛研究的 AD 生物标志物基于生物学可分为两类。第一类,脑 β 淀粉样蛋白(Aβ)沉积的生物标志物:脑脊液中 Aβ1-42 水平降低和 PET 阳性显像的淀粉样蛋白。第二类,后继的神经元变性或损伤的生物标志物,主要有 3 项:脑脊液中 tau 蛋白升高,包括总 tau(t-tau)和磷酸化 tau(p-tau);PET 显示颞顶叶皮质摄取氟化脱氧葡萄糖(FDG)下降;以及结构磁共振成像(structural MR imaging)显示基底节、颞叶外侧面、顶叶中央皮质不成比例的萎缩。在符合很可能的 AD 痴呆核心临床标准的人群中,AD 痴呆的生物标志物证据可增加临床痴呆综合征的基础是 AD 病理生理过程的确定性。但是,目前不提倡将 AD 生物标志物检测用于常规的诊断。

(5)有 AD 病理生理过程证据的可能 AD 痴呆:这一分类情况是指符合非 AD 痴呆的临床标准,但有 AD 病理生理过程的生物标志物证据,或是符合 AD 神经病理学标准的患者。

(6)病理生理学证实的 AD 痴呆:如果患者符合前述的 AD 痴呆的临床和认知标准,并用公认的神经病理学检查证明了 AD 病理的存在,即可诊断为病理生理学证实的 AD 痴呆。

临床病例讨论

一、门诊就诊情况

患者,李××,女性,74 岁,邮政管理退休人员。因"记忆力下降 4 年余,精神异常"半年入院。

患者 4 年多前无明显诱因下逐渐出现记忆力下降,起初表现为做饭有时忘记放盐,东西有时不记得放哪里,买好的菜有时忘记拿回来,但能独自做家务,日常生活尚可自理,社交活动尚可进行,未予正规诊疗。家属诉患者上述症状逐渐加重,1 年前开始不能独自做家务,做的菜很难吃,经常忘记关煤气,但洗菜、洗碗、扫地都能进行,不能精确地算账,一个人不敢出门购物,不愿参加社交活动。有一次在小区附近迷路,情绪较低落,后需在家属陪同下能出门活动。半年前患者开始经常在家里时有大喊大叫,容易生气,情绪烦躁,和家属之间的交流也变得少起来,常常一个人在沙发上呆坐。有两次诉说看到已经死去的父亲。患病来,患者睡眠欠佳,饮食尚可,二便无明显异常。

既往史:患者有"2 型糖尿病"15 年,目前应用"甘精胰岛素",家属诉血糖控制可。否认高血压、心脏以及肝肾疾病等病史。

个人史:受教育程度 12 年,无烟酒嗜好,出生史无特殊异常。

婚育史:已婚,子女身体健康。

家族史:家族无遗传疾病史。

体格检查:T 36.5℃,P 80 次/min,R 20 次/min,BP 125/84mmHg,双肺呼吸音清,未闻及干湿啰音。心律齐,未及明显病理性杂音,腹平软,无压痛、反跳痛。双下肢无水肿。

神经系统检查:神志清楚,精神尚可,认知减退(不能正确回答住院期间的年月和季节,不能说出自己早餐吃的什么,但知道这里是医院,"100-7"不能回答),双眼视力粗测正常,双眼球各向运动正常,无自发眼震,双侧额纹、眼裂、鼻唇沟对称,双耳听力粗测正常,软腭运动正常,伸舌居中,无舌肌萎缩、舌肌颤动。四肢肌容积正常,四肢肌力 5 级,四肢及颈部肌张力正常,四肢腱反射对称存在,双侧 Babinski 征、Chaddock 征阴性和 Hoffmann 征阴性。双手轮替、指鼻及跟膝胫试验稳准,走直线可,Romberg 征阴性,全身深浅感觉对称存在,脑膜刺激征阴性。

思路 1:根据患者目前的症状和体征,进行定位、定性诊断。

1. 定位诊断 从症状出发,患者表现为高级智能活动的减退,以记忆力、计算力、视空间能力下降为主,并逐渐影响到日常生活能力,伴随了情感障碍和精神的症状。但脑神经检查、运动系统、感觉系统、共济试验等均无阳性体征,其他系统未见明显异常。定位:大脑皮层。

2. 定性诊断 老年女性,隐袭起病,渐进性加重,考虑神经变性病。

该患者的临床特征中情景记忆损害为主,病程中伴随了计算力、视空间能力减退等其他认知域的损害,逐步加重并损害日常生活能力,到达了痴呆的标准。从病因学上分类,考虑神经变性病性痴呆。

二、入院后进一步检查情况

入院后完善斜冠状位头颅 MRI,提示双侧颞叶内侧面和海马萎缩(图 19-3)。血液中的肝肾功能、血脂水平、血清维生素 B$_{12}$ 及叶酸水平、甲状腺功能均正常,梅毒抗体、HBV 抗体、HCV 抗体和 HIV 抗体均阴性。脑脊液检查提示有核细胞数 4 个,蛋白 0.43g/L,Aβ1-42 水平降低、p-tau181 水平增高、t-tau 水平正常范围。

神经心理学量表评估:MMSE 评分 18 分,蒙特利尔认知评估量表(MoCA)11 分,HAMA 14 分,Hachinski 缺血指数量表评分 3 分,听觉词语记忆测试即刻回忆 3 分,延迟回忆 0 分,数字广度顺背 4 分、倒背 2 分,连线测验 A 需要 91 秒、正确连接数 22 个,连线测验 B 需要 112 秒、正确连接数 4 个,波士顿命名测验 13 分(总分 30),老年抑郁量表(GDS)10 分,神经精神问卷(NPI)评分 15 分,临床痴呆分级评分量表(CDR)总体评分 2 分。

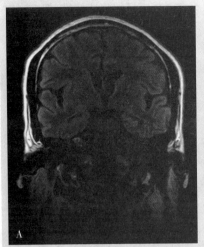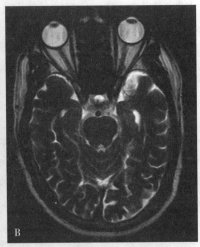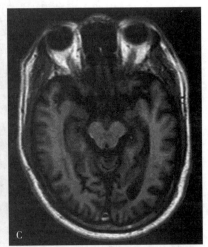

图 19-3 患者的头颅 MRI 检查结果

A. 冠状位见双侧海马萎缩;B. T$_2$ 加权序列;C. T$_1$ 加权序列。

思路 2:该患者的认知与日常生活能力损害程度如何?

采用 MMSE、MoCA、CDR 对患者总体认知水平进行评估。根据 CDR 分项对该患者应该进行记忆力、定向力、判断与解决问题的能力、社会事务、家庭与业余爱好、个人自理能力方面的评定。

1. 记忆力评定 根据 CDR 分项,0 分为无记忆缺损或只有轻微的、偶尔的健忘。0.5 分为经常性的轻度健忘;对事情能部分回忆;或"良性"健忘。1 分为轻度记忆缺损,对近事遗忘突出,且记忆缺损妨碍日常活动。2 分为中度记忆缺损;能记住过去非常熟悉的事情,新发生的事件很快遗忘。3 分为严重记忆丧失,仅存片段的记忆。该患者评分为 2 分。进一步通过听觉词汇学习测验进行评估,提示患者存在明显的情景记忆障碍。

2. 定向力评定 根据 CDR 分项,0 分为能完全正确定向。0.5 分为对时间关联性有轻微的困难,其余能完全正确定向。1 分为对时间关联性有中度困难;检查时对地点仍有定向能力;但在某些场合可能有地理定向能力障碍。2 分为对时间关联性有严重困难;通常对时间不能定向,常有地点失定向。3 分为仅对人物有定向力。该患者评分为 2 分。

3. 判断与解决问题的能力评定 根据 CDR 分项,0 分为和以往一样,能很好地解决日常问题。0.5 分为在解决问题、辨别事物间的异同点方面有轻微缺损。1 分为在解决问题、辨别事物间的异同点方面有中度困难;通常还能维持社交事务判断力。2 分为在解决问题、辨别事物间的异同点方面有严重损害;社会判断力总是受损。3 分为不能做判断,或不能解决问题。该患者评分为 2 分。

4. 社会事务评定 根据 CDR 分项,0 分为和平常一样能独立处理工作、购物、志愿活动及社会群体活动。0.5 分为在这些活动方面仅有轻微损害。1 分为已不能独立进行这些活动,可以从事其中部分活动,不经意地观察似乎正常。2 分为不能独立进行室外活动,但可被带到家庭以外的场所参加活动。3 分为不能独立进行室外活动。该患者评分为 2 分。

5. 家庭与业余爱好评定 根据 CDR 分项,0 分为家庭生活、业余爱好和需用智力的兴趣均很好保持。0.5 分为家庭生活、业余爱好和需用智力的兴趣有轻微损害。1 分为家庭活动有肯定的轻度障碍,放弃难度大的家务,放弃复杂的爱好和兴趣。2 分为仅能做简单家务,兴趣明显受限,而且维持的比较差。3 分为丧失有意义的家庭活动。该患者评分为 2 分。

6. 个人自理能力评定 根据 CDR 分项,0~0.5 分为完全自理。1 分为需旁人督促或提醒。2 分为穿衣、个人卫生及个人事务料理都需要帮助。3 分为个人自理方面依赖别人给予很大帮助,经常尿便失禁。该患者评分为 1 分。

思路 3:患者的临床诊断是什么?

患者为老年女性,隐袭起病,渐进性加重,早期以记忆减退为主诉,1 年前影响到日常生活能力,半年前出现精神异常,易激惹、有时出现幻觉。患者无神经系统的阳性体征。患者有 AD 的典型影像学表现,即头颅 MRI 上的双侧海马萎缩(图 19-4)。还有 AD 的在体病理生理标志,即脑脊液中 Aβ1-42 浓度降低而 p-tau181 水平异常增高。结合患者的病史、辅助检查及认知评定成绩,临床诊断为:①很可能的阿尔茨海默病(具有 AD 病理生理过程的证据,参照 2011 年的 NIA-AA 诊断标准);②2 型糖尿病。

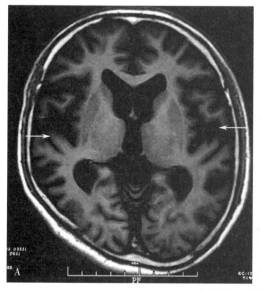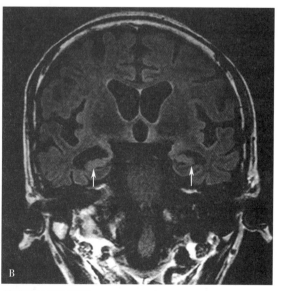

图 19-4 AD 的典型 MRI 表现

A. 横切面;B. 冠状位。箭头示海马萎缩。

思路 4：针对患者存在的认知障碍，应该如何制定管理目标？

基于患者的认知功能损害领域及严重程度，确定患者的认知管理目标，包括对患者管理目标及照料者管理目标。

1. **患者管理目标** 控制可干预的认知危险因素，主要是血糖水平控制在理想范围；改善认知及精神症状，延缓认知功能障碍的进展，给予胆碱酯酶抑制剂多奈哌齐 10mg，每晚一次口服；患者有烦躁、易激惹、淡漠，但无明显的激越、攻击等精神行为症状，给予 NMDAR 拮抗剂美金刚 20mg，1 次 /d，口服；此外，给予患者家庭成员的支持和参与社交活动的机会，鼓励患者积极参与社交活动，保持与外界一定程度的接触。

2. **照料者管理目标** 加强对照料者的支持，减少照料者生活与照料压力及情绪异常。鼓励照料者寻求家庭、社会方面的照料支持，保持自我的生活规律和社会接触度，必要时寻求专业机构和医生的帮助。

知识点

阿尔茨海默病的综合管理

1. **危险因素管理** AD 的危险因素很多，包括：高龄、性别（女性）、低教育水平、低社会支持等人口学因素（demographic factors）；高血压、糖尿病、高血脂、心脏病、动脉粥样硬化、肥胖、高同型半胱氨酸血症等血管危险因素（vascular risk factors）；卒中；载脂蛋白 E ε4 基因等遗传学因素（genetics factors）；维生素 B 缺乏等代谢性疾病（metabolic disease）。该患者可控的主要危险因素为 2 型糖尿病，需要稳定血糖水平。此外，需要预防和控制其他危险因素的出现及加重。

2. **非药物治疗** 主要包括适度的身体锻炼、生活行为的干预、认知的训练、进行社交及做一些益智的活动。

3. **药物治疗** 根据《2018 中国痴呆与认知障碍诊治指南》，明确诊断为 AD 患者可以选用胆碱酯酶抑制剂治疗（A 级推荐）。应用某一胆碱酯酶抑制剂治疗无效或因不良反应不能耐受时，可根据患者病情及出现不良反应程度，调换其他胆碱酯酶抑制剂或换作贴剂进行治疗，治疗过程中严密观察患者可能出现的不良反应（B 级推荐）。胆碱酯酶抑制剂存在剂量效应关系，中重度 AD 患者可选用高剂量的胆碱酯酶抑制剂作为治疗药物，但应遵循低剂量开始逐渐滴定的给药原则，并注意药物可能出现的不良反应（专家共识）。明确诊断的中重度 AD 患者可以选用美金刚或美金刚与多奈哌齐、卡巴拉汀联合治疗，对出现明显精神行为症状的重度 AD 患者，尤其推荐胆碱酯酶抑制剂与美金刚联合使用（A 级推荐）。对于该患者的药物治疗，可以选用胆碱酯酶抑制剂，早期达到有效治疗剂量，必要时调整为高剂量的胆碱酯酶抑制剂并加用美金刚。对于患者出现的精神症状，可改善生活环境，加强和患者的交流，必要时再予以小剂量的非典型抗精神病药治疗。

4. **照料者的支持** AD 照料者面临的主要负担包括生理负担、生活负担、心理负担和社会负担等。应及时关注照料者的心理状态，提供专业护理机构及医疗咨询平台，对照料者进行关注并给予支持，从而为患者的有效护理及提高患者和家属的生活质量提供坚实基础。

知识点

阿尔茨海默病的临床诊疗管理流程

1. **确定诊断流程** 掌握诊断标准 / 明确诊断依据 / 确定临床诊断。

2. **确定是否存在并存疾病** 根据询问病史和体格检查所见，确定患者是否还有 AD 以外的其他并存疾病。

3. **认知评定** 主要对患者的记忆力、定向力、判断与解决问题的能力、社会事务、家庭与业余爱好、个人自理能力进行评估，或综合记忆、执行、语言、视空间等功能。

4. **鉴别诊断** 需要与其他可能引起与 AD 类似临床症状的相关疾病进行鉴别，如血管性痴呆、额颞叶痴呆、路易体痴呆等。

5. 确定 AD 诊断 为 AD 治疗提供依据,包括不同级别的临床 AD 诊断、病理生理证实的 AD 痴呆诊断(图 19-5)。

6. 确定 AD 管理目标 包括患者管理及照料者管理目标。

7. 确定治疗方案 包括危险因素管理以及非药物治疗、药物治疗方案。

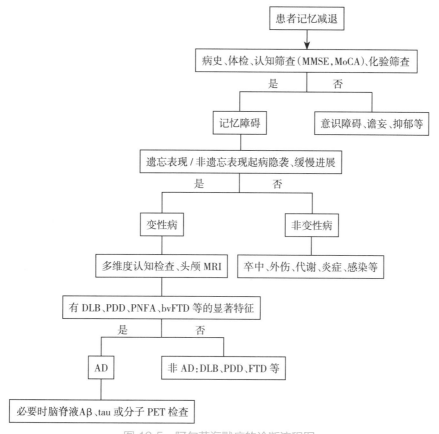

图 19-5 阿尔茨海默病的诊断流程图

DLB. 路易体痴呆;PDD. 帕金森病痴呆;PNFA. 进行性非流利性失语;bvFTD. 行为变异型额颞叶痴呆;
MMSE. 简易精神状态检查;MoCA. 蒙特利尔认知评估量表;AD. 阿尔茨海默病;FTD. 额颞叶痴呆。

第四节 路易体痴呆

路易体痴呆(dementia with Lewy body,DLB)是常见的神经系统变性疾病,占痴呆患者总数的 10%~20%,仅次于阿尔茨海默病。其主要的病理特点是由不溶性 α- 突触核蛋白异常聚集形成的细胞内的路易体(Lewy body),广泛分布于大脑皮层和脑干。导致 α- 突触核蛋白由正常可溶状态成为异常折叠的丝状蛋白的因素及过程,可能是发病的核心环节。DLB 发病年龄在 50~80 岁,平均患病年龄 74.7 岁。男性多于女性,病程一般 6 年,进展比 AD 要快。该病主要的临床特点为波动性认知功能障碍、生动视幻觉、类帕金森病的运动症状以及快速眼动睡眠行为障碍和对神经镇静剂的高度敏感。

路易体痴呆的诊断标准有美国《精神疾病诊断与统计手册》第 5 版(DSM-5)发布的路易体认知功能障碍(NCDLB,2013 年)、由 McKeith 等执笔的第四次专家共识(2017 年)(表 19-1)。2017 年 Mckeith 等制定的路易体痴呆诊断标准首次明确区分了临床特征与生物标志物,其中临床特征分为必要特征、核心特征与支持性临床特征,生物标志物分为提示性生物标志物与支持性生物标志物。

表 19-1 2017 年 Mckeith 等制定的路易体痴呆诊断标准

项目	内容
必要特征[①]	痴呆:渐进性认知功能下降,影响到正常的社交和工作能力。显著的或持续的记忆下降通常在进展过程中出现,并非必须早期出现,早期认知障碍以注意力、执行功能和视空间缺陷可能更为突出
核心特征	①波动性的认知功能障碍:主要表现为注意力和警觉性随时间的显著变化;②反复发作的形象生动的视幻觉;③快速眼动睡眠行为障碍,可能发生在痴呆前;④自发的帕金森综合征:运动迟缓、静止性震颤或肌强直
提示特征	①镇静药物高度敏感;②反复的摔倒或晕厥及无法解释的意识丧失;③姿势不稳定;④严重的自主神经功能障碍,如直立性低血压、尿失禁、便秘;⑤嗜睡;⑥嗅觉减退;⑦其他形式的幻觉;⑧系统性妄想;⑨淡漠、焦虑和抑郁
提示性生物标志物	① SPECT 或 PET 显示基底节区多巴胺转运体摄取减少;②心脏间碘苄胍闪烁显像法提示间碘苄胍摄取减低;③ PSG 确证有快速眼动睡眠行为障碍
支持性生物标志物	①头颅 CT 或者 MRI 提示内侧颞叶结构相对正常(图 19-6);② SPECT 或 PET 提示枕叶代谢普遍减低;③脑电图提示后部慢波,伴周期性 pre-α/θ 变动
不支持 DLB 特征	①出现其他可导致类似临床症状的躯体疾病或脑部疾病(包括脑血管病),尽管这并不能排除 DLB 的诊断,并且由于可能存在混合的或多种的病理改变而加重临床表现;②痴呆严重时才出现帕金森综合征样表现
症状发生的时间顺序	DLB 的痴呆症状通常发生在帕金森综合征之前或同时发生,帕金森病痴呆应该是在帕金森病的基础上发生痴呆,在临床实践中,应选择最适合的术语,有时可以使用总称如路易体疾病,研究中区别 DLB 和 PDD 推荐采用"一年规则",即帕金森综合征 1 年内出现痴呆为 DLB,1 年后为 PDD

注:①诊断可能或很可能 DLB 所必需的。DLB 为路易体痴呆;PD 为帕金森病;PDD 为帕金森病痴呆;SPECT 为单光子发射计算机体层摄影;PSG 为多导睡眠图;PET 为正电子发射体层摄影。

很可能的 DLB 需要满足:2 条或以上的核心特征,有或没有提示性生物标志物证据;或者只满足 1 条核心特征,伴有一条或以上的提示性生物标志物证据。很可能的 DLB 的诊断不应该仅建立在生物标志物上。

可能的 DLB 需要满足:只满足 1 条核心特征,无提示性生物标志物的证据;或有 ≥ 1 条的提示性生物标志物的证据,但是无核心特征。

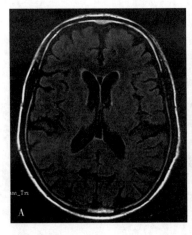
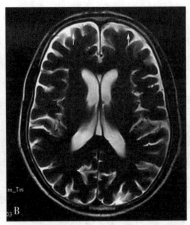
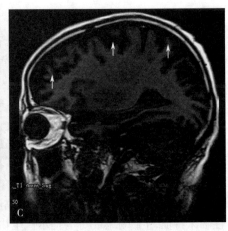

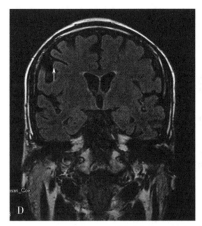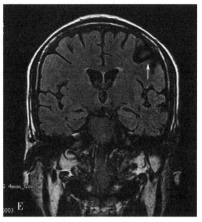

图 19-6　DLB 患者头颅 MRI 表现

A. T₁ 相;B. T₂ 相;C. 矢状位;D、E. 冠状位。

知识点

路易体痴呆的扣带回岛征

既往研究提示 DLB 存在皮质的葡萄糖代谢减低,累及的脑区主要为枕叶和视觉联合皮质,而扣带回后部的葡萄糖代谢率无减低,甚至高于周围的信号区域,影像学常称上述现象为 DLB 的扣带回岛征(cingulate island sign,CIS),也被认为是 DLB 特征性的 ¹⁸F-FDG-PET 表现。

知识点

路易体痴呆与帕金森病痴呆的"一年规则"

一般认为,帕金森病痴呆(parkinson disease with dementia,PDD)多见于疾病进展期,病程超过 10 年的 PD 患者很多会出现 PDD。而 DLB 通常是先出现认知功能下降,然后出现锥体外系症状。对 PDD 和 DLB 的鉴别诊断目前采用"一年规则",即出现帕金森综合征 1 年后发生痴呆,诊断为 PDD;反之,若以痴呆为首发症状或以帕金森综合征为首发症状且 1 年内发生痴呆,则诊断为 DLB。

知识点

路易体痴呆的治疗原则

根据 2015 年《路易体痴呆诊治中国专家共识》,该病应早期识别和诊断,早期进行综合治疗及科学地全程管理病程,包括有效的药物治疗和非药物治疗。非药物治疗主要包括有氧功能锻炼、科学的膳食营养管理,以及患者和照料者的科普教育及关怀。

临床病例讨论

一、门诊就诊情况

患者,李 ××,男性,70 岁。因"步态不稳伴记忆下降 2 年余,加重 1 年"入院。

患者 2 年前无明显诱因下出现步态不稳,自感步伐沉重,走路易摔倒,数月后出现右下肢不自主抖动,症状逐渐进展,出现起床起身困难症状。家属同时感患者的记忆力也有所下降,表现为近事记忆遗忘、反应较前稍迟钝。无明显头晕头痛,无恶心呕吐,无肢体无力麻木等症状。1 年前患者症状进一步加重,并出现行动迟缓、穿衣扣纽扣等动作变慢;而且患者的反应能力和记忆力也渐渐不如以前,时好时坏;行走容易摔跤,多次跌倒致外伤;患者有时有视幻觉,说看到家里有很多蚂蚁或者其他东西(其实并没有)。曾外院多次就诊,考虑"老年性痴呆",予"多奈哌齐、复方海蛇胶囊"等对症治疗,患者病情并无好转,为进一步明确诊断与治疗而收入笔者所在医院。自起病以来,夜眠尚可,有时有噩梦伴喊叫,小便次数增多,夜尿3~4次/d,大便无殊,体重无明显减低。

既往史:患者有高血压病史1年,长期口服氯沙坦氢氯噻嗪片控制血压可;有白内障手术史;否认糖尿病、心脏病、关节炎以及肝肾疾病等病史。

个人史:受教育程度9年,无烟酒嗜好,出生史无特殊。

婚育史:已婚,子女身体健康。

家族史:家族无遗传疾病史。

体格检查:T 36.0℃,P 67次/min,R 22次/min,BP 138/69mmHg,双肺呼吸音清,未闻及干湿啰音。心律齐,未及明显病理性杂音,腹平软,无压痛、反跳痛。双下肢无水肿。

神经系统检查:神清,精神可,面部表情较少;双侧瞳孔等大等圆,对光反射灵敏,眼球各向活动自如;额纹对称,两侧鼻唇沟对称,伸舌居中,口齿不歪;四肢肌力5级,右侧上肢肌张力略高,余肌张力正常,右下肢静止性震颤,四肢腱反射活跃,深浅感觉无殊,病理征阴性。

思路1:结合患者的病史、体格检查,给出定位诊断和定性诊断。

1. 患者出现多领域的认知功能下降,伴有发作性视幻觉,定位在大脑皮层;患者起病初期既出现了行动迟缓、步态异常,体格检查可见右侧上肢肌张力略高,右下肢静止性震颤,定位在锥体外系。综合定位于大脑皮层和基底核团。

2. 患者老年男性,缓慢起病,逐渐进展,表现为认知功能下降、帕金森病综合征、发作性视幻觉和可疑的睡眠行为障碍,定性考虑神经变性病性痴呆。

结合患者的临床症状和体征,需考虑帕金森病痴呆和路易体痴呆可能。但该患者认知功能障碍在疾病早期即开始出现,认知功能障碍有波动性特点,同时伴有形象的视幻觉,诊断路易体痴呆的可能性大,尚需进一步检查来支持诊断。

二、入院后进一步检查情况

入院后完善相关检查,血清生化指标和血清维生素B_{12}、叶酸水平、甲状腺功能均正常,梅毒抗体、HBV抗体、HCV抗体和HIV抗体均阴性。脑脊液检查提示有核细胞数1个,蛋白和葡萄糖、氯化物水平均正常范围。头颅MRI提示额颞顶叶的皮层轻微萎缩及两侧侧脑室旁、半卵圆中心缺血性改变(图19-7);头颅MRA提示右侧大脑后动脉P2段变细;颈部血管CTA提示两侧颈总动脉混合型斑块形成伴局部管腔轻度狭窄。肛门括约肌肌电图提示慢性神经源性损害。多导睡眠图(PSG)提示快速眼动睡眠(REM)期的骨骼肌失弛缓现象。

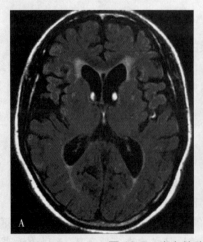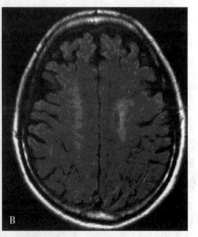

图19-7 患者的头颅MRI检查结果

A. 轴位T_1加权像见多发皮层轻度萎缩;B. 轴位FLAIR成像见侧脑室旁缺血。

神经心理学量表评估:MMSE 评分 23 分,MoCA 评分 17 分,HAMA 7 分,HAMD 6 分,波士顿命名测验 18 分,老年抑郁量表(GDS)3 分,神经精神问卷(NPI)评分 18 分。

思路 2:该患者的临床诊断是什么,如何与其他疾病相鉴别?

1. **病史特点**　患者,老年男性,慢性起病,逐渐进展,病程 2 年余。主要表现为步态不稳易摔倒、行动迟缓、右腿不自主抖动以及波动性认知障碍、发作性视幻觉。

2. **神经系统体征**　患者有锥体外系体征,面部表情较少,右侧上肢肌张力略增高,右下肢静止性震颤。

3. **辅助检查**　MMSE、MoCA 量表提示患者认知功能下降,主要表现在视空间能力、执行功能、记忆力、计算力等方面;头颅 MRI 提示额颞顶叶的广泛轻度萎缩;肛门括约肌肌电图提示慢性神经源性损害;脑电图未见明显异常;多导睡眠图(PSG)提示快速眼动睡眠(REM)期的骨骼肌失弛缓现象。

综合患者的临床病史特点、阳性体征、头颅影像学和肛门括约肌肌电图、多导睡眠图的结果,排除了其他可能引起帕金森综合征和认知障碍的疾病,加上"一年规则",结合 DLB 的诊断标准,临床诊断为很可能的路易体痴呆。

知识点

路易体痴呆最新诊断标准的更新特点

2017 年 Mckeith 等制定的路易体痴呆诊断标准中 DLB 的临床诊断更新点主要包括以下三个方面:

1. 该标准首次明确区分了临床特征(必要特征、核心特征与支持性)和生物标志物(提示性和支持性)。

2. 提出诊断以痴呆为必要条件,在既往三大临床特征(波动性的认知功能障碍、反复发作的形象生动的视幻觉、自发的帕金森综合征)基础上,将快速眼动睡眠行为障碍提升为核心特征。

3. 提出 DLB 诊断与分类主要依靠核心临床特征与提示性诊断生物标志物,并需要对继发性病因进行排除。

知识点

路易体痴呆的鉴别诊断

DLB 需要与多种疾病鉴别,常见的是 AD、PDD、多系统萎缩。DLB 的三大主要临床表现,加上多导睡眠图上 REM 期肢体失弛缓现象,结合头颅影像上非特异的改变和 FDG-PET 的扣带回岛征,能较好地进行临床上的鉴别。此外,DLB 还要与可能会引起帕金森病样表现、认知障碍的其他疾病,如皮质基底核变性、额颞叶痴呆、VaD、脑积水及进行性核上性麻痹等相鉴别。DLB 的诊断流程见图 19-8。

思路 3:该患者的治疗方案是什么?

1. **针对帕金森病样运动症状的治疗**　首选单一左旋多巴制剂,大约有 50% 的患者会有改善。该药应从小剂量开始,缓慢加量至最适宜剂量后维持治疗。该患者最终采用多巴丝肼 125mg、3 次 /d 口服,改善运动症状。

2. **改善认知障碍的治疗**　DLB 患者的脑内乙酰胆碱浓度下降,接受胆碱酯酶抑制剂效果较好,能减少患者的认知波动、提高警觉性、改善记忆。该患者采用了卡巴拉汀 3mg、2 次 /d 口服。

3. **患者及照料者教育**　对患者、患者的配偶、家庭成员及看护人员进行 DLB 的疾病知识普及教育;鼓励患者积极参加物理治疗和有氧运动,对维持患者的活动能力很有帮助,有氧功能锻炼还可以预防和延缓认知下降。

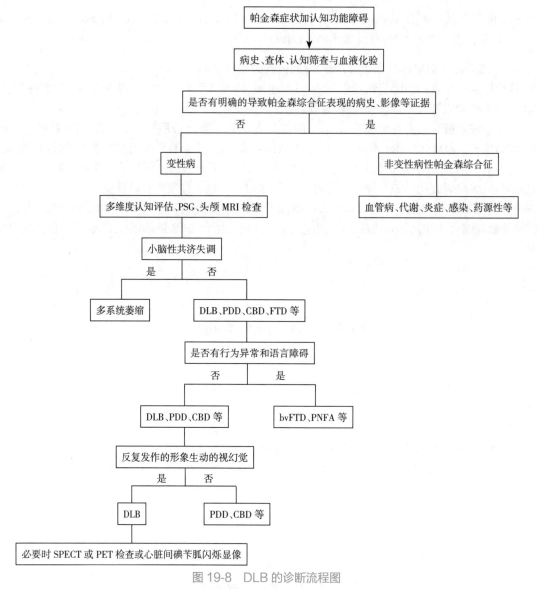

图 19-8 DLB 的诊断流程图

DLB. 路易体痴呆；PDD. 帕金森病痴呆；PNFA. 进行性非流利性失语；bvFTD. 行为变异型额颞叶痴呆；CBD. 皮质基底节变性；PSG. 多导睡眠图；SPECT. 单光子发射计算机体层摄影；PET. 正电子发射体层摄影。

知识点

RBD 的药物治疗

药物治疗首选氯硝西泮，能明显减少 RBD 患者的行为症状，但不能恢复 REM 期的肌肉弛缓状态，常用剂量为 0.5~2mg 睡前服用。然而，对于 DLB 患者这类药物使用需要相当谨慎。另外，褪黑激素能改善 RBD 患者的临床症状，并且能部分恢复 REM 期的肌肉弛缓状态，安全性较高，对于伴有 RBD 的 DLB 患者可以选择褪黑素治疗。此外，其他一些药物如胆碱酯酶抑制剂和多巴胺能药物对于 RBD 的治疗目前仍存在争议。

三、门诊随访情况

患者出院后多巴丝肼加量过程中曾有 1 周出现明显的恶心、呕吐和幻觉加重情况，随后减为原先剂量，恶心、呕吐症状明显缓解；之后再次逐渐加量至 125mg、3 次 /d 后患者无明显消化道反应。门诊随访半年，患者认知症状基本平稳，步态和行动迟缓有所改善，睡眠中未出现明显的异常行为动作。

思路4：DLB目前无有效的药物治疗手段,疾病后期的非药物治疗尤其重要。

1. DLB患者的安全防护　对DBL患者应进行安全防护,尤其是对于存在睡眠行为障碍和睡眠呼吸障碍的患者。首先,要注意观察患者睡眠时的呼吸次数、是否出现鼾声增强、喘鸣发作以及有无睡眠呼吸暂停综合征等情况,发现异常及时唤醒,并进行睡眠呼吸监测,必要时给予治疗。其次,对于睡眠过程中的异常动作行为,给予必要的看护和药物的治疗,避免患者出现自伤、伤人等情况;患者变换体位时需动作缓慢,避免头部和四肢发生外伤、骨折。

2. 物理疗法　对于存在直立性低血压的患者,可抬高患者睡眠或者平卧位时头和躯干位置、训练患者适应体位变换时的血压波动,以及穿弹力袜等。

3. 预防误吸　如患者后期出现饮水呛咳和吞咽困难,可进行功能锻炼指导,如饮水前吸足气,吞咽时憋足气;采取缓慢进食、饮食调成糊状送至舌根部、少量分次喂入的方法;对于吞咽困难严重的患者可给予鼻饲营养。

4. 排尿护理　对于尿失禁者需注意接尿,尿淋漓者可用集尿器,尿潴留患者需进行尿量评估,必要时根据病情进行间歇性导尿或永久性膀胱造瘘。

5. 情感支持　DLB患者病程长、生活质量差,容易对生活失去信心,产生抑郁情绪,需加强心理疏导。家庭成员、医护人员要积极沟通,增强患者治疗的信心与勇气,对患者治疗中的进步给予及时鼓励。

（罗本燕　彭国平）

【推荐阅读文献】

［1］国家卫计委卒中防治工程委员会. 中国血管性认知障碍诊疗指导规范(2016年). 全科医学临床与教育, 2016, 14(5): 484-487.

［2］中华医学会神经病学分会. 血管性痴呆诊断标准草案. 中华神经科杂志, 2002, 35(4): 246.

［3］中华医学会神经病学分会痴呆与认知障碍学组写作组. 血管性认知障碍诊治指南. 中华神经科杂志, 2011, 44(2): 142-147.

［4］HAN SW, KIM SH, LEE JY, et al. A new subtype classification of ischemic stroke based on treatment and etiologic mechanism. Eur Neurol, 2007, 57 (2): 96-102.

［5］KLEIN JC, EGGERS C, KALBE E,et al. Neurotransmitter changes in dementia with Lewy bodies and Parkinson disease dementia in vivo. Neurology, 2010, 74 (11): 885-892.

［6］KORCZYN AD. Commentary on "Recommendations from the National Institute on Aging-Alzheimer's Association workgroups on diagnostic guidelines for Alzheimer's disease". Alzheimer's Dement, 2011, 7(3): 333-334.

［7］MCKEITH IG, BOEVE BF, DICKSON DW, et al. Diagnosis and management of dementia with Lewy bodies: Fourth consensus report of the DLB Consortium. Neurology, 2017, 89 (1): 88-100.

［8］MCKHANN G, DRACHMAN D, FOLSTEIN M, et al. Clinical diagnosis of Alzheimer's disease: report of the NINCDS-ADRDA Work Group under the auspices of Department of Health and Human Services Task Force on Alzheimer's Diseases. Neurology, 1984, 34(7): 939-944.

［9］PERNECZKY R, DRZEZGA A, BOECKER H, et al. Cerebral metabolic dysfunction in patients with dementia with Lewy bodies and visual hallucinations. Dement Geriatr Cogn Disord, 2008, 25 (6): 531-538.

第二十章 神经系统疾病伴发的精神障碍

学习要求

1. 掌握神经系统疾病伴发精神障碍的鉴别。
2. 掌握常见神经系统疾病伴发抑郁的临床表现及诊疗要点。
3. 掌握常见神经系统疾病伴发焦虑的临床表现。
4. 掌握常见神经系统疾病伴发焦虑的诊断及治疗。

第一节 概 述

多种中枢神经系统疾病可伴发精神障碍,使患者同时出现神经系统的症状体征和多种精神症状,称为脑器质性精神障碍。随着人类寿命的延长,老龄人口逐渐增加,神经系统疾病患者增多,由其伴发的精神障碍的发病率也显著增高。

神经系统疾病导致的精神障碍,其临床表现与病变发展的速度、损害部位和程度有关。急性而广泛的损害常出现急性谵妄,慢性而广泛的损害多引起痴呆;前额叶与颞叶病变易于导致人格改变,情感环路如边缘系统损害与情绪障碍有关,而海马、乳头体或丘脑背内侧核损害常出现记忆障碍。此外,患者的病前素质和人格特征也影响精神障碍的表现,老年人脑功能已有退化,易于出现痴呆和谵妄;病前躯体状况较差者,在脑部新的病变下易出现谵妄等器质性综合征;病前具有焦虑或抑郁人格特征的患者易出现焦虑和抑郁症状,而偏执型人格患者易出现妄想。

易于引起精神障碍的神经系统疾病包括:①变性类疾病,如阿尔茨海默病、帕金森病、路易体痴呆等;②颅内感染,感染性和自身免疫性脑炎、神经梅毒、艾滋病等;③脑血管病,如卒中、血管性痴呆等;④中毒和缺氧性脑病,酒精、一氧化碳和药物等;⑤颅脑外伤、颅内肿瘤和癫痫等。

神经系统疾病伴发的精神障碍既具有精神类疾病的共性表现,如精神病性症状、抑郁、焦虑、行为紊乱、睡眠障碍和人格改变等,又具有神经系统损害特有的表现,如意识障碍、记忆损害、认知减退以及局灶性脑损害的症状。因此,神经系统疾病伴发的精神障碍在临床表现上复杂多变,易于漏诊或误诊,需要细致地问诊和体格检查进行识别。

作为神经内科医师,诊治神经系统疾病伴发精神障碍时,应关注以下特点:

1. 神经疾病伴抑郁和焦虑时,其精神异常表现大多属于器质性精神病范畴。临床上该类患者甚多,患者常因同时具有神经疾病和精神症状而处理异常棘手。神经内科医师应积极学习精神疾病的知识,积极地识别和处理神经疾病伴有的轻中度抑郁和焦虑,这也是神经内科医师应有的职责。对伴有重度抑郁和焦虑的患者,应请精神科医师会诊、协同诊治,必要时可转精神科。

2. 如同神经内科的头痛和癫痫等,既可表现为神经内科的症状,严重者也属于一种疾病状态。抑郁与焦虑按临床表现的轻重和病程的长短不同,也可划分为临床症状或疾病状态两类。因此,与精神科不同,神经内科对抑郁和焦虑的诊治重点应是对抑郁和焦虑的症状识别和处理。目前国际上已开始将抑郁和焦虑作为症状纳入神经系统疾病的诊治范畴,例如国际抗癫痫协会已将抑郁和心境障碍等精神症状加入了癫痫的伴随症状。国际帕金森病联盟也已将抑郁列为帕金森病的非运动障碍症状,强调在临床上应高度重视和积极处理。

3. 神经疾病与精神障碍症状在临床上常常是共存和互相影响的,诸如神经系统疾病常常会伴随焦虑或抑郁等精神症状,而抑郁或焦虑等则会加重原有的神经系统疾病,给患者带来次生损害。例如,当卒中患者伴随轻中度抑郁时,低落的情绪以及对治疗的依从性降低会严重影响卒中的发展进程,此时抑郁对卒中的次生损害表现为卒中病死率提高、卒中复发增多、躯体致残加重以及严重的血管性认知损害等,因此关注各种神经疾病伴发焦虑抑郁症状,并及时识别和处理,有助于对原有疾病进行更好的治疗和康复,给患者带来更多的获益。因此,判定抗抑郁剂治疗神经疾病伴焦虑抑郁的疗效时,除对焦虑抑郁症状缓解外,重点应判定抗抑郁剂对神经疾病治疗带来的积极作用。

4. 既然神经内科医师强调焦虑抑郁的症状识别,那么对神经疾病伴抑郁和焦虑的处理就与精神科抗抑郁剂使用的足量和长程治疗的原则不同,主张应及时、适量和短程使用抗抑郁剂。例如卒中患者出现抑郁表现时,建议立即使用常规剂量的抗抑郁剂,疗程 2 个月即可。

如何在临床判别该症状是否是神经系统伴发的精神症状而不是精神疾病,需要通过病史及全面的辅助检查进行鉴别(图 20-1)。

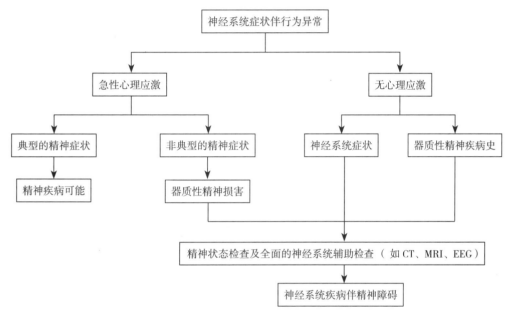

图 20-1 神经系统疾病伴发精神障碍的诊断流程图

第二节 神经系统疾病伴发抑郁

综合医院有 20%~40% 患者的抑郁症状未被及时发现或诊断,其中尤以神经系统疾病伴发抑郁症状为多。由于神经内科医师较多关注神经系统损害的症状和体征,对其伴发的抑郁症状易低估和忽视。

神经系统疾病伴发抑郁的发生机制:一部分与疾病损害的脑区部位有关,常见于卒中伴发抑郁、多发性硬化伴发抑郁等。抑郁症状可作为一些神经系统疾病的早期表现,如阿尔茨海默病伴发抑郁、帕金森病伴抑郁等。一些神经系统的症状可能是抑郁状态的躯体化表现,常见的主诉有头晕、疼痛或各种躯体不适,其情感反应可能被躯体的症状所掩盖或者代替。一些神经系统的药物可导致抑郁,包括治疗帕金森病的多巴制剂、治疗偏头痛的氟桂利嗪以及老年人高血压患者应用的利血平制剂等。

神经系统疾病伴发抑郁常见以下三种情况:第一种是对疾病应激及伴随的压力正常的心身反应;第二种是神经系统疾病伴抑郁状态,以显著抑郁心境为主要特征,兴趣或愉快感降低,表现有躯体、认知和情感症状,一般为病理性,持续时间略长,需要医学处理;第三种是神经疾病与抑郁障碍共病,表现为显著且持久的心境低落,严重影响社会功能,需要临床治疗。

神经系统疾病伴发抑郁一般表现为躯体、认知和情感三方面的症状。躯体症状表现为精力不足和休息不能缓解的疲劳感;睡眠紊乱常见,患者入睡困难、早醒、睡眠不深、多梦、醒后难以入睡或睡眠过多,以早醒最具有临床特征;部分患者出现显著食欲下降和体重减轻,以及其他躯体症状如头痛、头晕、周身不适、感觉异常、胃肠功能紊乱、心悸和胸闷等。认知方面的症状常有注意力、记忆力下降,思维迟缓,反应迟钝,自责自罪,无价值感,无望感等。患者常伴有兴趣减少、快感缺失、焦虑、激越、淡漠和情绪不稳等情感障碍。

神经系统疾病伴发抑郁的诊疗环节:

1. 详尽的病史采集是诊断神经系统疾病伴发抑郁的关键环节。第一,围绕躯体症状询问,是否有失眠、头痛、头晕、呼吸困难、腹痛、腹泻、出汗增多、尿频和尿急等症状;第二,侧重询问精神症状,有无注意力、记忆力下降,思维迟缓,反应迟钝,自责自罪,无价值感,无望感等,以及有无兴趣减少、快感缺失、焦虑、激越、淡漠和情绪不稳等情感障碍。

2. 在临床实际工作中应注意识别神经系统疾病伴发抑郁的情况。明确神经系统疾病的诊断,目前症状是否能完全由神经系统疾病解释。如临床症状与器质性病因明显不符合,或者原有躯体症状突然加重,应注意患者有无抑郁的情感和认知特征。

知识点

神经系统疾病伴发抑郁的完整评估应包括现病史、既往史、个人史和家族史等。以下因素是预测抑郁发生的重要因素,在评估时需特别注意:①存在优势半球或基底核等情绪相关脑区病变;②脑器质性损害程度较为严重;③既往有抑郁障碍病史及其他精神疾病史;④有抑郁障碍阳性家族史;⑤既往有卒中、高血压、心绞痛等心脑血管疾病史;⑥起病急骤,日常生活能力明显受损;⑦具有其他社会心理因素,包括女性、经济水平低、社会支持低、生活事件多、严重社会心理事件或应激、人格的低自尊、与家人朋友关系疏离、独身等。

---

3. 在问诊基础上可以选择性地使用诊断量表来判断患者的抑郁程度。常用的抑郁评估量表见表 20-1。

表 20-1　常用的抑郁评估量表

量表名称	条目/项	操作方式	适用对象及优势
患者健康问卷抑郁量表(PHQ-9)	9	自评	DSM-5 推荐,9 项条目与 DSM-5 的 9 条核心症状学标准一致
Zung 抑郁自评量表(SDS)	20	自评	经典的抑郁自评工具
贝克抑郁量表(BDI)	21	自评	经典的抑郁自评工具
医院焦虑抑郁量表(HADS)	14	自评	可同时评定焦虑和抑郁,其中 7 个项目评估抑郁
流调用抑郁自评量表(CES-D)	20	自评	更重视个体情绪体验,较少涉及躯体症状
汉密尔顿抑郁量表(HDRS)	17	他评	专业测评人员或经过专门培训的综合科医生可选用
蒙哥马利抑郁评价量表(MADRS)	10	他评	由抑郁核心症状条目构成,覆盖的躯体症状少,对症状变化敏感

注:DSM-5 为美国《精神障碍诊断与统计手册》第 5 版。

4. 神经系统疾病伴发抑郁的临床表现,具有与原发性抑郁不同的特点。

(1)躯体症状多样化:有以睡眠障碍、疲乏无力、头痛、头晕和疼痛等全身性症状为主诉者,有以胃胀、胃痛、便秘等消化功能紊乱为突出症状者,有以胸闷、气短、心悸等心血管症状反复就诊于心内科未获显著疗效者,有以呼吸不畅等呼吸系统自主神经功能障碍症状未能治愈者,多样化的躯体症状以及伴随的紧张、烦恼、痛苦往往掩盖抑郁症状,又称"隐匿性抑郁"。

(2)抑郁症状不典型:快感缺失、自罪自杀观念及行为、体重减轻、早醒等症状不突出,而思维迟缓、情感淡漠、情绪波动、激越多见,焦虑、抑郁混合存在多见。

(3)易被忽视:抑郁症状易被理解为原有神经系统疾病的症状恶化。例如痴呆伴抑郁患者的反应迟钝、记忆力下降、情绪波动;帕金森病伴抑郁患者的运动迟缓、情感淡漠等易被忽视。

(4)轻中度多见:严重程度往往不如原发性抑郁那样严重,大多表现为轻中度抑郁,少数达到重性抑郁发作的诊断标准。

（5）否认及掩饰：患者很难意识到有抑郁情绪，多数否认及掩饰情感症状，或因认知障碍难以表述抑郁感受及症状。

（6）依从性差：对神经系统器质性疾病治疗和康复的依从性差，影响预后。

5. 神经系统疾病伴发抑郁的治疗。尽早控制抑郁症状，减少抑郁对躯体疾病的影响，促进神经系统疾病的全面康复，恢复心理社会功能。积极治疗神经系统的原发病。针对伴发的抑郁症状，首选安全性高且疗效好的新型抗抑郁药作为一线抗抑郁药，主要包括选择性 5- 羟色胺再摄取抑制剂（SSRI）、选择性 5- 羟色胺及去甲肾上腺素再摄取抑制剂（SNRI）、去甲肾上腺素及特异性 5- 羟色胺能抗抑郁剂（NaSSA）等。同时应注意抗抑郁药对神经系统原发疾病的影响，如部分抗抑郁药可降低癫痫发作阈值，有诱发癫痫的可能；SNRI 剂量大时可能升高血压；具有镇静作用的抗抑郁药如三环类抗抑郁药（TCA）、帕罗西汀等可能加重认知功能损害。此外还应辅助以非药物治疗，包括一般治疗、心理治疗和其他治疗。

临床病例讨论

患者，陈 ××，女性，62 岁。因"行动迟缓、肢体不自主震颤 2 年，伴心境低落半年"来诊。

患者于 2 年前开始出现行动迟缓，自觉右侧肢体乏力，起步困难，行走拖曳，转体动作缓慢笨拙，同时右上肢不自主震颤，以静止性震颤为主，紧张和情绪激动时加重，睡眠中消失。症状缓慢加重趋势，震颤范围逐渐累及右下肢和左上肢，震颤幅度增加，频率 3~5 次 /s。行动迟缓症状进一步加重，偶有跌倒。1 年前外院诊断帕金森病，予以多巴丝肼（美多芭）治疗，症状有所缓解。半年前患者出现心境低落，莫名哭泣，不爱与人交流，常独自呆坐，生活兴趣减少，外出活动减少，间断有情绪激越，易怒，情感脆弱。间断诉头晕、头痛和背部疼痛、肢体麻木感、胃部不适、全身乏力、阵发性心悸胸闷等。夜间睡眠差，入睡困难，早醒。

既往史：慢性胃炎病史 5 年。

体格检查：行走时慌张步态，躯干前倾，联带运动消失，表情减少，转体笨拙缓慢。四肢肌张力齿轮样增高。可见静止性震颤，双手搓丸样震颤。四肢肌力 5 级，双侧腱反射对称（+），双侧未引出病理征。余神经系统检查未见明显异常。

辅助检查：头颅 MRI 示双侧额顶叶皮层下和基底节区散在点状缺血灶；头颈 CTA 显示双侧椎动脉起始部迂曲，右侧颈动脉虹吸段轻度狭窄 30%。心脏超声正常，甲状腺功能正常。余检验未见明显异常。汉密尔顿抑郁量表 24 分，重度抑郁。汉密尔顿焦虑量表 14 分，轻度焦虑。

思路 1：帕金森病伴抑郁的临床特点和危害。

帕金森病是常见的中枢神经系统变性疾病，主要临床表现为震颤、少动、强直、姿势平衡障碍等运动症状。此外，帕金森病患者还常见有便秘、睡眠障碍、认知减退和焦虑抑郁等多种非运动症状，严重影响患者的生活质量、日常功能和疾病预后。帕金森病伴发的抑郁近年来逐渐受到关注。有报道帕金森病患者抑郁障碍的发生率为 40%~50%，焦虑障碍的发生率为 3.6%~40.0%，抑郁与焦虑障碍经常共存，并可在帕金森病运动症状之前出现，影响患者的生活质量及社会功能，增加照料者的负担。

抑郁可以出现在帕金森病病程各期，甚至在运动症状出现前就已经出现。帕金森病伴抑郁程度不一，可以为重度抑郁、轻度抑郁和心境恶劣等。表现为持久的情绪低落、注意力集中困难、工作和生活兴趣丧失、睡眠障碍、冷漠、悲观、缺乏幽默感、自杀念头、焦虑、敏感，自责、自罪和自杀行为相对少见。有严重认知障碍、女性、早发性帕金森病及帕金森病诊断前有抑郁症病史者更容易出现抑郁。抑郁可以表现为"关期"抑郁，也可与运动症状无明确相关性。尽管帕金森病伴抑郁比较常见，但由于抑郁症状（如面部表情少、失眠、食欲减退、疲劳感）与帕金森病症状互相重叠，加之某些患者存在认知障碍（思维缓慢、记忆力减退、注意力减退、执行功能障碍），难以配合检查，导致帕金森病伴发的抑郁极易被家人和医生忽视，增加了认识的难度。

思路 2：该患者的临床诊断思路及诊断标准是什么？

该患者具有帕金森病的典型临床表现，包括单侧起病、缓慢进展的行动迟缓、静止性震颤、慌张步态、齿轮样肌张力增高、应用多巴丝肼治疗有效等，因此诊断帕金森病明确。患者症状有所缓解。半年前患者出现睡眠障碍、麻木、疼痛等多种非运动症状，尤其以心境低落较为突出，表现为莫名哭泣、独自呆坐、兴趣减少，间断有情绪激越、易怒等。考虑为帕金森病伴抑郁。

1. 根据《帕金森病抑郁、焦虑及精神病性障碍的诊断标准及治疗指南》（2013 年）的推荐，汉密尔顿抑郁量表 17 项和贝克(Beck)抑郁量表可能是帕金森病伴抑郁有效的筛选量表。研究证实汉密尔顿抑郁量表(17项)对帕金森病伴抑郁评价有较好效果,得分大于 13 分考虑为抑郁,敏感度 83%,特异度 95%,可用于帕金森病伴抑郁的筛选及严重程度评估。另外,贝克抑郁量表,得分大于 13 分考虑存在抑郁,其敏感度 67%,特异度 88%。贝克抑郁量表为自评量表,评分大约需要 10 分钟,而汉密尔顿抑郁量表为他评量表,评分员需经相应培训,评分需要 15~25 分钟。

该患者通过晤谈和观察,汉密尔顿抑郁量表 24 分,重度抑郁。汉密尔顿焦虑量表 14 分,轻度焦虑。

诊断:帕金森病,帕金森病伴抑郁。

2. 帕金森病伴抑郁的诊断标准。目前尚无帕金森病伴抑郁专用的诊断标准。研究发现 DSM-Ⅳ 抑郁症诊断标准可用于帕金森病伴抑郁的诊断,不需修订。因此,帕金森病患者出现抑郁症状,符合 DSM-Ⅳ 抑郁症诊断标准,即可诊断为帕金森病伴抑郁。

(1)符合英国帕金森病协会脑库诊断标准或中国帕金森病诊断标准确诊的原发性帕金森病。

(2)符合 DSM-Ⅳ 抑郁发作诊断标准。

A. 在连续 2 周内有 5 项(或更多)下述症状,并且是原有功能的改变,其中至少有 1 项是①或②,不包括显然由于躯体情况所致的症状,或与心境不协调的妄想或幻觉。①几乎每天大部分时间心境抑郁,主观体验(感到悲伤或空虚)或他人观察到(流泪)。儿童和少年可以是易激惹。②几乎每天大部分时间对所有或几乎所有活动的兴趣或愉快感明显减低(主观体验或他人观察到)。③没有节食时体重明显下降,或体重明显增加(1 个月内体重变化超过 5%),或几乎每天都有食欲减退或增加。儿童要考虑体重没有得到预期的增加。④几乎每天都有失眠或睡眠过多。⑤几乎每天都有精神运动性激越或迟滞(不仅主观感到坐立不安或迟滞,而且他人能观察到)。⑥几乎每天都感到疲倦或缺乏精力。⑦几乎每天都感到自己无用,或有不恰当的或过分的内疚(可达到罪恶妄想的程度,不仅是为患病而自责或内疚)。⑧几乎每天都有思维能力或注意集中能力减退,或者犹豫不决(主观体验或他人观察到)。⑨反复出现死的想法(不只是怕死),反复出现自杀意念但无特定的计划,或有自杀未遂,或有特定的自杀计划。

B. 症状不符合双相情感障碍发作标准。

C. 症状引起具有临床意义的苦恼或者社交、职业或其他重要功能的损害。

D. 症状不是由于物质(如成瘾药物、处方药物)或躯体情况(例如甲状腺功能减退)的直接生理效应所致。

E. 症状不能用丧恸反应(即失去亲人的反应)来解释,症状持续 2 个月以上,或症状的特征为明显的功能损害、病态地沉浸于自己无用感、自杀意念、精神病性症状或精神运动性迟滞。

符合条件(1)和(2)即可诊断帕金森病伴抑郁。

思路 3:该患者的治疗方法是什么?

该患者在多巴丝肼治疗帕金森运动症状的基础上,加用多巴胺受体激动剂普拉克索;同时应用文拉法辛改善患者的抑郁症状。规律用药半月后,患者的抑郁症状有明显好转。

根据《帕金森病抑郁、焦虑及精神病性障碍的诊断标准及治疗指南》(2013 年)的推荐,帕金森病焦虑抑郁患者应行抗抑郁、焦虑治疗,以改善生活质量。

抗帕金森病药普拉克索具有确切的抗帕金森病抑郁作用,可用于帕金森病抑郁治疗,可以改善抑郁症状,减少合并用药。

选择性 5-羟色胺再摄取抑制剂(SSRI)类抗抑郁药帕罗西汀、选择性 5-羟色胺及去甲肾上腺素再摄取抑制剂(SNRI)类抗抑郁药文拉法辛缓释胶囊对帕金森病抑郁亦有确切疗效,同样可用于帕金森病抑郁的治疗。

三环类抗抑郁药地昔帕明和去甲替林可以改善帕金森病抑郁症状,可用于帕金森病抑郁治疗,但需密切观察有无认知功能下降、直立性低血压以及心律失常的不良反应。阿米替林对帕金森病抑郁的有效性证据不足,且有可能加重锥体外系症状,不予推荐。

司来吉兰在帕金森病患者中也有潜在的抗抑郁疗效。除帕罗西汀及文拉法辛外,其他 SSRI 及 SNRI 类抗抑郁药尚缺乏足够的循证医学证据证明其疗效,但由于 SSRI 和 SNRI 类抗抑郁药不良反应较轻,也可考虑用于帕金森病伴抑郁症状的治疗。

(谢 鹏 张莉莉)

第三节　神经系统疾病伴发焦虑

　　焦虑(anxiety)是个体应激状态时的正常情绪反应,若超出个体承受范围,就会演变为病理性焦虑,又称"焦虑障碍(anxiety disorder)"。焦虑障碍是神经系统疾病最常伴发症状之一。神经系统疾病伴发焦虑障碍不但诱发或加重原发疾病,增加疾病负担,而且显著影响疾病预后和患者生活质量。导致患者经常反复就诊于临床各科,增加了疾病诊治的难度,进而导致医疗资源过度消耗。因此,正确识别焦虑障碍,并采用合理治疗手段对其进行干预需要引起临床医生的重视。

　　神经系统疾病伴发焦虑障碍的诊疗环节:

　　1. 详尽的病史采集是诊断神经系统疾病伴发焦虑障碍的关键环节。首先,围绕躯体症状询问,如是否有失眠、头痛、头晕、呼吸困难、腹痛、腹泻、出汗增多、尿频和尿急等症状;然后侧重询问精神症状,如有无莫名的烦躁、紧张、不安和恐惧等。

　　2. 在问诊基础上可以选择性地使用诊断量表来判断患者的焦虑程度。常用的焦虑筛查量表见表20-2。

　　3. 神经系统疾病伴发焦虑障碍的临床表现,具有与经典焦虑障碍不同的特点。

　　(1)多以头晕、头痛、睡眠问题为主诉或因原有神经系统疾病的症状加重就医,比如痴呆患者的认知功能减退、帕金森病患者运动症状加重等。

　　(2)患者的情感症状往往被躯体症状所掩盖,其本人很难意识到自己有焦虑或否认焦虑。

　　(3)焦虑症状常与躯体疾病共病或是躯体疾病的伴随症状。

　　(4)焦虑症状不如经典焦虑障碍严重,甚至不符合焦虑障碍的诊断标准。

　　4. 在临床实际工作中应注意判断和鉴别以下几种情况:

　　(1)神经系统疾病所致焦虑障碍的诊断。

　　(2)神经系统疾病与焦虑障碍共病的诊断。

　　(3)仅符合精神科焦虑障碍的诊断。

　　(4)部分以头痛、眩晕或失眠为主诉就诊的患者,需要与躯体症状及相关障碍进行鉴别诊断。

　　5. 神经系统疾病伴发焦虑障碍的治疗包括药物治疗和非药物治疗。药物治疗应以治疗原发神经系统疾病为主。对于焦虑症状的治疗则以缓解症状、恢复功能、预防复发和提高生活质量为目的。常用抗焦虑药有选择性5-羟色胺再摄取抑制剂(SSRI)如舍曲林和西酞普兰、选择性5-羟色胺及去甲肾上腺素再摄取抑制剂(SNRI)如文拉法辛和度洛西汀;非药物治疗包括一般治疗、心理治疗和其他治疗。

表 20-2　常用的焦虑量表和适用对象

焦虑量表	适用对象
90 秒 4 问题询问法	国内应用广泛的焦虑初筛工具
Zung 焦虑自评量表(SAS)	自评问卷,适合各种类型焦虑快速评估
状态 - 特质焦虑问卷(STAI)	
贝克焦虑量表(BAI)	
医院焦虑抑郁量表(HADS)	
汉密尔顿焦虑量表(HAMA)	他评量表,专业测评人员或经过专门培训的综合科医生可选用
广泛性焦虑筛查量表(GAD-7)	适用于大多数神经系统疾病的广泛性焦虑的快速筛查与评估
帕金森焦虑量表(PAS)	自评或他评焦虑量表,近年来新开发的适用于帕金森患者的焦虑评估量表

临床病例讨论 1

患者,张××,男性,72岁。因"左侧肢体麻木3日"来诊。

该患于4年前和6年前有两次腔隙性脑梗死病史。4年前患脑梗死后出现睡眠障碍,表现为入睡困难、早醒、偶有噩梦,多次出现心悸、胸闷(多次就诊未查到异常),经常出虚汗,烦躁,担心自己得了不治之症,以后会瘫痪。并多次因"手麻"等症状就诊于各大型医院,诊断为"腔隙性脑梗死""双侧颈部动脉多发斑块形成",给予改善循环、营养神经治疗后未见明显缓解。此次,患者再次自觉手麻入院,给予改善循环、营养神经及对症支持治疗,患者症状未见明显改善。后给予度洛西汀口服症状缓解。

既往史:高血压及糖尿病史30年,吸烟、饮酒史20年。

体格检查:神清语明,焦虑面容,左侧肢体肌力4级,左侧肢体腱反射亢进、肌张力增高、病理征阳性。余神经系统检查未见明显异常。

辅助检查:头颅MRI示右侧基底节区腔隙性脑梗死(陈旧性),颈椎MRI未见脊髓损害。颈部动脉超声示双侧颈部动脉多发斑块形成。心脏超声正常,甲状腺功能正常。余检查未见明显异常。汉密尔顿抑郁量表14分,轻度抑郁。汉密尔顿焦虑量表24分,重度焦虑。

思路1:卒中伴发焦虑的临床特点和危害。

卒中伴发焦虑是与卒中相关的以惊恐发作或焦虑为主要临床表现、常伴有躯体症状的临床综合征。卒中伴发焦虑的患病率文献报道差异较大,波动在20%~76%。有研究表明,卒中伴发焦虑在卒中后1个月内发病率达到20%,5个月达到23%,6个月达到24%,这表明随着病程延长卒中伴发焦虑的患病率逐渐上升。

卒中伴发焦虑是困扰卒中患者及其家属的重要问题之一,它不仅影响患者生活质量,导致其出现种种不良的心境体验和躯体功能障碍,还影响患者肢体功能的恢复,降低患者的生活质量。卒中伴发焦虑会导致高血压、糖尿病的发生和加重,降低卒中二级预防治疗依从性,从而增加卒中复发率和病死率。

思路2:该患者的临床诊断思路及诊断标准是什么?

通过晤谈和观察,用"90秒4问题询问法"进行初筛。若患者存在焦虑症状,可以进行量表评估,首选汉密尔顿焦虑量表(HAMA)。

诊断:腔隙性脑梗死,焦虑抑郁状态。

卒中伴发焦虑的诊断标准:①临床表现和辅助检查符合卒中的诊断;②临床表现或焦虑量表评估提示有焦虑症状;③焦虑症状与卒中存在相关性;④排除谵妄状态;⑤焦虑症状导致患者感到痛苦或在其社交、职业等方面引起损害。

知识点

90秒4问题询问法

国内推荐用于综合医院的焦虑筛查工具。如果回答阳性有2项或以上,则需进一步做精神检查(表20-3)。

表20-3 90秒4问题询问法

问题	阳性
你认为你是一个容易焦虑或紧张的人吗?	是(了解是否有焦虑性人格或特质)
最近一段时间,你是否比平时更感到焦虑或忐忑不安?	是(了解是否有广泛性焦虑)
是否有一些特殊场合或情境更容易使你感到紧张、焦虑?	是(了解是否有恐惧)
你曾经有过惊恐发作(即突然发生有强烈不适感或心悸、眩晕、感到憋气或呼吸困难等症状)吗?	是(了解是否有惊恐)

思路3:该患者的治疗方法:①健康教育,生活方式调整。②改善循环、营养神经治疗。③度洛西汀

30mg,2 次 /d 口服,2 周后加到 60mg。随访:2 周后症状明显改善,4 周后仍有轻度焦虑,8 周后(规律服药情况下)症状消失,现随访 4 个月未复发。

知识点

卒中伴发焦虑的药物治疗

卒中伴发焦虑的药物治疗,除了卒中本身的治疗,还需重点关注焦虑症状的治疗。

1. 卒中伴发焦虑往往合并抑郁,所以选择药物时首选抗抑郁药。卒中患者多为老年体弱者,建议首选安全性较好的 SSRI 或 SNRI,且宜小量、缓增和个体化。

2. 卒中患者服用多种药物,需要注意与抗焦虑药合并使用时的相互影响,如使用抗凝药患者建议首选对 P450 酶影响最小的西酞普兰。

3. 同时需要注意,部分抗抑郁药(如大剂量文拉法辛等)具有轻度升高血压作用,故服药期间应监测血压并及时调整降压治疗方案。

临床病例讨论 2

患者,李××,女性,28 岁。因"反复发作性意识障碍 7 年"就诊。

患者以发作性呆视,呼之不应为主要表现。有时出现持物落地,伴口部咀嚼、吞咽动作及手摸索动作,发作持续 1~3 分钟后意识恢复。现口服卡马西平 250mg,2 次 /d,左乙拉西坦 500mg,2 次 /d。家属诉其平时性格急躁,入睡困难,夜间睡眠差。经常担心家人出差会出车祸,出门担心煤气阀门没有关,常有心悸、烦躁不安等症状。

内科系统体格检查及神经系统检查未见异常。

头颅 MRI 示左侧海马硬化。脑电图示左侧颞区周期性尖波、尖慢波发放。血化验检查正常。心脏超声正常。用"90 秒 4 问题询问法"初筛发现异常,应用 GAD-7 量表评分 14 分,中度焦虑。

思路:该患者的诊断及药物治疗。

诊断:颞叶癫痫,复杂部分性发作;焦虑状态。

药物治疗:停止服用对情绪有负面影响的抗癫痫药,缓慢撤停左乙拉西坦,加用丙戊酸钠或普瑞巴林;加用 SSRI 类药物西酞普兰(10mg,1 次 /d)抗焦虑治疗。

知识点

癫痫伴发焦虑的药物治疗

1. 抗癫痫治疗应在不违背治疗原则前提下选择具有情绪稳定作用的抗癫痫药(卡马西平、奥卡西平、丙戊酸钠和拉莫三嗪),避免使用有情绪负性影响作用的抗癫痫药。

2. 曾经发生过情绪障碍的癫痫患者停药时,应缓慢撤停具有情绪稳定作用的卡马西平、奥卡西平、丙戊酸钠和拉莫三嗪。

3. 癫痫发作时和发作后焦虑具有诱发癫痫发作的潜在风险,应谨慎撤停抗焦虑药。

4. 对发作性焦虑持续时间长的患者,焦虑症状完全缓解后还应继续给予 1~2 个月的抗焦虑药治疗。

5. 药物难治性癫痫、边缘叶癫痫、既往有心理障碍病史和心理障碍家族史的癫痫患者在使用抗癫痫药治疗时,应加强对其情绪行为副作用的监测。

6. 癫痫发作间期焦虑的治疗等同于未发生癫痫者,可采用药物治疗和非药物治疗(如认知行为治疗)。

神经系统疾病伴发焦虑治疗流程见图 20-2。

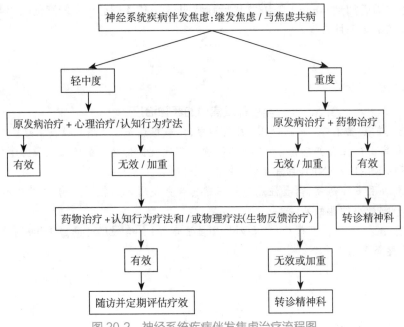

图 20-2 神经系统疾病伴发焦虑治疗流程图

（潘永惠）

【推荐阅读文献】

［1］李凌江，马辛．中国抑郁障碍防治指南．2 版．北京：中华医学电子音像出版社，2015.

［2］贾建平，陈生弟．神经病学．7 版．北京：人民卫生出版社，2013.

［3］神经系统疾病伴发抑郁焦虑障碍的诊治专家共识组．神经系统疾病伴发抑郁焦虑障碍的诊断治疗专家共识（更新版）．中华内科杂志，2011,50(9):799-805.

［4］谢鹏，何金彩．常见神经疾病伴发焦虑诊疗专家共识．北京：人民卫生出版社，2017.

［5］袁勇贵．中国卒中后抑郁障碍规范化诊疗指南．南京：东南大学出版社，2016.

［6］CHUN HY, WHITELEY WN, DENNIS MS, et al. Anxiety after stroke: the importance of subtyping. Stroke, 2018, 49(3): 556-564.

［7］Guidelines and Protocols Advisory Committee. Major depressive disorder in adults: diagnosis & management. Victoria BC: BC Guidelines, 2013.

［8］LAMBIASE MJ, KUBZANSKY LD, THURSTON RC. Prospective study of anxiety and incident stroke. Stroke, 2014, 45 (2): 438-443.

［9］PACKER RMA, RISIO LD, VOLK HA. Investigating the potential of the anti-epileptic drug imepitoin as a treatment for co-morbid anxiety in dogs with idiopathic epilepsy. BMC Vet Res, 2017, 13 (1): 90.

［10］RAVINA B, MARDER K, FEMANDEZ HH, et al. Diagnostic criteria for psychosis in Parkinson's disease: report of an NINDS, NIMH work group. Mov Disord, 2007, 22 (8):1062-1068.

［11］RICHARD IH, MCDERMOTT MP, KURLAN R, et al. A randomized, double-blind placebo-controlled trial of antidepressants in Parkinson disease. Neurology, 2012, 78 (16): 1229-1236.

［12］TONG X, AN D, LAN L, et al. Validation of the Chinese version of the Neurological Disorders Depression Inventory for Epilepsy (C-NDDI-E) in West China. Epilepsy Behav, 2015,47:6-10.

［13］ZESIEWICZ TA, SULLIVAN KL, ANMLF I, et al. Practice parameter：treatment of nonmotor symptoms of parkinson disease: report of the Quality Standards Subcommittee of the American Academy of Neurology. Neurology, 2010, 74(11): 924-931.

第二十一章　神经疾病急危重症

学习要求

1. 掌握主要监测手段,了解常见的神经系统急危重症。
2. 掌握人工气道建立和机械通气方法,了解呼吸泵衰竭常见原因。
3. 掌握内、外科降颅内压方法,了解颅内压增高监测手段。
4. 掌握药物初始治疗方法,了解癫痫持续状态定义。
5. 掌握脑死亡判定标准,了解可逆性昏迷原因。

第一节　概　　述

神经系统急危重症包括以脑损伤为主的意识障碍、精神障碍、颅内压增高、癫痫持续状态和中枢性高热等;以脑、脊髓、神经和肌肉损伤为主的呼吸泵衰竭;以自主神经损伤为主的心律失常、类心肌梗死、神经源性肺水肿、急性胃黏膜病变伴消化道出血和胃肠动力障碍等;以神经系统疾病并发症为主的细菌性肺炎、深静脉血栓形成和肺栓塞、水电解质酸碱失衡等。这些急危重症常见于脑血管病、中枢神经系统感染、神经系统自身免疫性疾病、脊髓神经肌肉病变和神经系统中毒综合征等。随着社会和医学的进步,越来越多的神经系统急危重症患者被安置在神经重症监护病房(neuro-intensive care unit,NICU),并接受掌握先进仪器设备和专业技能的医护人员的监护与治疗。

NICU 主要监测手段包括:脑功能的视频脑电图监测、肌电诱发电位监测、经颅多普勒超声监测、有创颅内压监测;心血管功能的多功能心电监测、有创动脉血压监测、中心静脉压监测、脉波指示剂连续心排血量监测;呼吸功能的血气分析监测、呼吸机参数监测;肝、肾功能的血胆红素监测、血肌酐监测;胃肠功能的胃肠动力监测;免疫功能的淋巴细胞和免疫球蛋白监测;代谢功能的静息能量消耗监测;水电解质的血浆渗透压监测等。

NICU 主要治疗措施包括:①原发疾病治疗,如急性脑血栓形成的动/静脉溶栓治疗、大面积脑梗死的内科治疗联合部分颅骨切除减压治疗、大容积脑出血的内科治疗联合血肿穿刺清除治疗、重症脑膜炎的系统抗感染治疗联合侧脑室穿刺脑脊液引流和/或脑室内药物注射治疗、神经系统自身免疫性疾病的药物免疫调节治疗(甲泼尼龙或静脉注射免疫球蛋白)联合血浆置换治疗、难治性惊厥性癫痫持续状态的麻醉剂治疗联合低温治疗等。②生命支持与器官系统功能支持,如呼吸及心搏骤停的心肺复苏、循环功能衰竭的液体复苏与血管活性药物治疗、呼吸功能衰竭的人工气道建立与机械通气治疗、肝肾衰竭的血液净化治疗、胃肠功能衰竭的肠内外营养支持治疗、水电解质酸碱失衡的调节治疗等。③并发症处理,如肺炎的抗感染治疗、下肢深静脉血栓的抗凝治疗、肺栓塞的溶栓治疗等。

总之,NICU 监护与治疗的第一目标是挽救生命,降低病死率;第二目标是改善神经功能预后,提高生活质量。本章介绍四种常见的神经重症,并着重于监测与治疗。

第二节　呼吸泵衰竭

呼吸衰竭(respiratory failure,RF)是各种原因引起的肺通气和/或换气功能障碍,在静息状态下不能维持有效的气体交换,从而导致低氧血症(伴或不伴高碳酸血症)和一系列临床表现的综合征,血气分析是其中最重要的判断依据。

呼吸衰竭的分类:按发病形式不同分为急性呼吸衰竭和慢性呼吸衰竭;按血气分析结果不同分为Ⅰ型呼吸衰竭和Ⅱ型呼吸衰竭;按发病机制不同分为呼吸泵衰竭和肺衰竭。呼吸泵(respiratory pump)包括驱动或制约呼吸运动的中枢神经、周围神经、神经肌肉接头、呼吸肌和胸廓,当这些部位功能障碍时出现呼吸泵衰竭(respiratory pump failure,RPF)。呼吸泵衰竭常见于神经系统疾病,如脑血管病、颅脑外伤、颅内感染、脊髓颈段或高位胸段病变、吉兰-巴雷综合征、重症肌无力和肉毒杆菌感染等,还可见于镇静、催眠、麻醉药物或有机磷中毒等。

呼吸泵衰竭诊疗环节:

1. **呼吸泵衰竭诊断**　呼吸中枢、周围神经、神经肌肉接头、呼吸肌等部位病变可因呼吸驱动力不足而出现呼吸频率、节律和/或幅度改变。呼吸泵衰竭代偿期:通过代偿机制维持相对正常的氧饱和度,但临床上已出现呼吸频率加快、心率加快、血压升高和大汗。呼吸泵衰竭失代偿期:经典的临床表现是意识障碍、皮肤发绀、血氧饱和度下降、呼吸频率和心率下降、血压下降、$PaO_2 < 60mmHg$(低氧血症)和$PaCO_2 > 50mmHg$(高碳酸血症)。

2. **呼吸泵衰竭治疗**　尽早开始鼻导管吸氧或面罩吸氧或无创机械通气,必要时建立人工气道(气管插管、气管切开)和有创机械通气,以保证氧供和二氧化碳排除。尽早开始翻身、拍背、雾化(或湿化)、吸痰,必要时纤维支气管镜清除分泌物,以保持呼吸道通畅。尽早治疗肺炎等呼吸系统并发症。尽早开始撤离机械通气评估并稳妥地实施撤离机械通气步骤,以减少机械通气并发症。

3. **原发神经疾病治疗**　积极治疗原发神经疾病,促进呼吸驱动力恢复。

临床病例讨论

一、急诊就诊情况

患者,李××,男性,74岁。主因"四肢无力4年,发热伴四肢无力加重、胸闷7天"于2014年1月16日急诊就诊。

患者4年前无明显诱因出现双眼睑下垂、四肢无力,并具有晨轻暮重、活动加重、休息减轻特征。经肌电图和血清乙酰胆碱受体抗体检查,确诊为重症肌无力,并口服溴吡斯的明60mg,3次/d。此后,上述症状减轻,日常生活自理,1年前自行停止服药。入院前7天受凉后发热(体温39.3℃)、咳嗽、咳痰、流涕,四肢无力加重,行走困难。静脉滴注左氧氟沙星抗感染治疗后不见好转,出现轻度胸闷。2天前不能行走、呼吸费力。既往吸烟30余年,慢性支气管炎20余年,经常口服左氧氟沙星。

体格检查:T 36.0℃,P 85次/min,R 22次/min,SpO_2 95%~98%。皮肤黏膜无发绀,吸气无三凹征。胸廓活动减弱,左肺呼吸音稍低,右肺闻及湿啰音。心率85次/min,律齐,未闻及杂音。腹部膨隆,未见反向呼吸,肝脾肋下未及。关节无红肿,四肢无凹性水肿。

神经系统检查:意识清楚,言语流利。双眼睑无下垂,左眼瞳孔正圆,直径2.5mm,对光反射灵敏,右眼内障术后,双侧眼球各向运动不受限;咀嚼有力,面纹对称,伸舌居中。双上肢近端肌力3级,远端1级;双下肢肌力1级;四肢肌张力正常,腱反射稍弱,病理征未引出。深浅感觉无异常。脑膜刺激征阴性。

急诊诊断:初步考虑重症肌无力,肌无力危象。

急诊治疗:新斯的明(肌内注射1mg)试验证实肌无力短暂好转后,即刻开始胆碱酯酶抑制剂治疗,口服溴吡斯的明120mg,4次/d。重症肌无力危象治疗:虽然呼吸费力,但不伴呼吸加快、吸气三凹征、反向呼吸、皮肤黏膜发绀和血氧饱和度下降等缺氧表现,血气分析正常,故仅予半卧位和鼻导管吸氧,并加强呼吸功能监测。呼吸系统抗感染治疗:莫西沙星(静脉滴注0.4g,1次/d)。准备收入NICU。

二、住院诊治情况

进入NICU后,补充了6项检查:肌电图检查显示右侧尺神经低频重复神经电刺激波幅递减,高频重复神经电刺激无异常;胸部CT检查未见胸腺瘤;血清乙酰胆碱受体抗体检查阳性;血清多项抗体和补体(IgG、IgA、IgM、补体C3、补体C4)检查正常;肿瘤标志物检查阴性;甲状腺球蛋白抗体(TgAb)升高(78.6IU/ml,正常值0.0~4.0IU/ml),甲状腺过氧化物酶自身抗体(TPOAb)升高(486.6IU/ml,正常值0.0~0.9IU/ml),1周后复查TgAb(37.3IU/ml)和TPOAb(262.9IU/ml)下降。

病例特点:①老年男性,隐匿起病,病程4年,感染诱发病情加重;②主要症状为肌无力,并具有晨轻暮重、疲劳不耐受等特征;③主要阳性体征为肢体肌力下降和呼吸肌无力;④主要辅助检查结果包括:肌电图低频刺激波幅递减,血清乙酰胆碱酯酶受体抗体阳性,CT 未见胸腺瘤,肿瘤标志物检查阴性,TgAb 和 TPOAb 短暂升高;⑤胆碱酯酶抑制剂治疗有效。

定位诊断:四肢肌无力、腱反射减弱、病理征阴性,为弛缓性瘫痪,定位于下位运动神经元损害。肌无力不伴肌萎缩、肌束震颤,不支持脊髓前角病变;肌无力不伴根性疼痛,不支持神经根病变;肌无力不伴感觉障碍,不支持周围神经病变;肌无力不伴肌压痛、肌萎缩,不支持肌肉病变;肌无力具有波动性和易疲劳性,肌电图低频刺激波幅递减,胆碱酯酶抑制治疗减轻以及感染诱发加重,提示神经肌肉接头病变。

定性诊断:定位诊断提示神经肌肉接头病变,肌电图重频刺激可见低频递减,血清乙酰胆碱受体抗体阳性,口服溴吡斯的明和肌内注射新斯的明有效,因而首先考虑定性诊断为自身免疫性,考虑重症肌无力、肌无力危象。患者高龄,须与 Lambert-Eaton 肌无力综合征的肌无力鉴别,但因影像学检查无肿瘤发现、肿瘤标志物检查阴性、肌电图重复神经电刺激无高频递增(>200%)现象,故可排除。患者 TgAb 和 TPOAb 增高,须与桥本甲状腺炎伴甲状腺功能减退性肌病的肌无力鉴别,但因肌无力不伴肌痛和肌酶升高,抗体增高不具持续性和显著性,故可排除。推测 TgAb 和 TPOAb 为一过性增高,并可能与感染或肌无力危象的应激反应有关。

治疗经过:

入院第 1 天:哌拉西林 / 他唑巴坦钠 4.5g,8 小时 1 次,以强化抗感染;震动排痰每 4~6 小时 1 次,以保持呼吸道通畅;鼻胃管补充水分和营养制剂,以维持内环境稳定;皮下注射低分子量肝素 0.4ml,1 次 /d,以预防下肢静脉血栓;静脉注射免疫球蛋白(IVIg)冲击治疗:0.4g/kg,共 27.5g/d,连续 5 天;口服硫唑嘌呤:起始剂量 25mg,2 次 /d,之后每两天增加 25mg,直至 100mg,2 次 /d。

入院第 2 天:呼吸费力加重,并出现意识模糊,呼吸频率加快(34 次 /min),血氧饱和度下降(88%),PaO_2(59mmHg)和 $PaCO_2$ 下降至正常下限(35mmHg),心率减慢(55 次 /min)。即刻给予气管插管、机械通气(同步间歇指令通气联合压力支持通气模式,呼吸频率 16 次 /min,潮气量 450ml,压力支持 $8cmH_2O$,呼气末正压 $5cmH_2O$,吸氧浓度 50%)。

入院第 14 天:呼吸肌力明显恢复,开始呼吸机撤离程序,同时经鼻胃管灌注溴吡斯的明 120mg,1 次 /6h。

入院第 16 天:拔除气管插管。

入院第 20 天:转普通病区继续治疗。

思路 1:患者入院前 7 天因受凉而出现呼吸道感染征象,先后接受了左氧氟沙星、莫西沙星、哌拉西林 / 他唑巴坦钠抗感染治疗。呼吸道感染是重症肌无力加重最常见的原因,也是发生呼吸衰竭最常见原因。此时,需尽快控制呼吸道感染。而合理选择抗生素成为重中之重,除考虑药物的有效性外,还需知晓药物的肌无力加重风险。

知识点

重症肌无力患者慎用的抗生素种类

重症肌无力患者须慎重选择氨基糖苷类、喹诺酮类、四环素类、磺胺类、多黏菌素类药物以及林可霉素、克林霉素、杆菌肽、万古霉素等抗生素。这些药物具有以下作用:①拟箭毒作用,与胆碱能神经传导递质(乙酰胆碱)争夺受体位点,使终板膜去极化作用减弱,肌肉收缩无力;②降低运动终板对乙酰胆碱的敏感性;③降低运动终板膜反应性;④促进乙酰胆碱受体免疫源性,提高乙酰胆碱受体抗体滴度,阻止乙酰胆碱与受体结合或破坏运动终板的突触前、后膜结构。

思路 2:患者停止口服溴吡斯的明 1 年,又因呼吸道感染而肌无力加重,特别是胸闷、呼吸费力、胸廓活动减弱、腹部膨隆等呼吸肌无力表现,应首先考虑肌无力危象。这一推测经新斯的明试验(肌无力减轻)证实。此时,肌无力危象的判定成为救治成功的关键,因为胆碱能危象和反拗性危象都有肌无力表现,而药物治疗截然不同,详细可参考第十七章"重症肌无力"。

思路 3:患者重症肌无力危象一经确认,重点监测项目则是呼吸功能以及与呼吸功能相关的生命体征,如意识和精神状态、呼吸频率和幅度、心率和心律、皮肤和黏膜颜色、脉搏血氧饱和度和呼气末二氧化碳波动、血气分析等。

> **知识点**
>
> ### 呼吸功能监测与评估
>
> 重症肌无力危象主要表现为通气功能障碍(呼吸泵衰竭)。体格检查(呼吸频率和幅度、反常呼吸、胸廓活动度、主动鼓腹力量等)、多功能心电监护仪和血气分析可提供通气功能障碍监测与评估依据。重症肌无力危象的呼吸无力和咳嗽无力可导致肺炎和肺不张,此时,换气功能障碍(肺衰竭)。血气分析、氧合指数计算、胸部 X 线或 CT 等均可作为换气功能障碍的监测与评估依据,其中血气分析是呼吸泵衰竭和肺衰竭最为直接、敏感、快速的监测方法。根据血气分析界定的 I 型呼吸衰竭($PaO_2<60mmHg$, $PaCO_2$ 正常或下降)多见于肺衰竭,II 型呼吸衰竭($PaO_2<60mmHg$, $PaCO_2>50mmHg$)多见于呼吸泵衰竭,如肌无力危象。此外,呼吸频率改变(>35 次 /min,或 <8 次 /min)或自主呼吸减弱、心率加快或减慢、血压增高或降低、意识障碍加重等,均可作为与呼吸功能相关监测与评估依据。

思路 4:患者一经判定为呼吸衰竭,在有条件的情况下,须收入 NICU 加强监护与治疗。呼吸衰竭最重要的治疗是气管插管和机械通气。根据各项呼吸相关监测结果调整呼吸机参数,是救治成功的基本要素。

> **知识点**
>
> ### 气管插管指征
>
> 1. 严重低氧血症,或高碳酸血症。
> 2. 不能自主清除上呼吸道分泌物,或因胃内反流物有误吸风险。
> 3. 下呼吸道分泌物过多或出血,不能清除。
> 4. 存在上呼吸道损伤狭窄、阻塞、气管食管瘘等,严重影响正常呼吸。
> 5. 突然呼吸停止,需紧急建立人工气道进行机械通气。

> **知识点**
>
> ### 机械通气指征
>
> 1. 意识障碍。
> 2. 呼吸频率 >35 次 /min,或 <8 次 /min。
> 3. $PaO_2<50mmHg$,$PaCO_2$ 进行性增高。
> 4. pH 动态下降。

> **知识点**
>
> ### 呼吸机参数设置
>
> 常规选择完全控制通气模式(CV),或辅助控制通气模式(AV),或同步间歇指令通气模式(SIMV);潮气量(VT)6~8ml/kg;吸气时间(T)0.8~1.2 秒;吸呼比(I/E)1/(2~1.5);峰值流速(PEF)20~40L/min;呼吸频率(f)12~20 次 /min;压力支持(PS)7~20cmH_2O;呼气末正压(PEEP)2~15cmH_2O;吸入气氧浓度(FiO_2)35%~60%;触发灵敏度 -2~-0.5cmH_2O,或 1~3L/min。机械通气稳定 20 分钟和 1~2 小时后,分别复查动脉血气分析,并根据血气分析结果调整呼吸机参数。

思路 5：患者重症肌无力和肌无力危象一经明确，针对原发疾病的治疗必须即刻启动。与血浆置换治疗相比，IVIg 治疗更加简便易行，且疗效相当。此外，尽早口服硫唑嘌呤等免疫抑制治疗，可为后续长期足量治疗做好准备。

思路 6：患者呼吸功能经判断好转，应尽早开始撤机程序，以缩短机械通气时间，减少呼吸机相关性肺炎，缩短 NICU 停留时间。

知识点

撤 机 程 序

第 1 步——筛查试验：导致机械通气的病因好转或去除；呼气末正压 ≤ 5cmH$_2$O，氧合指数 ≥ 150~300mmHg，FiO$_2$ ≤ 40%，pH ≥ 7.25；血流动力学稳定，无心肌缺血动态变化，无明显低血压，不需或只需小剂量血管活性药物（如多巴胺 <10μg·kg^{-1}·min^{-1}）；有较好的自主呼吸能力。

第 2 步——自主呼吸试验（spontaneous breathing trial，SBT）：30~120 分钟动脉血气指标稳定（FiO$_2$<40%，SpO$_2$ ≥ 90%；PaO$_2$ ≥ 60mmHg；pH ≥ 7.32；PaCO$_2$ 增加 ≤ 10mmHg）；血流动力学指标稳定（心率 <120~140 次 /min，收缩压 >90mmHg 和 <180mmHg，不需大量血管活性药物维持）；呼吸指标稳定（呼吸频率 ≤ 30~35 次 /min），无意识或精神状态改变，无呼吸做功增加和大汗，无反常呼吸且未使用辅助呼吸机。

第 3 步——呼吸机撤离。

思路 7：患者一旦进入 NICU，除针对呼吸衰竭的生命支持外，还需展开各器官系统保护、内环境稳定以及并发症处理等急危重症全方位救治。

第三节　颅内压增高

颅内压（intracranial pressure，ICP）是指颅腔内容物对颅腔内壁的压力。颅腔内容物由脑组织、脑脊液和血液三部分组成，其中任何一个部分的容积增加均会导致颅内压增高。颅内压增高的病因见于脑血管病、颅内感染、脑肿瘤和颅脑外伤等。颅内压增高是神经内科最为常见的急危重症，须快速有效处理。

颅内压增高诊疗环节：

1. **颅内压增高诊断**　主要依据颅内压增高综合征和颅内压测量数值高于正常。颅内压增高综合征的主要症状是头痛、恶心和呕吐等，主要体征是意识障碍、瞳孔对光反射迟钝、视神经乳头水肿、眼球外展不全和颈抵抗等，主要生命体征变化是血压增高、心率减慢和呼吸减慢等。颅内压增高测量数值包括腰椎穿刺脑脊液压力 >15mmHg（204mmH$_2$O）和脑室内颅内压 >20mmHg（272mmH$_2$O）。当脑室内颅内压持续 >40mmHg（544mmH$_2$O）时，称为重度颅内压增高。

2. **一般治疗**　头正中位抬高、镇静镇痛和控制血压等。

3. **药物治疗**　首选药物是渗透性利尿剂，如 20% 甘露醇或高渗盐。常规 20% 甘露醇首剂负荷量 1.0g/kg 静脉滴注，后续维持量每次 0.25~0.5g/kg，每 4~6 小时 1 次。脑疝时每次 1.0g/kg，间隔时间缩短至 2 小时。通常高渗盐（7.5%~23.4%）采用单次静脉注射的方式，如 10% 氯化钠溶液 65ml，经中心静脉导管推注（>15 分钟），间隔时间取决于颅内压监测结果 [>20mmHg（272mmH$_2$O）]。

4. **低温治疗**　渗透性利尿剂降颅内压效果不佳时，可选择低温（核心体温 32~34℃）治疗。低温可使脑组织代谢率下降，脑氧耗量和脑血流量下降，随之颅内压下降。

5. **外科手术治疗**　内科基本治疗降颅内压效果不佳时，可联合外科手术减压治疗，如针对脑实质容积增加的部分颅骨切除减压术，或针对脑脊液容量增加的行侧脑室穿刺脑脊液引流术等。

6. **病因治疗**　颅内压增高原因一经明确，须即刻开始病因治疗，如闭塞血管（动脉或静脉）的开通、颅内占位病变（血肿或肿瘤）的清除以及颅内感染（脑炎或脑膜炎）的控制等。

临床病例讨论

一、急诊就诊情况

患者，王××，男性，53 岁。主因"头痛 42 天，发热伴一过性意识障碍 2 天"于 2013 年 11 月 2 日就诊。

患者 42 天前劳累后出现头部跳痛，以左颞部及右枕部为著，并伴有恶心。2 天前上述症状加重，并出现一过性(约持续 10 分钟)视物模糊和呼之不应，但不伴肢体抽搐。既往有皮肤血管炎病史，长期口服甲泼尼龙。

急诊体格检查：T 38.0℃，P 80 次/min，R 20 次/min，BP 130/80mmHg。意识清楚，言语清晰，精神欣快，躁动不安。眼底视神经乳头边界欠清，静脉增粗，A:V 管径比例 1:2。颈抵抗，下颌距胸 4 横指，Kernig 征阳性。其他神经系统检查未见异常。皮肤黏膜、心、肺、腹部未见异常。

急诊辅助检查：血常规检查示白细胞计数 $8×10^9$/L、淋巴细胞百分比 38.0%、单核细胞百分比 11.0%、中性粒细胞百分比 51.0%。血生化示总胆红素 20μmol/L，血清丙氨酸氨基转移酶 30IU/L，葡萄糖 5.3mmol/L，肌酐 59μmol/L。胸部 X 线片检查未见异常。头颅 CT 扫描显示：左侧外囊、半卵圆中心和侧脑室前角旁稍低密度。腰椎穿刺脑脊液检查：初压 >300mmH_2O，白细胞计数 $5×10^6$/L，葡萄糖 0.39mmol/L，蛋白 1.02g/L，氯化物 110mmol/L，涂片未见细菌、结核分枝杆菌和新型隐球菌。

急诊诊断：真菌性脑膜炎可能性大。

急诊治疗：停止口服甲泼尼龙，收入院进一步诊治。

二、住院诊治情况

患者收入普通病房后补充了 2 项检查。头颅 MRI 检查：第三脑室和侧脑室扩大(图 21-1A)，注射造影剂后脑表面血管增多，但未见异常强化。复查腰椎穿刺脑脊液检查：初压 >330mmH_2O，白细胞计数 $389×10^6$/L，单核细胞百分比 57%，多核细胞百分比 43%，葡萄糖 0.06mmol/L，蛋白 0.89g/L，涂片墨汁染色发现隐球菌。

病例特点：①中年男性，慢性病程，逐渐进展；②既往因皮肤血管炎而长期口服甲泼尼龙；③主要症状为头痛伴恶心，一过性视物不清伴意识障碍，精神行为异常和发热；④主要阳性体征为颈抵抗和 Kernig 征阳性；⑤腰椎穿刺脑脊液初压增高，白细胞增高，蛋白增高，葡萄糖降低和沉渣涂片隐球菌阳性。

定位诊断：头痛和脑膜刺激征提示脑脊膜受累，可能来自炎症性刺激，也可能来自颅内压变化的物理性刺激。欣快和躁动等精神行为异常提示大脑半球脑实质轻度受累。一过性视物模糊和意识障碍可能与颅内压增高导致的全脑损伤有关。病变主要位于脑脊膜。

定性诊断：考虑隐球菌性脑膜炎的依据是：长期口服甲泼尼龙使机体免疫力下降，感染风险增加；发热、脑膜刺激征阳性、脑脊液白细胞计数增高和葡萄糖下降等脑膜炎症表现(第 1 次脑脊液白细胞计数不高可能与免疫抑制剂应用有关)；头痛、短暂视力模糊伴意识障碍、脑脊液压力增高等颅内压增高表现，而颅内压增高又是脑膜炎最常见的并发症；脑脊液沉渣墨汁染色隐球菌阳性。隐球菌性脑膜炎，须与结核性脑膜炎鉴别。

治疗经过：入院后即刻开始抗真菌治疗(静脉滴注两性霉素 B 1mg，1 次/d)和降颅内压(静脉滴注甘露醇 250ml，1 次/6h)治疗。入院第 3 天突然意识不清，双侧瞳孔 5mm(对光反射灵敏)，呼吸减慢(14 次/min)、心率减慢(60 次/min)和血压增高(160/80mmHg)，考虑为脑疝早期表现。经静脉加压输注甘露醇 250ml 后，意识转清，但烦躁不安，即刻转 NICU 加强监护治疗。

转入 NICU 当天：予以右侧脑室穿刺引流术，放置颅内压监测探头(初压 42mmHg)，根据压力调整脑脊液引流量和甘露醇剂量；多种抗真菌药物联合，并加大治疗剂量，如静脉滴注两性霉素 B 3mg/d(逐渐增加剂量)；静脉滴注 5-氟胞嘧啶 150mg/d；口服氟康唑 400mg/d；脑室内注射两性霉素 B(0.5mg 起始，每周 2~3 次，逐渐增至每次 2mg，共持续 14 天，总量达到 7mg)，以增加脑内抗真菌治疗强度。

侧脑室穿刺脑脊液引流 14 天后：拔除右侧脑室穿刺引流管，改为左侧脑室穿刺引流，初压 204mmH_2O (15mmHg)。治疗过程中曾出现低热、寒战、皮疹、腰背部酸痛、血清 AST/ALT 增高、低血钾等两性霉素 B 不良反应，经对症处理好转。多次脑室液化验检查显示：白细胞计数逐渐减少($338~6)×10^6$/L，葡萄糖含量逐渐增加 1.78~3.67mmol/L，蛋白含量逐渐减少 1.35~0.38g/L，氯化物含量逐渐增加 103~121mmol/L，乳胶凝集试验分别为 >1:512 和 1:512，涂片和培养转阴。

入院第 46 天：脑室压力 134mmH_2O(10mmHg)，脑室内注射两性霉素 B 总量达到 7mg，静脉注射两性霉素 B 总量达到 1 718mg，病情基本稳定。复查头颅 CT 扫描显示脑室基本恢复正常(图 21-1B)，拔除左侧脑室引流管，转出 NICU 继续治疗。

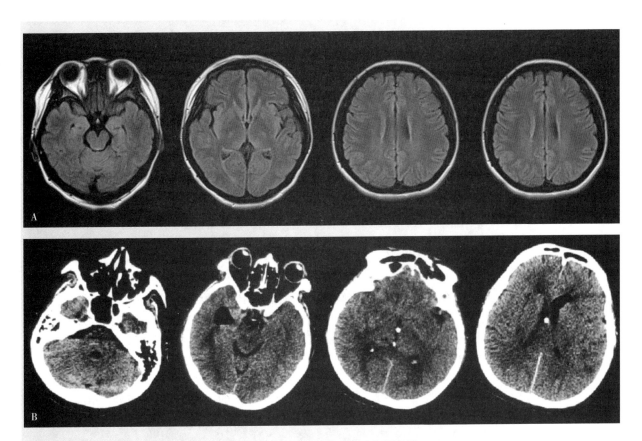

图 21-1　隐球菌性脑膜炎头颅影像学
A. 脑室穿刺引流前头颅 MRI,显示第三脑室和侧脑室扩大;
B. 脑室穿刺引流后头颅 CT,显示第三脑室和侧脑室基本恢复正常。

　　思路 1:患者发病早期头痛伴恶心,并有逐渐加重趋势;眼底视神经乳头边界虽然尚清,但已出现静脉增粗,故高度怀疑颅内压增高。头痛、呕吐、视神经乳头水肿(早期表现为眼底静脉增粗)是颅内压增高的三个主要临床征象,经腰椎穿刺脑脊液初压测定(>300mmH$_2$O)后,证实存在颅内压增高综合征。

知识点

颅内压增高综合征的诊断

　　颅内压增高综合征的主要症状是头痛伴恶心、呕吐,严重时出现复视、意识障碍和强迫头位等。根据颅内压增高的速度、程度,以及患者耐受力,症状表述可轻可重。颅内压增高综合征的主要体征为视力减退、视神经乳头水肿、瞳孔对光反射迟钝、眼球外展运动不全等(通常与患者主诉视物模糊一致)。颅内压增高综合征的确认需要进行腰椎穿刺脑脊液压力测定或脑室内压力测定,如果前者 >15mmHg(204mmH$_2$O)或后者大于 20mmHg(272mmH$_2$O),可诊断为颅内压增高综合征。

知识点

颅内压增高综合征的病因与机制

　　颅腔内容物(脑组织、脑脊液和血液)病理性增加,并超出颅内压的调节与代偿,称为颅内压增高。

　　脑组织体积增加多见于脑水肿和颅内占位性病变。脑水肿又分为血管源性脑水肿和细胞毒性脑水肿。血管源性脑水肿由血脑屏障破坏所致,主要表现为脑组织间隙水分增加,常见于颅脑外伤和颅内炎症等。细胞毒性脑水肿由细胞膜结构受损所致,主要表现为细胞内水分增加,常见于缺氧缺血和药物中毒等。颅内占位性病变见于颅腔内额外增加的内容物,如脑肿瘤和脑血肿等。

脑脊液增加由脑脊液分泌增多、吸收障碍和循环受阻所致,常见于脉络丛乳头状瘤、蛛网膜颗粒炎症或闭塞以及导水管狭窄等。

脑血容量增加由血管床扩张或脑静脉回流受阻所致,常见于二氧化碳蓄积和脑静脉系统血栓形成等。

有时上述三种机制交织或同时存在。

思路 2:患者脑膜刺激征表现突出,考虑病变累及脑脊膜。头痛、发热(体温38.0℃)、脑脊液葡萄糖降低,提示脑膜受累的原因可能是炎症。但第1次腰椎穿刺脑脊液白细胞计数不高,可能与患者长期口服免疫功能抑制剂(甲泼尼龙),影响了脑脊液炎性反应有关。因此,须注意长期应用免疫抑制剂患者脑膜炎诊断的特殊性。

知识点

免疫功能抑制患者隐球菌性脑膜炎的诊断要点

脑脊液白细胞因免疫抑制而正常或更低时,诊断取决于病原学检查。此时,脑脊液沉渣墨汁染色的酵母样细胞检出率,脑脊液或活检脑组织隐球菌的苏木精染色、伊红染色和 PAS 染色检出率,脑脊液乳胶凝集试验的隐球菌多糖抗原检出率明显增高。

思路 3:患者入院第3天,突发意识障碍、瞳孔散大、"两慢一高"的生命体征变化充分提示颅内压增高导致脑疝形成。此时须即刻予以有效处理。

知识点

脑 疝 形 成

脑疝(brain herniation)是颅内压差导致的部分脑组织移位。颞叶钩回疝和枕骨大孔疝最为常见,是颅内压增高的急性并发症。颞叶钩回疝是颞叶内侧海马回及钩回疝入小脑幕裂孔,通常因中脑、动眼神经、血管结构受压而表现为意识障碍、动眼神经麻痹和病理征阳性。枕骨大孔疝是小脑扁桃体及邻近小脑组织经枕骨大孔疝入颈椎管上端,主要因延髓结构受压而表现为后组脑神经麻痹和呼吸、循环衰竭。

知识点

内科降颅内压治疗

药物降颅内压:脑膜炎所致的颅内压增高可选择渗透性利尿剂。20%甘露醇的作用机制在于提高血浆渗透压,使脑组织和脑脊液水分向血管内转移;提高肾小管内渗透压,使肾小管内尿量增加,水分自肾脏排出。甘露醇使用不当可导致重要脏器损伤,如充血性心力衰竭、低血容量休克、急性肾小管坏死和水电解质失衡等。因此需要合理用药,同时加强血浆渗透压监测(维持在300~320mmol/L)和心、肾功能监测。常规20%甘露醇初始静脉滴注1.0g/kg,后续0.25~0.5g/kg,每4~6小时1次;脑疝时1.0g/kg,用药间隔时间可缩短到2小时。10%氯化钠溶液的作用机制和药物不良反应与20%甘露醇相似,但因血脑屏障对钠离子的通透性较甘露醇低,因而被认为是更理想的渗透性利尿剂。通常10%氯化钠溶液65ml,经中心静脉导管推注(>15分钟),间隔时间取决于颅内压监测结果[>272mmH₂O(20mmHg)]。

控制性过度通气:将$PaCO_2$在短时间内(6小时)降低,并维持在30~35mmHg(脑疝时26~30mmHg)。此时,脑血管收缩,脑血流量减少,颅内压下降。适用于严重颅内压增高的早期,且不宜长时间使用,因为脑血流量的减少,使脑缺血风险增加。

思路 4：患者为重度颅内压增高,仅靠药物很难降低颅内压,脑疝形成和生命体征恶化使原发疾病治疗机会丧失。因此,需要联合外科手术减压。

知识点

外科手术减压

侧脑室穿刺脑脊液引流术:更适合脑脊液循环梗阻引起的颅内压增高。其优势在于操作技术简便易行,将压力传感器一端与脑室相通,另一端与监护仪连接,既可监测颅内压,又可引流脑脊液,降低颅内压。此外,可随时留取脑脊液,重复化验检查;还可向脑室内注射药物,加强局部治疗。其缺点是存在颅内感染、颅内出血、脑脊液漏和脑组织损伤风险。

部分颅骨切除减压术:更适合脑组织体积增加的颅内压增高。当颅骨的刚性界限被去除时,颅腔内容物潜在体积增加。部分颅骨切除减压术可并发颅骨缺失部位脑疝、脑脊液漏、伤口感染以及硬脑膜外或硬脑膜下血肿等。

思路 5：患者为重症隐球菌性脑膜炎,单一抗真菌药物或单一抗真菌途径很难短时间内奏效,如果病程迁延可能使原发疾病治愈率降低。因此,需要多种抗真菌药物联合,以及多种抗真菌药物途径联合,以获得更好的治疗结局。

知识点

多种抗真菌药物联合应用

多种抗真菌药物联合应用的优势在于灭菌迅速,从而延缓耐药;减少药物用量,从而减轻药物不良反应。因此,治疗的失败率和复发率下降。通常静脉滴注两性霉素 B 0.5~0.8mg/kg,1 次 /d;口服氟胞嘧啶 37.5mg/kg,每 6 小时 1 次;两药联合治疗直至发热消退和真菌培养阴性(约 6 周)。

后续治疗:停用两性霉素 B 和氟胞嘧啶,改为口服氟康唑 200~400mg,1 次 /d,共 8~10 周,如果持续用药 2 年可减少复发。

知识点

抗真菌治疗药物耐受性

有效的抗真菌治疗需要很好的药物耐受。为了解决这一问题,通常两性霉素 B 起始剂量和增加速度须根据个体差异进行调整。但应注意,当药物不耐受而不得不终止治疗,或因给药剂量过小和剂量增加过慢而治疗量不足时,可能导致治疗失败。此外,用药期间应对药物不良反应进行监测,以便及时调整药物和对症处理。静脉滴注地塞米松(2~5mg/d)可能减轻两性霉素 B 的不良反应。

知识点

选择多种抗真菌药物途径

两性霉素 B 的静脉滴注联合脑室内注射有利于加强疗效、减少药物不良反应和缩短病程,通常用于病情严重和脑室扩大患者。两性霉素 B 脑室内注射的常规剂量为 0.1~0.3mg/d。通常更为慎重的方法是首次 0.05~0.1mg,以后每次增加 0.1mg,直至每次 0.5~1mg,每周 2~3 次,总剂量15mg。

但须注意:两性霉素 B 注射前先溶于注射用水 1~2ml 中,同时加入地塞米松 2~4mg,以减轻药物反应;注射时,用 3~5ml 的脑脊液反复稀释药物,缓慢推注。

第四节　惊厥性癫痫持续状态

1981 年,国际抗癫痫联盟(ILAE)分类和术语委员会推荐癫痫持续状态(status epilepticus,SE)定义,即发作时间超过该类型大多数患者的发作持续时间,或反复发作,发作间期中枢神经系统功能未恢复到基线水平。在 SE 发作类型中,惊厥性癫痫持续状态(convulsive status epilepticus,CSE)最为常见,表现为持续的肢体强直、阵挛、强直 - 阵挛,并伴有意识障碍。因此,CSE 成为急诊或 NICU 的急危重症。为了尽早终止惊厥发作,Lowenstein(1999 年)提出 CSE 临床操作定义,即每次惊厥发作持续 5 分钟以上,或 2 次以上发作,发作间期意识未能完全恢复。这一操作定义的实施使 SE 治疗更加及时有效。

惊厥性癫痫持续状态诊疗环节:

1. **诊断**　每次惊厥发作持续 5 分钟以上,或 2 次以上发作,发作间期意识未能完全恢复即可诊断为 CSE。

2. **初始药物治疗**　终止 CSE 初始治疗的首选药物是静脉注射负荷量劳拉西泮或地西泮。一旦治疗失败,即刻后续另一种抗癫痫药,如丙戊酸钠、苯巴比妥、氯硝西泮、左乙拉西坦等(负荷量静脉推注,维持量静脉泵注或间断推注)。

3. **麻醉剂治疗**　初始治疗失败按难治性癫痫持续状态(refractory status epilepticus,RSE)收入 NICU,并予麻醉剂治疗,如咪达唑仑、丙泊酚等(负荷量静脉推注,维持量静脉泵注或间断推注)。治疗前做好气管插管、机械通气、深静脉置管等准备工作。

4. **口服药物替换治疗**　CSE 临床发作和脑电图痫性发作终止后,即刻开始管饲(昏迷患者)或口服(清醒患者)同种或同类药物替换治疗。替换药物治疗期间,静脉用药至少维持 24~48 小时,使替换药物达到稳态血药浓度,从而减少 CSE 复发。

5. **脑电图监测**　尽早在急诊或 NICU 开始脑电图监测,以发现微小发作持续状态(subtle status epilepticus,SSE)为特征的非惊厥性癫痫持续状态(non-convulsive status epilepticus,NCSE),并发挥指导药物调整作用。

6. **器官保护**　控制 CSE 期间,积极治疗原发疾病,并做好重要器官系统监测与保护工作,由此降低病死率和改善神经功能预后。

临床病例讨论

一、急诊就诊情况

患者,李××,女性,22 岁。主因“头痛、抽搐、精神行为异常 2 天”于 2013 年 2 月 21 日急诊就诊。

患者 2 天前无明显诱因头痛,突发双眼上翻、口角歪斜、四肢强直 - 阵挛伴意识障碍 4 次,每次持续约 1 分钟,发作间期意识清楚,但有视听幻觉、大喊大叫、攻击行为等精神行为异常。既往无癫痫病史。

急诊体格检查:体温 37.9℃,意识清楚,理解力和判断力下降,躁动不安。双瞳孔等大等圆,对光反射灵敏;角膜反射、头眼反射、咽反射和咳嗽反射存在。四肢肌力、肌张力、腱反射正常,病理征阴性。颈无抵抗,Kernig 征阴性。皮肤黏膜、心、肺、腹等检查未见异常。

急诊辅助检查:头颅 MRI 检查未见明显异常(图 21-2A)。腰椎穿刺脑脊液检查初压 245mmH_2O (180mmHg),白细胞计数 5×10^6/L,糖、蛋白、氯化物正常;病毒学检查(单纯疱疹病毒、巨细胞病毒、EB 病毒、呼吸道合胞病毒、柯萨奇病毒、腺病毒)阴性。

急诊诊断:单纯疱疹病毒性脑炎,症状性癫痫。

急诊治疗:静脉滴注阿昔洛韦(500mg,1 次 /8h)抗病毒治疗和口服丙戊酸钠(200mg,3 次 /d)抗癫痫治疗。

二、住院诊治情况

患者入院后补充了 3 项辅助检查。MRI 显示双侧额叶内侧面、顶叶、颞叶、岛叶异常信号(图 21-2B)。腰椎穿刺脑脊液病毒学检查阴性,但抗 NMDAR 抗体阳性。肿瘤标志物和腹部超声检查阴性。入院后临床诊断更正为抗 NMDAR 脑炎,并先后接受类固醇激素冲击治疗、丙种球蛋白冲击治疗和血浆置换治疗。

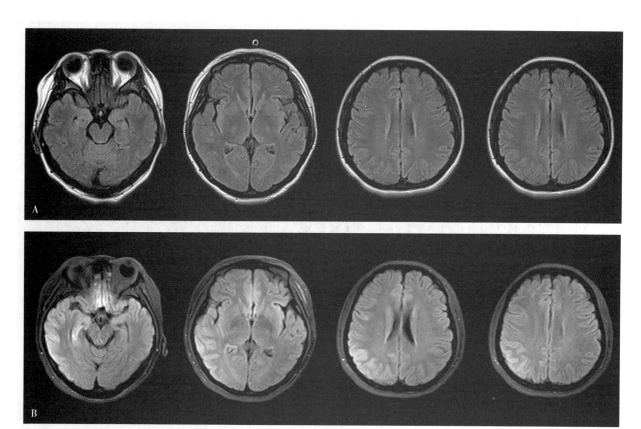

图 21-2　抗 NMDAR 脑炎头颅影像学

A.急诊头颅MRI(FLAIR像):未见明显异常;B.入院后头颅MRI(FLAIR像):双侧额叶内侧面、顶叶、颞叶、岛叶异常信号。

病例特点:①青年女性,急性起病;②主要症状为头痛、抽搐和精神行为异常;③既往无癫痫病史;④主要阳性体征为理解判断异常和精神行为异常;⑤头颅 MRI 显示双侧额叶内侧面、顶叶、颞叶和岛叶异常信号;⑥脑脊液抗 NMDAR 抗体阳性。

定位诊断:头痛提示颅内痛敏结构受累,癫痫发作提示大脑皮层受累,视听幻觉、大喊大叫、攻击行为等精神行为异常提示额、颞叶为主的边缘系统受累;总之,病变范围较为广泛,其中以大脑半球的额、颞、顶叶和边缘叶病变更为突出。MRI 检查证实双侧额叶、顶叶、颞叶和岛叶广泛异常。

定性诊断:抗 NMDAR 脑炎与病毒性脑炎有极为相似的临床特征、影像学改变和脑脊液常规检查结果,最后确定诊断取决实验室证据。虽然急诊拟诊为单纯疱疹病毒性脑炎,但入院后两次脑脊液病毒抗体检查回报阴性,而抗 NMDAR 抗体阳性,故临床诊断更正为抗 NMDAR 脑炎。经肿瘤排查,如肿瘤标志物检查和腹部超声检查,未发现畸胎瘤等体内肿瘤,推测非肿瘤所致的抗 NMDAR 脑炎可能性大。

治疗经过:住院第 27 天并发肺炎,体温升至 38.6℃,抽搐发作每 10~20 分钟一次,发作间期意识不再恢复。即刻静脉推注地西泮(10mg)2 次(间隔 10 分钟),但临床发作并未终止。即刻静脉推注丙戊酸钠(2 100mg,30mg/kg),后续持续静脉泵注[1~2mg/(kg·h)],临床发作也未终止。即刻转入 NICU,完成多功能心电监测、视频脑电图监测(单侧或双侧额颞起源的棘波节律)(图 21-3)、气管插管、机械通气和深静脉置管后,静脉推注咪达唑仑(0.2mg/kg,共 14mg,2mg/min)一次;因未终止发作,再次追加咪达唑仑(0.1mg/kg,7mg,2mg/min)一次,后续 0.05~0.40mg/(kg·h)持续静脉泵注。10 小时后,临床发作和脑电图痫性发作减少并停止。发作终止 24 小时后,抗癫痫药开始替换(鼻胃管灌注左乙拉西坦 1 000mg,3 天内增至 3 000mg/d;或苯巴比妥270mg/d);同时静脉泵注咪达唑仑开始减量;药物替换过程分维持 48 小时。药物替换后无癫痫复发。麻醉剂应用期间曾血压下降(79/48mmHg),经多巴胺 10μg/(kg·min)静脉泵注后恢复。随着癫痫控制和麻醉剂减量,患者意识逐渐清醒,但不自主运动凸显,表现为频繁坐起、双眼向右凝视、口部咀嚼、双脚蹬踏等,提示以额叶、顶叶和纹状体为主的锥体外系受损。当不自主运动影响心率(加快)和呼吸(加快)时,临时肌内注射氟哌啶醇一次。NICU 治疗 49 天后,病情好转,转至普通病房。

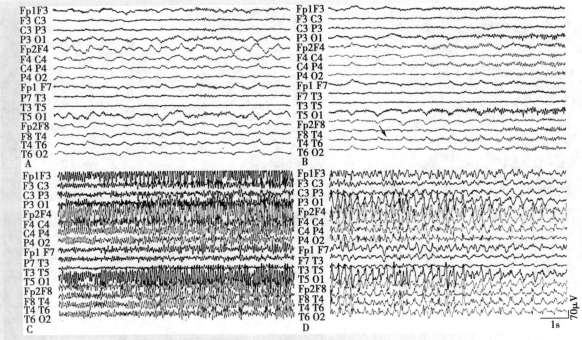

图 21-3　癫痫持续状态脑电图监测

A. 发作间期:右侧前头部为著的 2~4Hz 波背景,叠加少量药物性快波;B. 发作起源:右中颞(T_4)起源的低幅快节律;
C. 发作过程中:全导联广泛棘波节律;D. 发作结束:全导联广泛尖波、尖慢波。

　　思路 1:患者病后多次惊厥发作,但既往无癫痫病史,考虑症状性癫痫。患者惊厥发作虽较频繁,但发作间期意识可转清,提示并非癫痫持续状态。

知识点

频繁癫痫发作与癫痫持续状态的区别

　　频繁癫痫发作:虽然发作次数多,但发作间期中枢神经功能(包括意识)可恢复到原基线水平。

　　癫痫持续状态:发作持续时间超过 5 分钟或反复发作,发作间期中枢神经系统功能(包括意识)不能恢复到原基线水平。两者区分的意义在于治疗策略不同。

　　思路 2:患者频繁癫痫发作时,急诊治疗的首要任务是予以规范、有效的抗癫痫治疗,因为频繁癫痫发作很可能演变为癫痫持续状态。

知识点

频繁癫痫发作演变为癫痫持续状态机制

　　多次反复癫痫发作,可导致大脑回路重塑。此时,谷氨酸系统兴奋性增强,氨酪酸系统抑制性减弱,癫痫易感性增强。因此,须尽早开始单药或联合药物治疗,控制癫痫发作。

　　思路 3:患者入院后抗 NMDAR 脑炎诊断明确,并先后接受了类固醇激素冲击治疗和丙种球蛋白冲击治疗,但效果均不显著,因而又接受了血浆置换治疗。这三种治疗是目前基本的抗 NMDAR 脑炎治疗方法,如果病因为肿瘤所致,则清除肿瘤后治疗效果更好。

知识点

抗 NMDAR 脑炎诊断要点

抗 NMDAR 脑炎的经典过程分为潜伏期(发热、乏力、恶心、腹泻等)、精神异常 / 癫痫发作期(淡漠、幻觉、癫痫发作等)、无反应期(不能完成遵嘱动作、凝视、无语等)和过度运动期(运动障碍,伴心律失常、低 / 高血压、低呼吸通气、低 / 高热等)四个阶段。如果上述临床表现伴有脑脊液抗 NMDAR 抗体阳性,即可确诊。抗 NMDAR 脑炎好发于儿童和年轻人,伴或不伴体内肿瘤。

知识点

抗 NMDAR 脑炎免疫抑制治疗

一线免疫抑制治疗包括糖皮质激素冲击治疗(甲泼尼龙 1 000mg,1 次 /d,连续 5 天)、免疫球蛋白冲击治疗(400mg/kg,1 次 /d,连续 5 天)和血浆置换治疗(置换液量 2 000~3 000ml,隔天 1 次,共 3~4 次)。在治疗早期,应尽早开始二线免疫抑制治疗,如环磷酰胺和 / 或利妥昔单抗等。早期清除肿瘤病灶可能获得更好预后。

思路 4:患者肺炎所致的体温增高,可能是癫痫发作加重的诱因。此时,控制 CSE 的治疗(包括降温)更为重要,因为 CSE 可导致生命体征不平稳和多器官功能损伤,CSE 还有可能进展成为 RSE,使病情更加复杂,治疗更加困难。

知识点

终止 CSE 首选药物

通常首选作用迅速的劳拉西泮,用法为 0.1mg/kg(1~2mg/min)。当无劳拉西泮时,也可选择地西泮 10mg(2~5mg/min)。

思路 5:患者 2 次负荷量地西泮静脉注射失败,此时,可选择其他抗癫痫药,如丙戊酸钠负荷量静脉推注和维持量静脉泵注。目的在于加强癫痫发作的控制力度。

知识点

终止 CSE 初始治疗

首选苯二氮䓬类药物和后续其他抗癫痫药为 CSE 的初始治疗。目前,我国普遍应用的抗癫痫药包括丙戊酸钠[负荷量 15~45mg/kg,速度 <6mg/(kg·min),后续维持量 1~2mg/(kg·h)静脉泵注]和苯巴比妥(15~20mg/kg,速度 50~100mg/min,后续维持量 100mg,每 6 小时静脉推注 1 次)。

思路 6:患者 CSE 初始治疗失败,提示已发展成为 RSE。此时,针对 RSE 的首选治疗是静脉注射麻醉剂。经 2 次负荷量和后续维持量的咪达唑仑治疗后,临床发作和脑电图痫性发作终止。

知识点

终止 RSE 麻醉剂

抗癫痫初始治疗失败,意味进入 RSE。RSE 的发生率为 31%~43%。此时具有深度镇静作用的麻醉剂,如咪达唑仑[0.2mg/kg 静脉注射,后续 0.05~0.40mg/(kg·h)静脉泵注]或丙泊酚[2~3mg/kg 静脉注射,可追加 1~2mg/kg 直至发作控制,后续 4~10mg/(kg·h)静脉泵注]可发挥更大作用。

思路 7：患者在静脉注射咪达唑仑前，迅速做好了麻醉剂应用前准备工作。这些工作将对麻醉剂安全应用提供保障。

> **知识点**
>
> **麻醉剂应用前准备**
>
> 包括生命体征监测、气管插管、机械通气、静脉通道建立、药物注射泵调试、麻醉剂和血管活性药物计算等。相关工作需要医护配合，迅速准确。

思路 8：患者在癫痫发作终止 48 小时后，开始药物替换，即管饲口服抗癫痫药，减量静脉滴注麻醉剂。这一治疗步骤关系到癫痫治疗成功的延续以及防止 CSE 的复发。

> **知识点**
>
> **抗癫痫药替换**
>
> SE 或 RSE 一旦终止，须即刻开始同种或同类药物（肌内注射或口服）替换治疗，如苯巴比妥、氯硝西泮、丙戊酸钠、卡马西平（或奥卡西平）、左乙拉西坦等单药或联合药物治疗。口服药物的替换需要达到稳态血药浓度后，方可逐渐减少并停止静脉滴注抗癫痫药。

思路 9：患者在应用麻醉剂期间，进行了床旁视频脑电图监测。这一工作的开展将对抗癫痫方案的调整发挥最大作用。

> **知识点**
>
> **床旁视频脑电图监测**
>
> SE、RSE 患者均需长程脑电图监测或视频脑电图监测。监测的目标是脑电图痫样放电停止，并持续 24~48 小时。
>
> 监测的目的：发现非惊厥性癫痫持续状态，避免不系统或不彻底的抗癫痫治疗；指导麻醉剂方案调整和减量；指导抗癫痫药药物替换；分析发作间期脑电图模式，预测痫性复发和远期预后。

思路 10：患者在咪达唑仑静脉滴注过程中曾一度血压下降，提示出现麻醉剂最严重的药物不良反应。因此，在用药期间必须加强血压监测，并对低血压迅速予以处理。

> **知识点**
>
> **注意麻醉剂或抗癫痫药引起的严重药物不良反应**
>
> 麻醉剂或抗癫痫药引起的药物不良反应包括呼吸功能抑制、循环功能抑制、肝功能损伤和骨髓功能抑制等。因此，必须对 CSE 患者进行生命体征监测和重要器官系统功能监测，并予以强有力的生命支持与多器官系统保护。

第五节　脑　死　亡

1968 年，美国哈佛大学医学院特设委员会最早提出脑死亡判定标准。此后，世界各国医学界不断接受并采用和完善了这一标准。20 世纪 70 年代，我国开始对脑死亡判定展开理论研讨。2003 年，卫生部脑死亡判定标准起草小组撰写并发表《脑死亡判定标准（成人）（征求意见稿）》和《脑死亡判定技术规范（成人）（征求意见稿）》。

2012 年,国家卫生和计划生育委员会脑损伤质控评价中心成立,并推出《脑死亡判定标准与技术规范(成人质控版)》《脑死亡判定标准与技术规范(儿童质控版)》。从此,中国脑死亡判定的临床实践进入有序、规范的轨道。

脑死亡判定标准:

脑死亡(brain death,BD)是包括脑干在内全脑功能不可逆转的丧失。脑死亡判定分为先决条件确认、临床判定和确认试验 3 个主要步骤。

1. 判定先决条件

(1)昏迷原因明确。

(2)排除了各种原因的可逆性昏迷。

2. 临床判定

(1)深昏迷。

(2)脑干反射消失。

(3)无自主呼吸。靠呼吸机维持通气,自主呼吸激发试验证实无自主呼吸。

以上三项临床判定必须全部具备。

3. 确认试验

(1)脑电图(EEG)显示全脑电静息。

(2)正中神经短潜伏期体感诱发电位(short-latency somatosensory evoked potential,SLSEP)显示双侧 N_9 和 / 或 N_{13} 存在,P_{14}、N_{18} 和 N_{20} 消失。

(3)经颅多普勒超声(TCD)显示颅内前循环和后循环血流呈振荡波、尖小收缩波或血流信号消失。

以上三项确认试验至少具备两项。

临床病例讨论

一、急诊就诊情况

患者,昌 ××,男性,42 岁。主因"突发意识丧失 3 小时"于 2014 年 × 月 × 天就诊。

患者 3 小时前被同事发现倒地,意识不清、呼之不应、呼吸暂停、口唇青紫,但可触及脉搏,即刻给予胸外按压、气管插管和机械通气。心电监护显示:心率 80 次 /min,血压 250/100mmHg,呼吸 30 次 /min,氧饱和度 100%。

急诊体格检查:无自主呼吸,依赖呼吸机辅助呼吸;深昏迷;左侧瞳孔 1.5mm,右侧瞳孔 2.5mm,对光反射消失;角膜反射消失;头眼反射消失;咳嗽反射存在;无四肢自主运动,双侧病理征未引出。

急诊辅助检查:头颅 CT 显示脑桥出血(约 14ml),破入第四脑室及环池。

急诊诊断:脑桥出血。

急诊治疗:气管插管,呼吸机辅助呼吸,调控血压,甘露醇脱水降颅内压。

二、住院诊治情况

病例特点:①青年男性,急性起病;②主要表现为突发意识丧失、呼吸停止和四肢瘫痪;③既往史无特殊病史;④主要阳性体征为昏迷[GCS 评分:睁眼反应(E)1 分,语言反应(V)1 分,肢体运动(M)1 分],双侧瞳孔不等大,对光反射消失,角膜反射、头眼反射、前庭眼反射消失,咳嗽反射存在;⑤头颅 CT 显示脑桥血肿并破入第四脑室及环池。

定位诊断:瞳孔对光反射、角膜反射、头眼反射和前庭眼反射消失提示中脑、脑桥受损,呼吸停止提示延髓呼吸中枢受损,意识丧失提示脑干上行激活系统受损,由此病变部位定位于脑干。

定性诊断:青年男性,卒中样起病,定位分析病变位于脑干,提示后循环卒中可能,经头颅 CT 扫描证实为脑桥出血。病后曾接受心肺复苏救治,不排除缺氧缺血性脑病。

治疗经过:入院后给予机械通气、维持血压、脱水降颅内压、治疗性低温、脑室穿刺引流和营养支持等。

转归:入院第 35 天,患者咳嗽反射消失,提示已符合脑死亡临床判定标准,即深昏迷(眶上切迹压痛无反应),5 项脑干反射(瞳孔对光反射、角膜反射、头眼反射、前庭眼反射和咳嗽反射)全部消失,无自主呼吸。经脑电图、SLSEP 和 TCD 确认试验评估后,显示脑电图全部导联波幅 <2μV(图 21-4);正中神经 SLSEP 双侧 N_9 和 N_{13} 存在,P_{14}、N_{18} 和 N_{20} 消失(图 21-5);TCD 颅内前循环和后循环血流显示尖小收缩波(图 21-6)。3 项确认试验全部符合脑死亡判定标准。经自主呼吸激发试验,证实无自主呼吸。第 1 次判定为脑死亡后,间隔 12 小时再次复判,结果与第 1 次一致。

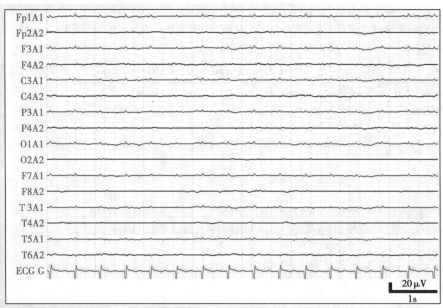

图 21-4 脑桥出血脑电图监测

全部导联波幅 <2μV。

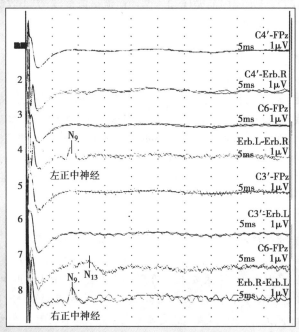

图 21-5 脑桥出血短潜伏期体感诱发电位监测

双侧正中神经 N_9 和 N_{13} 存在,P_{14}、N_{18} 和 N_{20} 消失。

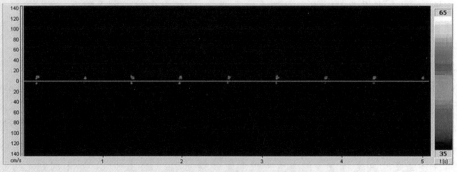

图 21-6 脑桥出血经颅多普勒超声监测

颅内前循环和后循环血流均显示尖小收缩波。

思路1：患者数小时内昏迷原因明确，即脑出血（脑桥），同时患者因呼吸停止而不排除缺氧缺血性脑病。

知识点

脑死亡判定前必须明确昏迷原因，排除可逆性昏迷

常见的可逆性昏迷原因包括：急性中毒，如一氧化碳中毒、酒精中毒、镇静催眠药物中毒、麻醉药物中毒、抗精神病药中毒、肌肉松弛药物中毒等；低温（膀胱温度或肛温≤32℃）；严重电解质及酸碱平衡紊乱；严重代谢及内分泌功能障碍，如肝性脑病、肾性脑病、低血糖或高血糖性脑病等。

思路2：患者处于深昏迷状态，给予多次强力压迫双侧眶上切迹压，均未见面部任何肌肉活动。脑死亡判定时，应掌握深昏迷检查方法。

知识点

脑死亡判定时深昏迷检查注意事项

任何刺激必须局限于头面部；三叉神经或面神经病变时，不应轻率判定为深昏迷；颈部以下刺激可引出脊髓反射。当枕骨大孔以下脊髓存活时，脊髓反射和/或脊髓自动反射可能被引出。脊髓反射包括各种深反射和病理反射。脊髓自动反射大多与刺激部位相关，刺激颈部可引起头部转动；刺激上肢可引起上肢屈曲、伸展、上举、旋前和旋后；刺激腹部可引起腹壁肌肉收缩；刺激下肢可引起下肢屈曲和伸展。脊髓自动反射必须与肢体自发运动区别，脊髓自动反射固定出现于特定刺激相关部位，而自发运动通常在无刺激时发生。脑死亡时不应有任何肢体自发运动。脑死亡时不应有去大脑强直、去皮质强直和痉挛发作。

思路3：患者入院后先后反复接受了5项脑干反射检查，结果双侧直接和间接对光反射无缩瞳反应；双侧角膜周边对棉花丝触及无眨眼动作；头向左侧或向右侧转动时无眼球反方向转动；外耳道注水后无眼球震颤；刺激气管黏膜时无咳嗽动作。脑死亡判定时，应注意5项脑干反射检查方法。

知识点

脑死亡判定时脑干反射检查注意事项

瞳孔对光反射：脑死亡者多数双侧瞳孔散大（>5mm），少数瞳孔可缩小或双侧不等大。因此，不应将瞳孔大小作为脑死亡判定的必要条件。眼部疾病或外伤可影响瞳孔对光反射判定，判定结果应慎重。

角膜反射：即使未见明确眨眼动作，但上下眼睑和眼周肌肉有微弱收缩时，不应判定为角膜反射消失。眼部疾病或外伤、三叉神经或面神经病变均可影响角膜反射判定，判定结果应慎重。

头眼反射：眼外肌疾病可影响头眼反射判定，判定结果应慎重。颈椎外伤时禁止此项检查，以免损伤脊髓。

前庭眼反射：检查前须用耳镜检查两侧鼓膜有无损伤，若有破损则不做此项检查。外耳道内有血块或堵塞物时，清除后再行检查。即使没有明显的眼球震颤，但可见微弱眼球运动时，不应判定前庭眼反射消失。头面部或眼部外伤、出血、水肿可影响前庭眼反射判定，判定结果应慎重。本检查方法与耳鼻喉科使用的温度试验不同，后者采用20℃的冷水或体温±7℃的冷热水交替刺激，不能用于脑死亡判定。

咳嗽反射：刺激气管黏膜时，出现胸、腹部运动，不能判定为咳嗽反射消失。

思路4：患者符合脑死亡判定标准后，即刻实施了确认试验，脑电图显示全脑电静息；正中神经SLSEP显示双侧N_9和/或N_{13}存在，P_{14}、N_{18}和N_{20}消失；TCD显示颅内前循环和后循环血流呈尖小收缩波。三项确认试验全部符合脑死亡判定标准。

知识点

确认试验检查注意事项

脑电图检查:脑电图仪器设备必须按照脑死亡判定要求设定参数。镇静麻醉药物、低温(核心体温<34℃)、低血压(平均动脉压<50mmHg)、心肺复苏<12小时、代谢异常、电极安放部位外伤或水肿均可影响脑电图判定,脑电图结果须慎重(仅供参考)。

SLSEP检查:保持被检测肢体皮肤温度正常。SLSEP仪器设备必须按照脑死亡判定要求设定参数。电极安放部位外伤或水肿,正中神经病变,颈髓病变,周围环境电磁场干扰等均可影响判定,SLSEP结果须慎重(仅供参考)。

TCD检查:外周动脉收缩压须>90mmHg。颞窗透声不良时,可选择眼窗检测同侧颈内动脉虹吸部和对侧MCA。一侧颞窗穿透不良时,可选择对侧颞窗检测双侧MCA或颈内动脉终末段。首次检测不到血流信号时,须排除因声窗穿透性不佳或操作技术造成的假象。颅骨密闭性受损,如脑室引流、部分颅骨切除减压可能影响结果判定,TCD结果须慎重(仅供参考)。

思路5:患者心肺复苏后,自主呼吸未恢复,始终依赖呼吸机辅助呼吸。当临床判定和确认试验均符合脑死亡判断标准后,实施了自主呼吸激发试验。

第1次自主呼吸激发试验:符合试验先决条件;脱离呼吸机前,血气检查结果为PaO_2 219mmHg、$PaCO_2$ 38.8mmHg;脱离呼吸机后,即刻将输氧导管通过人工气道置于隆突水平,输入100%氧气(6L/min),观察胸、腹部未见呼吸运动;脱离呼吸机8分钟后,抽取动脉血气,恢复机械通气;血气检查结果为PaO_2 102mmHg、$PaCO_2$ 105mmHg。

第2次自主呼吸激发试验:间隔了12小时后,脱机前血气PaO_2 282mmHg、$PaCO_2$ 63.9mmHg;脱离呼吸机8分钟后血气PaO_2 141mmHg、$PaCO_2$ 96.7mmHg;脱机过程中无胸、腹部呼吸运动。

两次自主呼吸激发试验结果一致,均证实无自主呼吸。由此最终判定患者为脑死亡。

知识点

自主呼吸激发试验步骤

符合试验先决条件;脱离呼吸机8~10分钟;脱离呼吸机后,即刻将输氧导管通过人工气道置于隆突水平,输入100%氧气(6L/min);密切观察胸、腹部有无呼吸运动;脱离呼吸机8~10分钟,抽取动脉血检测$PaCO_2$,恢复机械通气。

思路6:患者住院后35天,实施了脑死亡判定。两次判定结果均符合脑死亡标准。

知识点

脑死亡判定步骤

脑死亡临床判定,符合判定标准(深昏迷、脑干反射消失、无自主呼吸)后,进入下一步。

脑死亡确认试验,至少2项符合脑死亡判定标准后,进入下一步。

自主呼吸激发试验,证实无自主呼吸。

(宿英英)

【推荐阅读文献】

[1] 戴维·吉尔伯特. 热病:桑福德抗微生物治疗指南. 43版. 范洪伟,译. 北京:中国协和医科大学出版社,2019.

［2］国家卫生和计划生育委员会脑损伤质控评价中心 . 脑死亡判定标准与技术规范 (成人质控版). 中华神经科杂志 , 2013, 46 (9): 1-4.

［3］贾建平 , 陈生弟 . 神经病学 . 7 版 . 北京 : 人民卫生出版社 , 2013.

［4］宿英英 . 脑损伤后昏迷评估 . 北京 : 人民卫生出版社 , 2011.

［5］宿英英 . 神经系统急危重症监护与治疗 . 北京 : 人民卫生出版社 , 2005.

［6］中国免疫学会神经免疫学分会 , 中华医学会神经病学分会神经免疫学组 . 重症肌无力诊断和治疗中国专家共识 . 中国神经免疫学和神经病学杂志 , 2012, 19 (6): 401-408.

［7］中华医学会神经病学分会神经重症协作组 . 惊厥性癫痫持续状态监护与治疗 (成人) 中国专家共识 . 中华神经科杂志 , 2014, 47 (9): 661-666.

［8］中华医学会神经病学分会神经重症协作组 , 中国医师协会神经内科医师分会神经重症专业委员会 . 呼吸泵衰竭监测与治疗中国专家共识 . 中华医学杂志 , 2018, 98 (43): 3467-3472.

［9］中华医学会神经病学分会神经重症协作组 , 中国医师协会神经内科医师分会神经重症专业委员会 . 难治性颅内压增高的监测与治疗中国专家共识 . 中华医学杂志 , 2018, 98 (45): 3643-3652.

［10］BROPHY GM, BELL R, CLAASSEN J, et al. Guidelines for the evaluation and management of status epilepticus. Neurocrit Care, 2012, 17 (1):3-23.

［11］PEERY HE, DAY GS, DUNN S, et al. Anti-NMDA receptor encephalitis. The disorder, the diagnosis and the immunobiology. Autoimmune Rev, 2012, 11 (12):863-872.

［12］PERFECT JR, DISMUKES WE, DROMER F, et al. Clinical practice guidelines for the management of cryptococcal disease: 2010 update by the Infectious Diseases Society of America. Clin Infect Dis, 2010, 50 (3):291-322.

［13］SCHWARZ S, GEORGIADIS D, ASCHOFF A, et al. Effects of hypertonic（10%）saline in patients with raised intracranial pressure after stroke. Stroke, 2002, 33（1）:136-140.

第二十二章　内科疾病的神经系统表现

学习要求

1. 掌握代谢性脑病（肝性脑病、肺性脑病、肾性脑病）发病机制、临床表现、诊断和鉴别诊断以及治疗原则。
2. 掌握可逆性后部白质脑病综合征的发病机制、临床表现、诊断和鉴别诊断以及治疗原则。
3. 掌握自身免疫性疾病（系统性红斑狼疮、干燥综合征、系统性血管炎等）的神经系统表现。

很多内科疾病会继发或伴发神经系统损伤，较为常见的有：心脏和肺部疾病导致的缺血、缺氧性神经病变，肝脏疾病导致的肝性脑病、脊髓病和周围神经病，肾脏疾病引起的肾性脑病和周围神经病，代谢性疾病、血液系统疾病和肿瘤等引起的神经系统损伤。本章论述临床较为常见的伴有神经系统损害症状的内科疾病。

第一节　代谢性脑病

代谢性脑病（metabolic encephalopathy）是指体内生化代谢改变引起脑组织内环境变化进而导致脑功能障碍的一组疾病的总称。代谢性脑病是一类可治性疾病，早期识别并给予及时处理，对患者预后极其重要。

一、肝性脑病

肝性脑病（hepatic encephalopathy, HE）是由于急、慢性肝功能严重障碍或各种门静脉 - 体循环分流异常所导致的、以代谢紊乱为基础的、轻重程度不同的神经精神异常综合征。需排除精神疾病、颅内占位病变和中毒性脑病等疾病。

> **临床病例讨论**
>
> 患者，刘××，男性，52岁。因"反复发作间断性言语混乱，行为异常1个月"就诊。
>
> 体格检查：神清，表情倦怠，颜面晦暗。皮肤黏膜无黄染，颈软。肝剑突下、季肋下3.0cm，肝掌，颈前及上臂有散在的蜘蛛痣。引出扑翼样震颤。心、肺体格检查无异常。腹无移动性浊音，下肢无水肿。轻度定向异常（时间和空间定向），计算能力减退。鼻唇沟及口角对称，伸舌居中，四肢肌力、肌张力及腱反射正常。双侧Babinski征阴性。
>
> 辅助检查：血氨102mol/L。脑电图正常。肝功能轻度异常。肝脏超声示肝硬化失代偿期。脑电图、头颅CT结果未见异常。

思路1：肝性脑病的临床表现因基础肝病、肝细胞损害的程度和诱因不同而不一致。主要包括脑病和肝病两大方面，可出现多种临床表现。绝大多数肝硬化患者在病程中的某些阶段会出现不同程度的轻微型肝性脑病（minimal hepatic encephalopathy, MHE）和 / 或肝性脑病，是严重肝病常见的并发症及死亡原因之一。

> **知识点**
>
> 我国肝性脑病发生率较高，失代偿期肝硬化患者常发生肝性脑病，发生率约30%。随着肝功能损害的加重，其发生率增加，并提示预后不良。在住院肝硬化患者中，约40%存在MHE。氨中毒学说是HE/MHE的主要机制，出血、感染和电解质紊乱是常见诱因。多种因素相互协同，互为因果，共同促进

了 HE/MHE 的发生和发展。MHE 常无明显临床症状,目前诊断主要依靠神经心理学测试,如可重复性成套神经心理状态测验。

知识点

可重复性成套神经心理状态测验(repeatable battery for the assessment of neuropsychological status, RBANS):是国际肝性脑病和氮代谢学会(International Society for Hepatic Encephalopathy and Nitrogen Metabolism,ISHEN)指南推荐的神经心理测查工具之一,测查内容包括即时记忆、延迟记忆、注意、视觉空间能力和语言能力,可用于轻微型肝性脑病的临床检测,也可用于阿尔茨海默病、精神分裂症、创伤性脑损伤及等待肝移植患者的检测。RBANS 及解释均需要经过一定的训练。

思路 2:寻找和祛除诱因是治疗 HE/MHE 的基础。

知识点

肝性脑病的治疗

HE 是肝病患者主要死亡原因之一,早期识别、及时治疗是改善其预后的关键。MHE 患者常有生活质量和工作效率下降,因此应积极筛查和防治。由于 HE/MHE 的发病是多种因素综合作用的结果,故应从多个环节采取综合性治疗措施,二者治疗原则基本相同。

1. 寻找和祛除诱因。大部分 HE/MHE 有一定的诱因,如上消化道出血、高蛋白饮食和外科手术使用麻醉药物等。诱因祛除后,HE/MHE 常能自行缓解。因此,寻找及祛除诱因对于 HE/MHE 的治疗非常重要。

2. 减少来自肠道有害物质如氨等物质的产生和吸收。乳果糖是美国 FDA 批准用于治疗 HE 的一线药物,能酸化肠道,减少氨的吸收。可有效改善肝硬化患者 HE/MHE 的症状,提高生活质量和存活率。其常用剂量是每次口服 15~30ml,2~3 次 /d,以每天产生 2~3 次 pH<6 的软便为宜。如果无法口服时,可保留灌肠给药。

3. 适当的营养支持及维持水、电解质平衡。

4. 根据临床类型、不同诱因和疾病的严重程度制订个体化的治疗方案。

思路 3:需要与 HE 进行鉴别诊断的疾病。①精神疾病:以精神症状如性格改变或行为异常等为唯一突出表现的 HE 易被误诊为精神疾病,可通过询问病史并请相关科室会诊鉴别。②中毒性脑病:包括酒精性脑病或酒精戒断综合征、急性中毒、重金属(汞、锰等)脑病等,可通过追寻相应病史和 / 或相应毒理学检测进行鉴别诊断。③其他代谢性脑病:包括酮症酸中毒、低血糖症、低钠血症、肾性脑病、肺性脑病和 Wernicke 脑病等,可通过检查神经系统定位体征,结合影像学、脑电图等检查做出相应诊断。

二、肺性脑病

肺性脑病(pulmonary encephalopathy,PE)是由慢性支气管炎并发肺气肿、肺源性心脏病及肺功能衰竭引起的脑组织损害及脑循环障碍。

临床病例讨论

患者,张 ××,男性,59 岁。因"胸闷伴胸痛、气促半个月,神经及精神症状 3 天"入院。

现病史:患者半月前"感冒"后出现胸闷伴胸痛、气促等症状。3 天前,患者出现兴奋,睡眠不佳,说话增多等精神症状,随即出现嗜睡,呼之能应,但语无伦次等症状。给予抗炎、止喘、化痰和小量激素等药物治疗后上述症状未见好转。主治医生考虑该患者出现的精神及神经症状可能为肺性脑病所致,随即结合患者临床表现及检查结果,合并使用甲泼尼龙琥珀酸钠注射液 80mg,2 次 /d,静脉注射,并常规给予低流量吸氧、翻身叩背、吸痰。方案调整后 2 天,患者神志渐清醒,精神及神经症状得到改善,7 天后患者病情稳定。

既往史:"慢性支气管炎"病史 30 余年。无高血压、糖尿病史。

体格检查:T 36.5℃,P 125 次 /min,R 20 次 /min,BP 110/70mmHg,神志清楚,口唇发绀,双肺可闻及干湿啰音,心律齐,双下肢水肿。神经系统检查未见异常。

辅助检查:脑电图呈不同程度阵发性、弥漫性慢波异常改变。血气分析有肺功能不全及高碳酸血症的表现:二氧化碳分压 93.1mmHg(正常值为 35~48mmHg),氧分压 54.2mmHg(正常值为 83~108mmHg),标准碳酸氢盐和剩余碱的含量增加及血 pH 值降低,酸碱度 7.241。

思路 1:该患者诊断及诊断依据。

诊断:①慢性支气管炎伴发感染;②慢性阻塞性肺气肿;③肺心病;④肺性脑病。

诊断依据:①慢性肺部疾病伴肺功能衰竭;②临床表现有神经和精神症状;③血气分析有肺功能不全及高碳酸血症的表现;④排除了其他原因引起的神经、精神障碍。

思路 2:肺性脑病的发病机制及治疗方法。

肺性脑病发病机制较为复杂,主要是肺部损害导致二氧化碳潴留及缺氧引起高碳酸血症、低氧血症。同时因肺部循环障碍及肺动脉高压的存在,更进一步诱发或加重脑组织的损害,而引起肺性脑病。治疗首先应对各种慢性呼吸道疾病进行治疗,控制呼吸道感染,合理应用抗生素,改善呼吸功能、缺氧及二氧化碳潴留状况,纠正酸碱平衡障碍,对神经、精神障碍作对症处理。

三、肾性脑病

肾功能不全患者出现神经、精神等中枢神经系统方面异常称为肾性脑病(renal encephalopathy,RE),又称"尿毒症脑病"。是肾功能不全患者最常见的并发症之一,严重影响患者存活质量。

临床病例讨论

患者,刘 ××,男性,46 岁。因"头晕乏力伴理解力和记忆力减退 1 年,言语减少、反应淡漠 1 个月"入院。

现病史:患者近 1 年出现持续性疲劳、乏力、头痛、头晕、理解力和记忆力减退等,近 1 个月出现言语减少、反应淡漠。

既往史:慢性肾小球肾炎 10 年。高血压 5 年,糖尿病 8 年。

体格检查:神情,面色晦暗,构音障碍,四肢震颤,双上肢意向性震颤、四肢腱反射亢进。

辅助检查:血肌酐 690μmol/L,内生肌酐清除率 11ml/(min·1.73m^2),尿素氮含量大于 43.6mmol/L。头颅 CT 示顶、枕叶皮质或皮质下低密度病灶,伴脑沟、裂增宽,脑室扩大。头颅 MRI 示上述相应部位 T$_1$ 相低信号,T$_2$ 相高或稍高信号,FLAIR 相高信号,DWI 相高信号,ADC 相低信号。脑电图示弥漫性慢波。

思路:肾性脑病的临床及影像学的表现均无特异性,常被误诊、漏诊。大部分患者经积极有效治疗后,脑部病变可在数周至数月后得以逆转,影像学异常表现消失。经有效治疗后脑电图可逐渐恢复正常。

知识点

肾性脑病可分为三种类型:皮质型、基底核型和白质型。皮质型累及皮质可发生于此病任何患者,需与可逆性后部白质脑病综合征鉴别。基底核型需要与线粒体脑病、缺氧缺血性脑病、肝豆状核变性、CO 中毒、克 - 雅病(CJD)、深静脉血栓形成等表现为双侧基底核病变的疾病进行鉴别。白质型需要与迟发性缺氧性脑病、低血糖症、脑桥髓鞘溶解症、中毒性脑病、代谢性酸中毒等鉴别。

第二节　可逆性后部白质脑病综合征

可逆性后部白质脑病综合征(rever-sible posterior leukoencephalopathy syndrome,PRES)又称"可逆性大脑后部白质脑病",是由多种病因导致的、具有可逆性神经系统损害病程的疾病。发病机制不明。常与高血压脑病、肾功能不全、妊娠子痫、应用免疫抑制剂和细胞毒性药物、器官移植术后、结缔组织病、菌血症、颈动脉内膜切除术后、电解质紊乱等疾病和症状有关。

临床病例讨论

患者,齐××,女性,57岁。因"头痛伴呕吐、精神异常、视物模糊6天,加重伴意识障碍1天"入院。

现病史:患者6天前无诱因突然出现头痛伴呕吐数次,渐出现精神症状,答非所问,视物模糊。入院前1天,昏睡不醒。

既往史:高血压15年,肾功能不全3年。

体格检查:血压190/110 mmHg,昏睡状态,检查不合作,四肢可见少许自主活动伴肌张力增高、腱反射活跃和双侧Babinski征阳性,余神经系统检查不合作。

辅助检查:血肌酐420μmol/L,尿素氮30mmol/L。头颅MRI示双侧顶枕叶皮质及皮质下白质对称性低密度灶。

思路1:该患者临床诊治的关键点。

早期诊断、避免误诊是治疗可逆性后部白质脑病综合征的关键。本病易被误诊,特别需要与静脉窦血栓形成、基底动脉尖综合征相鉴别。此外还需与多发性脑梗死、多发性硬化、脑炎、血管炎、脑胶质瘤等疾病鉴别。以上各种疾病均无可逆性后部白质脑病综合征典型的可逆性病程特点。

思路2:该患者治疗原则及预后特点。

治疗原则主要是祛除病因,如尽早降低血压、脱水降颅内压、纠正电解质紊乱、停用免疫抑制剂或细胞毒性药物、尽快改善肾功能等对症支持治疗。治疗后,患者的症状及影像学表现绝大多数可恢复到发病前水平。如误诊或治疗不及时,可发展为脑梗死、脑出血等疾病,甚至死亡。本例患者入院后给予控制血压、降颅内压、改善肾功能、调节水及电解质平衡、对症等治疗措施。治疗1周后患者神清,头痛症状基本消失,精神异常症状消失,视物模糊症状明显好转。10天后复查头颅MRI示顶枕叶病灶大部分消失。1个月后复查头颅MRI示病灶全部消失。

第三节　自身免疫性疾病

自身免疫性疾病是指机体对自身抗原发生免疫反应而导致自身组织损害所引起的疾病。自身免疫性疾病常伴发神经系统损害,常见的疾病如系统性红斑狼疮、干燥综合征和系统性血管炎等。

一、系统性红斑狼疮

系统性红斑狼疮(systemic lupus erythematosus,SLE)是一种累及多系统、多器官的常见自身免疫性疾病,是由于遗传、内分泌和环境因素相互作用导致机体免疫失调而引起的慢性炎性疾病。临床表现复杂,14%~75%SLE患者伴中枢神经系统症状和体征,约半数患者出现伴有不同程度神经精神症状的系统性红斑狼疮性脑病(systemic lupus erythematosus encephalopathy)。

临床病例讨论

患者,丁××,女性,38岁。因"发作性头痛、呕吐6个月,意识不清2天,抽搐发作1天"入院。

现病史:患者于6个月前无明显诱因出现头痛伴恶心、呕吐和发热,体温38℃。曾在当地医院按照"病毒性脑炎"给予更昔洛韦(具体剂量不详)治疗后好转。2天前再次出现上述症状,体温37.5℃,意识不清,小便失禁。1天前出现抽搐发作,上肢屈曲,每次持续数十秒。复查头颅CT示:右侧颞叶低密度影。

既往史、个人史及家族史:无特殊。

体格检查:T 39℃,P 120次/min,昏睡状态,查体欠合作。双侧瞳孔等大同圆,直径约3.0mm,对光反射灵敏。四肢腱反射正常,Babinski征阴性,脑膜刺激征阴性。心、肺、腹部检查未见明显异常。

辅助检查:血常规示中性粒细胞百分比81%(50%~75%),乳酸脱氢酶(LDH)428.90IU/L,肌酸激酶(CK)384.70IU/L,C反应蛋白(CRP)16.10mg/L,丙种球蛋白37.10g/L。垂体功能试验、甲状腺功能试验、感染四项、抗心磷脂抗体、女性肿瘤筛查均阴性。腰椎穿刺脑脊液压力105mmH_2O,蛋白阳性,总细胞数237×10^9/L、白细胞计数37×10^9/L,蛋白定量1.96g/L,脑脊液潘氏试验阳性、24小时IgG合成率升高,墨汁染色和抗酸染色均阴性。血清 IgM 0.26g/L,补体下降。抗 SM 抗体和核糖核蛋白(RNP)抗体呈强阳性。

影像学检查:24 小时头颅 MRI 示右侧颞叶片状长 T_1 和长 T_2 信号,增强扫描可见局部脑膜明显强化,双侧侧脑室扩大呈轻度脑萎缩表现。

思路:该患者的诊治思路及临床特点。

1. 青年女性,慢性病程,急性发病。病程中伴有发热、癫痫发作,外周血检测提示机体存在炎症反应。

2. 炎症反应包括特异性和非特异性两种类型。前者指由特定病原体,如细菌、真菌、结核分枝杆菌等引起的中枢神经系统感染,临床症状进展迅速,脑脊液蛋白定量明显升高,葡萄糖降低;后者指由自身免疫性疾病、肿瘤等引起的炎症反应。

3. 腰椎穿刺脑脊液压力升高、白细胞计数和蛋白定量升高,表明存在中枢神经系统炎症反应。

4. 脑脊液潘氏试验阳性、24 小时 IgG 合成率升高,结合患者血清抗 SM 抗体和核糖核蛋白抗体阳性,血清补体 C4 和 IgM 水平降低,支持自身免疫性疾病导致的中枢神经系统炎症反应。抗 SM 抗体对系统性红斑狼疮特异性极高,支持系统性红斑狼疮性脑病诊断。

5. 该患者的影像学检查 24 小时头颅 MRI 示右侧颞叶片状长 T_1 和长 T_2 信号,在应用激素治疗后迅速消退,进一步提示系统性红斑狼疮性脑病诊断。

6. 采用肾上腺糖皮质激素有效。同时神经内科癫痫对症治疗。

知识点

系统性红斑狼疮性脑病临床分型、诊断及鉴别诊断

系统性红斑狼疮性脑病可以出现在 SLE 各个时期,按临床表现将其神经精神损害分为三型:

①轻型:头痛和 / 或呕吐,视物模糊。②中型:轻型表现同时并发精神异常、抽搐发作、病理征和眼底改变。③重型:除中型表现外,还有昏迷和典型的癫痫发作。

系统性红斑狼疮性脑病的诊断目前仍采用美国风湿协会(American college of rheumatology,ACR)1982 年的诊断标准。根据青、中年女性起病,出现低热乏力、皮肤损害和关节疼痛等症状,伴有神经精神症状、白细胞和血小板降低、蛋白尿和管型尿、血沉增快和抗核抗体阳性等诊断可以确立。同时 CSF 检查白细胞和蛋白轻度升高、补体降低和大剂量糖皮质激素治疗好转等有助于诊断。

鉴别诊断须除外有明显动脉粥样硬化及其他危险因素所致的脑梗死、脑出血、蛛网膜下腔出血。还须除外多发性硬化等中枢神经系统脱髓鞘疾病。因为该类疾病也常见于中、青年女性且临床表现复杂,通过影像学检查难以鉴别,须通过脑脊液及血清免疫学等检查鉴别。

二、干燥综合征

干燥综合征(sjögren syndrome,SS)是一种以口眼干燥、特异性自身抗体增高为特征的系统性自身免疫性疾病。约 20% 的 SS 患者伴有神经系统损害。

临床病例讨论

患者,刘 ××,女性,48 岁,职员。因"自觉口眼干 7 年,头痛伴下肢酸痛乏力 1 个月,加重 1 周"入院。

现病史及既往史:患者 7 年前常感觉口眼干涩,症状逐渐加重,眼睛畏光明显并经常发红。患者曾辗转于口腔科和眼科行局部处理。1 个月前劳累后出现头痛伴双下肢酸痛乏力,并出现排尿困难。1 周前上述症状加重。

体格检查:颜面皮肤发红,舌质干。颈软,脑神经正常,双上肢肌力正常,双下肢肌力 4 级。双上肢腱反射正常,双下肢腱反射增强,双下肢病理反射阳性。

辅助检查:类风湿因子升高,补体偏低,抗 SSA 抗体、抗 SSB 抗体阳性。胸部磁共振(平扫＋增强)示:T_2~T_8 水平脊髓内可见条状长 T_2 信号,增强扫描未见强化。

思路:本例患者的临床特点。

中枢神经系统 - 干燥综合征(CNS-SS)较常累及脊髓,多表现为反复发作的急性横断性脊髓炎。本病例即表现为脊髓受累。既往文献表明在 CNS-SS 早期，病情通常可自行缓解，但病变多趋于反复性、多灶性和慢性进展，发作间期病情可以长期稳定。

知识点

干燥综合征伴神经系统表现特点

SS 伴神经系统表现分为周围神经系统（PNS）损害和中枢神经系统（CNS）损害。PNS 损害包括感觉性共济失调、纯感觉神经病、多发性脑神经病、单发或多发性单神经病、自主神经病和神经根病；CNS 损害主要表现为头痛、脊髓炎、视神经脊髓炎、癫痫、中枢性脱髓鞘样改变、无菌性脑膜炎和认知功能障碍。SS 的 PNS 受累更为常见。头痛是 SS 最常见的症状。

三、系统性血管炎

系统性血管炎（systemic vasculitis，SV）是指具有血管壁炎症和坏死病理变化的一种疾病，病因不明。其发病机制多与免疫反应有关，为体液免疫异常所致免疫复合物沉积或细胞免疫异常导致反应性血管损害，前者多见。免疫反应引起血管腔狭窄或管壁瘤样变，使局部组织供血不足。可累及全身脏器包括神经系统，导致功能障碍。

临床病例讨论

患者，高 ×× ，男性，39 岁。以"头痛、言语混乱伴右侧肢体无力 3 天"入院。

体格检查：发热，体温 38～39℃。左侧颞部阵发性跳痛。不完全运动性失语，右侧肢体轻偏瘫，右侧肢体腱反射亢进，Babinski 征阳性。

辅助检查：实验室检查无特征性改变。血沉轻度增快，C 反应蛋白、补体、类风湿因子、狼疮系列及蛋白电泳等检查均为阴性。头颅 MRI DWI 示：急性脑梗死。左侧额叶、岛叶、颞叶及基底节区片状高信号。头部 MRA 示：左侧大脑中动脉呈串珠样狭窄。

思路：系统性血管炎的神经系统表现特点。

SV 伴发的神经系统病变既可以独立存在，也可作为全身病变的一部分。SV 伴神经系统表现分为 PNS 损害和 CNS 损害。PNS 损害为急性、亚急性或慢性病程。女性略多于男性，主要包括各种形式的多发性单神经病、对称性或不对称性多神经病。表现为肢体感觉异常如麻木或烧灼样疼痛，深浅感觉缺失，肢体无力或肌萎缩。约 2/3 患者下肢最先受累。累及Ⅲ～Ⅷ对脑神经者也不少见。CNS 损害为急性、慢性、进展性或波动性病程。男女发病率无明显差异，表现为头痛、抽搐、偏瘫、偏盲、失语、共济失调、表情淡漠、精神错乱、意识水平下降等广泛性脑病和局灶性或多灶性神经损害症状，多见于疾病晚期。

（潘永惠）

【推荐阅读文献】

［1］贾建平，陈生弟 . 神经病学 . 7 版 . 北京：人民卫生出版社 ,2013.

［2］中华医学会消化病学分会 , 中华医学会肝病学分会 . 中国肝性脑病诊治共识意见 (2013 年 , 重庆). 中华肝脏病杂志 , 2013, 21(9): 641-651.

［3］BAUMGAERTEL MW, KRAEMER M, BERLIT P. Neurologic complications of acute and chronic renal disease. Handb Clin Neurol,2014,119:383-393.

［4］FANOURIAKIS A, BOUMPAS DT, BERTSIAS GK. Pathogenesis and treatment of CNS lupus. Curr Opin Rheumatol,2013,25 (5):577-583.

［5］GONO T, KAWAGUCHI Y, YAMANAKA H. Discoveries in the pathophysiology of neuropsychiatric lupus erythematosus:consequences for therapy. BMC Med,2013,11:91-93.

［6］NETTO TM, ZIMMERMANN N, RUEDA-LOPES F, et al. Neuropsychiatric lupus: classification criteria in neuroimaging studies. Can J Neurol Sci,2013,40 (3):284-291.

学习要求

1. 掌握心血管系统常见疾病的诊断、鉴别诊断及处理原则。
2. 掌握呼吸系统常见疾病的诊断、鉴别诊断及治疗。
3. 掌握糖尿病诊断标准、治疗原则以及胰岛素使用方法。
4. 掌握食物能量计算。

神经系统疾病常与多种其他系统疾病相关联。较为常见的有循环系统、呼吸系统、内分泌代谢系统肌病，在治疗神经系统原发病的同时也需要对合并或伴发的其他系统疾病进行积极处理。

第一节　神经系统疾病伴循环系统疾病

脑血管病常与循环系统疾病密切相关，两者有很多共同的危险因素，比如年龄、高血压、高脂血症、高血糖等。特别是高血压可导致心、脑、肾、周围血管和视网膜等靶器官结构损害及功能障碍。长期高血压导致左心室肥厚继而发生心力衰竭，也是心房颤动发生的重要原因。心力衰竭和心房颤动同时存在并形成恶性循环，心房颤动会导致脑栓塞的发生，脑栓塞患者常常合并有高血压、高血压心脏病、心房颤动、心力衰竭等一系列相关疾病。

临床病例讨论

患者，蒋××，男性，59岁。因"突发右侧肢体无力、言语困难2.5小时"就诊。

体格检查：T 36.6℃，P 95次/min，R 18次/min，BP 198/116mmHg。心界向左下扩大，心率135次/min，心律绝对不齐，第一心音强弱不等。

神经系统检查：吐词不清，言语欠流利，右侧鼻唇沟变浅，张口口角向左歪斜，伸舌右偏，右侧肢体肌张力降低，右侧肢体肌力2级，右侧偏身浅感觉较左侧减退，右侧Babinski征阳性。

既往史：高血压病史8余年，最高血压达200⁺/100⁺mmHg，不规律服用降血压药物，未系统监测血压。

辅助检查：心电图示快速型心房颤动。头颅CT平扫未见异常。头颈部CTA提示左侧大脑中动脉闭塞。头颅灌注加权成像提示左侧额颞顶叶大片缺血半暗带。心脏超声提示左心房（内径43mm）、左心室（内径63mm）增大；左心室壁运动幅度弥漫性减低（射血分数30%）；二尖瓣中度反流；左心室功能减低。

思路1：该患者初步考虑诊断定位为左侧额颞顶叶；定性诊断为缺血性血管病，因症状迅速达高峰，结合心房颤动病史，考虑TOAST分型为心源性栓塞。

知识点

卒中与心房颤动

心房颤动是临床常见的心律失常之一，也是导致心源性卒中最常见的危险因素。心源性卒中常突然起病，且局灶性神经功能障碍症状常在数秒钟内达到高峰；少或无大动脉病变的依据，有栓塞从心脏来源的依据。心源性卒中及心房颤动预防缺血性卒中的治疗见脑血管病章节。控制心室率和节律是治疗心房颤动的两种主要措施。控制心室率常用药物有β受体阻滞剂、非二氢吡啶类钙通道阻滞剂((维拉帕米、地尔硫䓬)、洋地黄类及某些抗心律失常药物(如胺碘酮)。控制节律适用于经充分心室率控制治疗后仍有症状的心房颤动患者。目前用于心房颤动复律的主要药物是ⅠC类(氟卡尼、普罗帕酮)和Ⅲ类(胺碘酮、伊布利特、多非利特、维纳卡兰)抗心律失常药物。同步直流电复律是转复心房颤动的有效手段。此外心房颤动的外科治疗包括左心房隔离术、走廊手术、心房横断术及迷宫手术等,其中迷宫手术疗效最为确切。

思路2:该患者既往高血压病史,最高血压达200⁺/100⁺mmHg,不规律服用降血压药物,未系统监测血压,入院测得血压高达198/116mmHg,现脑梗死急性期,左侧大脑中动脉闭塞,左侧额颞顶叶大片缺血半暗带,该患者的血压如何管理?

知识点

卒中合并高血压

降压药使用应遵循小剂量开始、优先选择长效制剂、联合用药及个体化原则,同时兼顾控制其他心血管危险因素,最终降低心脑血管事件的发生率和死亡率。急性缺血性卒中并准备溶栓者的血压应控制在<180/110mmHg。该患者发病时间2.5小时,在阿替普酶静脉溶栓时间窗内,准备进行血管再通治疗,予以α受体阻滞剂乌拉地尔静脉注射,将血压控制在180/100mmHg以下。病情稳定的卒中患者,血压≥140/90mmHg时应启动降压治疗,患者合并快速型心房颤动、心力衰竭,建议予以利尿剂消除水钠潴留,联合使用β受体阻滞剂控制心室率,还可使用血管紧张素转换酶抑制剂(ACEI)或血管紧张素受体阻滞剂(ARB)类,抑制心室重塑,改善预后,降低死亡率。降压目标为<140/90mmHg。

思路3:该患者高血压多年,血压控制效果差,心脏超声提示左心房(内径43mm)、左心室(内径63mm)增大;左心室壁运动幅度弥漫性减低(射血分数30%);二尖瓣中度反流;左心室功能减低。病程中患者出现双下肢水肿、端坐呼吸表现,脑钠肽15 000ng/L,考虑患者心力衰竭。

知识点

卒中合并心力衰竭的识别和处理

心力衰竭的症状可表现为呼吸困难、外周水肿、肺水肿或心源性休克。早期表现为运动耐力明显减低,继续发展可表现为劳力性呼吸困难、夜间阵发性呼吸困难等。急性肺水肿表现为突发严重呼吸困难、端坐呼吸、喘息不止、烦躁不安,呼吸频率可达30~50次/min,频繁咳嗽并咳大量粉红色泡沫样痰;双肺满布湿啰音和哮鸣音。心源性休克主要表现为持续性低血压,收缩压降至90mmHg以下,可有皮肤湿冷、苍白和发绀、尿量显著减少甚至无尿等组织低灌注表现。

心力衰竭的处理:

一般治疗:静息时明显呼吸困难者应半卧位或端坐位,双腿下垂以减少回心血量,降低心脏前负荷。对低氧血症和呼吸困难明显者予以吸氧。肺淤血、体循环淤血及水肿明显者应严格限制饮水量和静脉输液速度,以减少水钠潴留,缓解症状。

药物治疗:阿片类药物如吗啡可减少急性肺水肿患者焦虑和呼吸困难引起的痛苦。利尿剂适用于急性心力衰竭伴肺循环和/或体循环明显淤血以及容量负荷过重的患者,血管扩张药物可降低左、右心室充盈压和全身血管阻力,也降低收缩压,从而减轻心脏负荷。正性肌力药物适用于低心排血量综合征,可缓解组织低灌注所致的症状,保证重要脏器血液供应。血管收缩药物,如去甲肾上腺素、肾上腺素等,多用于应用了正性肌力药物后仍有心源性休克,或合并显著低血压状态者。

第二节　神经系统疾病伴呼吸系统疾病

神经系统疾病可以导致患者呼吸肌功能障碍、误吸呛咳、长期卧床、精神症状、意识障碍等情况,易于伴发呼吸系统疾病。因此,充分认识呼吸系统常见疾病,对于神经系统疾病的治疗亦存在重要作用。

一、阿尔茨海默病合并上呼吸道感染、急性气管支气管炎、肺炎

上呼吸道感染是常见的人类传染性疾病之一。急性上呼吸道感染多由病毒感染所致,少数为细菌感染引起,多可自愈,少数有严重并发症。

急性气管支气管炎(acute tracheobronchitis)是指气管支气管黏膜因生物、理化刺激或过敏等因素导致的急性炎症。常表现为咳嗽和咳痰,多于寒冷季节或气候突变时发生,部分由急性上呼吸道感染迁延所致。

肺炎是常见感染性疾病,临床表现为咳嗽、咳痰、胸痛、发热,重者有呼吸困难,甚至呼吸衰竭。

临床病例讨论

一、门诊就诊情况

患者,冉××,女性,82岁。患阿尔茨海默病6年,近1个月出现精神症状,夜间不入睡,甚至不穿衣服到处行走。5天前夜间出门行走受凉后出现干咳,伴喷嚏、鼻塞、流涕4天,加重1天。

体格检查:T 36.2℃,P 81次/min,R 18次/min,BP 125/71mmHg。鼻腔黏膜充血、水肿、见黏性分泌物,咽部轻度充血,扁桃体Ⅰ度肿大。双肺呼吸音清晰,未闻及干湿啰音。心脏、腹部无异常。

辅助检查:血常规、C反应蛋白、胸部CT正常。

思路1:诊断及依据。

患者起病急,病前受凉;症状持续时间短,体征提示上呼吸道感染表现,相关辅助检查未见明显异常,考虑急性上呼吸道感染。

思路2:治疗。

急性上呼吸道感染的患者常规予以休息、保持室内空气流通、多饮水等对症治疗。但阿尔茨海默病患者遵从医嘱能力差,需要同时根据病情选用可以改善精神症状的抗阿尔茨海默病药物。盐酸美金刚是美国食品药品监督管理局(FDA)批准的第一个用于中重度痴呆治疗的药物,可改善认知功能、日常生活能力、全面能力及精神行为症状。但是需要注意,对于患者精神症状,慎用典型及非典型抗精神病药,如奥氮平,此类药品均增加痴呆相关精神障碍患者的死亡率。

二、病情演变

患者于门诊就诊后,其家属未服从医师建议,多次自行购买"抗生素""感冒药"治疗2周,咳嗽症状时轻时重。4天前,再次受凉后出现咳嗽加剧,偶有少量痰液,不易咳出,咳嗽剧烈时气促不适。

体格检查:T 37.7℃,P 102次/min,R 24次/min,BP 132/77mmHg。咽部稍充血,扁桃体无肿大。双侧胸廓对称,胸廓无畸形,无明显肋间隙增宽或变窄,双肺可闻及散在干啰音,双侧未闻及胸膜摩擦音。心界无扩大,心率102次/min,律齐,各瓣膜听诊区未闻及杂音。肝脾肋下未扪及。

辅助检查:血常规示白细胞计数 $9.7×10^9$/L、中性粒细胞百分比 79.9%、C反应蛋白正常。降钙素原 0.07μg/L。胸部CT:双肺可见肺纹理增多。

思路3:诊断思路。

患者急性上呼吸道感染后自行不规则治疗2周,症状迁延不愈。体格检查发现低热、双肺闻及散在干啰音。血常规提示中性粒细胞百分比及降钙素原增高。胸部X线片见双肺纹理增多。诊断急性气管支气管炎。在诊断上,需注意与流行性感冒、急性上呼吸道感染等鉴别。

思路4:治疗。

在一般治疗基础上,根据患者感染病原微生物可能性,经验性选择抗生素,并给予祛痰、止咳、解热等对症治疗。同时强调控制患者阿尔茨海默病,以增强患者依从性。

给予头孢呋辛酯片口服治疗后,患者症状有所好转。家属放松管理后,患者5天进食时发生呛咳。随后咳嗽加重、咳痰、发热。遂再次自行给予头孢呋辛酯片治疗5天,症状无明显缓解,再次来院。

体格检查:T 39.1℃,P 125次/min,R 22次/min,BP 127/78mmHg,精神萎靡,神志模糊,查体欠合作。阵发性胡言乱语,可简单对答,部分切题。口唇无明显发绀,咽部无充血,扁桃体无肿大。双肺呼吸动度一致,双肺语颤减弱,叩诊呈清音,双肺呼吸音低,双下肺可闻散在细湿啰音。心率125次/min,心律齐,P2>A2,各瓣膜听诊区未闻及病理性杂音。腹部未见异常。

辅助检查:血常规示白细胞计数 15.5×10^9/L、红细胞计数 3.76×10^{12}/L、血红蛋白浓度124g/L、血小板计数 223×10^9/L、中性粒细胞计数 13.5×10^9/L、淋巴细胞百分比9.0%、中性粒细胞百分比87%,C反应蛋白80.3mg/L。胸部CT提示右肺中叶、左肺下叶斑片状炎性病变。

思路5:诊断及治疗。

入院时患者具有肺炎常见症状,即咳嗽、咳痰和发热;常见体征,即双肺语颤减弱,双肺呼吸音低,双下肺可闻散在细湿啰音;血常规提示血象增高、C反应蛋白增高;胸部CT提示肺部累及肺段的炎性改变,诊断肺炎成立。按解剖分类为大叶性肺炎,按病因分类为误吸所致细菌性肺炎,按患病环境分类为社区获得性肺炎。需注意,患者精神症状除可能与原发的阿尔茨海默病有关外,严重的躯体感染性疾病,如肺炎,在老年患者中很容易出现感染相关性精神障碍,此类疾病往往随着感染的控制而好转。需注意完善血气分析,排除肺性脑病等可能。治疗上除针对肺部原发疾病使用敏感抗生素以外,尚需要考虑同时治疗阿尔茨海默病,避免患者长期卧床、误吸呛咳等导致肺部感染控制困难。

二、帕金森病合并慢性支气管炎、慢性阻塞性肺疾病,呼吸衰竭

慢性支气管炎是指以咳嗽、咳痰伴或不伴喘息为主要表现的气管、支气管黏膜及其周围组织的慢性非特异性炎症。病程诊断标准:发病连续≥2年,症状累计≥3个月/年。

慢性阻塞性肺疾病(chronic obstructive pulmonary disease,COPD)简称"慢阻肺",以持续的、多呈进行性发展气流受限为特征,与慢性炎症反应有关。

呼吸衰竭(respiratory failure)指多种原因引起的肺通气和/或换气功能严重障碍,使患者的气体交换在静息状态下也不能足够的维持,导致低氧血症伴有(或不伴有)高碳酸血症,进而引起一系列病理生理改变和相应临床表现的综合征。其临床表现缺乏特异性,动脉血气分析可明确诊断,诊断标准:在海平面、静息状态下,呼吸正常空气,动脉血氧分压(PaO_2)<60mmHg。

临床病例讨论

一、初次就诊

患者,刘××,男性,61岁。因"反复咳嗽、咳痰2余年,再发加重10天"入院。

既往史、个人史:帕金森病2年;吸烟20余年,约20支/d。

体格检查:T 36.2℃,P 92次/min,R 22次/min,BP 121/78mmHg。神志清楚,精神萎靡,颈静脉无充盈,肝-颈静脉回流征(−)。双侧胸廓对称无畸形,双侧肋间隙无增宽或变窄,双肺呼吸动度一致,双肺语颤正常,双肺呼吸音粗,双肺可闻及明显湿啰音,心界无扩大,心率92次/min,律齐,各瓣膜听诊区未闻及杂音。腹软,肝脾肋下未扪及。双下肢无明显水肿。神经系统检查可见四肢静止性震颤,面具脸,四肢肌张力呈齿轮样增高。

辅助检查:血常规示白细胞计数 10.9×10^9/L、中性粒细胞 8.97×10^9/L、中性粒细胞百分比82.2%。C反应蛋白39.8mg/L。胸部CT示双下肺纹理增粗、紊乱。

思路1:诊断。

患者以反复咳嗽、咳痰为表现,病程达到慢性支气管炎诊断标准;体格检查闻及双肺湿啰音;既往长期吸烟史;血常规提示白细胞增高,C反应蛋白增高,胸部X线片示双下肺纹理增粗、紊乱;诊断慢性支气管炎急性发作期成立。患者既往帕金森病史亦较明确,入院体格检查发现帕金森典型体征。

思路2:鉴别诊断。

患者咳嗽、咳痰,注意与支气管哮喘、肺结核、支气管肺癌、支气管扩张、特发性肺纤维化等鉴别。患者肢

体不自主抖动,需注意排除肝性脑病等其他代谢性因素所致。

思路 3 : 治疗。

除常规治疗慢性支气管炎急性发作外,还要考虑该患者有帕金森病。此疾病进行性加重,患者最终丧失活动能力,长期卧床,多死于肺部感染等并发症。因此,根据病情选择、调整合理的抗帕金森病药,对延长患者生存期有很大作用。目前国内已少有使用麦角类多巴受体激动剂溴隐亭、培高利特作为抗帕金森病药,但是仍需要注意此类药物可导致肺纤维化等情况。尤其溴隐亭尚可导致胸腔积液、呼吸困难等情况,一旦出现可与原有肺部疾病混淆,导致诊断、治疗困难,应当避免使用。

二、病情演变

7年后,该患者再次来诊。家属诉患者7年以来仍存在反复咳嗽、咳痰,近4年喘累,8天前上述症状加重。家属诉患者近1年以来出现情绪低落、兴趣减退、失眠症状。偶有丢三落四情况。

体格检查 : T 36.8℃,P 98 次 /min,R 23 次 /min,BP 110/68mmHg。神志清楚,精神萎靡,慢性病容,轻度贫血貌,语速较慢,少言懒语,表情淡漠,呼吸稍促。胸廓呈桶状,双侧肋间隙增宽,双肺呼吸动度减弱,语颤减弱,叩诊呈过清音,呼吸音减低,左上肺可闻及少量哮鸣音,双下肺闻及中量湿啰音。

辅助检查 : 血气分析示 pH 7.38、$PaCO_2$ 66.7mmHg、PaO_2 31mmHg,SB 34.6mmol/L、AB 39.2mmol/L、BE 11.8mmol/L、AG 7.6mmol/L、K^+ 4.6mmol/L、Na^+ 137mmol/L、Cl^- 90mmol/L。血常规示白细胞计数 $5.4×10^9$/L、中性粒细胞百分比 77.8%。C 反应蛋白 59.9mg/L。痰液细菌涂片检查见少量革兰氏阳性球菌及少量革兰氏阴性杆菌。

胸部 CT : 双肺支气管血管束增多、增粗、紊乱,双肺透光度增强,可见囊状无肺纹理透光区,右肺中叶及双肺下叶见斑片状及条索状稍高密度影,边界不清,密度不均匀。

肺功能检查结果见表23-1。

表 23-1　肺功能检查结果

指标	预计值	舒张前	舒张前 / 预计值 %	舒张后	舒张后 / 预计值 %	改善率 %
FVC	3.54	1.95	55.2	1.79	50.7	−8.1
FEV_1	2.80	0.73	26.2	0.75	26.8	2.4
PEF	7.61	1.49	19.5	2.20	28.9	47.9
MMEF	2.86	0.35	12.2	0.41	14.2	15.8

注 : FVC 为用力肺活量 ; FEV_1 为第 1 秒用力呼气容积 ; PEF 为呼气流量峰值 ; MMEF 为最大呼气中期流量。支气管舒张试验阳性判断标准 : FEV_1 或 FVC 增加率 ≥ 12%,且绝对值增加 200ml。

结论 : ①大、小气道气流均重度受阻 ; ②最大通气量中度降低,肺活量轻度下降 ; ③气道阻力升高 ; ④中度肺气肿 ; ⑤肺通气功能重度受损 ; ⑥支气管舒张试验阴性。

思路 4 : 诊断。

患者反复咳嗽咳痰 9 年,喘累 4 年,此次加重 ; 体格检查呈典型肺气肿体征 ; 肺功能检查提示舒张试验后 FEV_1/FVC<70% ; 支气管舒张试验阴性 ; 胸部 CT 影像学改变以及患者既往慢性支气管炎病史,均支持慢性阻塞性肺疾病的诊断。肺功能分级 GOLD4 级(极重度)。

需注意 : 呼吸衰竭等危重患者往往存在表情淡漠,而帕金森病患者呈面具脸(面部表情减少),有时这两种情况不易区分,尤其在帕金森病合并抑郁情况下。但在帕金森病患者意识水平完全正常,高级认知功能不受影响,且不应出现其他系统疾病(如呼吸困难)的临床表现。

思路 5 : 患者除须常规进行呼吸衰竭急性期治疗外,还应注意,帕金森病影响患者自主活动,兼之抑郁表现,晚期患者长期卧床容易导致坠积性肺炎等情况。帕金森病后期患者亦可出现吞咽困难、误吸等,因此须积极使用抗帕金森病药改善患者自主活动能力。患者近 1 年以来出现情绪低落、兴趣减退、失眠症状,结合患者帕金森病,需考虑合并抑郁可能性大。抑郁状态可导致患者配合治疗的意愿下降,汉密尔顿焦虑量表、汉密尔顿抑郁量表评分等检查可以帮助明确。该患者尚有失眠,也是导致疾病恢复困难的原因之一。通常,帕金森病患者初始服用抗抑郁药治疗时,首先考虑选择性 5- 羟色胺及去甲肾上腺素再摄取抑制剂,其次考虑选择性 5- 羟色胺再摄取抑制剂。结合患者存在失眠情况,待患者呼吸衰竭纠正以后,可考虑使用具有镇静作用的抗抑郁药(米氮平)等药物,以改善睡眠。

第三节　神经系统疾病伴内分泌系统疾病

内分泌系统与神经系统之间有着密切的关系。正常的内分泌功能活动受中枢神经系统的控制,而内分泌激素对辅助中枢神经系统协调机体的新陈代谢起到重要作用。因此,在临床上常可见内分泌疾病时出现各种复杂多样的神经系统症状。甲状腺功能亢进症和糖尿病是最常见的与神经系统相关疾病。甲亢可合并中枢神经损害(运动障碍、皮质脊髓束的损害、癫痫、情绪和认知障碍、脑血管病、偏头痛等)、周围神经系统损害(震颤、周围神经损害等)及肌肉、肌肉接头疾病(肌病、重症肌无力等),糖尿病可导致糖尿病性脑病、糖尿病性脊髓病、糖尿病性周围神经病变和自主神经病变等。

一、周期性麻痹合并甲状腺功能亢进症

周期性麻痹是一种周期性发作的、严重程度不一的迟缓性瘫痪的肌肉疾病,其发病与钾代谢异常有关。周期性麻痹常合并甲状腺功能亢进、原发性和继发性醛固酮增加症等内分泌疾病。

甲状腺功能亢进症(hyperthyroidism)是指甲状腺腺体产生甲状腺激素过多,引起以神经、循环、消化等系统兴奋性增高和代谢亢进为主要表现的一组临床综合征。主要表现为心悸、出汗、进食增加、排便次数增加和体重减轻,神经系统可出现震颤、认知障碍、睡眠障碍、脑血管病、肌病及周围神经损伤症状。毒性弥漫性甲状腺肿,即格雷夫斯病(Graves 病),是最常见的一种甲状腺功能亢进症,约占 80%,其发病机制尚不明确,被认为与自身免疫相关。

临床病例讨论

患者,王××,男性,18 岁。因“反复四肢肌无力 1 年,再发 1 小时”入院。

体格检查:T 36.5℃,P 125 次 /min,R 22 次 /min,BP 115/70mmHg,一般情况尚可,体形消瘦。甲状腺 Ⅱ度肿大,质韧,无触痛、结节、震颤、血管杂音。心率 125 次 /min,律齐,各瓣膜听诊区未闻及病理性杂音。肺部、腹部无特殊。双下肢无水肿。

神经系统检查:神志清楚,言语清晰,双侧瞳孔等大等圆,直径 3mm,直接、间接对光反射敏,双眼球突出,瞬目减少,伸舌有细颤,四肢肌张力低,四肢近端肌力 2 级、远端肌力 3 级,双侧肱二头肌反射(-),双侧膝反射(-),双侧病理征(-)。

辅助检查:心电图示窦性心动过速。甲状腺功能:T_4 162.5μg/L,FT_4 39.2ng/L,FT_3 9.3ng/L,T_3 3.1μg/L,rT3 1.4μg/L,TSH <0.01 mIU/L,TRAb 4.37IU/L。血钾 1.7mmol/L。甲状腺超声检查:双侧甲状腺弥漫性肿大。

思路 1:诊断及诊断依据。

1. 患者以四肢肌无力为主要临床表现。体格检查:四肢肌张力低,四肢近端肌力 2 级、远端肌力 3 级,双侧肱二头肌反射(-),双侧膝反射(-),双侧病理征(-)。定位诊断:肌肉病变;定性诊断:患者,青年男性,急性发病,反复发作,以肌无力为主要临床表现,定位肌肉病变;血清钾降低,甲状腺功能提示甲状腺功能亢进,诊断甲状腺功能亢进性周期性麻痹。

2. 患者有高代谢的症状和体征,如心悸(循环系统),瞬目减少、多汗(神经系统)。体格检查示消瘦、皮肤潮湿、双眼球突出、心率增快、甲状腺肿大。辅助检查示窦性心动过速、甲状腺功能异常。诊断甲状腺功能亢进症明确。结合超声检查提示甲状腺弥漫性肿大,诊断 Graves 病。

思路 2:治疗方案。

甲状腺功能亢进性周期性麻痹预后良好,以对症治疗及治疗甲状腺功能亢进为主。

患者青年男性,诊断 Graves 病明确,甲状腺轻度肿大,患者选择药物丙硫氧嘧啶治疗,初始予以 450mg/d,分 3 次服用。4 周后复查甲状腺功能示 T_3、T_4 下降,心悸、畏热、多汗症状好转。予以普萘洛尔,控制心率,改善心悸症状。

确诊的 Graves 病有三种相对安全的主要治疗方法,包括抗甲状腺药物(ATD)、[131]I 治疗或甲状腺切除术,目前研究证实上述三种治疗方案长期获益是一致的。需要基于充分的临床判断为患者提供建议,最后结合患者个人偏好做出决定。

二、脑梗死合并糖尿病

脑梗死是一种由于突然脑动脉血管狭窄或闭塞、血供不足而使相应的局部脑组织缺血坏死的疾病。糖尿病作为脑梗死的独立危险因素已经得到公认,而脑梗死急性期血糖过高或过低均可对卒中预后产生不良影响。

糖尿病(diabetes mellitus,DM)是因胰岛素分泌不足和/或胰岛素作用缺陷而导致糖、蛋白、脂肪、水和电解质等代谢紊乱的临床综合征,临床主要以高血糖为主要特征,其发病机制与遗传和环境因素相关。糖尿病常并发急性代谢紊乱出现酮症酸中毒或高渗性综合征,亦合并慢性并发症,如全身血管动脉粥样硬化、糖尿病肾病、糖尿病周围神经病及糖尿病视网膜病变等。

临床病例讨论

患者,胡 ××,男性,51 岁。因"突发左侧肢体无力伴言语不清 7 小时"入院。

体格检查:T 36.6℃,P 70 次/min,R 20 次/min,BP 139/81mmHg,身高 172cm,体重 90kg,BMI 30.4kg/m²。体型偏胖,口唇干燥,双眼视力 0.8,晶状体稍浑浊,玻璃体浑浊;双眼眼底疑似点状出血。心脏、肺部、腹部未见明显异常。意识清楚,言语欠清楚,瞳孔直径约 2.0mm,直接、间接对光反射灵敏,左侧鼻唇沟变浅,嘴角右侧歪斜,伸舌左偏。四肢肌张力正常,左侧肢体肌力 4 级,右侧肢体肌力 5 级,四肢远端浅感觉呈手套-袜套样减退,双侧运动觉、位置觉、振动觉正常。双侧肱二头肌反射、膝反射未引出。左侧 Babinski 征(+),右侧 Babinski 征(-)。

辅助检查:入院空腹指血糖 14.0mmol/L。糖化血红蛋白 10.57%。尿液检查:葡萄糖(+++),酮体(-),尿蛋白(-)。病情平稳后糖耐量试验:空腹葡萄糖 6.65mmol/L,葡萄糖(30 分钟)14.01mmol/L,葡萄糖(60 分钟)19.77mmol/L,葡萄糖(120 分钟)22.63mmol/L,葡萄糖(180 分钟)15.19mmol/L。胰岛素释放试验:空腹胰岛素 8.6μIU/ml,胰岛素(30 分钟)9.22μIU/ml,胰岛素(60 分钟)13.48μIU/ml,胰岛素(120 分钟)15.98μIU/ml,胰岛素(180 分钟)12.02μIU/ml。血常规、血气分析、肾功能、电解质正常。头颅 MRI 提示右侧基底节区新发脑梗死。头颈部 CTA 提示双侧颈动脉窦部动脉粥样硬化,血管轻度狭窄;颅内血管多发动脉粥样硬化。双侧股动脉超声提示股动脉粥样硬化斑块形成。神经感觉传导速度检查提示患者周围神经感觉传导速度减慢。黄斑 OCT:双眼黄斑区视网膜未见明显异常。眼底造影:双眼眼底见出血点。

思路 1:该患者诊断及诊断依据。

1. 患者以突发左侧肢体无力、言语不清为主要临床表现。体格检查:言语欠清晰,左侧中枢性面舌瘫,左侧肢体肌力 4 级,左侧 Babinski 征(+)。头颅 MRI 提示右侧基底节区新发脑梗死。定位诊断:右侧基底节;定性诊断:缺血性血管病;诊断:右侧基底节区脑梗死。

2. 患者新发脑梗死,空腹血糖大于 7.0mmol/L,糖负荷后 2 小时血糖大于 11.1mmol/L,诊断糖尿病成立。患者中年男性,慢性起病,糖耐量试验提示胰岛素分泌峰延迟,诊断 2 型糖尿病。

3. 糖尿病并发症诊断。患者主观有视物模糊,眼底检查见双眼眼底出血点,诊断糖尿病性视网膜病变 I 期。患者自觉四肢肢体末端麻木,四肢腱反射减弱未引出,神经感觉传导速度检查提示周围神经感觉传导速度减慢,需考虑诊断糖尿病周围神经病。患者外周血管超声提示动脉粥样硬化,提示糖尿病大血管病变,完善心、脑、肾血管检查,明确其他脏器血管病变情况。

知识点

卒中血糖管理指导规范

1. 急性卒中/TIA 患者,入院后应尽快监测血糖;当反复血糖 ≥10.0mmol/L 时积极给予降糖治疗,急性期首选胰岛素,防止低血糖发生。

2. 对于无糖代谢异常病史的缺血性卒中/TIA 患者,尽早筛查血糖,完善空腹血糖和糖化血红蛋白检查,空腹血糖<7mmol/L 的患者,在急性期后完善口服葡萄糖耐量试验(OGTT),尽早筛查糖尿病或糖尿病前期。

3. 在卒中/TIA 患者的长期血糖管理中,糖化血红蛋白应控制在 7.0% 水平以下,在无低血糖及其他不良反应的情况下,糖尿病病史短、预期寿命长及无严重心血管疾病的患者应更加严格地将糖化血红蛋白控制在 6.5% 以下,或平均空腹血浆葡萄糖低于 7.8mmol/L;有严重低血糖事件发生史、预期寿命短、存在严重的血管并发症或其他严重并发症,糖尿病病史长且应用包括胰岛素在内的多种药物都难以控制血糖的患者,可将目标糖化血红蛋白水平控制于 8.0% 以下。

4. 对于重症卒中患者,当血糖持续 >10.0mmol/L 时,推荐给予持续静脉泵入胰岛素治疗,血糖控制于 7.8~10.0mmol/L。血糖越接近以上范围低值可能获益更大,对于部分不发生低血糖的患者,6.1~7.8mmol/L 的血糖更为合理。

思路 2:治疗方案。

患者脑梗死急性期,积极予以抗血小板聚集、调脂、稳定斑块治疗,积极控制危险因素,加强康复治疗。应加强患者糖尿病健康教育,告知其糖尿病危害、并发症、治疗方案及规范血糖监测,严格控制饮食能量摄入,规律运动。

知识点

糖尿病饮食治疗能量计算

总能量(kcal)= 理想体重(kg)× 每千克体重所需能量数[kcal/(kg·d)]

理想体重(kg)= 身高(cm)−105

原则上每日每千克理想体重予以 30~35kcal 能量,体重超重者应适当减少每日总能量,每日每千克理想体重予以 25~30kcal。无肾功能损害者,总能量按脂肪:碳水化合物:蛋白质一定比例分配(6:11:3),三餐能量比例为 1:2:2。

该患者体重 90kg,能量摄入计算如下:

总能量(kcal)=68(kg)×25[kcal/(kg·d)]=1 700kcal

1g 糖 =1g 蛋白质≈4kcal,1g 脂肪≈9kcal

一天总摄入 57g 脂肪,摄入 234g 碳水化合物,摄入 64g 蛋白质。早、中、晚餐按 1:2:2 比例摄入。

(谢 鹏 赵立波)

【推荐阅读文献】

[1] 国家卫生计生委合理用药专家委员会,中国医师协会高血压专业委员会.高血压合理用药指南(2 版).中国医学前沿杂志,2017,9(7):28-126.

[2] 国家卫生计生委脑卒中防治工程委员会.中国脑卒中血糖管理指导规范.糖尿病天地·临床,2016,10(2):55-58.

[3] 张澍,杨艳敏,黄从新,等.中国心房颤动患者卒中预防规范(2017).中华心律失常学杂志,2018,22(1):17-30.

[4] 中国痴呆与认知障碍写作组,中国医师协会神经内科医师分会认知障碍疾病专业委员会.2018 中国痴呆与认知障碍诊治指南(二):阿尔茨海默病诊治指南.中华医学杂志,2018,98(13):971-977.

[5] 中华医学会内分泌学分会《中国甲状腺疾病诊治指南》编写组.中国甲状腺疾病诊治指南:甲状腺功能亢进症.中华内科杂志,2001,46(10):876-882.

[6] 中华医学会糖尿病学分会.中国 2 型糖尿病防治指南(2017 年版).中华糖尿病杂志,2018,10(1).4-67.

[7] 中华医学会心血管病学分会心力衰竭学组,中国医师协会心力衰竭专业委员会,中华心血管病杂志编辑委员会.中国心力衰竭诊断和治疗指南 2018.中华心血管病杂志,2018,46(10):760-789.

[8] LIU J, DONG J, WANG L, et al. Comparative efficacy and acceptability of antidepressants in Parkinson's disease: a network meta-analysis. PLoS One, 2013, 8(10): e76651.

中英文名词对照索引